C. Bargholz, D. Hör, Ch. Zirkel

Praxisleitfaden Endodontie

Praxisleitfaden Endodontie

Autoren: Dr. C. Bargholz, Dr. D. Hör, Dr. Ch. Zirkel

Mitarbeit: Prof. Dr. R. Beer

ELSEVIER
URBAN & FISCHER

URBAN & FISCHER
München · Jena

Zuschriften und Kritik an:
Elsevier GmbH, Urban & Fischer Verlag, Lektorat Zahnmedizin, Karlstraße 45, 80333 München

Wichtiger Hinweis für den Benutzer
Die Erkenntnisse in der Medizin unterliegen laufendem Wandel durch Forschung und klinische Erfahrungen. Herausgeber und Autoren dieses Werkes haben große Sorgfalt darauf verwendet, dass die in diesem Werk gemachten therapeutischen Angaben (insbesondere hinsichtlich Indikation, Anwendung, Dosierung und unerwünschter Wirkungen) dem derzeitigen Wissensstand entsprechen. Das entbindet den Nutzer dieses Werkes aber nicht von der Verpflichtung, anhand der Beipackzettel zu verschreibender Präparate und anhand der herstellerseitigen Anwendungshinweise verwendeter Produkte zu überprüfen, ob die dort gemachten Angaben von denen in diesem Buch abweichen und seine Verordnung in eigener Verantwortung zu treffen.
Warenzeichen bzw. Namen, die als Marken eingetragen sind und damit besonderen Schutz genießen, sind durch das Zeichen ® bzw. ™ gekennzeichnet. Aus dem Fehlen dieses Zeichens in Einzelfällen darf nicht geschlossen werden, dass ein Name frei ist.

Bibliografische Information Der Deutschen Bibliothek
Die Deutsche Bibliothek verzeichnet diese Publikation in der Deutschen Nationalbibliografie; detaillierte bibliografische Daten sind im Internet unter http://dnb.ddb.de abrufbar.

06 07 08 09 10 5 4 3 2 1

Um den Textfluss nicht zu stören, wurde bei Patienten und Berufsbezeichnungen die grammatikalisch maskuline Form gewählt. Selbstverständlich sind in diesen Fällen immer Frauen und Männer gemeint.

Projektmanagement und Lektorat: Martina Braun, München
Redaktion: Inge Pfeifer, München; Wolfgang Mayr, München
Herstellung: Detlef Mädje, Heidelberg
Zeichnungen: Henriette Rintelen, Velbert
Umschlagfotografie: Dr. Holm Reuver, Neustadt/W.
Umschlaggestaltung: Rainald Schwarz, Meike Sellier, München
Satz: Mitterweger & Partner, Plankstadt
Druck und Bindung: Clausen & Bosse, Leck

Printed in Germany

ISBN-13: 978-3-437-05076-3
ISBN-10: 3-437-05076-1

Aktuelle Informationen finden Sie im Internet unter www.elsevier.de und www.elsevier.com

Vorwort

Es gibt eine große Anzahl endodontischer Lehrbücher auf dem deutschen Markt. Wenn also einer Reihe guter Bücher ein weiteres hinzugefügt wird, sollte es eine Lücke schließen und nicht die Wiederholung von bereits Vorhandenem sein.
Ein guter klinischer Ratgeber darf sich nicht auf die Aufzählung von Wissen beschränken, sondern soll eine hohe Anzahl umsetzbarer Hinweise enthalten. Besonders wertvoll sind diese Hinweise dann, wenn sie auf der Erfahrung täglich endodontisch arbeitender Kollegen basieren und unter Berücksichtigung aktueller wissenschaftlicher Erkenntnisse zusammengetragen wurden.
Es hat in der Vergangenheit nicht an „lustigen" praktischen Tipps gefehlt: Beispielsweise sollten Hedströmfeilen mit Nagelfeilen bearbeitet werden, um Aufbereitungsfehler zu minimieren. Viele solcher Hinweise erscheinen bei heutigem Wissen um die Komplexität von Wurzelkanalsystemen und ihrer Infektionen nicht mehr zeitgemäß. Ziel dieses Buches ist es daher, nicht bereits mehrfach Beschriebenes erneut zu beschreiben, sondern darüber hinaus ergänzende Informationen und Hinweise zu Techniken und endodontischen Arbeitsabläufen zu geben.
Zielgruppe sind somit alle Kollegen, die einen klinischen Leitfaden für die Behandlung suchen, die grundsätzlich aber auch spezielle Fragen zum klinischen Arbeiten ergründen und nachschlagen wollen. Die Literaturhinweise sind daher auf ein Minimum beschränkt und dienen zur Orientierung sowie als Startpunkt für eine eventuelle Vertiefung in einzelnen Bereichen.
Aktualität ist nicht die herausragende Eigenschaft eines Lehrbuches. Das Zusammentragen vieler Informationen, die visuelle Aufbereitung und, besonders in diesem Leitfaden, die Komprimierung der Inhalte erfordern Sorgfalt und Zeit.
Natürlich ändert sich der Wissensstand sehr schnell und alles hier Aufgeschriebene wird in wenigen Jahren überholt sein. Dennoch ...
Die Grundlagen der Endodontie sind seit Jahren, in einigen Bereichen seit über 100 Jahren bekannt und nur ständig weiter modifiziert worden. Diese bekannten Grundlagen müssen auch heute konsequent in der Therapie berücksichtigt werden. Auf diesen Grundlagen wurden immer wieder neue Behandlungskonzepte entwickelt, neue Materialien und Instrumente eingesetzt. So ermöglicht uns beispielsweise das Operationsmikroskop heute zu sehen, was wir behandeln. In der Summe wurde die Reproduzierbarkeit unserer Arbeit deutlich verbessert. Welchen messbaren klinischen Nutzen diese vielen kleinen Verbesserungen haben, werden die kommenden Jahre zeigen. Heute müssen wir diese Erkenntnisse umsetzen und manchmal auch „erprobte" Behandlungstechniken zu hinterfragen lernen, um so neue Wege zu beschreiten.

Dr. C. Bargholz, Hamburg
Dr. D. Hör, St. Wendel/Niederlinxweiler
Dr. Ch. Zirkel, Köln

Im März 2006

Anschriften der Verfasser:

Dr. Clemens Bargholz
Mittelweg 141
20148 Hamburg
Homepage: http://www.endodontie.de

Dr. Dirk Hör
Oberlinxweilerstraße 19
66606 St. Wendel/Niederlinxweiler

Dr. Christoph Zirkel
Gyrhofstraße 24
50931 Köln
Homepage: http://www.gesunderzahn.de

Prof. Dr. Rudolf Beer
Bochumer Straße 2–4
45276 Essen
http://www.endobeer.de

Vorsatz

Inhalt

1 Vitalerhaltende Maßnahmen

Hör und Beer

1.1 Ziele

Zahnerhaltende Maßnahmen:
- vollständige Entfernung sämtlicher infizierten Bereiche
- Unterbindung des weiteren Vordringens von Toxinen, Antigenen und Bakterien.

1.2 Pathophysiologische Grundlagen

Ursache der Dentinkaries ist die bakterielle Infektion. Profunde Karies führt durch Infektion und ohne therapeutische Maßnahmen zur entzündlichen Abwehrreaktion der Pulpa und in deren Folge zur Nekrose.

1.2.1 Schmelzkaries

reversibel; klinisch: opake Verfärbung.
Die **Initialkaries** wird in vier Zonen eingeteilt:
- lichtdurchlässige Zone an der vorrückenden Kariesfront
- Dunkelzone
- Läsion
- scheinbar intakte Schmelzoberfläche.

1.2.2 Dentinkaries

Unterteilung in frühe und eine fortgeschrittene Läsion.

Frühe Dentinkaries

- histologische Veränderungen ohne Schmelzkavitation
- Diffusion von Plaquetoxinen durch den Schmelz möglich
- erste Ansammlungen von Entzündungszellen.

Mit Therapie in diesem Stadium noch teilweise Regression.

Fortgeschrittene Dentinkaries

- Schmelzkavitation
- bakterielle Zerstörung entlang des Manteldentins in breiter unterminierender Form
- am Anfang Kombination von Abwehr und Zerstörung; später ungehinderte Penetration von Bakterien.

Unterscheidung mit 6 Zonen:

- **Zone 1:** Erweichung und Verflüssigung mit exkavierbarem Dentin
- **Zone 2:** Demineralisation mit multiplen Auflösungen („Rosenkränze")
- **Zone 3:** Eindringen von Frontkeimen in Dentintubuli
- **Zone 4:** Trübung und Hypermineralisation
- **Zone 5:** Transparenz; klinisch hart
- **Zone 6:** pulpaseitig gebildetes Reizdentin.

1.3 Diagnostik

Die Fähigkeit, kariöse Zähne als solche zu erkennen (Sensitivität), beträgt:

- bei alleiniger visueller Diagnostik 12 %
- bei Gebrauch einer Sonde 14 %
- unter Zuhilfenahme einer Lupenbrille 20 %.

Mit zusätzlichen Bissflügelaufnahmen kann die Sensitivität auf 49 % erhöht werden (Lussi A., Schroeder A.; 1998).

1.3.1 Visuelle Diagnostik

Um die Tiefe einer kariösen Läsion im Fissurenbereich zu bestimmen, ist die klinische Untersuchung allein nicht eindeutig.

So waren z.B. in einer Untersuchung klinisch als nicht kariös eingestufte Zähne histologisch nur in 10 % der Fälle kariesfrei, während 76 % bereits Schmelzkaries (☞ 1.2.1) aufwiesen (Lussi A., Schaffner M.; 2002).

Bei der Sondierung im Rahmen der klinischen Untersuchung kann es zu Defekten der Zahnhartsubstanz durch die Sonde kommen, die bis ins Dentin reichen.

1.3.2 Röntgendiagnostik

Verdopplung der Sensibilität der Entdeckung einer Fissurenkaries.

Mehr als die Hälfte der tieferen Dentinläsionen bleibt unentdeckt.

1.4 Therapeutische Maßnahmen

- indirekte Überkappung (☞ 1.4.1)
- schrittweise Kariesentfernung (☞ 1.4.2)
- direkte Überkappung (☞ 1.4.3)
- Pulpotomie (☞ 1.4.4).

! Da die räumliche Ausdehnung von kariösen Veränderungen nicht sicher festgestellt werden kann, ist im Falle des Belassens erkrankter Bereiche mit mehr oder weniger hohen Keimzahlen in Pulpanähe zu rechnen. Die Infektion wird durch eine solche Kompromissbehandlung nicht kausal bekämpft. Auch wenn die Zahl der verbliebenen Mikroorganismen nach definitiver Versorgung deutlich reduziert werden kann, besteht langfristig das Risiko der Vergrößerung der Restkaries mit der Gefahr der Pulpabeteiligung.

Die Beeinflussung der Bakterien durch Medikamente (z.B. auf Kalziumhydroxid-Basis) führt selbst unter optimalen experimentellen Bedingungen nicht zu sterilen Verhältnissen.

Die Art der vitalerhaltenden Behandlung richtet sich nach dem Entwicklungsstadium der Zahnwurzel, der Art der Pulpafreilegung und der zu erwartenden Pulpareaktion.

1.4.1 Indirekte Überkappung

Indikation

Überschichtung pulpanaher Dentinareale
- nach vollständiger Kariesentfernung
- bei sondenharter Dentindecke
- mit selbsthärtendem Kalziumhydroxid-Präparat oder Kalziumhydroxid-Pulver, angemischt mit steriler Kochsalzlösung.

Diese Vorgehensweise ist durch die Probleme bei der Beurteilung des Dentins im Hinblick auf kariöses Restdentin (☞ 1.4) kritisch zu betrachten.

Kontraindikation

- symptomatische Pulpa
- vollständige Kariesentfernung nicht sicher zu beurteilen.

1.4.2 Schrittweise Kariesentfernung

Vor allem bei jugendlichen Zähnen mit hoher pulpaler Heilungstendenz.
- Induktion einer Reizdentinbildung
- unter Belassung einer Schicht aus kariösem Restdentin
- durch Applikation von selbsthärtenden Kalziumhydroxid-Präparaten oder Kalziumhydroxid-Pulver angemischt mit steriler Kochsalzlösung.

Ziel

Nach acht bis zehn Wochen vollständige Kariesentfernung ohne Eröffnung der Pulpa.

TIPP

Bei nicht abgeschlossenem Wurzelwachstum können damit invasivere Manipulationen (direkte Überkappung, Pulpotomie oder Wurzelkanalbehandlung) an der Pulpa umgangen werden.

1.4.3 Direkte Überkappung

Indikation

- Abdecken der eröffneten Pulpa mit einem Wundverband zum Schutz vor weiterer Schädigung;
- beim bleibenden Zahn mit nicht abgeschlossenem Wurzelwachstum soll damit die Bildung von neuem Hartgewebe induziert werden.

TIPP

Die während einer Präparation akzidentell freigelegte Pulpa ohne Entzündungszeichen weist ein hohes Regenerationspotenzial auf.

Kontraindikation

- entzündete Pulpa
- Bestehen von Restkaries.

1

Vorgehen

- Blutungsstopp mit sterilen Wattepellets.

Blutkoagulum zwischen Pulpa und Überkappungsmaterial kann Heilungsrate um ca. 50 % senken.

Prognose

Der Zustand der Pulpa zum Zeitpunkt der Eröffnung ist für den Erfolg einer direkten Überkappung von entscheidender Bedeutung:

- hohe Regenerationspotenz der entzündungsfreien Pulpa
- abnehmende Regeneration mit zunehmendem Entzündungsgrad
- Größe der Pulpaexposition im Gegensatz zur Lage der Eröffnung offenbar weniger ausschlaggebend.

Bei vorheriger bakterieller Kontamination wird die Überkappung in der Regel fehlschlagen. Bei einer bakteriellen Kontamination durch Karies oder durch den Kontakt mit Speichel über 24 Stunden hinaus ist in der Regel nicht mit einem Behandlungserfolg zu rechnen.

Daher sollte die Entfernung der Karies vollständig sein, selbst wenn die Gefahr der Pulpaeröffnung besteht. Wird die Karies vollständig entfernt und die Pulpa im Bereich gesunden Dentins artifiziell eröffnet, kann eine direkte Überkappung erfolgen.

1.4.4 Pulpotomie

Definitionen

- Pulpotomie (Vitalamputation): vollständige Amputation der koronalen Pulpa bis zum Wurzelkanaleingang
  - partielle Pulpotomie mit teilweiser Entfernung der Kronenpulpa unter Belassung heilungsfähiger koronaler Pulpaabschnitte
  - vollständige Pulpotomie mit Entfernen der gesamten Kronenpulpa
- Pulpektomie (Vitalexstirpation): vollständige Amputation der gesamten Pulpa.

Ziel

Zeitlich begrenzte Vitalerhaltung der Wurzelkanalpulpa, wodurch ein weiteres Wurzelwachstum mit Ausbildung einer apikalen Konstriktion gewährleistet werden soll.

Indikation

Breitflächige Eröffnung **ohne oder mit** einer auf die Kronenpulpa beschränkten **Entzündung** am symptomlosen, bleibenden Zahn mit **nicht abgeschlossenem Wurzelwachstum.**

TIPP

Ein Zeitraum von 48 Stunden von der Eröffnung (z.B. Trauma) bis zur Versorgung sollte nicht überschritten werden.

1

Vorgehen

- partielle Pulpotomie: nach Abtragen des Pulpagewebes Stopp der Blutung in einem Zeitraum von 5 Minuten
- vollständige Pulpotomie: bei anhaltender Blutung
- Ausräumung der Kronenpulpa mit einer hochtourig laufenden Diamantfräse unter Anästhesie
- Spülung des Pulpenkavums mit Kochsalzlösung
- Blutstillung mit sterilem Wattepellet, das auf die Wurzelkanaleingänge gepresst wird

Blutkoagulum zwischen Überkappungsmittel und Pulpastumpf verzögert bzw. verhindert die Hartgewebsbrückenbildung.

- dünnes Auftragen von Kalziumhydroxid-Pulver (angemischt mit physiologischer Kochsalzlösung)
- Kontrolle wg. Sickerblutungen
- anschließend weiteres Auftragen auf eine Dicke von 2 mm
- Abdeckung mit nicht-resorbierbarem Zement (z.B. IRM) und darüber mit Glasionomerzement.

TIPP

Kalziumhydroxid ist beim jugendlichen bleibenden Zahn Überkappungsmittel der Wahl. Eine Mischung mit Trikalziumphosphat induziert eine Hartgewebsbildung ohne die für reines Kalziumhydroxid typische initiale Gewebsdestruktion angrenzenden Pulpagewebes.

Prognose

Die Pulpotomie hat Interimscharakter:

- Bildung einer Hartgewebsbrücke
- bereits nach 4 Monaten mögliche inselförmige Ablagerung von Reizdentin mit fast vollständiger Obliteration des Wurzelkanals.

TIPP

Nach Abschluss des Wurzelwachstums muss demzufolge trotz Symptomlosigkeit eine Wurzelkanalbehandlung mit Exstirpation der Restpulpa erfolgen.

Der dichte koronale Verschluss scheint für das Ergebnis wichtig.
Behandlungserfolg der Pulpotomie in klinischen Untersuchungen an bleibenden Zähnen: > 90 % der Fälle ohne klinische und röntgenographische Symptome.
Auch bei symptomatischen Zähnen mit periapikaler Läsion in vielen Fällen erfolgreich.

Nachsorge

In regelmäßigen 3- bis 6-monatigen Kontrollsitzungen werden der Therapieerfolg klinisch und das Wurzelwachstum röntgenologisch überprüft; Sensibilitätstests am amputierten Zahn sind wenig sinnvoll.

! Die vitalerhaltende Behandlung richtet sich nach dem Entwicklungsstadium der Zahnwurzel und der zu erwartenden Pulpareaktion.
Hierbei spielt die Art der Pulpafreilegung im Hinblick auf eine infizierte, partiell infizierte oder nicht infizierte Pulpa eine entscheidende Rolle.
Neben der iatrogenen Pulpaeröffnung im Rahmen einer Kariesexkavation oder Kronenpräparation stellen vitalerhaltende Maßnahmen vor allem bei Zahnfrakturen mit Pulpaexposition eine wichtige Behandlungsmethode dar.

1.5 Kronenfrakturen

Bei Kronenfrakturen unterscheidet man:
- unkomplizierte Frakturen ohne Pulpafreilegung
- komplizierte Frakturen mit Pulpaexposition nach Dentinabsprengung.

■ Versorgung (☞ Kap. 20)

Je nach Ausmaß durch
- direkte Überkappung oder
- Vitalamputation 2 mm unterhalb der Pulpaeröffnung.

Das Entwicklungsstadium ist von entscheidender Bedeutung. Die artifiziell eröffnete Pulpa jugendlicher Zähne mit unvollständigem Wurzelwachstum kann vollständig oder teilweise erhalten werden; bei Zähnen mit abgeschlossener Wurzelbildung sollte sie vollständig entfernt werden.
Eine spätere Wurzelkanalbehandlung ist empfehlenswert.

■ Prognose

- direkte Überkappung: Erfolgsquote von 90 % mit Bildung einer Hartgewebsbrücke (bei unvollständig ausgebildeter Wurzel 94 % vs. 88 % bei abgeschlossenem Wurzelwachstum)
- Vitalamputation: bei jugendlichen Zähnen in über 90 % erfolgreich (unabhängig von Lokalisation und Größe der Freilegung sowie Zeitpunkt der Behandlung).

Behandlungserfolg: bei Symptomfreiheit ohne röntgenologisch periapikale Reaktion bei fortschreitendem Wurzelwachstum.

TIPP

Traumatisch geschädigte Zähne können innerhalb von 4 Jahren eine Obliteration des Wurzelkanals entwickeln, weshalb die endodontische Therapie auch bei klinischer Symptomlosigkeit rechtzeitig eingeleitet werden sollte.

1.6 Überkappungsmaterial

Die stärkste Kalziumionenfreisetzung und der damit größte induktive Reiz zur Hartgewebsbildung geht von wässrigen Kalziumhydroxid-Präparaten aus.

TIPP

Das für eine Hartgewebsbrücke erforderliche Kalzium wird nicht vom Kalziumhydroxid, sondern von körpereigenem Gewebe zur Verfügung gestellt.

Unterhalb der durch Kalziumhydroxid induzierten dreischichtigen Gewebsnekrose findet eine Differenzierung sekundärer Odontoblasten statt und es kommt im günstigsten Fall zur Bildung irregulären ostoidähnlichen Reizdentins.
Neuere Untersuchungen berichten über gute Ergebnisse nach Verwendung von mineralischem Trioxid (MTA); auch die Verwendung von Calcitonin, Kollagen, Zinkoxid-Eugenol oder Dentinbonding und Komposit wurde beschrieben.
Abschließend können diese Materialien allerdings noch nicht beurteilt werden, da in den meisten Fällen klinische Langzeituntersuchungen fehlen.

1

1.7 Milchzahnendodontie

Im Milchgebiss eher Amputation als Überkappung von eröffnetem vitalem Gewebe.

Ziele

- Schmerzfreiheit
- begrenzte Erhaltung des Zahnes.

Wenn keine nachteiligen Reaktionen für Zahnumgebung, den bleibenden Zahn und die Allgemeingesundheit des Patienten zu erwarten sind.

Dieses Ziel wird erreicht durch das Ausräumen von entzündlich involviertem Gewebe sowie der Applikation eines dichten Kavitätenverschlusses.

Indikation

Indiziert ist die **Vitalamputation** bei einfacher oder multipler Freilegung der vitalen Milchzahnpulpa.

TIPP

Bei traumatischer Eröffnung kann auch noch mehrere Tage danach eine Vitalamputation erfolgen.

Kontraindikationen sind klinische Symptome wie starke Schmerzen, Schwellung, Perkussionsempfindlichkeit, Fistelung sowie abnorme Beweglichkeit des Zahnes.
Röntgenologische Kontraindikationen sind Veränderungen wie interne und starke externe Resorption sowie periapikale und interradikuläre Läsionen.

Die Pulpotomie wird heute zunehmend auf vitale Milchzähne beschränkt.

1.7.1 Wurzelkanalbehandlung am Milchzahn

Indikation

Bei irreversibler Pulpitis bzw. Nekrose.

Kontraindikationen

- nicht-restaurierbarer Zahn, röntgenologisch sichtbare interne Resorption
- Zähne mit mechanischer bzw. kariöser Perforation des Pulpakammerbodens
- ausgedehnte pathologische Resorption um mehr als 1/3 der Wurzellänge
- Knochenresorption mit Furkationsbefall
- scharf begrenzte periapikale Läsion.

Eine **Pulpektomie** erfordert hohen Aufwand unter der Voraussetzung sehr guter Kooperation seitens des Kindes und der Eltern.

Auf die Risiken der Wurzelkanalbehandlung mit möglicher Verletzung des bleibenden Zahnes bzw. Zahnkeims muss besonders hingewiesen werden.
Bei unzureichender Kooperationsfähigkeit des Kindes müssen zur Schmerzausschaltung evtl. Kompromissbehandlungen oder die Extraktion angewendet werden.

Vorgehen

- Lokalanästhesie bei vitalem und eröffnetem Pulpagewebe
- Entfernen der Kronenpulpa mit einem schnell laufenden Diamantschleifkörper unter Kochsalzberieselung
- vollständige Gewebsentfernung und Spülung mit NaCl
- Blutstillung durch Aufpressen eines sterilen Wattepellets (auch mit Eisensulfat, Aluminiumchlorid oder Vasokonstringenzien wie Adrenalin getränkt)
- bei Stopp der Blutung nach Entfernen des Pellets Versorgung der Amputationsstelle mit einem Überkappungsmittel, z.B. Zinkoxid-Eugenol-Zement
- dichter koronaler Verschluss mit Glasionomerzementabdeckung und Kompositfüllung.

Bei unzureichender Blutstillung bildet sich ein Koagulum aus, wodurch eine chronische Entzündung und nachfolgend eine interne Wurzelresorption induziert werden kann.

Blutstillung

Mit 15,5 %iger Eisensulfatlösung in Kombination mit einer Zinkoxid-Eugenol-Abdeckung (nach nahezu 2 Jahren fast 100 %iger Erfolg); auch Elektrochirurgie und Laser.

Formokresol

(Kombination von 19 %igem Formaldehyd und 35 %igem Kresol) im Milchgebiss: Die Applikation für 5 Minuten führt zu oberflächlicher Fixation, angrenzend befindet sich vitales, aber chronisch entzündetes Pulpagewebe. Auf das amputierte Gewebe wird wiederum reines Zinkoxid-Eugenol aufgetragen und der Zahn verschlossen.

Die systemische Verteilung im Gesamtorganismus spricht trotz klinischen Erfolgs in 94 bis 98 % gegen Formokresol im Milchgebiss (DGZMK; 2002).

1.7.2 Prognose

Die Vitalamputation hat immer Vorrang; die direkte Überkappung ist prognostisch ungünstig.

Wird die Pulpa nur sehr kleinflächig eröffnet und liegen keine pulpitischen Veränderungen vor, ist der Versuch einer direkten Überkappung gerechtfertigt.

Bei Eröffnung im Kariösen oder bei pulpitischer Vorschädigung ist immer Pulpotomie der Therapieschritt der Wahl.

Nach Auftragen von Kalziumhydroxid als echtem Vitalverfahren kommt es beim Milchzahn zu einer Hartgewebsbrückenbildung. Klinische Studien: Erfolgsrate von 31 % bis zu 100 % der behandelten Fälle, histologisch aber nur in 50 % Dentinbrücke und Heilung, der Rest Entzündung und Resorption.
Kontraindikationen ausgegrenzt, kann bei der Wurzelkanalbehandlung am Milchzahn ein klinischer Erfolg in 96 % der Fälle mit einer Pulpektomie erreicht werden (DGZMK; 2002).

Die Endodontie im Milchzahngebiss muss insgesamt sehr kritisch gesehen werden. Generell ist der begrenzte Nutzen einer solch aufwändigen Behandlung sowohl mit der damit verbundenen Belastung des Patienten wie auch mit dem hohen zeitlichen Behandlungsaufwand in Beziehung zu setzen (☞ auch DGZMK; 2002).

1.8 Literatur

Deutsche Gesellschaft für Zahn-, Mund- und Kieferheilkunde (DGZMK): Wissenschaftliche Stellungnahme: Endodontie im Milchgebiss (Stand: 6/2002). In: Dtsch Zahnärztl Z 57, S. 11–12; im Internet unter www.dgzmk.de/set5.htm

Lussi A., Schroeder A. (1998): Methoden zur Diagnose und Verlaufsdiagnose der Karies. Schweiz Monatsschr Zahnmed 108, S. 357–364

Lussi A., Schaffner M. (2002): Diagnose und Therapie der Karies. Schweiz Med Forum 8, S. 166–170

2
Histologie, Pathohistologie und Mikrobiologie

Hör und Beer

2

2.1 Pulpitiden

Beim Übergang der Karies von der Schmelzläsion in das Dentin treten histologisch erste entzündliche Reaktionen in der Pulpa auf.

! Direkte Inspektion nicht möglich; außer Schmerz keine anderen Entzündungssymptome erkennbar (☞ Kap. 3 Diagnostik).

2.1.1 Ätiologie

Kariesübertritt in das Dentin

Frühphase der Entzündung

- Zerfall gramnegativer Bakterien in den Dentintubuli
- Freisetzung von **bakteriellen Lipopolysacchariden,** die an Oberflächenrezeptoren von Makrophagen, z.B. CD14, binden
- Aktivierung der Makrophagen mit Freisetzung von entzündungsfördernden Zytokinen und Chemokinen
- **Aktivierung der Endothelzellen** in den Blutgefäßen, die Adhäsionsmoleküle exprimieren. Folgen:
  - verstärkte Bindung zirkulierender Leukozyten
  - verlangsamter Blutfluss
  - Anheftung von neutrophilen Granulozyten und Einwanderung in umgebendes Pulpagewebe (Extravasation)
- **Endothelzellnekrosen** durch freigesetzte lysosomale Enzyme aus neutrophilen Granulozyten und Makrophagen.
  Folgen:
  - erhöhte vaskuläre Permeabilität
  - extrazelluläres Ödem.

! Das Zytokin, TNF-α, kann Endothelzellen zur Freisetzung von IgG, Komplement und Leukozyten-Bindung aktivieren, was zu extravasalem Ödem und somit zu Schmerzen führt.

Wirkung der Interleukine

- IL-1 und IL-6: Lymphozytenaktivierung und somit erhöhte Antikörperproduktion
- IL-8 leitet neutrophile Granulozyten, basophile und T-Zellen zum Infektionsherd
- IL-12 induziert CD4-T-Zellen zu TH1-Zellen.

! Nervenfasern scheinen in diesem Kariesstadium relativ wenig geschädigt zu sein.

Ausbreitung der Entzündung

- Bakterien bedingen Gewebsnekrosen (außerhalb der Nekrosegebiete nicht nachweisbar)
- lokalisiert auf kleine Bezirke innerhalb der Kronenpulpa (keine Gefährdung des übrigen Pulpagewebes)
- Zerstörung des Pulpagewebes durch extrazellulär freigesetzte lysosomale Produkte
- neutrophile Granulozyten und Makrophagen in der Umgebung von Nekrosezonen als normale Wirtsreaktion und Hinweis auf den aktiven Phagozytoseprozess der Bakterien
- pathologische Mineralisationen längs der Kanalwand
- erste Dentikelbildungen (☞ 2.3.2 Dentikel).

! Niedrige Dosen von Endotoxin führen zu einer erhöhten Zellteilung und Kollagensynthese im Sinne einer Abwehrreaktion.

Pulpanekrose

! Bakterielle Infektionen und die darauf folgende Entzündungsabwehr verursachen maßgeblich Pulpanekrosen, wobei das Ausmaß der Nekrose mit der Bakterieninvasion direkt korreliert.
Nur im Nekrosegebiet penetrieren Bakterien auch in angrenzende Dentintubuli.

Ursache für eine frühe schwere Pulpadestruktion: gramnegative Bakterien, die bei Zerfall bakterielle Endotoxine freisetzen.

2

! Hohe Endotoxindosen allein sind bereits toxisch und bewirken eine Gewebsnekrose.

2.1.2 Histologie

Zeichen der Entzündung

- schmelzseitig sklerosiertes Dentin am Ende der Odontoblastenfortsätze
- Bildung von peritubulärem Dentin
- nachfolgende Mineralisation der Odontoblastenfortsätze mit lokalem Nachweis von Bakterien.

Chronische superfizielle Karies

- Reduzierung des Odontoblastensaumes
- Reizdentinbildung
- geringe Entzündungszellinfiltration.

Aktive Karies

- Odontoblastenschädigung
- massive Infiltration durch Entzündungszellen
- nur geringe Reizdentinbildung.

Pulpanekrose

Irreversibler Zustand, charakterisiert durch Gewebszerfall; unterschieden wird zwischen Koagulationsnekrose und Kolliquationsnekrose.

Koagulationsnekrose

- letale Zellschädigung
- Mitochondrienschädigung und Zusammenbruch der oxydativen Phosphorylierung
- Erlöschen der intra- und transzellulären Transportprozesse
- Phospholipase-induzierter Zusammenbruch von Zytoskelett und Zellmembran
- „Anlockung" von Granulozyten ins Nekrosegebiet durch die Freisetzung von Proteolysaten.

! Sonderform der Koagulationsnekrose: Gangrän; entspricht dem Summationseffekt aus Nekrose und Austrocknung und verhindert weiteres Bakterienwachstum sowie autolytischen Zerfall („trockener Brand").

Kolliquationsnekrose

Auch „feuchter Brand" genannt.
- Auslösung durch primäre oder sekundäre Anaerobierbesiedelung
- überwiegender enzymatischer Gewebsabbau.

Ausbreitung

- lokal in der Kronenpulpa
- gesamte Kronenpulpa
- Kronen- und Wurzelpulpa

Nur in 2/3 der Fälle ist die Wurzelkanalpulpa teilweise oder vollständig nekrotisch.

- Appositionen:
  - Fibrodentikel
  - diffuse Dentinablagerungen
- auch Resorptionen entlang der Wurzelkanalwand.

! Hat die Karies die Pulpa erreicht und freigelegt, so zeigen Untersuchungen immer eine Nekrotisierung des Kronenpulpagewebes.

Bakteriennachweis

- in der Kronenpulpa immer
- im Wurzelkanal nur in 1/3 der Zähne.

Pulpagewebe der angrenzenden Seitenkanäle

! Ist die Pulpa des Hauptkanals nekrotisch, dehnt sich die Nekrose auch in die Seitenkanälchen aus (evtl. mit Ausbildung einer lateralen Läsion).
Ist die Pulpa vital, so enthält auch der Seitenkanal vitales Gewebe.

2.1.3 Einteilung

Klinische Einteilung in vier Gruppen (gemäß Baume und anderen Autoren):

- asymptomatische Entzündungen
- reversibel symptomatische Entzündungen
- irreversibel symptomatische Entzündungen
- Pulpanekrose.

2.1.4 Klinik und Diagnostik

Asymptomatische Pulpopathie

- Karies bis tief ins Dentin (Pulpa noch nicht eröffnet)
- kein Schmerz
- Zahn reagiert positiv auf Sensibilitätstest.

Reversible Pulpitis

- Schmerz auf kalt, süß bzw. sauer auslösbar
- Zahnperkussion negativ oder fraglich.

! Klinisch kann der Zeitpunkt der bakteriellen Infiltration des Pulpagewebes nicht bestimmt werden, es kommt bereits lange vor einer kariösen Freilegung des Pulpagewebes zur Abszedierung und Gewebsnekrose.

Irreversible Pulpitis

- spontanes Auftreten von Schmerz
- Schmerzverstärkung durch Wärme
- Perkussionsbefund negativ (oder auch gering positiv).

Pulpanekrose

- Schmerz kann fehlen oder andererseits extrem stark sein
- Sensibilitätstest negativ oder stark verzögert positiv
- ggf. sichtbarer Befund im Röntgenbild.

In 90 % der untersuchten Fälle tritt bereits frühzeitig eine periapikale Aufhellung auf.

2

2.2 Pulpitis aperta

2.2.1 Ätiologie

- Eröffnung der Pulpakammer durch Kariesprogression
- Abfluss von Pus.

! Das entzündliche Reaktionsmuster ändert sich gegenüber dem geschlossener Pulpitiden. Die zwei folgenden Pulpitisformen sind im Gegensatz zur geschlossenen Pulpitis eindeutig klinisch diagnostizierbar.

2.2.2 Pulpitis chronica aperta ulcerosa

- breitflächige Eröffnung des Pulpakammerdachs
- mögliches Abfließen von Exsudaten
- Ursache für eine meist schmerzfreie klinische Situation.

Histologie

- Gewebsnekrosen und -ulzera
- Mikroorganismen sowohl extra- als auch intrazellulär (in neutrophilen Granulozyten und Makrophagen)
- an den Nekrosegrenzen: Lymphozyten, Plasmazellen und Makrophagen
- deutlich vermehrt: oberflächlich polymorphkernige Leukozyten
- eine ulzerierte Pulpaoberfläche unter dem eröffneten Dentin
- Gefäße: Auflösung der Endothelzellen und Freisetzung von Leukozyten.

! Bei verstärkter Proliferation des Granulationsgewebes geht diese Form der Pulpitis in eine Pulpitis chronica aperta granulomatosa über.

2.2.3 Pulpitis chronica aperta granulomatosa

Freigelegte Pulpa mit rosarotem Granulationsgewebe, das sich als vergrößernde Gewebsmasse durch die meist breite, koronale Eröffnung erhebt.

Histologie

- rosarot-globulär erscheinendes Gewebe
- evtl. Besiedelung mit Epithelzellen des Saumepithels
- anschließende Epithelisierung möglich.

Unterschieden werden:
- „junge Pulpapolypen" aus hyperplastischem Granulationsgewebe
- „ältere Pulpapolypen" mit derbem Bindegewebe und epithelisierter Oberfläche.

! Das mehrschichtige Plattenepithel entspricht in Histologie und Differenzierung dem keratinierten oralen Gingivaepithel.

2

Differenzialdiagnose

- Desmodontalpolyp (ausgehend von zervikaler Wurzeloberfläche)
- fibröse Gingivahyperplasie (ausgehend von interdentaler Gingiva).

2.2.4 Therapie

Vorgehen

- scharfes Absetzen des Pulpagewebes bis zum Wurzelkanaleingang (☞ Kap. 12 Anatomie der Wurzelkanäle, Trepanation und Zugang)
- Aufbereitung der Kanäle (☞ Kap. 14 Wurzelkanalaufbereitung).

Da in der Regel eine komplette Gewebsnekrose mit beginnender periapikaler Entzündung vorliegt, sollte die Wurzelkanalfüllung erst nach einer 3-monatigen Zwischeneinlage erfolgen.

Schwierigkeiten

Eine starke koronale kariöse Zerstörung erschwert die nachfolgende prothetische Versorgung des wurzelkanalbehandelten Zahnes.

2.3 Interne Mineralisation

In eigenen histologischen Untersuchungen konnten wir sowohl in durchgebrochenen als auch nicht durchgebrochenen Milch- und permanenten, alten und jungen Zähnen Hartgewebsbildungen der Pulpa feststellen.

Größere Mineralisationen im Wurzelkanal können die Wurzelkanalaufbereitung behindern.

2.3.1 Ätiologie

Bildung von Hartgewebe:
- aus der Odontoblastenschicht
- Dentikel (Pulpastein, Dentinkörnchen) aus Fibrodentin-Ablagerungen zentral in der Pulpa.

2.3.2 Dentikel

Hinsichtlich Genese und Einteilung bestehen zurzeit verschiedene Hypothesen. Die Loslösung von Odontoblasten aus der Odontoblastenschicht scheint eher ausgeschlossen.

Viele histologische Untersuchungen zeigen, dass Dentikel nicht notwendigerweise mit pulpitischen Beschwerden in Zusammenhang gebracht werden können.

So gab in 57 Zähnen mit solchen Hartgewebsablagerungen keiner der Patienten Schmerzsymptome an. Auch das Vorhandensein von Hartgewebebildungen in alten Zähnen – bis zur fast vollständigen Obliteration – kann völlig symptomlos verlaufen.

Ätiologie

Zelluntergang infolge äußerer Einwirkungen
mit anschließender konzentrischer Dentikelbildung.

! Bei Zähnen mit einer Kronenfraktur finden sich z.B. in 50 % der Fälle Mineralisationen: sowohl lamelläre Dentikel als auch diffuse Ablagerungen.
In 25 % der Fälle finden sich Entzündungszellen.

Irreversible Temperaturreize
mit umschriebenem Gewebs- oder Gefäßuntergang, der von Pulpabindegewebe in einer Art Schutzreaktion durch Ummantelung mit Fibrodentin gegen vitales Gewebe abgegrenzt wird.

! Ausgangspunkt konzentrischer lamellenförmiger Dentikel waren Pulpagefäße, die sich regelmäßig im Zentrum von Dentikeln finden lassen. Umgeben sind diese Dentikel von Pulpoblasten und retikulären Fasern.

Sekundäre Differenzierung
Möglich erscheint die sekundäre Differenzierung aus Pulpafibroblasten zu neuen Hartgewebe bildenden Zellen.

Diffuse Mineralisationen
So genannte diffuse Kalzifikationen innerhalb des Wurzelkanals – bevorzugt als Ablagerungen entlang von Gefäßen oder Kollagenfasern.

Mineralisationen in kariösen Zähnen
Signifikant höher als bei gesunden Zähnen.

! Mit Fortschreiten der Karies steigen die Anzahl und die Ausdehnung von Dentikeln an.

Weitere Ursachen
- starke Abrasionen und Erosionen
- Drosselung der Blut- und Nährstoffzufuhr, z.B. infolge chirurgischer Eingriffe
- okklusale Fehlbelastungen
- traumatische Einflüsse auf den Zahn.

Unterteilung

- abhängig von der Genese:
  - echte Dentikel
  - falsche Dentikel
- hinsichtlich ihrer Lage zur Kanalwand:
  - adhärent
  - frei
  - interstitiell.

Orthodentikel

Alle regelmäßig strukturierten Orthodentikel sind Invaginationsanomalien, bei denen partielle Dentinausstülpungen in das Kronenkavum erfolgen.

! Vollständige Ausstülpungen können einen Dens invaginatus zur Folge haben.

Fibrodentikel

Wichtig: differenzialdiagnostische Unterscheidung von sog. echten Dentikeln mit tubulärem Dentin (Entstehung aus der Versprengung von Epithelresten der Hertwig-Scheide, um die sich konzentrisch Odontoblasten anordnen; selten).

Radial strukturierte Dentikel

Verbindung zum umliegenden Gewebe über retikuläre Fasern, die den Dentikel umgeben und in diesen einstrahlen.

Lamellenförmige Dentikel

Mit einer losen Verbindung der einzelnen Dentinschichten.

2.4 Interne Resorption

! Je nachdem, ob sich die Auflösung von der Pulpa oder vom Parodontium her entwickelt, unterscheidet man interne und äußere Resorptionen.

2.4.1 Ätiologie

Einige Fallberichte zeigen auch an vitalen und gesunden, noch nicht durchgebrochenen Zähnen interne Resorptionserscheinungen.

Ursachen

Entstehung interner Resorptionen:

- bei chronischen Entzündungen bis zur Gewebsnekrose innerhalb der Pulpa mit Funktionsausfall und Verlust von Odontoblasten
- durch mechanisch ausgelöste Traumata (in 2 % der Fälle).

! Insgesamt bleibt viel Raum für Spekulationen bei Erklärungsversuchen zur Ätiologie interner Resorptionen.

Entzündung

Als Stimuli, die eine interne Resorption begünstigen oder auslösen können, werden derzeit drei Möglichkeiten diskutiert:

- Zytokine wie z.B. IL-1 und TNF
- Prostaglandin-E_2
- ein erhöhter interner Gewebedruck.

Resorption am Zahnsystem

- Zement
- Dentin
- Schmelz.

! Die interne Resorption erscheint – wie auch die Kariesprogression – als ein intermittierender Prozess, bei dem sich Phasen aktiver Resorption mit Perioden von Inaktivität ablösen. Während Letzterer kann (i.S. von Remissionsphasen) neues Hartgewebe als Reizdentin angelagert werden.

2.4.2 Wurzelresorptionen

Sowohl an vitalen als auch avitalen Zähnen; als Folge einer Aktivität der Dentoklasten.

2.4.3 Internes Granulom

Eher selten (maximal 1,6 % der Individuen).

■ Klinik

ein variabel großer, rötlicher Schmelzfleck (pink spot disease) bei Lokalisation im Kronenkavum.

■ Sensibilität

Test in der Mehrzahl der Fälle noch positiv.

■ Differenzialdiagnose

gegen externes Granulom; eindeutige Differenzierung durch mehrere Röntgenbilder in unterschiedlich exzentrischen Strahlengängen.

! Ändert die Aufhellung dabei ihre Lokalisation nicht, dann handelt es sich eindeutig um eine interne Resorption.

2.4.4 Perforierende Resorption

Bei Durchbruch der Resorption von Zahnhartsubstanz Kontakt zur Mundhöhle (evtl. auch über tiefe parodontale Taschen):
- Eindringen von Bakterien in das Pulpagewebe
- neben Nekrotisierung auch Entwicklung einer periapikalen Läsion möglich.

! Bei einer lateralen Perforation ohne Mundhöhlenkontakt bleibt die Pulpa vital.

Prädisponierende Faktoren für eine invasiv zervikale Resorption (Heithersay G.S.; 1999):
- kieferorthopädische Behandlung (21,2 % aller Patienten und 24,1 % aller Zähne)
- Trauma (15,1 %)
- Bleichen (3,9 %)
- Kombinationen aller Einzelfaktoren (21 %).

2.4.5 Therapie

■ Interne, nicht perforierende Resorption

Therapie der Wahl: **Pulpektomie** (☞ Kap. 12.2 Anatomie der Wurzelkanäle).

TIPP

Auflösung der Gewebereste durch eine längere Spülung mit einer Natriumhypochlorit-Lösung, da mechanisch nicht das gesamte Pulpagewebe entfernt werden kann!

Die Füllung erfolgt nach der vertikalen Kondensationstechnik.

Perforierende Resorption

Meist kombiniertes endochirurgisches Vorgehen (☞ Kap. 19 Chirurgische Endodontie).

TIPP

Dabei sollte der chirurgische Eingriff erst nach einer etwa 3-monatigen Zwischeneinlage mit fest eingestopftem Kalziumhydroxid erfolgen.

2

2.5 Akute apikale Parodontitis

! Eine periapikale Läsion entsteht nur in Anwesenheit von Bakterien im Wurzelkanal.

2.5.1 Ätiologie

Tierexperimentelle Untersuchung

Kakehashi und Mitarbeiter konnten bereits im Jahre 1965 an keimfrei gehaltenen Ratten nachweisen, dass deren Zähne erst nach bakterieller Inokulation eine periapikale Entzündung entwickelten. Wurden die Zähne nur trepaniert und zum oralen keimfreien Milieu offen gelassen, bildete sich keine apikale Parodontitis aus.
Analoge Ergebnisse auch bei Affenzähnen: Nach Nekrotisierung des Pulpagewebes entwickelte sich keine periapikale Läsion, wenn die Trepanationsöffnung nach oral dicht verschlossen wurde (☞ auch 2.6.2).

Bakterien

Im Wurzelkanal

! Innerhalb des Wurzelkanals sind immer Bakterien nachweisbar (verteilt, fest anhaftend an Dentinwand, in Dentinkanälchen).

Im periapikalen Gewebe

Bakteriennachweis in 18 % der Zähne mit apikaler Parodontitis.

Flora periapikaler Abszesse

Beteiligung von fünf Bakterienarten; hauptsächlich **gramnegative anaerobe Stäbchen** und **Peptostreptokokken** (grampositiv, anaerob), außerdem schwarz pigmentierte Bakterienarten, die eine wichtige Rolle in der Ätiologie periapikaler Läsionen spielen sollen; vereinzelt auch Aktinomyces.

! Peptostreptokokkus intermedius in 63 % und Peptostreptokokkus endodontalis in 53 % der Fälle mit apikaler Parodontitis nachweisbar.

Entzündung

Makrophagen

- überwiegend sessile Abwehr
- Aufnahme von Fremdpartikeln (bakterielle Antigene, Mikroorganismen, Gewebstrümmer)
- Erhöhung der immunogenen Potenz
- Abbau von Immun- und Komplementkomplexen.

Neutrophile Granulozyten

- mobile Abwehr
- durch Lymphokine oder bakterielle Stoffe an den Ort der Entzündung gelockt
- massive Ansammlung zur Abwehr körperfremder Substanzen
- Phagozytose von Bakterien.

Folge: Gewebsnekrose und -einschmelzung bis zur Abszedierung.

2.5.2 Histologie

Nekrotische Bereiche

- Kronenpulpa
- teilweise auch Wurzelpulpa
- noch vitales Restpulpagewebe zwischen Nekrose und periapikal entzündetem Gewebe.

! Die akute apikale Parodontitis setzt nicht die vollständige Nekrose der gesamten Pulpa voraus. Auch bei einer nur teilweisen Nekrose werden beispielsweise Endotoxine als Auslöser der akuten apikalen Reaktion diskutiert.

Histopathologie

Akute apikale Reaktion

- charakteristisches Exsudat polymorphnukleärer Granulozyten und Makrophagen
- beschränkt auf den osteoklastisch erweiterten Parodontalspalt
- mit Ödemzeichen.

! In periapikalen Abszessen ist das nekrotische Gewebe um den Apex von Bakterien durchsetzt, abgegrenzt von einem Wall neutrophiler Granulozyten.

Periapikaler Abszess

- Einströmen von vorwiegend neutrophilen Granulozyten in den periapikalen Spalt
- Enzymfreisetzung
- Osteoklastenaktivierung mit anschließendem Knochenabbau.

! Meist sind histologisch auch Proliferationen von Malassezschen Epithelinseln nachzuweisen, aus denen später eine Zystenbildung resultieren kann.

2.5.3 Klinik

Die akute apikale Parodontitis ist ein sehr schmerzhafter Zustand:

- Perkussion besonders schmerzintensiv
- Patient fühlt den Zahn als verlängert
- Patient berichtet über einen Frühkontakt.

! Ein Ödem und neutrophile Granulozyten füllen den periapikalen Spalt zwischen Zahn und Knochen. Dies führt zu einer Reizung der Nervenendigungen und wird durch extern einwirkende Kräfte auf den Zahn noch zusätzlich verstärkt.

2.5.4 Diagnostik

! Bei einer primär akuten Läsion ist im Röntgenbild keine eindeutige periapikale Aufhellung sichtbar.

2.5.5 Therapie

TIPP

Bei apikaler Parodontitis sind folglich die Seitenkanäle eher selten infiziert, wodurch die Hauptindikation zur Wurzelspitzenresektion bei apikaler Parodontitis entfällt.

2.6 Chronische apikale Parodontitis

Ist eine klinisch asymptomatische Entzündung im Gleichgewicht zwischen bakterieller Infektion und körpereigener Abwehr in einem „Ruhezustand".

Der häufig verwendete Begriff Granulom (☞ 2.9) ist in diesem Zusammenhang irreführend, weil es nicht im klassischen Sinne eine monozytär von Makrophagen, sondern eine von Lymphozyten und Plasmazellen beherrschte Entzündung ist. Auch können je nach Aktivitätsgrad polymorphkernige Zellen anwesend sein.

2.6.1 Ätiologie

Tierexperimentelle Untersuchung

Induktion einer apikalen Parodontitis an Rattenmolaren:
- zwischen 7. und 20. Tag aktive Phase mit starker Knochendestruktion
- anschließend chronische Phase mit geringer Expansion
- Morphometrisch dominierten (nach 15 als auch nach bis zu 90 Tagen):
  - Lymphozyten (50–60 % aller Zellen)
  - polymorphnukleäre Leukozyten (25–40 %)
  - Makrophagen und Monozyten
  - Plasmazellen und Fibroblasten.

! T-Helferzellen dominierten in der akuten, T-Supressorzellen in der chronischen periapikalen Läsion.

Histopathologie

T-Helferzellen

- wichtige Rolle beim Knochenabbau:
  - Induktion der Produktion eines Interferons, welches Makrophagen zur Bildung des Knochenresorptionsfaktors IL-1 anregt
  - Produktion eines Knochenresorptions-Zytokins
- T-Helferzellfaktoren stimulieren die Antikörperproduktion und Bildung von Immunkomplexen.

! Hohe Konzentrationen von IL-1 verhindern eine Knochenneubildung durch die Unterdrückung der Proteinsynthese von Osteoblasten.

T-Suppressorzellen

- Stabilisierung der periapikalen Läsion („Chronifizierung").

Histologie

Die drei bis vier Hauptkomponenten einer chronischen periapikalen Läsion:

- herdförmiges Infiltrat aus Lymphozyten und Plasmazellen
- zentral oder in Randgebieten (oder fehlend) Granulationsgewebe mit Fibroblasten
- evtl. Proliferation von Malassezschen Epithelresten (Zystenbildung!)
- Entstehung einer Bindegewebskapsel mit Fibroblasten und Kollagenfaserbündeln.

2.6.2 Klinik

Klinisch asymptomatisch.

Sensibilitätstest

Zähne mit kleinen periapikalen Läsionen: noch positiv.
Zähne mit größeren periapikalen Läsionen: keine Reaktion im elektrischen oder thermischen Test.

! Es besteht eine direkte Beziehung zwischen der Größe der periapikalen Läsion und dem Ausmaß bzw. der Ausdehnung der bakteriellen Infiltration und Gewebsnekrose innerhalb des Wurzelkanals.

2.6.3 Therapie

Aufbereitung des Wurzelkanals und Entfernung von bakteriell infiziertem Gewebe (☞ Kap. 12 Anatomie der Wurzelkanäle und Kap. 14 Wurzelkanalaufbereitung).

! Die erhöhte Konzentration der Antikörper bei akuten Läsionen sinkt nach endodontischer Behandlung.

2.7 Entzündung bei insuffizienter Kanalfüllung

2.7.1 Hauptursachen

! Die Gründe für endodontische Misserfolge sind im Wurzelkanalsystem belassene Bakterien.

Unterteilung nach Grossman

- ungenügende Diagnose
- schlechte Prognose
- technische Schwierigkeiten
- nachlässige Behandlung.

2

Washington-Studie

In 76 % der Misserfolge Behandlungsfehler als Hauptursachen:
- unvollständige bzw. ungefüllte Wurzelkanäle
- Perforationen
- starke Überfüllung
- abgebrochene Instrumente.

In 22 % waren Fehler in der Fallauswahl für den Misserfolg verantwortlich.

2.7.2 Therapieresistente periapikale Läsionen

bei asymptomatischen Zähnen.

Studienergebnisse

Licht- und elektronenmikroskopische Untersuchung (Nair P.N.R; 1987):
- chirurgische Revision von 10 % der wurzelkanalbehandelten Zähne in einem Zeitraum von 4 – 10 Jahren
- Nachweis von Mikroorganismen im apikalen nicht-behandelten Wurzelkanalanteil bei 6 von 9 Biopsien (4 enthielten mehrere Bakterienspezies)
- andere Fälle ohne Bakteriennachweis mit Riesenzellgranulom als Fremdkörperreaktion auf das Füllmittel (z.B. Paraformaldehyd).

2.7.3 Paraformaldehyd

Bestandteil von Pasten zur **iatrogenen Nekrotisierung**, d. h. zur Devitalisierung der Pulpa.

Wirkungsmechanismus

- Freisetzung des Formaldehyds
- Koagulation von Zellwandproteinen:
  - Denaturierung der Zellen
  - Erloschen der vitalen Zellfunktion
- Erhalt der Gewebestruktur, d. h. das Gewebe wird fixiert
- Fixierung ist zwar reversibel, doch der Formaldehyd-Gewebe-Komplex kann auseinander fallen.

Fällt ein Formaldehyd-Gewebe-Komplex auseinander, werden immunologische und entzündliche Reaktionen im angrenzenden Periapikalgewebe stimuliert.

Tierexperimentelle Untersuchungen

Formaldehyd-Exposition

- zelltoxisch
- mutagen
- karzinogen
- genotoxisch.

Die zahlreichen Nebenwirkungen von formaldehydhaltigen Pasten stehen in keinem Verhältnis zum fraglichen therapeutischen Nutzen.

Systemische Verteilung

Radioaktiv markiertes Paraformaldehyd:

- Maximum radioaktiver Metaboliten (bei Pulpektomie an Hundezähnen):
  - nach 14 Tagen in der Leber
  - nach einer Stunde in regionären Lymphknoten
- auch in Blutplasma, Niere, Lunge und Gehirn.

Formaldehyd-Penetration

Durch undichte Füllungsränder vom Kavuminneren nach außen; nach 7 Tagen Nekrotisierung und Sequesterbildung im füllungsangrenzenden Knochen (Konsequenz: Zahnverlust).

Selbst bei optimaler koronaler Abdichtung ist nicht zu verhindern, dass Formaldehyd im Molarenbereich über interradikuläre Verbindungen den Knochen erreichen und schädigen kann.

Fallberichte zum Präparat Toxavit®

- ausgedehnte Resorptionen und Knocheneinbrüche
- persistierende pulpitische Beschwerden
- Nervenschädigungen
- nach 10-tägiger Liegedauer: Nekrose der Interdentalpapille und Knochensequestrierung.

! Es gibt beim derzeitigen Kenntnisstand keine Indikation zur intentionellen Devitalisierung des Pulpagewebes. Die Schmerzbehandlung bei irreversibler Pulpitis erfolgt ausschließlich durch eine Exstirpation des Pulpagewebes.

2.8 Radikuläre Zysten

sind definiert als chronische Entzündungen, die einen epithelial ausgekleideten und geschlossenen Hohlraum umschließen.
Inzidenzangaben zwischen 6 und 55 %; Nachweis mit Serienschnitten (nur bei 15–17 %).
In klinisch-histologischen Studien: nur Nachweis von 14 (= 6 %) Zysten bei 230 Wurzelspitzenbiopsien mit röntgenologisch periapikaler Aufhellung und klinischen Symptomen.

2.8.1 Ätiologie

- Entstehung auf dem Boden einer chronischen apikalen Parodontitis
- Gliederung in drei Stadien:
  - Phase der Initiation: Ruhende Mallassezsche Epithelreste beginnen zu proliferieren
  - zweite Phase: Entstehung eines epithelial ausgekleideten Hohlraums
  - dritte Phase: Zystenwachstum.

! Das Zystenwachstum ist Folge osmotischer und resorptionsstimulierender Faktoren.

2.8.2 Histologie

Eine Zyste besteht aus 4 Komponenten:
- bindegewebige Kapsel
- subepitheliale Zone mit chronisch-entzündlichem Infiltrat
- epitheliale Zystenwand
- Zystenlumen.

2

Zystenlumen

Hohlraum mit:
- abgeschilferten nekrotischen Epithelzellen
- Cholesterinkristallen
- Entzündungszellen
- Resten des resorbierten Knochengewebes.

Epitheliale Zystenwand

mehrschichtiges Plattenepithel, durchsetzt von Granulozyten, Makrophagen und Lymphozyten.

Subepitheliale Zone

mit T- und B-Lymphozyten sowie Plasmazellen.

Bindegewebige Kapsel

2.8.3 Einteilung

„Wahre" Zyste

mit komplett ausgekleidetem Hohlraum.

„Taschenzyste"

mit zum Wurzelkanal hin offenem Zystenlumen.

! Von 256 periapikalen Läsionen wurden insgesamt 9 % als wahre Zysten und 6 % als periapikale Taschenzysten klassifiziert.

2.8.4 Klinik

Sicherung der Diagnose kann nur histologisch erfolgen.

2.8.5 Diagnostik

Röntgen

Radikuläre Zysten (☞ Kap. 19.2.2)

Im Röntgenbild sind durchschnittlich große radikuläre Zysten nicht von chronischen periapikalen Läsionen zu unterscheiden, obwohl ab 10 mm und mit zunehmender Größe der Anteil an Zysten steigt.

Auch bei 10–15 mm großen Aufhellungen kann in mindestens 50 % keine Zyste erwartet werden.

Differenzialdiagnose – chronisch apikale Parodontitis

- rundliche bis ovale, in der Regel scharf begrenzte Aufhellung
- selten mit diffuser Begrenzung.

CT

! Nur eine computertomographische Untersuchung sollte eine eindeutige Differenzialdiagnose zulassen.

2.8.6 Therapie

! Da aufgrund der röntgenologischen Befunde keine eindeutige Differenzialdiagnose erhoben werden kann und der histologische Status nicht bekannt ist, werden periapikale Läsionen zuerst ausschließlich konventionell behandelt. Bei Persistenz der Befunde bei lege artis ausgeführter konventioneller Behandlung muss eine wahre Zyste als Differenzialdiagnose in Betracht gezogen werden.

- Entfernung der Ursache der Entzündungsreaktion (☞ Kap. 14 Wurzelkanalaufbereitung, Kap. 16 Medizinische Zwischeneinlage)
- Aufbereitung des Wurzelkanals (☞ Kap. 14 Wurzelkanalaufbereitung)
- bakteriendichter Verschluss (☞ Kap. 21 Postendodontische Versorgung).

! Sowohl die Existenz von zwei unterschiedlichen Klassen radikulärer Zysten als auch die Unmöglichkeit, klinisch-röntgenologisch eindeutig die Zyste von der chronischen apikalen Parodontitis zu differenzieren, hat wichtige therapeutische Konsequenzen.

„Wahre" Zysten

Es ist eher unwahrscheinlich, dass wahre Zysten konventionell erfolgreich behandelt werden können.

„Taschenzysten"

Ausheilung wahrscheinlich.

2

2.9 Wurzelspitzengranulom

Definition: meist apikal lokalisierte knötchenartige Veränderungen im Kieferknochen. Histologisch: eine Ansammlung von aktivierten Makrophagen ist Zeichen einer spezifischen Entzündung. Zu unterscheiden sind Epitheloidzell- und Fremdkörpergranulome.

2.9.1 Ätiologie

Granulomatogene Noxen (z.B. Wattereste, Reste von Papierspitzen, flüssiges Material, schwer abbaubare Fremdkörper, Mikroorganismen).
Der genaue Entstehungsmechanismus ist nicht abschließend geklärt.

2.9.2 Klinik

Entwicklung zu einer gangränös-nekrotisierenden Entzündung möglich.
Evtl. Persistenz der Beschwerden trotz erfolgreicher Wurzelkanalbehandlung.

2.9.3 Diagnostik

Nur histologisch abzugrenzen.

2.9.4 Therapie

Wurzelspitzenresektion.

2.10 Literatur

Baume L.J. (1970): Diagnosis of diseases of the pulp. Oral Surg Oral Med Oral Pathol 29, S. 102–116

Grossman L.I. (1972): Endodontic failures. Dent Clin North Am 16, S. 59–70

Heithersay G.S. (1999): Treatment of invasive cervical resorption: An analysis of results using topical application of trichloracetic acid, curettage, and restoration. Quintessence Int 30, S. 96–110

Kakehashi S., Stanley R.H., Fitzgerald, R.J. (1965): The effects of surgical exposure of dental pulps in germ-free and conventional rats. Oral Surg Oral Med Oral Pathol 20, S. 340–349

Nair P.N.R. (1987): Light and electron microscopic studies of root canal flora and periapical lesions. J Endod 13, S. 29–39

Washington-Studie in: Ingle J.I., Bakland L.K. (1994): Endodontics, 4th ed. Philadelphia, Lea & Febiger

3 Diagnostik

Hör

Neben der in diesem Kapitel aufgeführten gängigen klinischen Diagnostik gibt es Methoden wie
- Laser-Doppler-Untersuchungen
- Bestimmung der Kronenoberflächentemperatur
- Oximetrie oder Xenon-133-Radioisotop-Untersuchungen,

die derzeit eher experimentellen Charakter haben und in der Praxis bislang keine Rolle spielen.

3.1 Ziele

3

- Ermittlung des Zahnes oder der Zähne, die Schmerzen oder Probleme verursachen
- Abgrenzung endodontische – nicht-endodontische Beschwerden/Probleme
- Beurteilung der Erhaltungsfähigkeit und Erhaltungswürdigkeit des zu behandelnden Zahnes
- Therapieempfehlung.

! Keinesfalls sollte ohne gesicherte Diagnose mit einer endodontischen Behandlung begonnen werden.

Die endodontische Diagnostik stellt häufig eine große Herausforderung für den Behandler dar, speziell die Fragestellungen:
- Lokalisation des Schmerz verursachenden Zahnes
- Ursprung der Schmerzen, endodontisch oder anderer Genese, wie z.B:
  - parodontal
  - aufgrund craniomandibulärer Dysfunktionen
  - Neuralgien
  - durch freiliegendes Dentin
  - entzündliche Prozesse des Knochens
  - Weichteilverletzungen
  - psychogene Schmerzen.

3.2 Anamnese

3.2.1 Allgemeine medizinische Anamnese

Ausschluss von Allgemeinerkrankungen,
- die eine endodontische Behandlung verbieten
  - akutes Stadium von Systemerkrankungen wie Diabetes
  - schwere Anämie
  - Tuberkulose
- den Heilungsverlauf erschweren
  - Erkrankungen oder Beeinträchtigungen des Immunsystems (Immunsuppression, AIDS)
- oder eine spezielle medikamentöse Unterstützung erfordern
  - Endokarditisprophylaxe (☞ Kap. 8 Medikamente und Füllmaterialien).

Die Erhebung der allgemeinen Anamnese erfolgt sinnvollerweise durch einen Anamnesebogen (☞ Abb. 3.1), den der Patient vor der Behandlung ausfüllt und der vom Behandler mit dem Patienten besprochen wird.

Name, Vorname:____________________ Ort:____________________
Geburtsdatum:____________________ Straße:____________________
Telefon:____________________ Krankenkasse:____________________
Versicherter:____________________ Versicherung/Privat:____________________

Besteht bzw. bestand bei Ihnen eine der folgenden Erkrankungen?	ja	nein	Falls Sie mit „ja" antworten, bitte ggf. ergänzende Angaben eintragen
1 Allergie (welche?)			
2 Atemwegserkrankungen			
3 Blutgerinnungsstörungen			
4 Diabetes (welcher Typ?)			
5 Anfallsleiden (Epilepsie)			
– Schilddrüsenerkrankungen			
7 Herz-Kreislauf-Erkrankungen			
– Herzinsuffizienz/-schwäche			
– Angina pectoris			
– Herzinfarkt			
– Herzrhythmusstörungen			
– Herzschrittmacher			
– Herzklappenerkrankung			
– erhöhter Blutdruck			
– verminderter Blutdruck			
– Durchblutungsstörungen			
8 Infektionskrankheiten (welche?)			
– Immunmangel-Syndrom (AIDS)			
9 Lebererkrankungen			
10 Magen-Darm-Erkrankungen			
11 Nierenerkrankungen			
12 Osteoporose			
13 Rheumaerkrankungen			
14 Tumorerkrankungen			
Weitere Fragen:			
Frühere Operationen (welche?)			
15 Besteht eine Schwangerschaft?			
16 Nehmen Sie Medikamente?			
Befinden Sie sich in ärztlicher Behandlung?			
Name/Anschrift des Arztes			

Möchten Sie an unserem Recall-System teilnehmen? ja ____ nein ____

Tag, Monat, Jahr Unterschrift

____________________ ____________________

Abb. 3.1: Gesundheitsfragebogen/Anamnesebogen.

3.2.2 Zahnmedizinische Anamnese

Durch Befragen soll die Vorgeschichte der aktuellen Beschwerden des Patienten wie z.B. Schmerzen, Schwellung, Eiterbildung, Zahnlockerung, Verfärbung usw. ermittelt werden.
Zusätzliche Fragen können weitere diagnostische Hinweise geben:

- seit wann bestehen die Schmerzen? Akut (evtl. reversibel) oder chronisch?
- können die Schmerzen ausgelöst oder gelindert werden, z.B. durch Kälte, Wärme, Druck, Massage?
- welchen Charakter haben die Schmerzen, z.B. stumpf, stechend, lokalisiert, diffus, pochend?
- wie lange halten die Schmerzen an?
- können Sie den schuldigen Zahn lokalisieren?
- strahlen die Schmerzen aus?
- gibt es Vermutungen von Seiten des Patienten, wodurch die Schmerzen verursacht werden, z.B. Füllungen, Kavitätenpräparation, liegt ggf. ein Trauma vor?

3.3 Klinische Untersuchung

Die klinische Untersuchung sollte in erster Linie dazu dienen, den Zustand der Pulpa abzuschätzen: gesund, reversible Pulpitis, irreversible Pulpitis, Pulpanekrose, infizierte Pulpa.

- extraorale Untersuchung: Schwellung, Rötung, tastbare, vergrößerte Lymphknoten, etc.
- intraorale allgemeine zahnärztliche Untersuchung: kariöse Defekte, Füllungen, Zahnlockerungen, Taschentiefen, Taschensekretion, Schwellungen, Lokalisation des Beschwerden verursachenden Zahnes
- spezielle endodontische Untersuchung: bestehend aus Sensibilitätstests und mechanischen Tests.

3.3.1 Spezielle endodontische Untersuchung

Sensibilitätstests

Elektrisch

- Trocknung des Zahnes und evtl. Isolierung zu den Nachbarzähnen mit Hilfe von Kunststoffstreifen oder Kofferdam
- elektrische Pulpentester mit Leitgel, z.B. Polierpaste o.Ä., beschicken und auf die Zahnoberfläche drücken
- anschließend die Spannung des Stromkreises erhöhen, bis der Patient evtl. eine Empfindung signalisiert.

Positiver Test: Der Patient gibt an, eine sensible Reizantwort auf den elektrischen Reiz zu verspüren.
Dies bedeutet: Vitales Pulpengewebe ist in der Kronenpulpa vorhanden. Das ist jedoch kein Beweis für eine gesunde Pulpa oder eine reversible Entzündung.
Negatives Testergebnis: Der Patient verspürt keine sensible Reizantwort.
Dies bedeutet: Hinweis auf eine vollständige oder teilweise Nekrose der Pulpa.

! Zwischen der „empfundenen sensiblen Reizantwort“ und dem Zustand der Pulpa besteht kein Zusammenhang. Die Sensitivität dieses Sensibilitätstests wird in der Literatur kontrovers diskutiert.

Bei jugendlichen Zähnen ist die Aussagekraft der elektrischen Sensibilitätstests aufgrund der speziellen Morphologie der Zähne oftmals fragwürdig, weshalb hier die thermische Testung vorgezogen werden sollte.

Thermisch

Durch die Temperaturänderungen an der Zahnoberfläche soll es zu Flüssigkeitsbewegungen innerhalb der Dentintubuli kommen, welche die sensorischen Rezeptoren der Pulpa stimulieren.

! Weder der Entzündungsgrad noch die Reversibilität der Entzündung korrelieren mit den Testergebnissen.

Kälte

Am effektivsten mit CO_2-Schnee (−78 °C) oder Difluordichlormethan-Kältespray (−50 °C), welches auf ein Wattepellet gesprüht wird.
Ethylchlorid oder Eis aus dem Gefrierfach sollte wegen der geringen Kälte (−5 °C) und der damit verbundenen fraglichen Aussagekraft nicht verwendet werden.

Vorgehen

- Zahn trocknen
- Eisstäbchen oder Wattepellet vorsichtig auf die Zahnoberfläche halten
- mechanischen Reiz durch zu starken Druck vermeiden!

Positiver Kältetest

Der Patient gibt **eine** Kälteempfindung an.

- lässt auf vitale Anteile der Pulpa schließen
- keine Aussage, ob eine etwaige Entzündung reversibel ist oder nicht
- positive Kältetests sind daher in allen diagnostischen Kategorien zu finden.

Negativer Kältetest

Der Patient gibt **keine** Kälteempfindung an.

- ein sehr starker Hinweis auf eine Pulpanekrose
- Indikation für eine erforderliche endodontische Therapie.

VORTEIL

Die Vorteile der Sensibilitätsprüfung mit CO_2-Schnee liegen in der Vielseitigkeit der Verwendung. So können auch Zähne mit metallischen Restaurationen, Bändern oder Kronen getestet werden. CO_2-Schnee stellt deshalb die effektivste Methode für einen Kältetest dar.

Wärme

Vorgehen

- Berührung der getrockneten Zahnoberfläche mit Hilfe eines über einer Flamme erhitzten Guttaperchasticks
- Beträufeln des zu untersuchenden Zahnes mit heißem Wasser aus einer Einmalspritze
  - bei diesem Verfahren ist besonders auf eine gute Isolation der Nachbarzähne zu achten, sodass der Sensibilitätstest unter Kofferdam durchzuführen ist
- abzuraten ist von der Erzeugung von Reibungswärme mit Hilfe eines Polierkelches, welcher trocken in einem zahnärztlichen Winkelstück betrieben wird
  - häufig kann ein mechanischer Reiz durch das rotierende Instrument bei dieser Technik nicht vermieden werden und verfälscht damit die Aussagekraft der thermischen Untersuchung.

Positiver Wärmetest: ist lediglich ein Hinweis auf vitale Pulpaanteile.
Negativer Wärmetest: deutet auf eine Nekrose hin.

Bei fraglichen Ergebnissen aufgrund vorhandener Restaurationen oder Isolation der Pulpenkammer durch Sekundärdentin kann eine Probetrepanation des verdächtigen Zahnes ohne Anästhesie hilfreich sein. Hierbei sollte vor der endgültigen Eröffnung des Pulpenkavums eine erneute thermische Sensibilitätsprüfung erfolgen.

Mechanische Tests

Perkussion

Ziel ist es, eine Entzündung des apikalen Parodonts über eine erhöhte Klopfempfindlichkeit des betroffenen Zahnes herauszufinden.

Vorgehen
Mit dem Griff eines Mundspiegels vertikal leicht auf den zu testenden Zahn klopfen.

Die Aussagekraft des Perkussionstests sollte nicht überbewertet werden. Während eine Klopfempfindlichkeit ein Indiz für das Vorhandensein einer apikalen Parodontitis darstellt, schließt das Fehlen eine Entzündung nicht aus.

3

Diagnostische Aussage
- die Unterscheidung zwischen einer Entzündung des apikalen und des marginalen Parodonts kann schwer fallen, obwohl für Letztere oftmals der horizontale Klopfschmerz als Kardinalsymptom angegeben wird
- Zahnfrakturen können ebenfalls, besonders bei positivem Sensibilitätstest, mit einem positiven Perkussionstest einhergehen. Oftmals wird hierbei der sog. **Loslassschmerz** als Kardinalsymptom angegeben. Darunter versteht man einen Schmerz, den der Patient im betroffenen Zahn angibt, nachdem er auf eine Watterolle aufgebissen und wieder losgelassen hat.

Palpation

Die Palpation der apikalen Region mit dem Zeigefinger kann Aufschluss über mögliche Entzündungen im Mukoperiost geben. Der apikale Druckschmerz weist auf eine apikale Parodontitis hin.

3.4 Röntgen

Die röntgenologische Untersuchung stellt den Abschluss der Diagnostik dar. Mit der klinischen Untersuchung sollte(n) bereits der/die in Frage kommende(n) Zahn/Zähne lokalisiert worden sein.

! Endodontische Zahnfilmaufnahmen – diagnostische Aufnahme, Messaufnahme, Masterpoint- und Kontrollaufnahme – sollten immer in Paralleltechnik mittels eines Filmhalters (☞ Abb. 3.2) erfolgen, um möglichst reproduzierbare Aufnahmen zu erhalten und den gesamten Zahn weitestgehend maßstabsgetreu abzubilden.

Vorgehen
- die Messaufnahme sollte bei teilweise oder vollständig abgenommenem Kofferdam erfolgen
- den Zahn provisorisch verschließen, um eine Kontamination zu vermeiden.

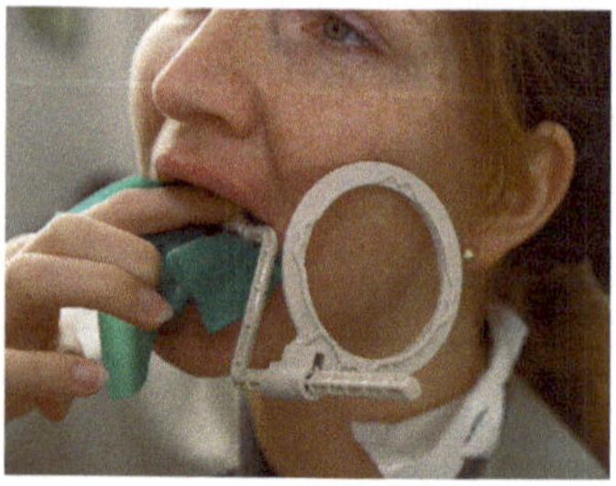

Abb. 3.2: Röntgenfilmhalter für Paralleltechnik für diagnostische, Mess- und Kontrollaufnahme. Die Messaufnahme kann bei teilweise oder vollständig abgenommenem Kofferdam vom provisorisch verschlossenen Zahn erfolgen, um eine mögliche Kontamination zu vermeiden.

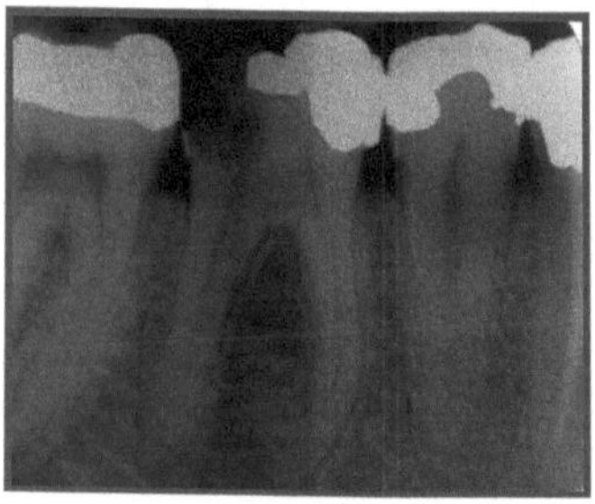

Abb. 3.3: Zahn 46 mit profunder Karies und apikaler Aufhellung an der distalen Wurzel.

3

Diagnostische Aussage

- Lokalisation und Ursache der pulpitischen Beschwerden, z.B. Karies, Zahnfraktur
- Beurteilung des periapikalen Parodonts: apikale Aufhellung (☞ Abb. 3.3)
- Längenbestimmung.

3.5 Selektive Anästhesie

Methode zur Lokalisation des Schmerz auslösenden Gebietes, falls nach Anfertigung und Auswertung der Röntgenaufnahmen der ursächliche Zahn nicht lokalisiert werden konnte.

Vorgehen

- Zahn für Zahn mit Hilfe einer intraligamentären Anästhesie betäuben (☞ Kapitel 9 Anästhesie)
- ausgehend von den mesialen zu den distalen Zähnen.

Diagnostische Aussage

- bei bestehenden Schmerzen im betroffenen Gebiet kann der Patient angeben, an welchen Zähnen der Schmerz nach der Anästhesie verschwunden ist
- ermöglicht weitere Lokalisierung betroffener Zähne im entsprechenden Quadranten.

3.6 Diagnostik bestehender Wurzelfüllungen

Vorgehen

- Beurteilung bestehender Wurzelfüllungen: klinisch und röntgenologisch
- eine Wurzelkanalfüllung kann als erfolgreich angesehen werden, wenn sie über einen Beobachtungszeitraum von 4 Jahren folgende Kriterien erfüllt:
  - Beschwerdefreiheit
  - keine Fistel oder Schwellung
  - Ausheilung periradikulärer Läsionen
  - „durchgehender Parodontalspaltspalt", d. h. der Parodontalspalt kann auf der Röntgenaufnahme durchgehend (ohne Unterbrechung) verfolgt werden
- Kenntnis des Ausgangsbefundes zur Beurteilung vorhandener apikaler Aufhellungen auf Zahnfilmen. Nur dies ermöglicht die Einschätzung, ob die apikale Veränderung größer oder kleiner geworden ist.

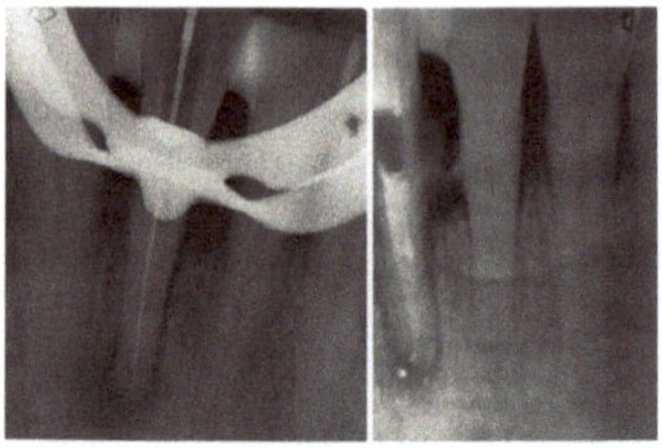

a) b)

Abb. 3.4: Bei der alleinigen Betrachtung der Kontrollaufnahme (b) 4 Monate nach Wurzelfüllung entsteht der Eindruck, dass das apikale Parodont entzündet und die Wurzelfüllung fehlgeschlagen ist. Die zusätzliche Information der Messaufnahme (a) zum Zeitpunkt der Wurzelfüllung belegt jedoch den Rückgang der apikalen Aufhellung.

3

Prognose

Eine Aussage über eine etwaige Heilungstendenz kann nur die **relative Größe** zum Ausgangsbefund und nicht die absolute Größe der Veränderung zum Zeitpunkt der Aufnahme geben (☞ Abb. 3.4).

3.7 Diagnosestellung

Durch Zusammenfassung der Befunde:

- **grundsätzliche Fragestellung:** handelt es sich bei einem Zahn, bei dem **keine Nekrose** vorliegt, um eine
  - **reversible Pulpitis**
  - **irreversible Pulpitis**
  - gesunde Pulpa?

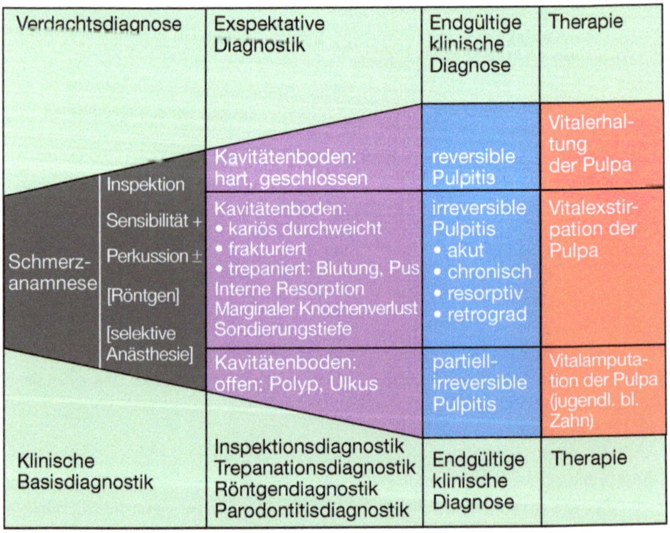

Abb. 3.5: Klinisches Diagnostik- und Therapieschema der Pulpitis mit der Zusammenfassung der Befunde und der jeweiligen Therapieempfehlung. (Quelle: W. Klimm, Endodontologie, Dt. Ärzte-Verlag 2002)

- **Zweifelsfälle:** zunächst nach Ursachen für eine irreversible Pulpitis suchen: Pulpaeröffnung, Frakturen
- vorhandene Füllungen entfernen
- fehlen Anzeichen von Ursachen für eine irreversible Pulpitis, besteht die Möglichkeit:
  - den Zahn provisorisch mit einem ZnO-Eugenol-Zement zu versorgen
  - den Verlauf zu beobachten
  - abzuwarten, ob die Beschwerden verschwinden
- liegt eine Nekrose vor, erfolgt die **Diagnosesicherung** bei Eröffnung der Pulpa und bestimmt dann das weitere Vorgehen.

Tab. 3.1: Diagnoseschema zur Zusammenfassung der Befunde. Die einzelnen Befunde bei den jeweiligen Pulpazuständen stellen jeweils nur Anhaltspunkte dar und können fließend ineinander übergehen. Nur die Kombination der einzelnen Befunde lässt auf den tatsächlichen Zustand der Pulpa schließen, ohne diesen in jedem Fall sicher voraussagen zu können

Zustand der Pulpa	Gesund	Reversibel pulpitisch	Irreversibel pulpitisch	Nekrose
Symptome	Positive Sensibilität			Negative Sensibilität
	Keine Schmerz-symptome	Schmerzen	Starke Schmerzen	Keine Anästhesie bei Trepanation notwendig
	Keine klinischen oder radiologischen Entzündungszeichen	Subjektive und objektive Entzündungszeichen möglich	Klopfempfindlichkeit, Spontanschmerz	Häufig radiologische Entzündungszeichen
	Pulpa von gesundem harten Dentin bedeckt	Klinisch keine Pulpaschädigung zu erkennen	Schmerzen bei Wärme. Nachlassender Schmerz bei Kälte	Keine Blutung bei der Trepanation
Therapie	Keine	Zuwarten	Vitalexstirpation	Trepanation

3

3.8 Literatur

Reit C., Petersson K., Molven O.: Diagnosis of pulpal and periapical disease. In: Bergenholtz G., Horsted-Bindslev P., Reit C. (2003): Textbook of Endodontology. Oxford, Blackwell Munksgaard

Trope, M., Sigurdson, A. (2003): Clinical Manifestations and Diagnosis. In: Orstavik D., Pitt Ford T.R.: Essential Endodontology. Oxford, Blackwell Munksgaard

4 Präendodontische Versorgung

Zirkel und Bargholz

! Eine gute präendodontische Versorgung ist Grundvoraussetzung für einen prognostizierbaren Erfolg der gesamten endodontischen Behandlung.

4

4.1 Ziele

Vollständige koronale Keimreduktion und damit die Möglichkeit einer aseptischen Behandlung sowie der anschließende, dichte Verschluss. Wird dies nicht mit der nötigen Sorgfalt durchgeführt, können Keime wieder von kariös infiziertem Dentin oder über eine koronale Undichtigkeit in das Endodont penetrieren.

Bakterienreduktion im Wurzelkanalsystem:

- erster Schritt: vollständige Kariesexkavation
  - ggf. mit Entfernung vorhandener prothetischer und/oder konservierender Versorgung
  - Beseitigung und Verhinderung eines koronalen Leakage (Undichtigkeit; s. Torabinejad M. et al.; 1990)
- zweiter Schritt: Isolierung des betroffenen Zahnes durch Kofferdam (☞ Kap. 10)
- dritter Schritt: Reinigung und Formgebung des Wurzelkanalsystems (☞ Kap. 14)
- vierter Schritt (bei zweizeitigem Vorgehen): suffizienter provisorischer Verschluss nach der Aufbereitung
- fünfter Schritt: Füllung des Wurzelkanalsystems sowie ein adhäsiver Verschluss (☞ Kap. 17).

! Für die Zeit der Behandlung sowie für die gesamte Zeit danach muss eine Infektionskontrolle gewährleistet sein.
Die koronale Undichtigkeit ist eine der Hauptursachen für den endodontischen Misserfolg. Dies betrifft die koronale Versorgung nach erfolgter Wurzelkanalbehandlung und auch die koronale Versorgung während der Behandlung (zwischen Aufbereitung und Füllung).

4.2 Planung

Schwierig zu therapieren sind Zähne mit stark reduzierter Hartsubstanz.
Diese Situation wird häufig zum Anlass genommen, ohne Kofferdam zu arbeiten, da dieser nicht ohne weiteres zu platzieren ist. Es sei darauf hingewiesen, dass eine Behandlung ohne Kofferdam eine Infektionskontrolle erschwert und den gesamten Behandlungserfolg gefährdet. Aufgrund dessen muss die Zeit für eine präendodontische Behandlung eingeplant werden.

TIPP

Vor Beginn der Behandlung wird abgeschätzt, ob nach der Kariesexkavation genügend Hartsubstanz zur Verfügung steht, um einen endodontischen Aufbau herzustellen (☞ Kap. 5 Endodontische Planung). Ansonsten muss in Einzelfällen eine chirurgische Kronenverlängerung (☞ 4.6) in Betracht gezogen werden.

4.3 Aufbaufüllung

4.3.1 Vorteile des präendodontischen Aufbaus

- Ausschluss von Karies und/oder einer koronalen Undichtigkeit
- Isolierung mit Kofferdam vereinfacht bzw. erst ermöglicht
- dichter provisorischer Verschluss (auch über einen längeren Zeitraum)
- reproduzierbare Referenzpunkte für die Längenbestimmung, Aufbereitung und Füllung des Wurzelkanalsystems
- Ästhetik.

TIPP

Gerade im Frontzahnbereich wird durch einen Aufbau die Möglichkeit für eine ästhetische provisorische Versorgung geschaffen.

4.3.2 Material

Vorzugsweise adhäsiv verarbeitete Komposite, Kompomere oder auch Glasionomerzemente (GIZ). Andere Zemente sind nicht zu empfehlen, da diese weder die nötige Stabilität (z.B. für den Halt der Kofferdamklammer) noch die erforderliche Dichtigkeit bieten, um eine Reinfektion zu verhindern.

Komposite

Vorteile
- bakteriendichter Verschluss
- Verhinderung von Bakterienwachstum durch Dentinadhäsive in Verbindung mit der Säure-Ätz-Technik (Assouline L.-S. et al.; 2001)
- Versiegelung der Dentintubuli, selbst für den Fall der Rekontamination (Leonard J. E. et al.; 1996)
- hohe Stabilität.

Für das Legen der Aufbaufüllung mit einem chemisch- oder dualhärtenden Komposit gelten die gleichen Bedingungen wie für das Legen einer definitiven Kompositfüllung. Es ist darauf zu achten, dass es nach dem Ätzen nicht zu einer Kontamination der Zahnhartsubstanz mit Speichel oder Blut kommt. Dies verschlechtert den Haftverbund und damit die Abdichtung deutlich.

TIPP

„Anfrischen" des Kompositaufbaus nach erfolgter Behandlung (sonst kein Verbund), um den Zahn postendodontisch mit einem Quarz- bzw. Glasfaserstift zu versorgen.

GIZ

Eigenschaften
- schlechterer Verbund zum Dentin im Vergleich zu Kompositen
- geringere Festigkeit als Komposite
- günstiger als Komposite
- einfache Verarbeitung
- bessere Materialeigenschaften als andere Zemente.

Zemente

Abzulehnen, da
- kein Verbund zum Dentin
- geringe Festigkeit.

! Hierbei kann es zum Verlust der Füllung oder von Teilen der Füllung beim Anlegen der Kofferdamklammer oder auch durch die Kaufunktion kommen.

4.3.3 Praktisches Vorgehen

- bestehende Prothetik bzw. Füllungen entfernen (bei Verdacht auf Karies und/oder Undichtigkeit)
- Kariesexkavation (☞ 4.1).

Pulpa kleinflächig eröffnet

4

- ggf. Anlegen und Verkeilen einer Matrize
- Abdecken der offenen Pulpabereiche (Zement-Kalziumhydroxid-Liner)
- Ätzen (total etch): 15–20 Sek. mit 38,5 %iger Phosphorsäure
- Aufbringen des Dentinadhäsivsystems
- Aufbringen des Kompositmaterials
- Matrize entfernen und Kofferdam anlegen
- Trepanation.

Pulpa großflächig eröffnet

- mit Rosenbohrer vorsichtiges Ausräumen des Pulpagewebes
- Kanaleingänge großzügig mit einem provisorischen Zement (z.B. Cavit®) abdecken

Watte- oder Schaumstoffpellets können hierbei nicht empfohlen werden, da es beim Einbringen des Komposits zum Verrutschen der Pellets kommen kann und somit die Kanaleingänge unabsichtlich verschlossen werden. Dies macht die weitere Behandlung unnötig kompliziert!

- Ätzen (total etch): 15–20 Sek. mit 38,5 %iger Phosphorsäure
- Aufbringen des Dentinadhäsivsystems
- Aufbringen des Kompositmaterials
- Kofferdam anlegen
- Trepanation und Cavit® (Coltosol®) mit Ultraschall entfernen.

Stark reduzierte Hartsubstanz

Kanäle liegen frei, möglicherweise subgingivale Bereiche. Vorgehen mit präendodontischem Aufbau (Abb. 4.3–4.5):
- Matrize konturieren und applizieren
- Ausdehnung der Pulpakammer mit Cavit® (Coltosol®) rekonstruieren
- Ränder des Zahnes dürfen nicht mit provisorischem Zement bedeckt sein!
- Ätzen (total etch): 15–20 Sek. mit 38,5 %iger Phosphorsäure
- Aufbringen des Dentinadhäsivsystems
- Aufbringen des Kompositmaterials
- Kofferdam anlegen
- Trepanation und Cavit® (Coltosol®) mit Ultraschall entfernen.

■ Alternative bei extrem zerstörtem Zahn

Behandlungsbeginn

Keine definitive Aufbaufüllung sinnvoll.
Gründe:

- Wunsch nach einer homogenen, adhäsiven Aufbaufüllung „aus einem Block“
- Wunsch nach einer späteren Stiftversorgung.

TIPP

Zur einfacheren späteren Identifizierung des provisorischen Aufbaus und der vorhandenen Zahnsubstanz kann ein eingefärbtes Komposit (z.B. LuxaCore®) dentinadhäsiv eingebracht werden.

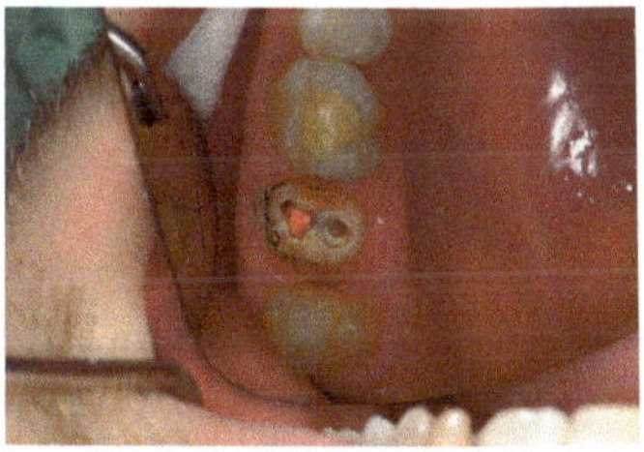

Abb. 4.1: Stark zerstörter Zahn 27, Zustand nach Ekr und Kariesexkavation.

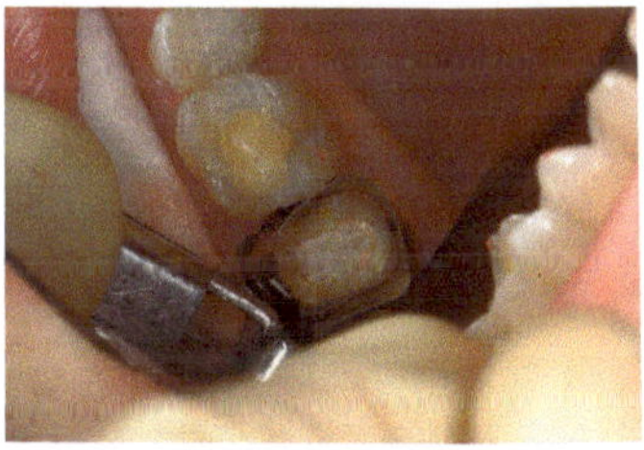

Abb. 4.2: Zahn 27 mit Matrize, Pulpakammer mit Cavit® verschlossen.

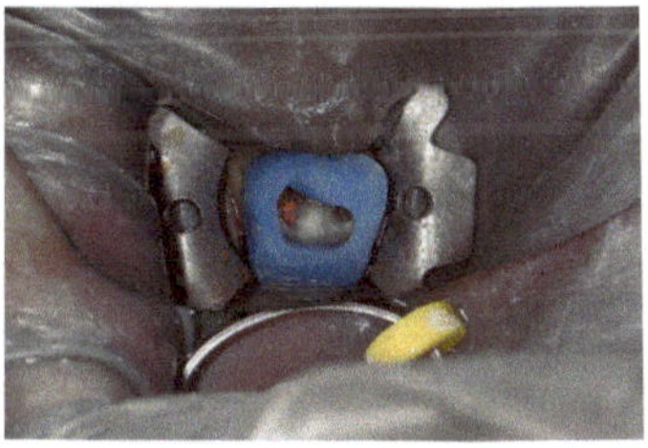

Abb. 4.3: Zahn 27 mit adhäsivem Aufbau, nach Wiedereröffnung.

Nach Beendigung der Behandlung

- direkte Entfernung des provisorischen Aufbaus und Anfertigung eines definitiven Aufbaus
- oder Belassen als Interimsfüllung mit bakteriendichtem Verschluss.

Behandlungsablauf

Extrem stark zerstörter Zahn, bei dem aus Stabilitätsgründen sekundär ein Stift (☞ Kap. 21 Postendodontische Versorgung) verankert werden muss.

- Anfertigen eines Aufbaus
- Verankerung des Kofferdams evtl. an den Nachbarzähnen
- Durchführung der Wurzelkanalbehandlung in einer Sitzung
- in gleicher Sitzung auch postendodontische Versorgung (☞ Kap. 21 Postendodontische Versorgung).

Ist der primär angefertigte Aufbau nicht optimal (z.B. Kontamination des Aufbaumaterials mit Speichel oder Blut), sollte nach der Wurzelkanalbehandlung der Aufbau komplett entfernt werden. Im Anschluss ist ein Stift zu setzen und ein neuer Aufbau anzufertigen.

■ Bestehende Prothetik

kannl ggf. als Provisorium genutzt werden.

- vorsichtiges Entfernen der Krone oder Brücke
- Wiedereinsetzen und Überprüfen der Passung, Defekte mit Komposit verschließen
- Innenseite der Krone bzw. Brücke oder auch des Primärkonus z.B. mit Wachs dünn ausblokken
- Kariesexkavation

Wenn nötig, Cavit® (Coltosol®) als Platzhalter (Pulpakammer) einbringen (☞ Abb. 4.1).

- Ätzen (total etch): 15–20 Sek. mit 38,5 %iger Phosphorsäure
- Aufbringen des Dentinadhäsivsystems
- Kompositmaterial in die Krone oder Brücke einfüllen und wieder einsetzen
- Patienten zubeißen lassen
- Krone bzw. Brücke entfernen
- Kompositüberschüsse beseitigen
- Wachs von der Innenseite der prothetischen Versorgung entfernen
- Kofferdam anlegen
- Trepanation.

Im Anschluss kann die Krone/Brücke provisorisch wieder eingegliedert werden.

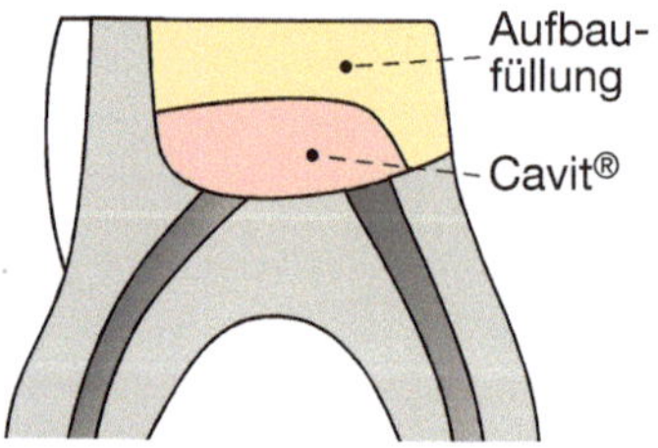

Abb. 4.4: Platzhalter mit Cavit® und einer darüber applizierten Aufbaufüllung.

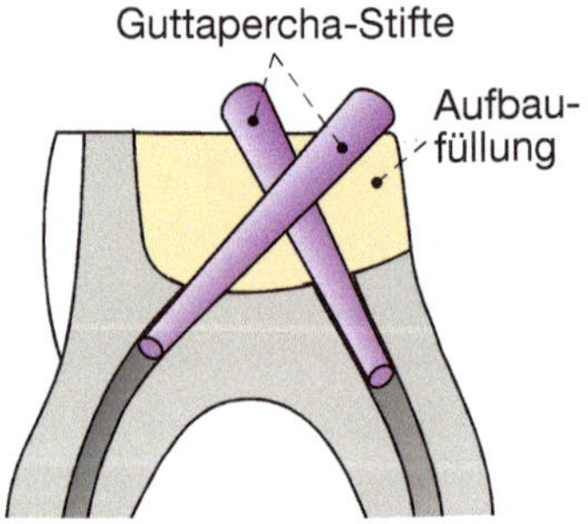

Abb. 4.5: Guttapercha-Stifte – oder konische Kunststoff-Stifte – zur Freihaltung der Kanaleingänge während des Applizierens einer Aufbaufüllung.

TIPP

Um einen Verschluss der Wurzelkanaleingänge zu verhindern, besteht auch die Möglichkeit, isolierte Guttapercha-Spitzen (möglichst große Iso-Größe und großer Taper) in die Kanaleingänge zu applizieren (☞ Abb. 4.2), den Kompositaufbau herzustellen und im Anschluss die Guttapercha wieder zu entfernen.

Außerdem gibt es spezielle Instrumente, um den Wurzelkanaleingang offen zu halten: Projector® Endodontic Instrument Guidance System (CJM Engineering, Santa Barbara, CA, USA).

Nach dem Legen der Aufbaufüllung muss die Okklusion exakt kontrolliert werden, zentrische und insbesondere Laterotrusionskontakte können sonst zur Fraktur des Zahnes führen.

4.4 Chirurgische Kronenverlängerung

4.4.1 Indikation

- bei starker Zerstörung der Zähne, wenn eine Isolierung für die Dauer der Wurzelbehandlung nicht möglich ist
- bei Feststellen eines ausgeprägten Hartsubstanzdefektes bereits während der endodontischen Planung.

TIPP

Wenn ein Hartsubstanzdefekt tief subgingival im Extremfall bis an den Limbus alveolaris reicht, sollte – über die endodontische Behandlung hinaus – die Erhaltungsfähigkeit des Zahnes beurteilt werden.

4.4.2 Planung der prothetischen Versorgung

Vorgaben im Hinblick auf die parodontale Gesundheit:

- Randgestaltung der Versorgung mit Einhaltung der biologischen Breite:
  als Richtwert für gesunde Gingiva-Verhältnisse kann eine biologische Breite von 2–3 mm angesehen werden, darüber hinaus muss die gesunde Zahnsubstanz für die prothetische Versorgung minimal 1,5 mm umfassen (McLean A.; 1998)
- Lage der Ränder der Restauration paramarginal oder nur leicht subgingival, um eine dauerhafte Irritation des marginalen Parodonts zu vermeiden (Kois J.; 1996).

Wenn bereits während der Planung erkennbar ist, dass diese Erfordernisse nicht erreicht werden können und/oder durch die tiefe Zerstörung des Zahnes ein dichtes Anlegen des Kofferdams nicht möglich erscheint, muss eine chirurgische Kronenverlängerung durchgeführt werden.

Wenn möglich, sollte die chirurgische Kronenverlängerung vor der endodontischen Behandlung durchgeführt werden (☞ Abb. 4.6–4.8).

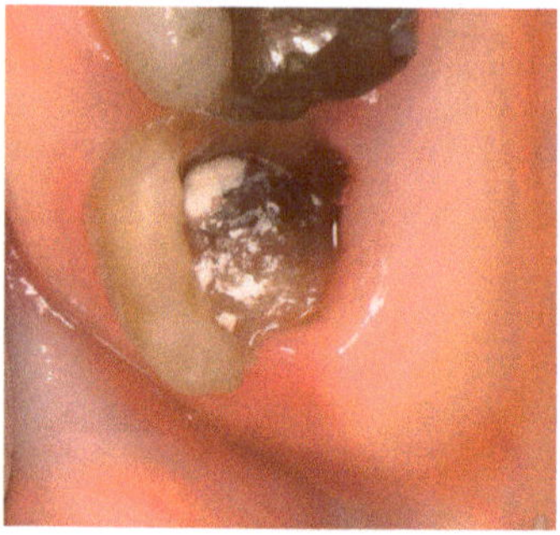

Abb. 4.6: Die klinische Situation zeigt die insbesondere palatinal tiefe, subgingivale Zerstörung des Zahnes.

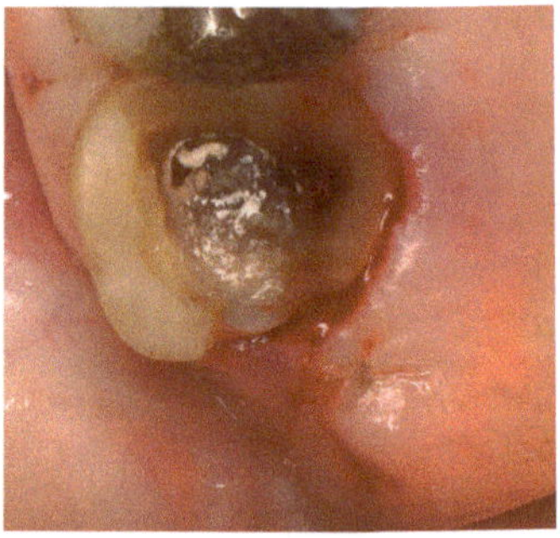

Abb. 4.7: Nach Ausdünnung des palatinalen Gewebes, lokaler Osteoplastik und Wundadaptation liegt der Zahn in vollem Umfang wieder supragingival.

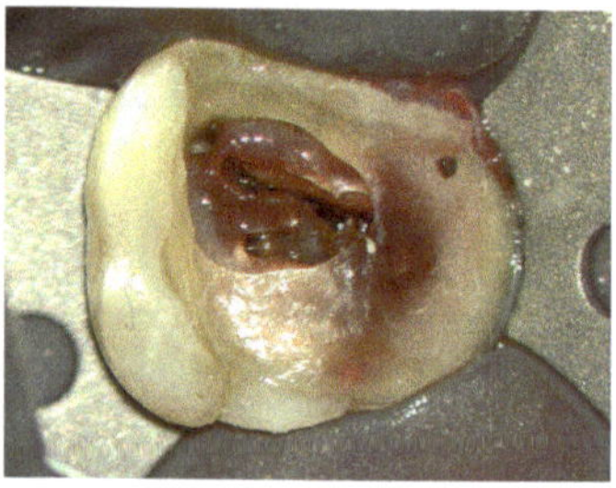

Abb. 4.8: Der Zahn kann direkt im Anschluss mit Kofferdam isoliert werden. Teile des Pulpakammerdaches sind noch nicht vollständig entfernt.

Es wird nachdrücklich davon abgeraten, einen stark zerstörten Zahn temporär mit einem Stiftprovisorium zu versorgen, da dieses nicht über einen Zeitraum von Tagen bakteriendicht bleibt und zusätzlich die Gefahr einer Vertikalfraktur (ausgelöst durch den Stift) besteht.

TIPP

Der präprothetischen Behandlung kommt eine große Bedeutung zu. Das Wissen über eine optimale Ausgangssituation – bevor die Wurzelkanalbehandlung begonnen wird – ist für den langfristigen Erfolg maßgeblich.

4.5 Literatur

Assouline L.-S. et al. (2001): Bacterial penetration and proliferation in root canal dentinal tubules after applying dentin adhesives in vitro. J Endod 27, S. 398–400

Leonard J.E., Gutmann J.L., Guo I.Y. (1996): Apical and coronal seal of roots obturated with a dentine bonding agent and resin. Int Endod J 29, S. 76–83

McLean A. (1998): Predictably restoring endodontically treated teeth. J Can Dent Assoc 64, S. 782–787

Kois J. (1996): The restorative-periodontal interface: biological parameters. Periodontol 2000 11, S. 29–38

Torabinejad M., Ung B., Kettering J.D. (1990): In vitro bacterial penetration of coronally unsealed endodontically treated teeth. J Endod 16, S. 566–569

5 Endodontische Behandlungsplanung

Bargholz

Die endodontische Behandlungsplanung muss verschiedene Punkte berücksichtigen. Es werden sowohl die **Wünsche des Patienten** als auch die **Beurteilung im Rahmen einer Gesamtplanung** berücksichtigt. Das Erkennen der entscheidenden endodontischen Probleme sowie eine vorläufige Behandlungsplanung auf der Basis biologischer Prinzipien fordern dem Behandler viel ab. Für den Erfolg einer Therapie steht darüber hinaus die **Qualifikation des Behandlers** an erster Stelle.

5.1 Planungskriterien

5.1.1 Patient

Abklärung der Patientenwünsche durch das Vorgespräch und die Anamnese:

- Behandlungsaufwand (Zeit, Risiken, Prognose, Kosten)
- Ästhetik
- Ängste vor möglichern chirurgischen Eingriffen
- Empfehlung des Behandlers.

5

5.1.2 Endodontischer Status

Sehr differenzierte Beurteilung durch den Behandler:

- ist der Zahn überhaupt endodontisch zu versorgen?
- welche weiteren Behandlungsschritte sind zur Wiederherstellung der Funktion notwendig?
- Berücksichtigung aller klinischen und radiologischen Befunde (☞ Kap. 3 Diagnostik):
  - endodontisch
  - konservierend
  - parodontal
  - prothetisch.

! Nach einer gesicherten endodontischen Verdachtsdiagnose muss eine befundbezogene Abwägung zwischen Behandlungsrisiko und -nutzen für den erkrankten Zahn erfolgen.

5.1.3 Einordnung in eine Gesamtplanung

Neben einer rein lokalen Problembewertung steht die übergeordnete Bewertung im Vordergrund:

- zu erwartende Prognose
- „prothetische Wertigkeit"
- absehbarer Behandlungsaufwand einer endodontischen Therapie gegenüber alternativen Therapien
- Einschätzung der durch die Behandlung möglicherweise verursachten Folgeschäden.

Zum Beispiel bei folgender Ausgangssituation:
Eine kariöse Zerstörung eines prothetisch versorgten, oberen ersten Molaren mit unvollständiger Wurzelfüllung, ausgeprägter apikaler Parodontitis sowie einem voluminösen gegossenen Stiftaufbau (Verdacht auf Perforation in die Furkation, ☞ Abb. 5.1).

In diesem Fall können im Vergleich zu einer Implantatversorgung der endodontische Therapieaufwand größer, die Prognose schlechter und die Kosten gleichwertig sein. Dessen ungeachtet sollte der individuelle Patientenwunsch berücksichtigt werden.

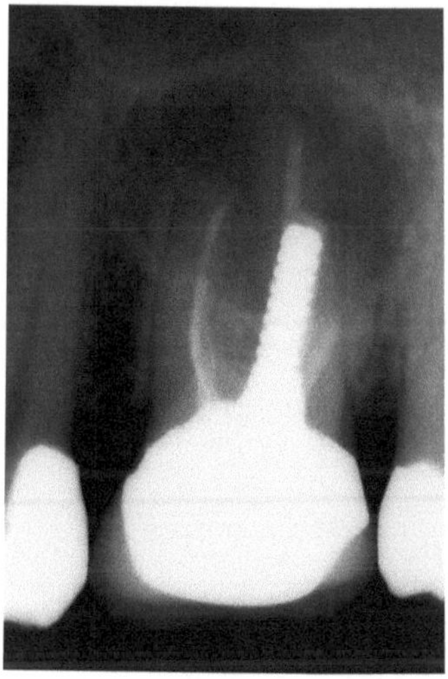

Abb. 5.1: Zahn 26 klinisch mit Sekundärkaries. Durch nicht achsengerechte Stiftinsertion Verdacht auf Perforation. Alle behandelten Kanalsysteme unterfüllt; zweites mesiobukkales Kanalsystem nicht behandelt. Ausgeprägte apikale Parodontitis mit Verdacht auf Resorption der Apices.

5

TIPP

Der endodontische Erhaltungsversuch stellt auch bei ungünstiger Prognose im Regelfall keine Verschlechterung einer Situation dar und sollte daher regelmäßig in Betracht gezogen werden (☞ Abb. 5.1 + 5.22).

Einteilung klinischer und röntgenologischer Befunde in:

- endodontisch (☞ Kap. 5.2)
- konservierend (☞ Kap. 5.3)
- prothetisch (☞ Kap. 5.4)
- parodontal (☞ Kap. 5.5).

■ Schlussfolgerung

Befundbezogene Prognose für jeden zu beurteilenden Zahn anhand endodontischer, konservierender, prothetischer und parodontaler Befunde.

1. **sicher** – Zahn ist mit sehr guter Prognose zu erhalten
2. **fraglich** – Zahn ist wahrscheinlich zu erhalten, Therapieentscheid ist abhängig von der prothetischen Wertigkeit
3. **hoffnungslos** – Zahn ist nicht zu erhalten, eventuell kann ein Versuch in Absprache mit dem Patienten unternommen werden.

5.2 Endodontischer Planungsbereich

5.2.1 Pulpakammer

■ Röntgen

- Pulpakammer mit dentindichten Verschattungen als Hinweis auf Dentikel (☞ Abb. 5.2 a + b)

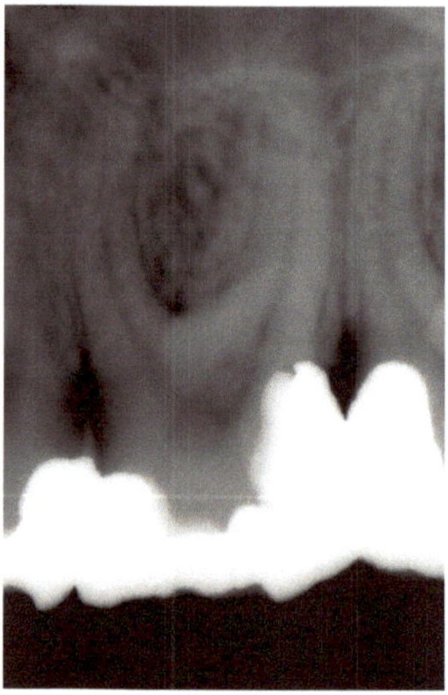

a

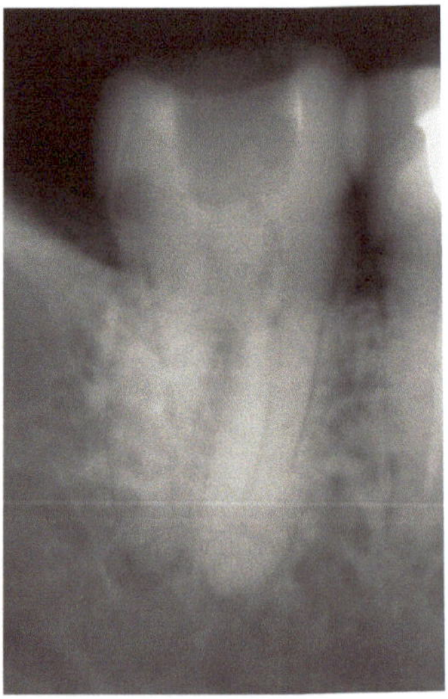

b

5

Abb. 5.2 a + b: Im Bereich der Pulpakammer stellt sich eine komplette dentindichte Verschattung dar. Eine Pulpakammer ist im Röntgenbild nicht mehr zu erkennen.

- Nachweis einer Pulpakammer möglich (bestenfalls im Vergleich der Seiten und Nachbarzähne), um mutmaßliche Obliterationen zu erkennen
- Abgrenzung des Pulpakammerbodens und -daches möglich?
- Abschätzung der Distanz zum Pulpakammerboden/-dach.

Behandlungsplanung

Zugangskavität:

- Position des Pulpakammerbodens von großer Wichtigkeit (☞ Abb. 5.3 a + b). Pulpakammerboden ist oft sehr dünn (Perforationsgefahr)

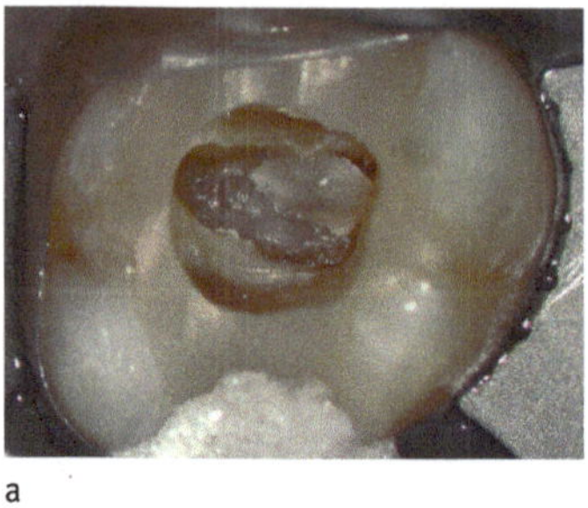

a

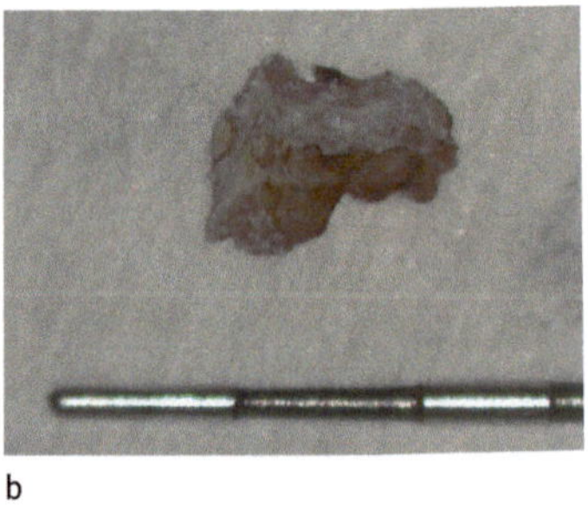

b

Abb. 5.3 a + b: Nach Anlage der primären Zugangskavität ist die fast vollständig verlegte Pulpakammer des Oberkiefermolaren zu erkennen (a). Der Dentikel konnte durch Bearbeitung mit Ultraschallspitzen gelöst und entfernt werden (b).

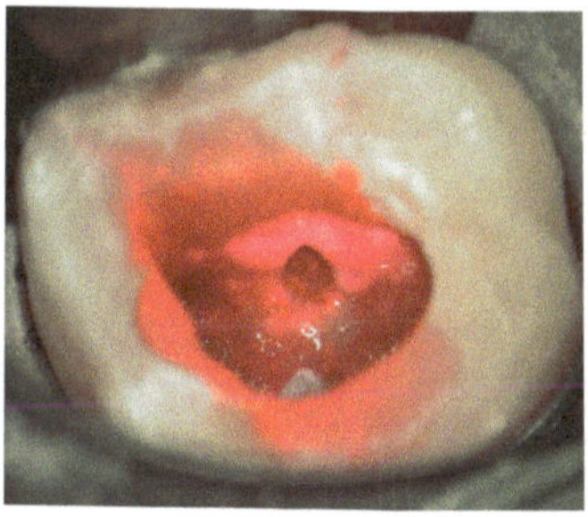

Abb. 5.4: Zahn zur besseren Darstellung der obliterierten Kanalstrukturen mit Kariesdetektor angefärbt. Nach dem Ausspülen des Färbemittels können obliterierte Kanalstrukturen oft besser dargestellt werden.

- Darstellung unter optimaler Sicht/Vergrößerung und Ausleuchtung (zentrale Kopflampe/OPM, ☞ Kap. 11 + Abb. 11.1).

! Die erschwerte Darstellbarkeit erfordert eine hohe Sorgfalt, Vergrößerungshilfen und ggf. Färbemittel wie Methylenblau oder Fuchsin (☞ Abb. 5.4).

Prognose

Wenn es gelingt, den Dentikel zu entfernen, ist die Prognose hervorragend.

Pulpakammer der Frontzähne

Besondere anamnestische Berücksichtigung eines eventuellen früheren Traumas (☞ Abb. 5.5 + 5.6).

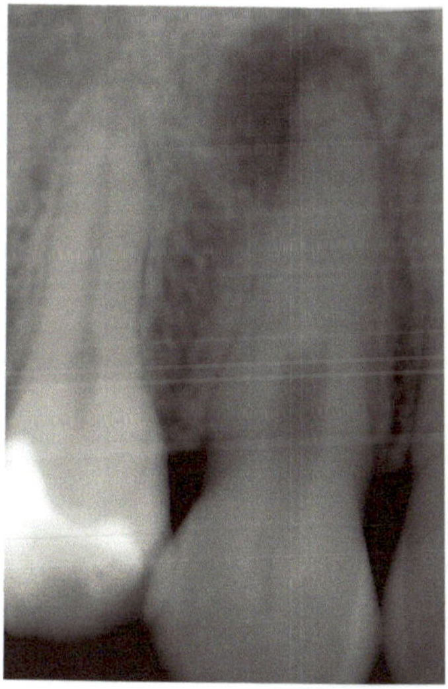

Abb. 5.5: Zahn 13 (30-jährige Patientin): keine Füllungen, Karies oder sichtbare Frakturen; keine Schmerzen oder Schwellungen. Anamnestisch Skiunfall „während der Pubertät“. Nach Trepanation: annähernd vollständig mit Dentinablagerungen verschlossene Pulpahöhle. Aufbereitung unter direkter Sicht mit Hilfe von Ultraschall möglich.

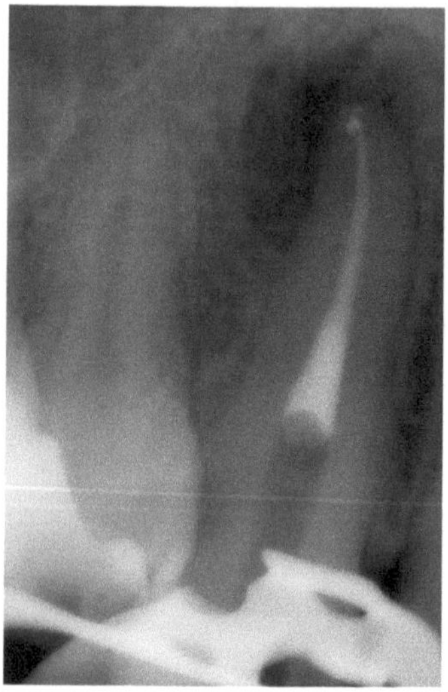

Abb. 5.6: Der Zahn nach Aufbereitung und Wurzelfüllung in vertikaler Kondensationstechnik.

5

5.2.2 Kanalstruktur

■ Röntgen

- Darstellung von eindeutigen Kanalstrukturen mit gleichmäßiger Verjüngung
- abrupte Änderungen (Hinweis auf Aufteilung in mehrere apikale Kanalsysteme ☞ Abb. 5.7)
- Kanalstruktur in Mitte der Wurzelkontur (wenn seitlich verlagert → mehrere Hauptkanäle)
- eindeutige Wurzelkontur (Doppelkontur → mehrere Wurzeln)

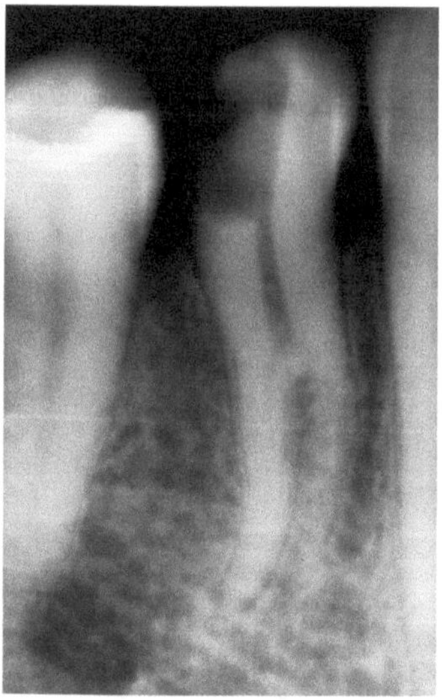

Abb. 5.7: Primär gut zu verfolgende Kanalstruktur „endet" abrupt auf halber Wurzelhöhe. Wurzel teilt sich hier in mehrere Wurzeln mit separaten Kanalsystemen (☞ Abb. 12.12).

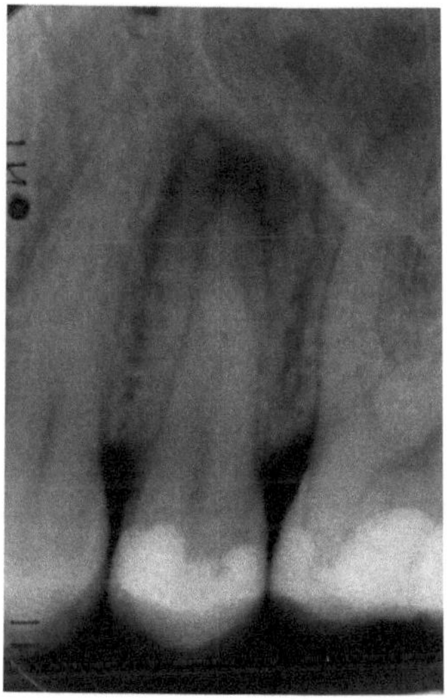

Abb. 5.8: Die Wurzelstruktur an Zahn 25 ist nicht eindeutig zu erkennen. Die Überlagerung mehrer Wurzeln führt zu einem unscharfen Bild. Insbesondere bei Oberkieferprämolaren muss dies als Hinweis auf einen dreiwurzeligen Zahn gewertet werden.

- differenzierte Darstellung der Wurzeln möglich?
- Darstellung eher unscharf und verwaschen?
- ergänzende exzentrische Röntgenaufnahme (☞ Abb. 5.20 + 5.21).

Insbesondere bei Prämolaren im Oberkiefer muss an die Möglichkeit mehrerer Wurzeln bzw. Wurzelkanäle gedacht werden (☞ Abb. 5.8).

5

Differenzialdiagnose

Massive Verlagerung mit Dentikeln (☞ Abb. 5.5).

Behandlungsplanung

Die Behandlungsplanung muss eine ausreichend große Zugangskavität berücksichtigen, um alle möglichen Lokalisation für die Kanalzugänge darstellen zu können. Während der Behandlung müssen durch Instrumenten-Kontrastaufnahmen Lage und Beziehung der Kanäle überprüft werden.

Prognose

Wenn das Kanalsystem vollständig erschlossen und behandelt werden kann, ist die Prognose sehr gut.

5.2.3 Wurzelkrümmungen

Röntgen

Einschätzung der Wurzel- bzw. Kanalkrümmung (☞ Abb. 5.9 a + b).

Das Röntgenbild stellt nur zwei Dimensionen dar, die räumliche Krümmung ist bestenfalls zu schätzen!

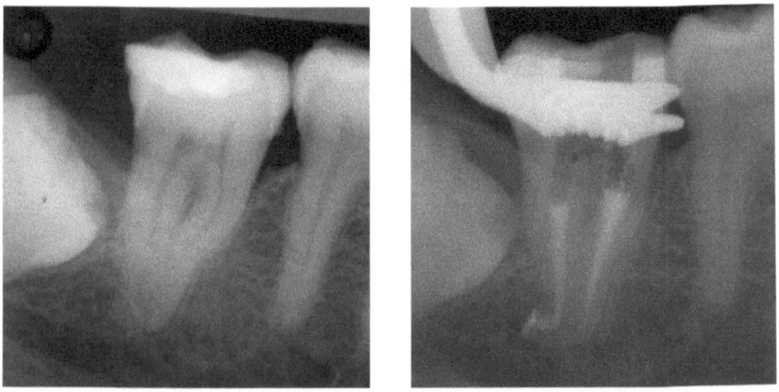

a b

Abb. 5.9 a + b: Diagnostische Aufnahme von Zahn 47: Feine Krümmung der distalen Wurzel erkennbar. Röntgenkontrollbild der Wurzelfüllung (VC) mit deutlicher Ausprägung der apikalen Krümmung.

Behandlungsplanung

5

- hohe zeitliche, instrumentelle und planerische Anforderungen bei ausgeprägten oder mehrfachen Krümmungen (☞ Abb. 5.10)
- Instrumentenkontrolle bei der Aufbereitung jenseits der Krümmung eingeschränkt und nur noch indirekt möglich
- bei stärkeren Krümmungen direkt vor dem Apex ist ein konisches Aufbereitungsprofil kaum zu erreichen (☞ Abb. 5.9).

TIPP

Krümmungen mit kleinem Krümmungsradius sind unabhängig vom Krümmungswinkel extrem schwierig zu instrumentieren (☞ Abb. 14.18 + 14.22). Dies gilt auch für lokalisierbare lateral liegende Foramina.

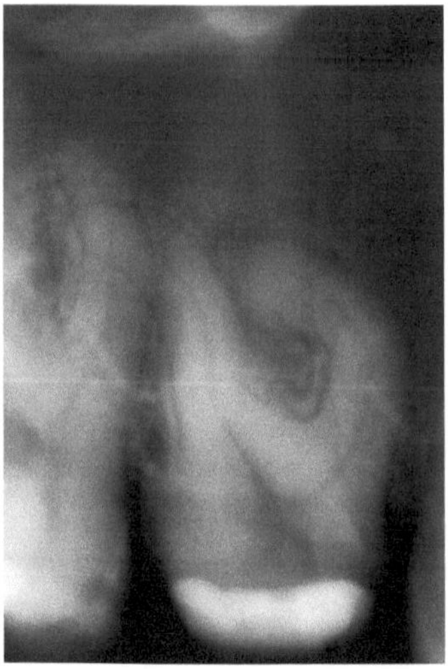

Abb. 5.10: Zahn 16 mit ausgeprägter Krümmung der mesialen Wurzel. Krümmungsradius sehr klein und weit koronal. Dies erschwert sowohl Aufbereitung als auch Obturation erheblich.

■ Prognose

Die Prognose ist gut, wenn es gelingt, die Kanalkrümmung rechtzeitig digital und radiologisch zu erkennen sowie eine Verlagerung des Hauptkanals bei der Instrumentierung zu verhindern.

5.2.4 LEO – Lesion of endodontic origin

■ Röntgen

Beurteilung von Position und Ausdehnung der Aufhellung(en):

- der histologische Nachweis eines Zusammenhangs zwischen Seitenkanälen, persistierenden Infektionen und erhöhten Misserfolgen ist noch nicht gelungen
- es erscheint dennoch plausibel: Keime in Seitenkanälen haben das gleiche pathogene Potenzial wie Keime im Hauptkanal eines Zahnes
- die Prognose ist abhängig von der Effektivität der chemomechanischen Aufbereitung.

! Apikale und laterale Aufhellungen sind immer genau dort lokalisiert, wo sich auch ein Foramen befindet. Wenn sich eine apikale Aufhellung lateral verlagert darstellt, ist auch dort mit einem entsprechenden Foramen zu rechnen (☞ Abb. 5.11 + 5.12).

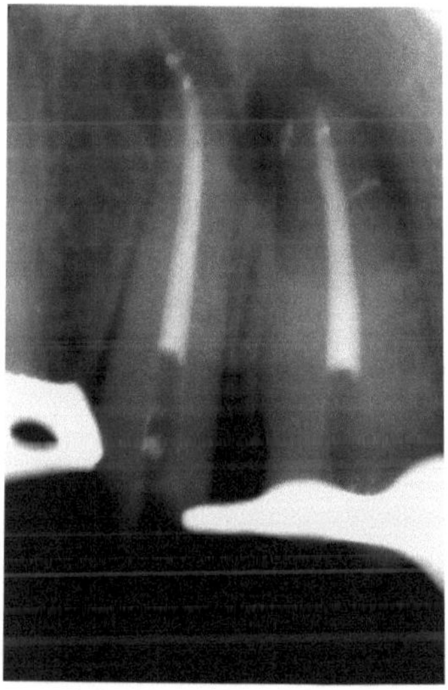

Abb. 5.11: Bei Zahn 11 konnten vorhandene Seitenkanäle gereinigt und gefüllt werden. An den Endpunkten der Seitenkanäle zeigen sich im Gegensatz zum apikalen Foramen ausgedehnte Läsionen.

5

■ Behandlungsplanung

Bei Verdacht auf entsprechende, weitlumige Seitenkanäle ist eventuell eine extensive Spülung zur chemischen Reinigung sinnvoll.

VORTEIL

Die Einhaltung des ursprünglichen apikalen Kanalverlaufs kann oft erst in der Wurzelfüllungskontrolle gut beurteilt werden (☞ Abb. 5.12).

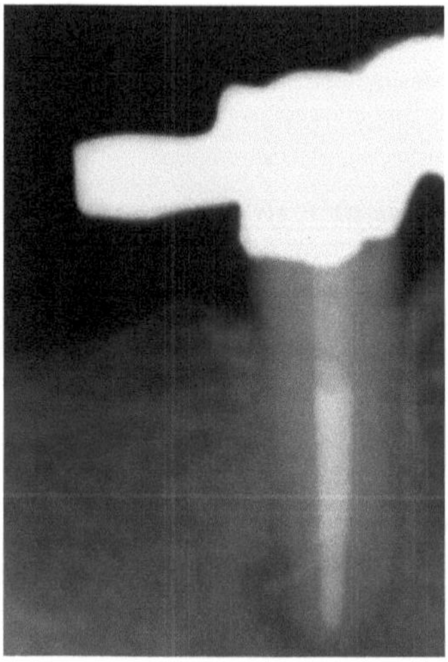

Abb. 5.12: Die Läsion endodontischen Ursprungs ist streng lateral orientiert. Der ursächliche laterale Kanal ist relativ zentral zur Aufhellung lokalisiert und konnte durch den Druck bei der vertikalen Kondensation gefüllt werden (☞ 17.5.6).

5.2.5 Resorptionen oder apikale Veränderungen

5

■ Röntgen

Physiologischer Apex

- physiologisch
- gleichmäßig ausgeformt
- vergleichbare Höhe mit den Nachbarzähnen.

Apikale Resorptionen

- abgeflacht dargestellte Wurzelspitzen (☞ Abb. 5.13)
- deutlich verkürzte Zahnwurzellänge
- unregelmäßig geformte Wurzelspitzen.

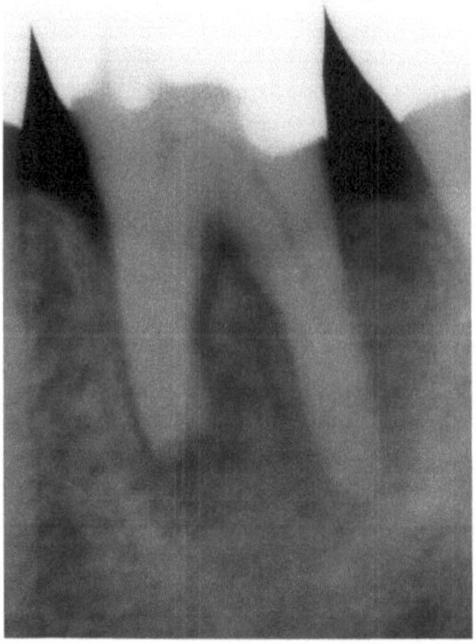

Abb. 5.13: Unterkiefermolar mit massiv verkürzter mesialer Wurzel. Verdachtsdiagnose: Resorption der Wurzel.
DD: evtl. chirurgische Resektion ohne weitere endodontische Maßnahmen.

Differenzialdiagnose

Eine u.U. schon lange zurückliegende Resektion.
Wurzelverkürzung durch zu hohe Krafteinwirkung im Rahmen kieferorthopädischer Behandlung.

Prognose

Die Behandlung bei apikalen Resorptionen stellt sehr hohe Anforderungen an den Behandler. Sowohl die chemomechanische Aufbereitung als insbesondere auch die exakte, wandständige Füllung sind oft stark erschwert. Durch die resorbierte Wurzeloberfläche und das Fehlen von Wurzelzement sind „aktive" Resorptionen oft nicht zum Stillstand zu bringen.
Häufig ist nach einer Beobachtungszeit von 2–4 Jahren bei fehlender knöcherner Ausheilung die chirurgische Intervention notwendig (☞ Kap. 19, WSR).

5.2.6 Interne oder externe Resorptionen

Röntgen

Hinweis geben Aufhellungen im Wurzelbereich:

Interne Resorptionen

- regelmäßig geformt
- meist zentriert in der Wurzel (☞ Abb. 5.14 + 20.7).

Externe Resorptionen

- unregelmäßige Kontur
- Projektion an jede Stelle der Wurzel möglich (☞ Abb. 5.15).

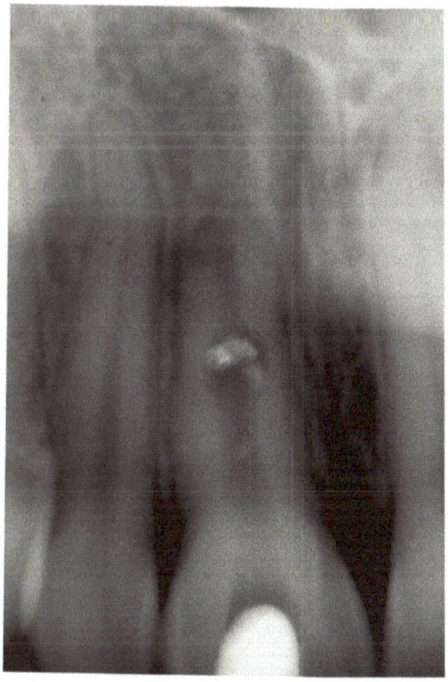

Abb. 5.14: Aufgrund der kreisrunden Form und der zentrischen Lage Verdacht auf interne Resorption der Wurzel. In der Resorptionslakune stellen sich Verschattungen dar, die als Füllungsreste interpretiert werden können. Darüber hinaus liegt eine ausgeprägte apikale Resorption (DD: Resektion) vor.

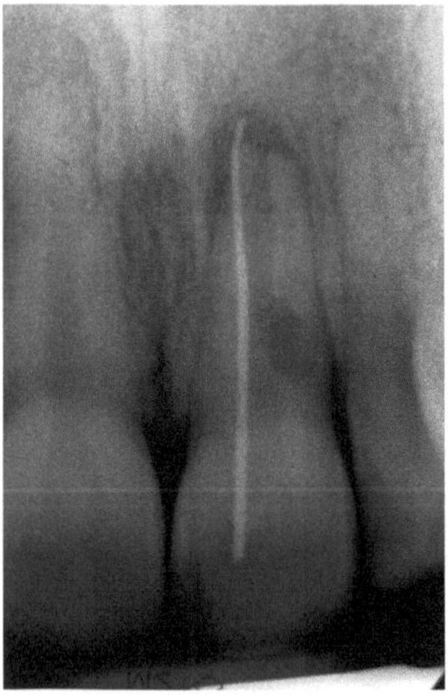

Abb. 5.15: Röntgenaufnahme mit im Fistelgang platziertem Guttapercha-Stift. Neben der apikalen Aufhellung auch lateral eine unregelmäßige Aufhellung auf halber Wurzelhöhe. Verdacht auf externe Resorption der Wurzel.

5

Zervikale Resorptionen

- häufig im Bereich knapp unterhalb des Zahnhalses (invasive zervikale Resorption ☞ Abb. 5.16 a)
- die zervikalen Resorptionen werden klinisch in vier Klassen eingeteilt (Heithersay; 2004; ☞ Abb. 5.16 b).

Die Lokalisation sollte über exzentrische Röntgenaufnahmen abgesichert werden.

■ Behandlungsplanung

Klinisch sind Wurzelresorptionen manchmal an lokalisierten Einbrüchen der Sondierungstiefe zu erkennen.
Zähne mit invasiven zervikalen Resorptionen weisen oft rötliche Verfärbungen, so genannte „pink spots“, im Bereich der Zahnkrone bzw. am Zahnhals auf.

Bei der Therapie wird neben der endodontischen Therapie und einem Verschluss der resorptionsbedingten Perforationen (MTA oder GIZ) eine Ätzung des Resorptionsgewebes mit 90 %iger Trichloressigsäure für einige Minuten empfohlen (Heithersay G.S.; 2004).

■ Prognose

Die Prognose ist abhängig von:
- der Möglichkeit der chemischen Reinigung
- dreidimensionalem Verschluss.

! Die Perforation der Wurzeloberfläche (☞ Abb. 5.16) stellt eine Komplikation mit erheblicher Verschlechterung der Prognose dar. Dies trifft insbesondere zu, wenn nach dem Therapieversuch im Sinne eines Perforationsverschlusses (☞ 18.6.8) über den Parodontalspalt eine Reinfektion stattfinden kann.

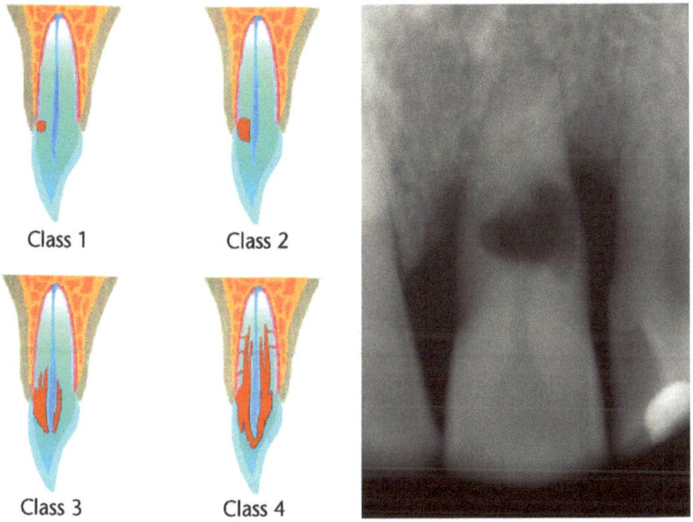

a b

Abb. 5.16 a + b:
a) Klinische Klassifizierung invasiver zervikaler Resorptionen. (Quelle: Heithersay G.S. Invasive cervical resorption: an analysis of potential predisposing factors. Quintessence Int 30, S. 83–95, 1999.)
b) Ausgedehnte Resorption der Wurzel mit sicherer Beteiligung der Wurzeloberfläche und entsprechendem parodontalen Befund. Dieser Röntgenbefund passt zum klinischen Bild eines „pink spots" (☞ 22.3.2).

5

5.2.7 Wurzelfrakturen

■ Röntgen

Frakturhinweise

Diffuse, unklar begrenzte Aufhellungen (☞ Abb. 5.17 + 5.18). Sehr oft als J-shape-Aufhellung zu erkennen (die Aufhellung ist diffus und asymmetrisch um die Wurzelspitze verlagert).

Oft sind nur sehr dezente radiologische Befunde zu erkennen, die durch klinische Befunde abgesichert werden müssen.

■ Behandlungsplanung

Klassischer klinischer Befund

Der sogenannte „Loslass-Schmerz": Der Patient beißt mit dem verdächtigen Zahn kräftig auf eine Watterolle oder einen „tooth slooth" und löst die Spannung plötzlich. Dann auftretende, stechende Schmerzen sind ein deutlicher Hinweis auf Zahn-/Wurzelfrakturen.
Direktes Sondieren des PA-Sulkus in Halb-Millimeter-Schritten, um eventuelle sehr begrenzte Einbrüche zu erkennen. Diese sind oft sehr eng und daher leicht zu übersehen.

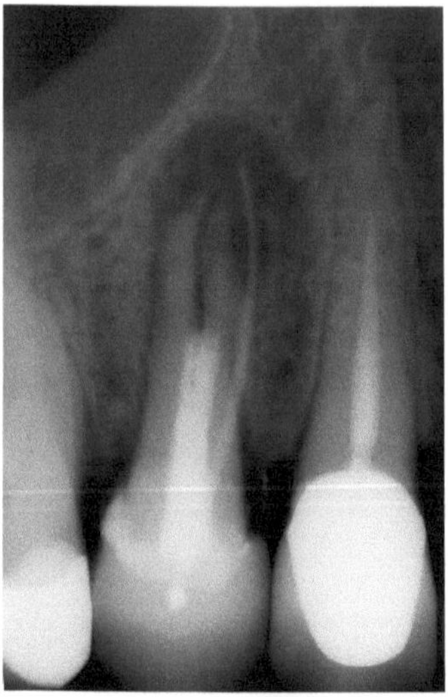

Abb. 5.17: Zahn 15 mit einem Stiftaufbau, apikaler Resorption und unnatürlich erweitertem Kanallumen. Klinisch Fistelgang nachweisbar (Guttapercha-Stift) sowie eine vestibuläre begrenzte PA-Endo-Problematik. Die Aufhellung ist apikal unsymmetrisch ausgeprägt (J-shape).

5

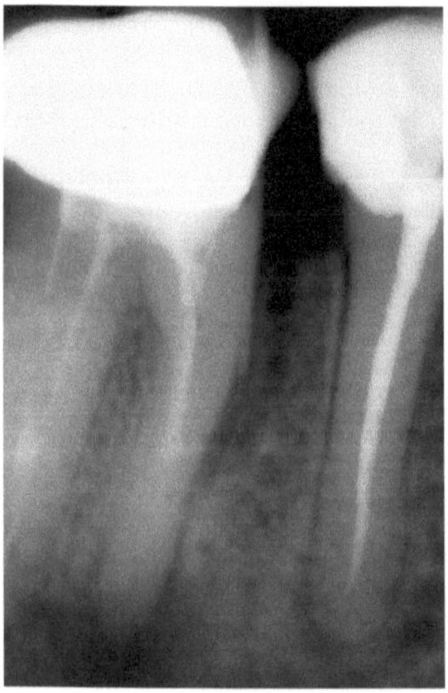

Abb. 5.18: Die Parodontalsonde stellt an Zahn 47 einen lokalen, tiefen Einbruch mesial dar. Im Röntgenbild als Kontrastaufnahme mit Guttapercha-Stift ist neben einer wahrscheinlich endodontisch bedingten apikalen Parodontitis eine diffuse Aufhellung um die mesiale Wurzel herum zu erkennen. Der Sondierungsbefund im Restgebiss ist unauffällig.

Therapie

Extraktion.

Prognose

Die Prognose ist infaust.

5.2.8 Instrumentenfrakturen

Während der mechanischen Bearbeitung der Wurzelkanäle können Teile der verwendeten Instrumente frakturieren (☞ auch 18.3.4).

Röntgen

Meist eindeutige Erkennbarkeit der Fragmente (☞ Abb. 5.19).
Bei schwieriger Befundung ggf. exzentrische Aufnahmen (☞ Abb. 5.20 + 5.21).

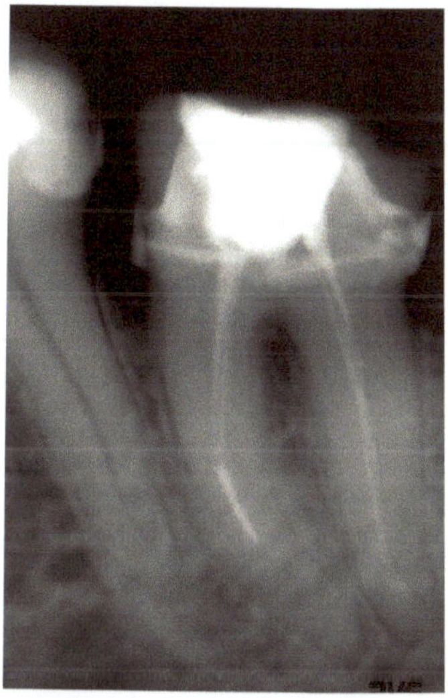

a

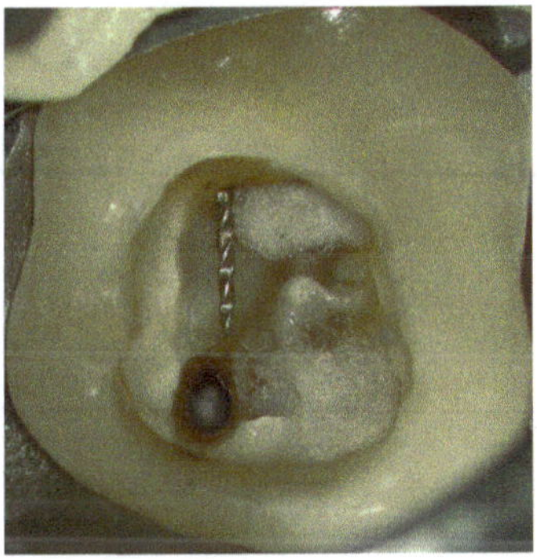

b

Abb. 5.19 a + b: Zahn 37 zeigt eine unvollständige Wurzelfüllung. In dem mesiobukkalen Kanal ist in der Tiefe ein Instrument frakturiert (a). Nach Darstellung konnte das Fragment entfernt werden (b).

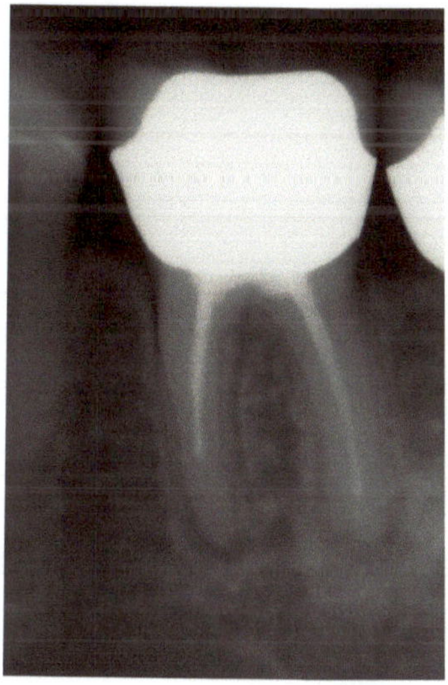

Abb. 5.20: Unterkiefermolar mit unvollständiger Wurzelfüllung in orthoradialer Projektion.

5

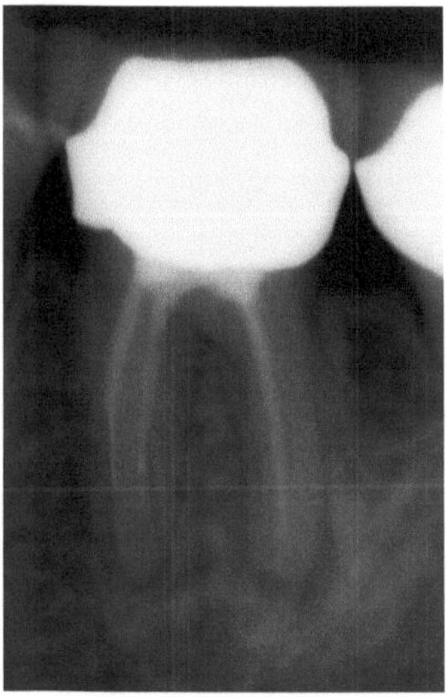

Abb. 5.21: In der distal exzentrischen Projektion kann das frakturierte Instrument im mesiobukkalen Kanal dargestellt werden.

5

Behandlungsplanung

- Entfernung der Fragmente ist für den Erfahrenen heute nahezu immer möglich (☞ 18.6.5). Die Freilegung erfolgt ausschließlich unter direkter Sicht mit Hilfe des OPM (☞ Kap. 11)
- die Entfernung kostet relativ viel Zahnsubstanz. Eine Abwägung orientiert sich an dem zu erwartenden Substanzverlust (= Stabilitätsverlust)
- das Risiko einer iatrogenen Perforation muss bedacht werden
- chirurgische Entfernung möglich?

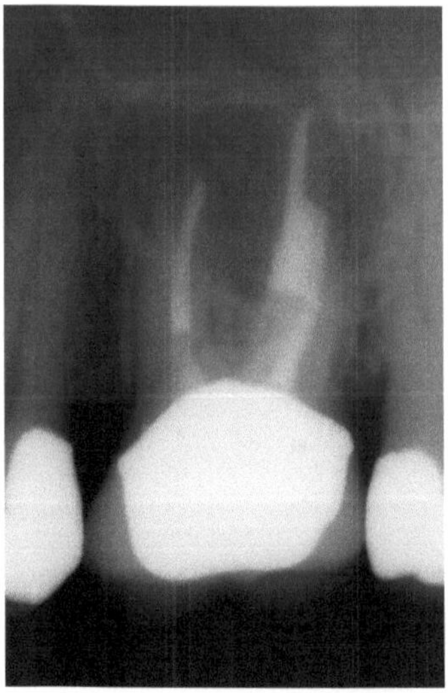

Abb. 5.22: Der Zahn 26 von Abb. 5.1 nach Entfernung des Stiftes, Perforationsverschluss im Verlauf der Stiftbohrung und Revision aller vier Kanalsysteme. Zur Stabilisierung wurde der Zahn dentinadhäsiv mit Kompositmaterial versorgt (Verlaufskontrolle nach 3 Jahren).

Bei kleinen, in eine anschließend eingebrachte Wurzelfüllung eingebetteten Fragmenten können diese leicht übersehen werden. Innerhalb der Wurzelfüllung muss gezielt nach kleinen, scharf begrenzten Verschattungen gesucht werden, damit der Aufwand für eine Entfernung kalkuliert werden kann.

■ Prognose

Die Prognose ist hervorragend. Wenn das Instrument dargestellt werden kann, ist die Entfernung durch einen geübten Behandler im Regelfall erfolgreich.

5.2.9 Stiftversorgungen

Über viele Jahre wurden routinemäßig endodontisch behandelte Zähne mit Wurzelstiften versorgt.

! Im Rahmen einer orthograden Revision müssen diese Stifte entfernt werden!

■ Röntgen

Laterale Aufhellungen im Stiftbereich: Möglichkeit von Perforationen (☞ Abb. 5.23 a + b).

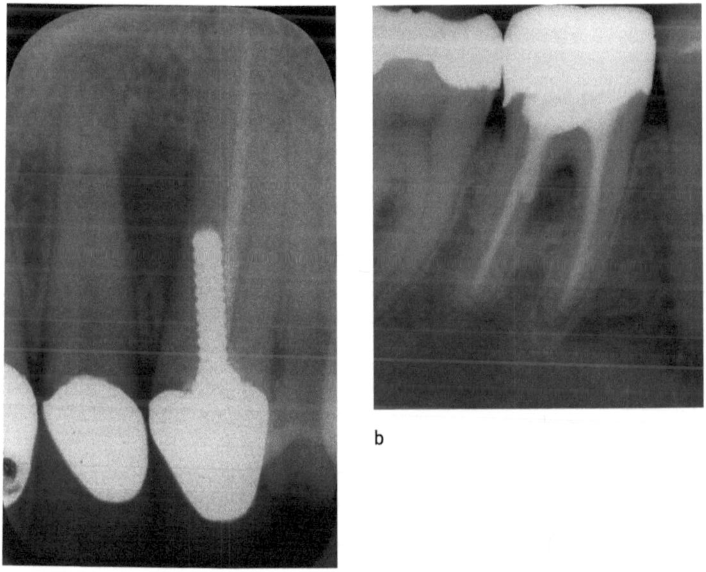

a b

Abb. 5.23 a + b:
a) Zahn 23 mit ausgedehnter lateraler Aufhellung aufgrund einer Infektion über die Perforation durch den Verankerungsstift.
b) Zahn 46 mit einem konfektionierten Stift in der distalen Wurzel. Der Stift liegt scheinbar noch innerhalb der Wurzelkontur, hat aber in der häufig vorhandenen Einziehung eine Perforation verursacht. Da die Stiftbohrung unter Anästhesie erfolgte, wurde die Verletzung zuerst nicht bemerkt.

TIPP

Insbesondere im Oberkiefer ist die Beurteilung von möglichen Perforationen ausgesprochen schwierig, da eine versteckte Perforation in der Trifurkation oder der palatinalen Wurzel durch die Wurzelkontur selbst überlagert wird.

Behandlungsplanung

Einschätzung von
- Risiko (z.B. Fraktur der geschwächten Wurzel; ☞ Abb. 5.1 + 5.22) und
- Nutzen (langfristige Stabilität bzw. Erhalt möglich).

Wurzelstifte lassen sich heute (fast) immer entfernen (☞ 18.6.2).

Prognose

Die Entfernung von Stiftaufbauten ist nur in Ausnahmefällen (z.B. adhäsiv zementierte Keramikstifte) nicht möglich. Die Prognose ist daher sehr gut.

5.2.10 Revisionen

5

Röntgen

Fragestellung: Wurzelfüllung im Zentrum der Wurzel.
Bei seitlich verlagerter Darstellung:
- zweites, uninstrumentiertes Kanalsystem
- einseitig verlagerte, nicht randständige Füllung
- Lage evtl. durch eine „Via falsa" außerhalb der Zahnwurzel.

! Abrupt endende, nicht kongruent mit der Wurzel verlaufende Füllungen deuten auf Verblockungen und/oder Stufen im Kanalverlauf hin.

Behandlungsplanung

Hauptproblem: Einschätzung möglicher Stufen und apikaler Verblockungen. Dies sind (zeitlich und prognostisch) die mit Abstand am wenigsten kalkulierbaren Risiken (☞ Abb. 5.24 a–c).

5.2.11 Silberstifte

Röntgen

Scharf begrenzte, metalldichte Verschattungen: Hinweis auf Silberstiftfüllung.

Behandlungsplanung

TIPP

Bei einer geplanten Revision muss die primäre Zugangskavität mit ausgesprochener Sorgfalt angelegt werden, um die im Bereich der ehemaligen Pulpakammer verbliebenen Stiftanteile nicht versehentlich abzutrennen.

Entfernung über in die Pulpakammer ragende Anteile der Silberstifte als Angriffspunkt für die Greifwerkzeuge (☞ Abb. 5.25)

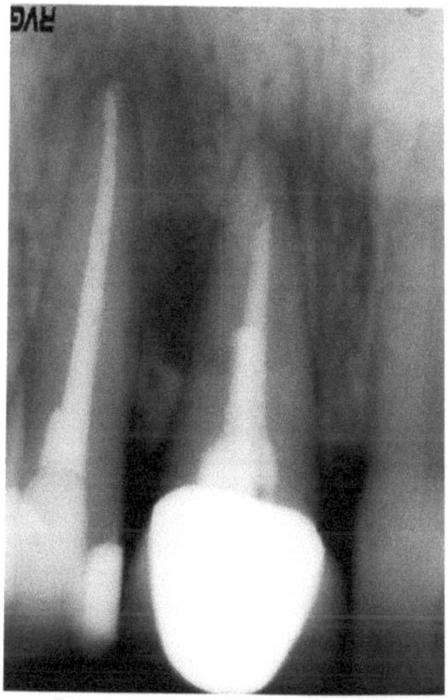

a

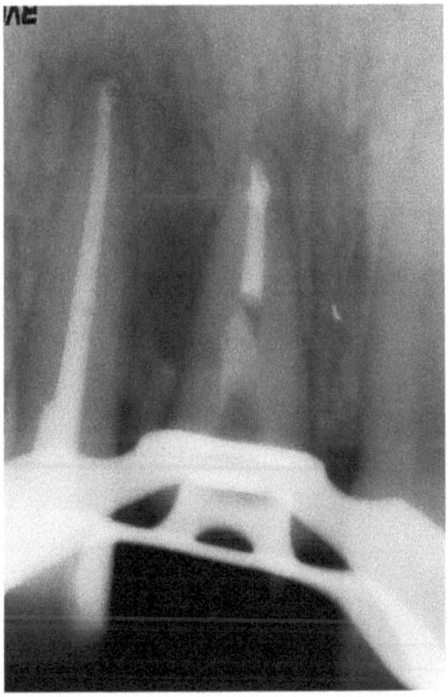

b

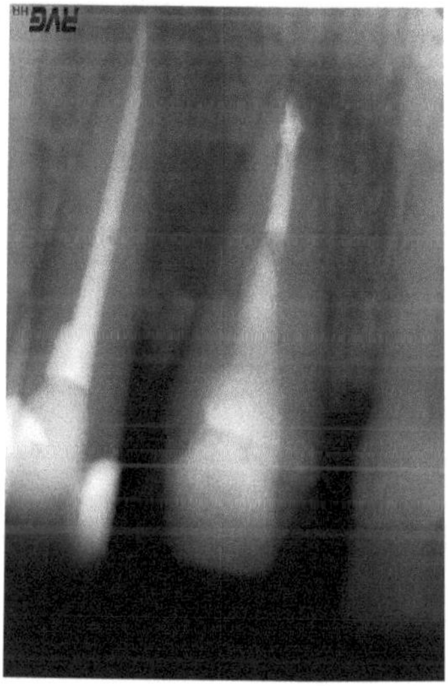

c

Abb. 5.24 a–c: Zentraler Schneidezahn 11:
a) Nicht zentrisch liegender Schraubenanker bei einer ausgeprägten lateralen Aufhellung. Verdacht auf Perforation. Unvollständige, inhomogene Wurzelfüllung.
b) Nach Stiftentfernung und Revision der Wurzelfüllung Diagnose einer palatinal liegenden Perforation als Ursache für die „laterale" Aufhellung. Der apikale Teil der Wurzelfüllung wurde eingebracht. Die Perforation wurde mit Pro Root® verschlossen (☞ 18.6.8).
c) Kontrollbild nach 3 Monaten: Der Zahn wurde mit einem adhäsiven Stift und einer Interimskrone versorgt.

■ Prognose

Eine Entfernung ist fast immer möglich (☞ 18.6.4). Mit einem Angriffspunkt für die Fasszange steigt die Prognose erheblich.

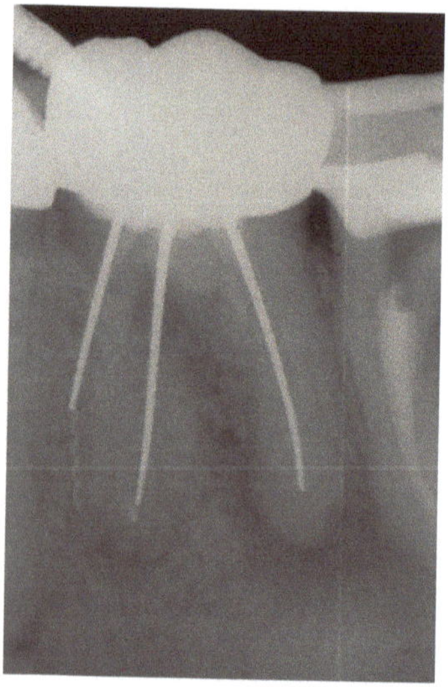

a

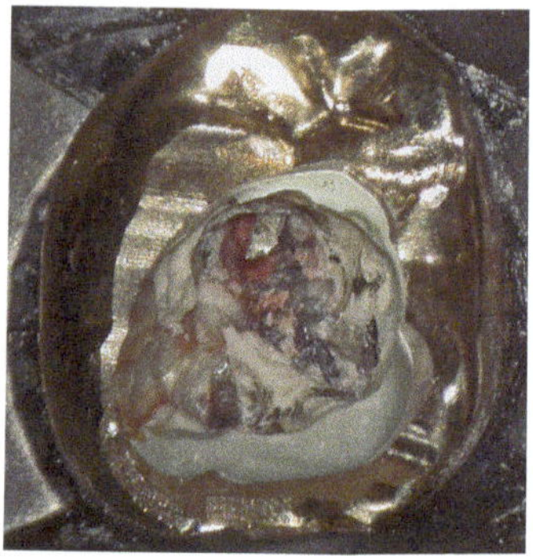

b

Abb. 5.25: Zahn 36 ist mit Silberstiften versorgt. In der mesialen Wurzel ist darüber hinaus ein Instrumentenfragment zu erkennen (a). Durch die Zugangskavität konnten die Silberstifte freigelegt werden (b).

5.2.12 Überextendierte Guttapercha-Stifte

■ Behandlungsziel

Primär: vollständige Entfernung aller Keime, Endotoxine und des infizierten Materials.

Unterfüllte – unvollständiger Verschluss des Kanallumens – aber überextendierte – über die apikale Konstriktion hinausreichende – Wurzelfüllungen können weiterhin eine Infektionsursache sein!

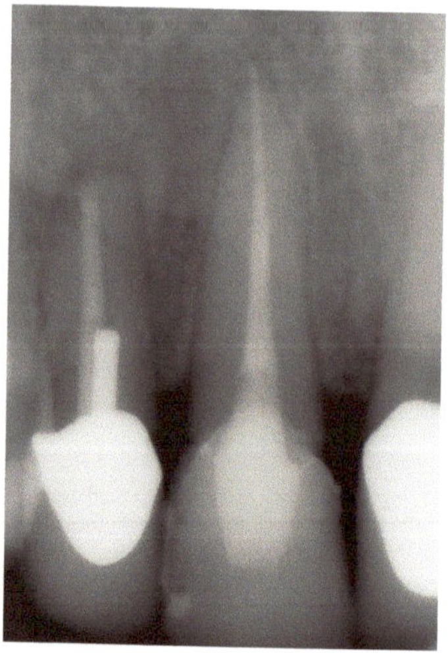

Abb. 5.26: An Zahn 11 ist ein überextendierter Guttapercha-Stift bei unterfülltem Kanalsystem zu erkennen.

Auch wenn die Entfernung der infizierten Füllung aus dem Wurzelkanal selbst möglich erscheint (☞ 18.6.3), können überextendierte Füllungsanteile u.U. nicht vollständig aus dem periapikalen Bereich entfernt werden (☞ Abb. 5.26).
Nach Freilegung des Guttapercha-Stiftes kann durch „Einschrauben" eines Instrumentes (z.B. Kerr-Feile) in die Füllung diese in toto entfernt werden.

■ Behandlungsplanung

In diesen Fällen einen möglichen Zweiteingriff berücksichtigen:
- apikale Kürettage
- Wurzelspitzenresektion
- oder kombiniertes konservierend-chirurgisches Vorgehen.

■ Prognose

Eine vollständige Entfernung der (infizierten) Guttapercha ist nicht vorhersehbar. Zur Entfernung ist Glück erforderlich.

5.3 Konservierender Bereich

5

5.3.1 Röntgen

! Bereits im Röntgenbild kann die Ausdehnung möglicher Karies im Approximalbereich eingeschätzt und das Vorgehen entsprechend geplant werden.

Die Auswertung von präoperativen Bissflügelaufnahmen ist dabei hilfreich. Insbesondere im Oberkiefer wird durch in Halbwinkeltechnik durchgeführte Aufnahmen eine Beurteilung der Zahnkronen bzw. Approximalbereiche erschwert.

5.3.2 Behandlungsplanung

■ Vorbereitung

Entfernung vorhandener Karies und alter Füllungsanteile.
Restaurationen sollten möglichst entfernt, zumindest aber sehr kritisch auf Undichtigkeiten überprüft werden.

■ Kofferdam

Behandlung in kariesfreier Zahnsubstanz unter Isolierung durch Kofferdam (☞ Abb. 5.27). Zur Anlage des Kofferdams sowie der Planung der Zugangskavität ggf. Ergänzung des Zahnhartsubstanzdefekts durch eine dichte Aufbaufüllung aus einem schnell härtenden Material (☞ Kap. 4 Präendodontische Versorgung).

TIPP

Bei subgingivalen Zerstörungen kann eine chirurgische Kronenverlängerung (☞ 4.6) bereits vor der eigentlichen endodontischen Therapie geplant werden.

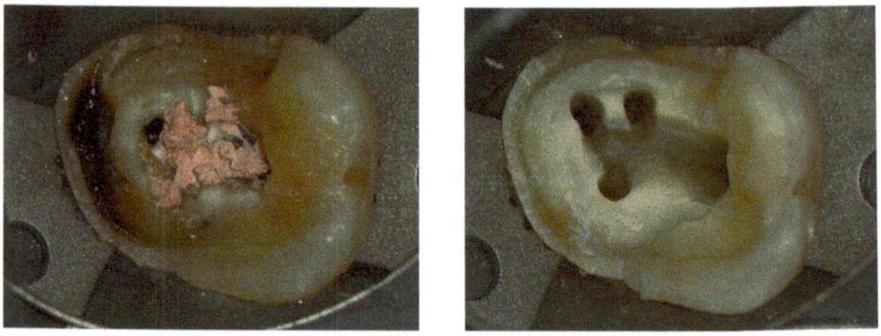

a b

Abb. 5.27 a + b: Nach Isolierung stellt sich die alte Guttapercha-Füllung im kariösen Zahn dar (a). Im Verlauf der Revision wurden die alte Füllung und die Karies vollständig entfernt (b).

5.4 Prothetischer Bereich

5.4.1 Prothetische Wertigkeit

5 Muss bei jeder endodontischen Planung berücksichtigt werden!

Zu berücksichtigen sind:

- Relation von
  - parodontal im Knochen verankerter Wurzellänge
  - und prothetischem Aufbau
- Extensionsbrücken und -pfeiler
- Brückenspannen.

Eingeschränkte Prognose

- endodontisch versorgte Zähne aufgrund der geringeren Stabilität (Substanzverlust)
- besonders endodontisch behandelte Pfeilerzähne bei:
  - endständigen Brückenpfeilern von Extensionsbrücken
  - sehr großen Brückenspannen.

5.4.2 Zahnstellung

- regelrecht in der Zahnreihe
- rotiert
- gekippt.

Stellungsanomalien im Bereich der Prämolaren recht häufig.

Rotationen sind besonders bei vorliegender prothetischer Versorgung schwierig zu erkennen.

Wichtiges Kriterium: das sorgfältige Abtasten des Parodontalspalts mit einer Parodontalsonde.

! Ein entsprechender Befund ist für die Position und Ausdehnung der Trepanationsöffnung zu berücksichtigen.

5.4.3 Vorhandene prothetische Versorgung

Genaue klinische und röntgenologische Analyse im Vorfeld!

Fragestellungen

- Unregelmäßigkeiten an den Restaurationsrändern?
- Verdacht auf eine „Sekundärkaries“?
- Erhaltungsfähigkeit des Zahnes (☞ Abb. 5.28)?

! Ist der Zahnerhalt infrage gestellt, kann bereits in diesem Stadium über alternative Behandlungsstrategien, z.B. eine Implantation, informiert werden. Ggf. kann vor der eigentlichen endodontischen Therapie eine chirurgische Kronenverlängerung (☞ 4.6) erforderlich sein (☞ Abb. 5.29).

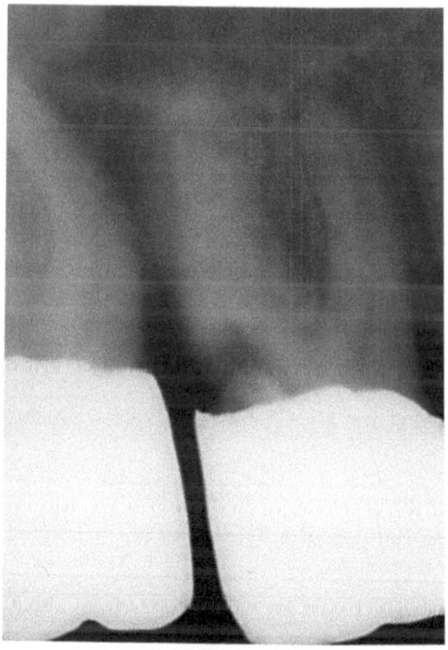

Abb. 5.28: Im Röntgenbild ist distal unter dem Restaurationsrand ein ausgedehnter Defekt dargestellt. Vor der endodontischen Planung muss sichergestellt werden, dass die Karies nicht durch Einbeziehung der Furkation den Erhalt des Zahnes selbst infrage stellt.

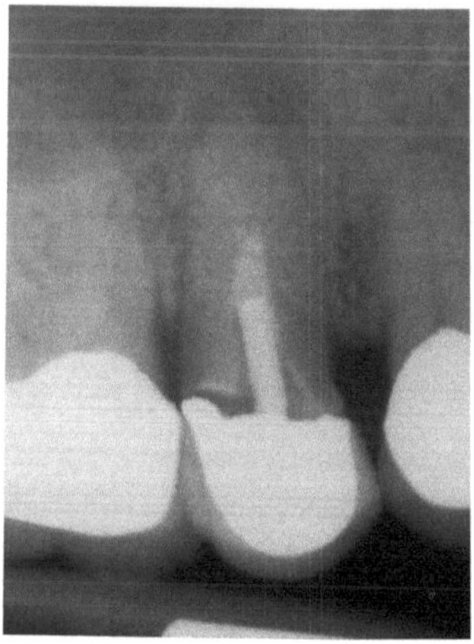

Abb. 5.29: Die prothetische Versorgung scheint vollständig kariös unterminiert zu sein. Vor einer geplanten endodontischen Revision sollte die Krone entfernt und durch eine chirurgische Kronenverlängerung der prothetische Erhalt sowie die Isolierung mittels Kofferdam ermöglicht werden.

5

Röntgen

- Einschätzung der Restaurationsränder und der marginalen Zahnhartsubstanz
- ist im Röntgenbild eine Kronenrandkaries zu erkennen, wird die prothetische Versorgung oder Interimsversorgung entfernt.

Die Ausdehung der vestibulären Kontur ist für die Planung einer korrekten Zugangskavität von strategischer Bedeutung! Bei Unterkiefermolaren ist die vestibuläre Kontur der mesialen Wurzel häufig nicht vollständig vom vorhandenen Zahnersatz erfasst.

5.5 Parodontaler Bereich

5.5.1 Screening

In der Region des zu behandelnden Zahnes zur Absicherung einer Verdachtsdiagnose:
- Bestimmung der Sondierungstiefen und Furkationsbeteiligungen
- Überprüfung der biologischen Breite
- lokal begrenzte knöcherne Einbrüche
- Befunde im Seitenvergleich.

5

! Wenn das parodontale Screening deutlich geringere Sondierungstiefen ergibt – es sich also wirklich um einen lokal begrenzten knöchernen Einbruch handelt – kann von einer überwiegend oder rein endodontischen Ursache ausgegangen werden.

5.5.2 Ausgeprägter knöcherner Einbruch

Neben parodontalen Ursachen sind auch primär endodontische Ursachen möglich:

Die so genannte Endo-Paro-Läsion als Sekretabflusskanal („Fistel") eines apikalen und/oder lateralen endodontischen Geschehens über den Parodontalspalt (☞ Abb. 5.30).

Eine Abklärung durch eine Röntgenkontrastaufnahme ist für jedes erkannte Fistelmaul sehr wichtig. Oft stellt sich das Fistelmaul nicht an dem betroffenen Zahn selbst dar.

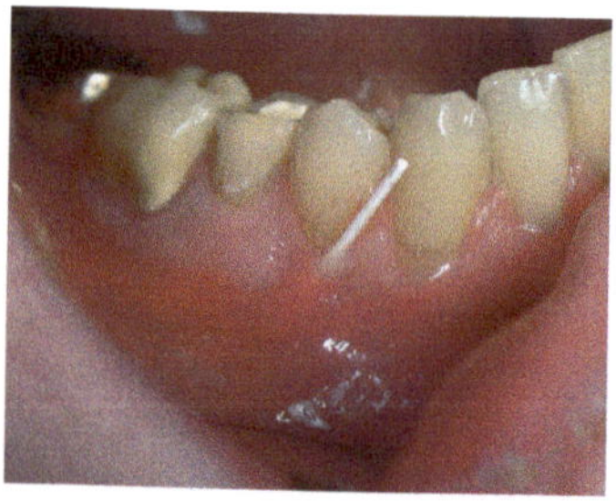

Abb. 5.30: Im klinischen Bild zeigt sich ein Fistelgang im Sulkus von Zahn 44 (☞ auch Abb. 5.31, Röntgen).

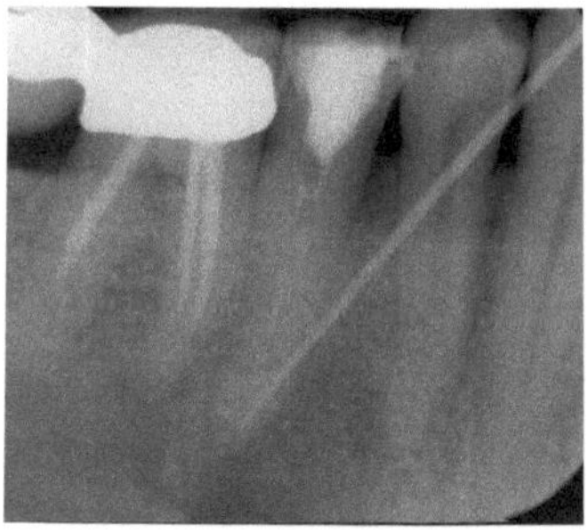

Abb. 5.31: In der Kontrastaufnahme mit einem Guttapercha-Stift kann der Ursprung in der Apikalregion des Nachbarzahnes (Zahn 45) lokalisiert werden (☞ auch Abb. 5.30, klinisches Bild).

5.5.3 Röntgen

■ Darstellung

Mit einem in die parodontale Tasche eingebrachten Kontrastmittel in Form eines Guttapercha-Stiftes (wie bei Fistelgangdarstellung; ☞ Abb. 5.30 + 5.31).
Abklärung:

- Verlauf der Tasche
- Ursprung.

■ Differenzialdiagnose

Wurzelfraktur

Frakturlinie
Fundus der sondierbaren Tasche entspricht gegenwärtigem Endpunkt der offenen Frakturlinie. Röntgenbild ohne eindeutige Befunde zur Diagnosesicherung (☞ Abb. 5.32).

Diffuse Aufhellungen oder schüsselförmige Einbrüche
Um ganze Wurzeln herum (☞ Abb. 5.33).

Unterstützen den Verdacht auf eine Fraktur!

Im apikalen Wurzelbereich; auch ohne sondierbare Verbindung zur Mundhöhle (J-shape).

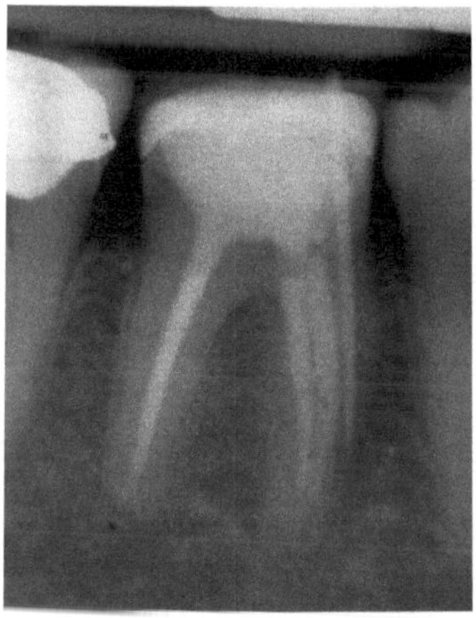

Abb. 5.32: Ein lokal begrenzter Einbruch an der mesialen Wurzel stellt sich im Röntgenbild eher unauffällig dar. Durch das Einbringen eines Guttapercha-Stiftes zur Kontrastdarstellung kann der Fundus der Knochentasche dargestellt werden. Verdacht auf vertikale Wurzelfraktur.

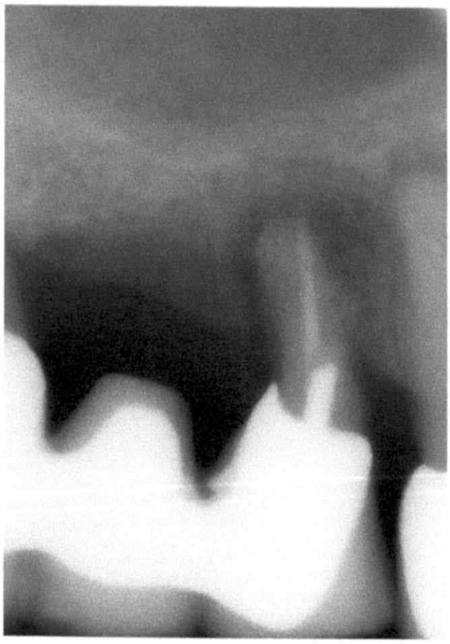

Abb. 5.33: Das Röntgenbild zeigt eine diffuse Aufhellung um die Wurzel des Zahnes 14. Aufgrund der leicht asymmetrischen Verteilung und des insuffizient inserierten Stiftaufbaus muss primär an eine Wurzelfraktur gedacht werden.

5

Furkation bei Molaren und Prämolaren

Befunderhebung mit parodontaler Prognose für die betroffenen Zähne.

Besonders in diesen Fällen wird für den endodontischen Bereich eine gesamtplanerische Sicht des Behandlungsfalles gefordert.

Planung einer Wurzelamputation

- Relation zwischen Alveolarknochen und Restaurationsrand bzw. Kariesausdehnung
- Einhaltung der biologischen Breite zur Ausbildung eines gesunden Parodontalgewebes
- Vorabeinschätzung, ob bereits bei der Isolierung des Zahnes mit subgingival reichenden Defekten zu rechnen ist
- parodontale Indikation bei Furkationsdefekten Grad III und progredientem Verlauf (☞ Abb. 5.34).

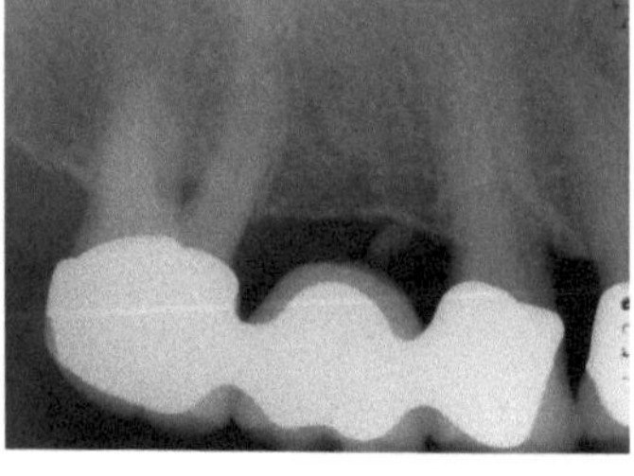

a

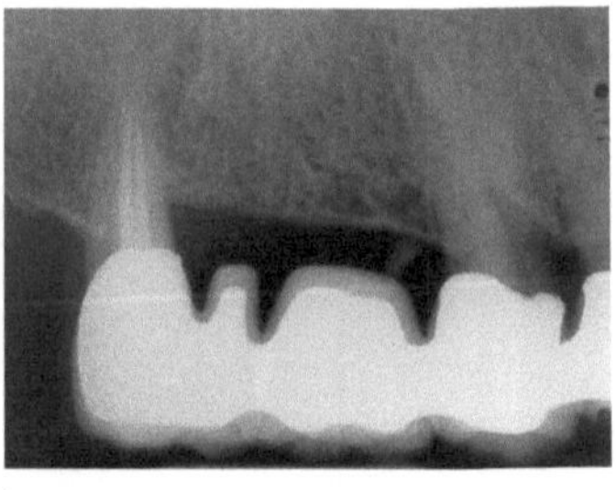

b

Abb. 5.34 a + b: Die Furkation an Zahn 17 ist vollständig durchgängig, trotz guter Mundhygiene bilden sich wiederholt akute Entzündungen (a). Nach Vitalexstirpation, Wurzelkanalbehandlung, Wurzelamputation und prothetischer Versorgung zeigt sich in der Dreijahreskontrolle ein stabiles Ergebnis (b).

5.6 Behandlungsprognose

! Die endodontische Behandlungsplanung ist abhängig von einer angemessenen Einschätzung und Abwägung der verschiedenen, im Folgenden genannten Faktoren.

1927 erzielte Edgar D. Coolidge bereits einen Erfolg von 59 % bei endodontischer Behandlung (Coolidge E.; 1927). Diese Ergebnisse wurden bei Querschnittsuntersuchungen in den letzten 10 Jahren in Europa oder den USA nicht immer erreicht. Dort finden sich Misserfolgsquoten zwischen 35 % und 60 %.

5.6.1 Erfolg und Misserfolg

■ Definition

Die Definition von Erfolg und Misserfolg ist im Grundsatz einfach:

Erfolg

Abwesenheit subjektiver und/oder objektiver Befunde (Schmerz, Missempfindung, Fistel, Abszess, apikale Parodontitis oder Knochenverdichtung, Sinusbodenveränderung).

Misserfolg

Anwesenheit eines oder mehrerer der oben genannten Befunde.

5

■ Beurteilung

Immer nur als Momentaufnahme möglich, die ohne genaue Kenntnis der Anamnese und der vorangegangenen Behandlungen sehr eingeschränkt ist.

Empfehlung der ESE – Europäische Gesellschaft für Endodontie

Konsenspapier: abschließende Beurteilung erst nach vier Jahren.

5.6.2 Prognose

■ Kriterien

Die Prognose einer endodontischen Therapie ist in hohem Maße abhängig vom Ausgangsbefund (Hepworth M.J., Friedman S.; 1997) (☞ Tab. 5.1).

■ Weitere Einflussgrößen

Endodontische Therapie ist die Behandlung einer Infektionserkrankung: Eine Behandlung ohne Kofferdam muss als Behandlungsfehler gewertet werden. Jede Keimreduktion ist nur dann von Wert, wenn eine Reinfektion suffizient verhindert werden kann (☞ Kap. 21 Postendodontische Versorgung).

Schwer objektivierbare Begleitfaktoren, z.B.:

- Asepsis (☞ Kap. 10 Kofferdam)
- effiziente Infektionskontrolle (☞ Kap. 15 Spülungen)
- der Einfluss postendodontischer Versorgung.

Die mechanische Aufbereitung bedeutet einen erheblichen Substanzverlust für den Zahn und damit eine massive Schwächung der Statik. Daher steigt bei wurzelbehandelten Zähnen die Frakturgefahr.

Tab. 5.1: Übersicht über Befundkriterien, Diagnose und entsprechende Prognose (AP = apikale Parodontitis)

Befund	weitere Symptome	gute Prognose
vitaler Zahn	mit und ohne AP	90–95 %
devitaler Zahn	ohne AP	90 %
	mit AP	85 %
Revision	ohne AP	80–85 %
	mit AP	60–75 %
Resorptionen (Verlust des Foramens)	–	↓↓
interne Verlagerung	–	↓↓
PA-Endo-Problem	–	↔
überextendierte Füllmaterialien	–	↓
Fistel	–	↔
Größe der Aufhellung	–	wahrscheinlich ↔

5

■ Bestmögliche Stabilisierung

Im Regelfall: adhäsive Rekonstruktion (verbessert die Prognose nach endodontischer Therapie).

! Die Erfahrung des Behandlers spielt sicher eine herausragende Rolle bei der Planung und der Therapie.

5.7 Literatur

Coolidge E. (1927): A discussion of clinical results of root-canal treatment and filling. Dent Cosmos 69, S. 1280–1288

Heithersay G.S. (2004): Invasive cervical resorption. Endodontic Topics 7, S. 73–92

Hepworth M.J., Friedman S. (1997): Treatment outcome of surgical and non-surgical management of endodontic failures. J Can Dent Assoc 63, S. 364–371

Kirkevang L.-L. et al. (2001): Frequency and distribution of endodontycally treated teeth and apical periodontitis in a Danish population. Int Endod J 34, S. 198–205

6 Notfallendodontie

Zirkel

6.1 Schmerzpatient

Bei einem Großteil der Schmerzfälle handelt es sich um einen endodontisch bedingten Zahnschmerz.

6.1.1 Ziele

Praxismanagement

Besondere Aufmerksamkeit gilt dem Schmerzpatienten, da er
- erheblichen Einfluss auf den Praxisablauf nimmt
- schnelle, kompetente Hilfe erwartet
- ärztliche Aufmerksamkeit fordert
- den Zahnarzt u.a. nach der Bewältigung dieser Situation beurteilt.

TIPP

Freigehaltene Kurzschmerzzonen, z.B. vormittags 15–30 Min., erleichtern den Tagesablauf.

Arzt-Patient-Beziehung

Beurteilung des Zahnarztbesuchs

Gerade dies ist in der heutigen Zeit, bei vermehrtem Wettbewerb unter Kollegen, ein sehr ernst zu nehmender Aspekt.
Erheblicher Vertrauensvorsprung, wenn der Schmerz, der seit Stunden oder Tagen besteht, nachhaltig gebessert wird.

Schnell kann man Vertrauen gewinnen und ebenso schnell verlieren.

6

TIPP

Um den Praxisablauf wenig zu stören und um ausreichend Zeit für eine suffiziente Therapie zu haben, sollte in der ersten Sitzung nur die Schmerztherapie durchgeführt werden. Eine vollständige WK-Behandlung sollte erst gar nicht versucht werden. Für die weitere Behandlung wird ein regulärer Termin vereinbart.

Empfehlung: kein Gespräch über evtl. Kosten vor der Schmerzbehandlung.

Die Patienten fühlen sich sonst schnell zu einer Behandlung mit Kostenübernahme genötigt, da Sie in einer Notsituation sind und sich eine schnelle Linderung ihrer Beschwerden wünschen.

Differenzialdiagnostische Überlegungen

Überempfindliche Zahnhälse, craniomandibuläre Dysfunktion, akute Gingivitis, Sinusitis maxillaris, Otitis, Caries profunda etc. (☞ Kap. 3 Diagnostik).

6.1.2 Anamnese

Allgemeine Anamnese

Gesundheitliche Einschränkungen

Erfassung von Patientenauskünften, die gegen eine Behandlung bzw. einen Zahnerhalt sprechen.

Lässt der Allgemeinzustand des Patienten eine Behandlung lege artis nicht zu, so ist die Extraktion des Zahnes in Erwägung zu ziehen.

Therapieentscheidung

! Da der allgemeine Zustand des Patienten dem Zahnerhalt übergeordnet ist, sollten Entscheidungen über die notwendige Therapie mit dem behandelnden Hausarzt abgestimmt werden (☞ Kap. 3 Diagnostik).

■ Spezielle zahnbezogene Anamnese

Vorangegangene Behandlungen

Die Nachfrage erlaubt wichtige Hinweise auf:

- Schmerzgenese
- bei unklarer Lokalisation: zusätzliche Anhaltspunkte wie
  - Karies
  - vorangegangene P- oder Cp-Behandlung
  - neu gelegte Füllungen
  - prothetische Versorgungen
  - insuffziente Versorgungen
  - Erkältung (Sinusitis, Otitis)
  - Trauma
  - KFO.

Schmerzanamnese

Zentrale Fragen (☞ Kap. 3 Diagnostik):

- Kann der Schmerz lokalisiert werden?
- Seit wann besteht der Schmerz?
- Lässt sich der Schmerz auslösen, steigern oder lindern? Wenn ja, wie?
- Wie lange hält der Schmerz an?
- Wann tritt er auf (morgens, bestimmter Anlass, spontan)?
- Welche Qualität (hell, stechend, dumpf, klopfend) hat der Schmerz?

6

6.1.3 Diagnostik

Inspektion, Sensibilität, Perkussion, Palpation (☞ Kap. 3 Diagnostik).

Befunderhebung

Vier Einteilungen mit klinischer Relevanz (☞ Kap. 2.1 Pulpitiden):

- gesunde Pulpa
- reversible Pulpitis
- irreversible Pulpitis
- Pulpanekrose
  - chronische apikale Parodontitis
  - akute apikale Parodontitis.

Sonderfälle

Schmerzen:

- aufgrund einer Zahnfraktur (☞ Kap. 21 Postendodontische Versorgung)
- bei unkomplizierten und komplizierten Kronen- und Kronenwurzelfrakturen (☞ Kap. 20 Traumatologie).

Vertikale Wurzelfraktur

Ätiologie

- bakterielle Besiedelung des Frakturspalts
- nach einiger Zeit osteolytische Prozesse entlang des Spalts.

Daher ist die vertikale Fraktur mit einer Parodontalsonde – durch einen lokalisierten „Knocheneinbruch" entlang des Spalts – zu diagnostizieren (☞ Abb. 6.1 a).

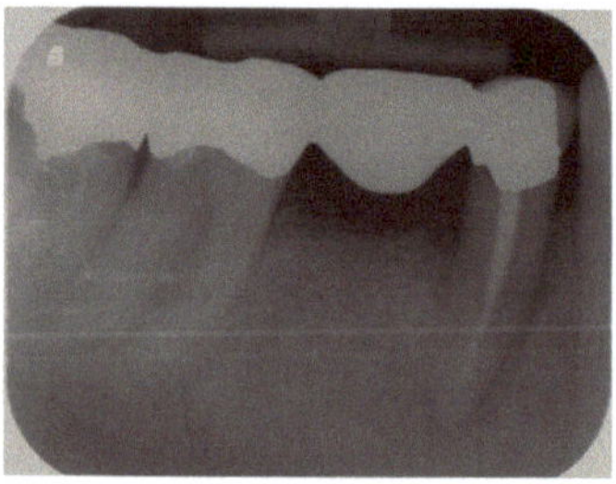

a

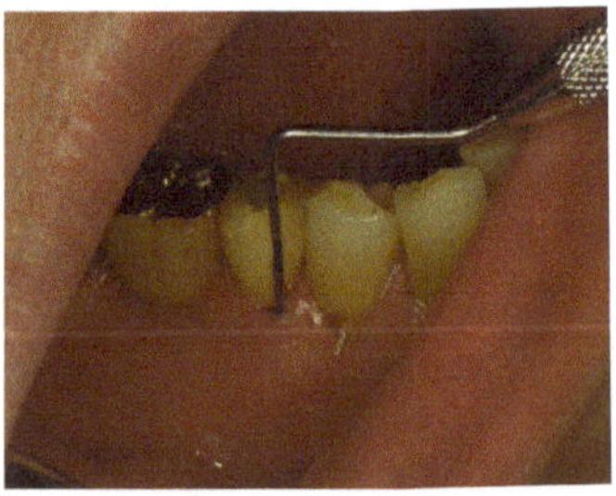

b

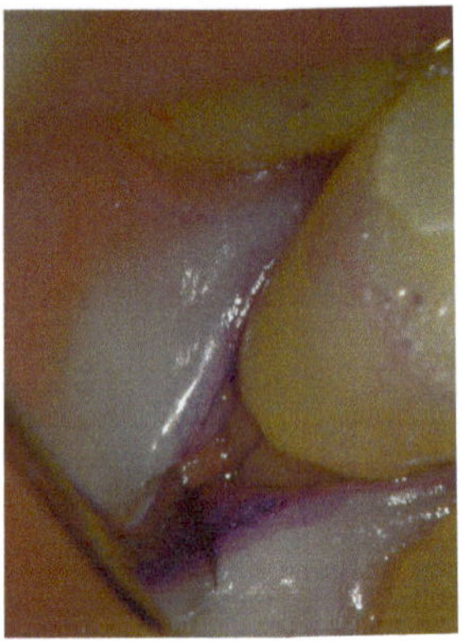

c

Abb. 6.1 a – c: Vertikale Wurzelfraktur an Zahn 45. a) Ausgangsröntgenbild. b) Diagnostik mit Parodontalsonde. c) Klinisch sichtbare Vertikalfraktur nach Anfärben mit Methylenblau.

Klinik

Es können diffuse Schmerzen auftreten:

- manchmal Aufbissschmerz
- häufig aber auch spontan auftretende Schmerzen, die durch keinen speziellen Reiz auslösbar sind.

TIPP

Klinisch diagnostizierbar ist der Frakturspalt häufig, wenn der Zahnhals mit Methylenblau angefärbt wird. (☞ 6.1 c)

Röntgen

Fraktur meist aufgrund der Zweidimensionalität des Röntgens nicht zu diagnostizieren.

Besteht die Fraktur über einen längeren Zeitraum (Monate), ist auf dem Röntgenbild eine laterale oder auch eine apikale Aufhellung zu erkennen (☞ Abb. 6.1 a).

Therapie

Extraktion.

Kroneninfraktur

Die Infraktur ist weder röntgenologisch noch klinisch sichtbar, verläuft meist in mesiodistaler Richtung und betrifft das Pulpakammerdach eines vitalen Zahnes.

Klinik

Einziges Indiz: der häufig beschriebene Entlastungsschmerz. Eine Dislokalisation der Bruchstücke ist nicht zu erkennen. Es entsteht eine chronische, selten auch eine akute Pulpitis.

! In den meisten Fällen wird eine Besserung der Beschwerden abgewartet, da keine sichere Diagnose gestellt werden kann.

Therapie

Zunächst wird versucht, den Zahn adhäsiv zu stabilisieren:

- frakturierte Stücke entfernen, dann adhäsive Füllung
- alte Füllungen entfernen, dann adhäsive Füllung.

Führt dies nicht zum Erfolg oder bestehen die Beschwerden schon so lange, dass die „Leidensbereitschaft" des Patienten erschöpft ist, ergibt sich als einzige Therapiemöglichkeit die endodontische Behandlung des Zahnes mit anschließender adhäsiver Stabilisierung.

6.1.4 Anästhesie

- vor der Therapie des endodontisch bedingten Schmerzes
- Problematik der „Anästhesieversager"
- Besonderheiten der intrapulpalen Anästhesie (v.a. bei irreversibler Pulpitis) mittels Spritzen, die einen besonders hohen Druck aufbauen können (☞ Kap. 9 Anästhesie).

! Der Stellenwert der Anästhesie ist groß: Patienten (und Behandler) soll eine stressfreie Therapie ermöglicht werden. Diese schafft beim Patienten Vertrauen und nimmt ihm zusätzliche Schmerzen und Stress.

6

6.2 Befund und Behandlung

6.2.1 Gesunde Pulpa

Befund

Karies ist klinisch und röntgenologisch zu diagnostizieren. Der Patient hat keine Schmerzen, meist aber eine Heiß-Kalt-Empfindlichkeit.

Diagnose

Die Diagnose „gesunde Pulpa" ist dem Anschein nach leicht zu treffen.

Jedoch ist sie häufig nur von zeitlich begrenzter Richtigkeit! Nicht selten ändert sich der Zustand der Pulpa und damit auch die Symptomatik für den Patienten in der Folgezeit.

Therapie

Kariesexkavation und Füllung (evtl. Cp-Behandlung oder nach Trauma auch Schienung).

TIPP

Aufgrund einer möglichen Veränderung der Symptomatik in der Zukunft sollte der Patient in den nächsten Wochen bzw. Monaten zu einem Kontrolltermin einbestellt werden.

6.2.2 Reversible Pulpitis

Ätiologie

- Caries profunda
- Präparationstrauma
- Eingliederung neuer Kronen
- frisch gelegte, tiefe Füllungen
- Säureangriff durch Anwendung der Säure-Ätz-Technik oder durch die Säure in Zementen (z.B. Harvard Cement)
- undichte Füllungsmaterialen, die eine bakterielle Invasion ermöglichen
- Okklusionstrauma durch nicht perfekt angepasste Füllungen, Kronen oder Brücken.

In Anbetracht dessen kommt der Frage nach neu angefertigten Kronen, Brücken oder Füllungen eine besondere Bedeutung zu (☞ Kap. 3 Diagnostik).

Klinik

- Sensibilitätsprobe positiv: „heller", kurzer, stechender Schmerz, der nur kurz anhält (sog. Minutenschmerz)
- auslösbar durch Kalt, Süß, Sauer
- Wärme lindert den Schmerz
- Zahn ist nicht klopfempfindlich.

Röntgen

Abklärung: tiefe Füllung bzw. radiologisch tiefe Karies (C3-C4-Karies), um den Ort des Schmerzes eingrenzen zu können.

6

Diagnose

TIPP

Der Zustand der reversiblen Pulpitis ist nur eine „Momentaufnahme" und kann sich ändern, sowohl zur gesunden Pulpa als auch zur irreversiblen Pulpitis. Deshalb ist es wichtig, den Patienten nach erfolgter Therapie darüber aufzuklären, dass es sich um einen Versuch handelt, den Zahn vital zu erhalten.

Therapie

Caries profunda

Karies entfernen; Dentinwunde abdecken und Kavität mit Füllung dicht verschließen (☞ Kap. 1 Vitalerhaltende Maßnahmen).

Dessen ungeachtet können nach Kariesexkavation und dichter Füllung in den nächsten Monaten (auch Jahren) Beschwerden auftreten, die trotz aller Bemühungen eine Wurzelkanalbehandlung nach sich ziehen.

Ursache: Unterschied zwischen klinischem und histologischem Befund.

! Es ist klinisch nicht festzustellen, ob und welche Menge Endotoxine (aus der äußeren Membran gramnegativer Bakterien und ursächlich für Entzündungen) die Pulpa bereits erreicht haben.

Präparationstrauma

Kontrolle der Provisorien auf guten Randschluss und Okklusion.

Säureangriff

Abwarten.

Okklusionstrauma

Einschleifen.

Beschwerden durch hypersensible Zahnhälse

- Versiegelung mit einem entsprechenden Dentinadhäsiv
- evtl. Patienten auf Änderungen im Ess- und Putzverhalten hinweisen.

6.2.3 Irreversible Pulpitis

Ätiologie

- irreversible Schädigung des Pulpagewebes durch Endotoxine (Karies) bzw.
- traumatischer Reiz, der zu lange auf die Pulpa eingewirkt hat, z.B. lange bestehendes Okklusionstrauma, aber auch ein kurzfristiges Trauma (Unfall etc.).

Klinik

Mögliche Symptome/Befunde:

- auslösbar durch Kälte und Wärme
- Kälte lindert den Schmerz – Wärme steigert den Schmerz
- lang anhaltend – Schmerz hält deutlich über die Dauer der Reizeinwirkung an (Stundenschmerz)
- dumpfer klopfender Zahnschmerz – pulssynchron
- schlecht lokalisierbar
- Zahn ist klopfempfindlich
- Nachtschmerz („Ruheschmerz").

Therapie

! Um die richtige Therapieentscheidung treffen zu können, muss zunächst die Frage nach der zur Verfügung stehenden Zeit beantwortet werden.

Maximaltherapie:

- Anästhesie (☞ 6.1.4 Anästhesie)
- Anlegen des Kofferdams
- vollständige Exstirpation der Pulpa
- Bestimmung der Arbeitslänge
- anschließendes Aufbereiten aller Wurzelkanäle
- Einbringen einer Calciumhydroxid-Einlage
- bakteriendichter Verschluss.

Erfolgsquote: 99 % Schmerzfreiheit.

Die Zeit, um eine solch umfangreiche Therapie bei einem Schmerzpatienten durchzuführen, steht im Praxisalltag meist nicht zur Verfügung. In solchen Fällen sollte man sich auf die reine Schmerzbehandlung beschränken.

6

Alternative: Vitalamputation

- Anästhesie
- Trepanation der Zugangskavität
- Entfernung der Pulpa aus der Pulpakammer mit einem langsam laufenden Rosenbohrer
- Einlage eines Schaumstoff-Pellets mit schmerzstillendem Medikament (Ledermix®) in die Pulpakammer
- provisorischer Verschluss der Trepanationsöffnung.

Erfolgsquote: 92–97 % Schmerzfreiheit (je nach Studie; s. Hasselgren G.; 1989).

Vom Instrumentieren der Wurzelkanäle ohne vollständige Aufbereitung mit Längenbestimmung ist unbedingt abzuraten, da im Regelfall eine Restpulpitis mit anhaltenden Beschwerden resultiert. Außerdem entstehen sehr schnell Präparationsfehler im Wurzelkanalsystem.

Restpulpitis

Bezeichnung für Schmerzen, die durch den verbleibenden vitalen Pulpastumpf – z.B. beim unvollständigen Instrumentieren der Wurzelkanäle – verursacht werden.

Vorbehandelte Zähne, bei denen die Kanäle ohne vollständige Aufbereitung der Wurzelkanäle instrumentiert wurden, sind in der Folgesitzung erheblich schlechter zu anästhesieren.

6.2.4 Irreversible Pulpitis mit Austritt von Pus

Ätiologie

6

Fließender Übergang von irreversibler Pulpitis zur Pulpanekrose.

Klinik

Aus der Zugangskavität treten geringe Mengen Pus aus.

Therapie

Bei moderatem Pusaustritt

Vorgehen analog dem zur irreversiblen Pulpitis (☞ 6.2.3).

Bei vermehrtem Pusaustritt

Klinik
Der Zahn ist meist **stärker perkussionsempfindlich** (☞ 6.2.3 Klinik der Irreversiblen Pulpitis).

Röntgen
In diesem Stadium evtl. erkennbare Anzeichen einer apikalen Parodontitis, obwohl noch Sensibilität (wenn auch verzögert) zu verzeichnen ist.

! Wahrscheinlich bedingen Endotoxine die apikale Reaktion. Diese Reaktion wird ausgelöst, obwohl noch ein vitaler Pulpastumpf im apikalen Kanalanteil vorhanden ist.

Von einer Pulpaamputation ist abzusehen, da eine deutliche Schmerzreduktion ohne vollständige Reinigung des gesamten Wurzelkanalsystems sonst nicht zu gewährleisten ist.

Therapie bei vermehrtem Pusaustritt: vollständige Reinigung des gesamten WKS (☞ auch 6.2.7 Akute apikale Parodontitis).

6.2.5 Teilvitale Zähne

■ Ätiologie

Zähne mit mehreren Wurzeln, bei denen eine der Wurzeln nekrotisches Gewebe und die andere(n) vitales Gewebe enthält.

■ Klinik

Die **Sensibilität** ist **stark verzögert.**

Möglicherweise ist keine Sensibilität festzustellen, und erst während der Behandlung wird die Vitalität einer Wurzel erkannt. In diesen Fällen muss der Zahn anästhesiert werden, um für den Patienten eine schmerzfreie Behandlung zu gewährleisten.

■ Röntgen

Möglicherweise ist eine apikale Aufhellung an einer Wurzel zu erkennen.

6.2.6 Pulpanekrose

■ Ätiologie

Ursachen für die vollständige Degeneration des Pulpagewebes:

- zuerst irreversible Pulpitis
- prinzipiell auch als sterile Nekrose möglich (z.B. nach Präparationstrauma)
- Regelfall: infizierte Nekrose, die in eine apikale Parodontitis mündet.

■ Formen der Pulpanekrose [☞ Kap. 2 Histologie]

Im Rahmen der Notfallendodontie ist nur die akute apikale Parodontitis (AAP; ☞ 6.2.7) von klinischer Relevanz.

■ Klinik

- Zahn **deutlich klopfempfindlich**
- Sensibilitätstest negativ
- Patient gibt an, der Zahn sei „zu hoch".

■ Röntgen

Apikale Aufhellung bei erheblicher Demineralisation erkennbar.

■ Therapie

Anästhesie

Evtl. bei starker Berührungsempfindlichkeit.

TIPP

In diesem Fall kann die Kombination der Infiltration oder Leitungsanästhesie mit einer intraligamentären Injektion sinnvoll sein (Cave: parodontale Situation! ☞ Kap. 9 Anästhesie).

Eine intrapulpale Injektion ist u.U. notwendig, denn nicht selten enthalten die Wurzelkanäle noch einen vitalen Pulpenstumpf (letzter Millimeter), obwohl eine Nekrose vorliegt.

Vorgehen

- zur Besserung der Beschwerden: Initiale Reinigung aller Kanalsysteme durch chemo-mechanische Aufbereitung und Längenbestimmung (Siqueira J.F. jr.; 2004; Balaban F. et al.; 1984)
- medikamentöse Einlage in die Pulpakammer (Ledermix®; Ehrmann E.H. et al.; 2003)
- Wiederverschluss des Zahnes.

! Bei unvollständig aufbereiteten Wurzelkanälen werden signifikant häufiger postendodontische Beschwerden beobachtet als bei Wurzelkanälen, die vollständig behandelt wurden.

Möglicher Grund: Entfernung inhibitorisch wirkender Keime aus dem Wurzelkanal mit konsekutivem überproportionalen Wachstum von anderen verbliebenen Bakterienspezies (Sundqvist G.; 1992).

Schnelle Schmerzreduktion

Auch wenn es in vielen Studien kontrovers diskutiert wird, so bietet doch das „aus der Okklusion Schleifen" eine sofortige subjektive Erleichterung für den Patienten (Rosenberg P.A.; 2002).

6.2.7 Akute apikale Parodontitis (AAP) mit massivem Pusaustritt und/oder Abszessbildung

■ Pusabfluss

Durch eröffneten Wurzelkanal

6

Ggf. durch gezieltes „Überinstrumentieren" über das Foramen apicale hinaus mit dünnen Instrumenten (Iso 06/08), um einen guten Pusabfluss zu gewährleisten (Siqueira J.F. jr.; 2004).

Kurzzeit-Drainage (< 2 Minuten)

Kein positiver Effekt auf den Heilungsverlauf (Nusstein J.M. et al.; 2002).

Drainage (> 5–10 Minuten)

Deutlich positive Wirkung: In den meisten Fällen endet der Pusaustritt und der Zahn kann nach der chemo-mechanischen Reinigung verschlossen werden.

„Offen-lassen" des Zahnes

Auch wenn es teilweise in der Literatur (Tjaderhane L.S. et al.; 1995) empfohlen wird: Von einem über ein oder mehrere Tage „offenen" Zahn muss abgeraten werden, da sich ein extrem schwer zu beherrschendes Keimspektrum bildet, welches den Nährboden für eine Reinfektion des Wurzelkanalsystems bietet (Siqueira J.F. jr.; 2003).

6.2.8 Akuter apikaler Abszess

■ Klinik

Kardinalsymptome einer Entzündung

Calor, dolor, rubor, functio laesa.

Schmerz

Meist durch den im Gewebe entstehenden Druck.

! Demgemäß empfindet der Patient eine erste Erleichterung, wenn der eitrige Prozess durch das Periost bricht. Im Palatinum bleibt trotz einer Periostperforation ein Druckschmerz bestehen.

Abszess-spezifische Befunde

- Klage über deutlich „erhöhten" Zahn
- deutlicher Lockerungsgrad
- Druckdolenz der apikalen Region.

Beim „reifen" Abszess, der dann submukös bzw. subperiostal liegt (☞ Abb. 6.2 a):

- Fluktuation des geschwollenen Areals
- Verstrichene und geschwollen Umschlagsfalte bzw. geschwollener Gaumen.

Nur der „reife" Abszess (tastbare Fluktuation) sollte inzidiert werden.

Therapie:

- Trepanation
  - Leichtes Überinstrumentieren, um Abfluss über den Wurzelkanal zu erzielen
- Inzision (s.u.).

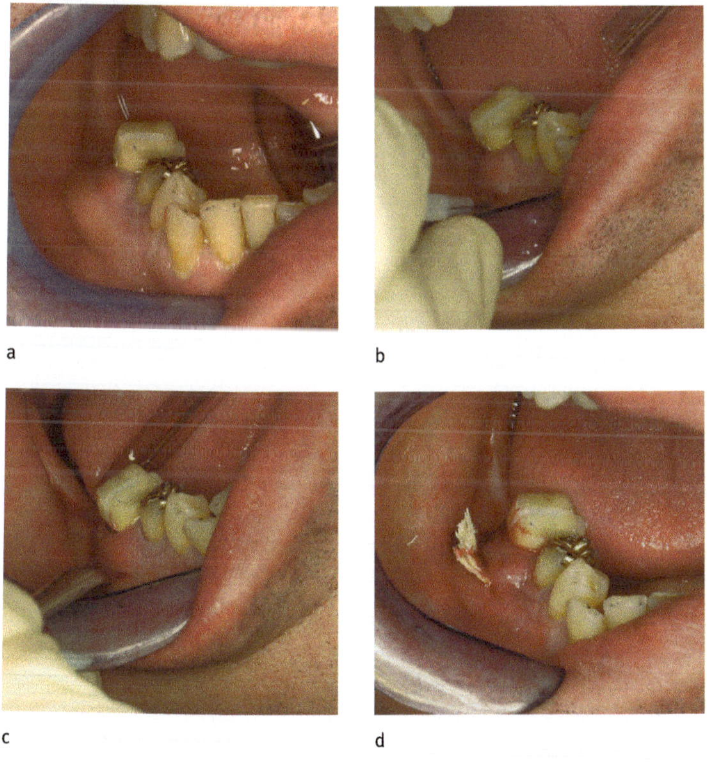

Abb. 6.2 a–d: Zustand nach Trep., WK-Füllung und med. Einlage an Zahn 46. a) Fluktuierender submuköser Abszess. b) Inzision. c) Mobilisierung bis auf knöchernen Defekt. d) Streifeneinlage.

Abszessinzision

Lokalanästhesie

Häufig schwierig aufgrund des veränderten pH-Werts im entzündeten Gewebe und der gesteigerten Durchblutung (Hyperämie; Reizweiterleitung verbessert; keine α-Fasern bei Schmerz, sondern γ-Fasern; ☞ Kap. 9 Anästhesie).

Wegen der Keimverschleppung möglichst nicht durch den Abszess injizieren.

Eröffnung

An der Stelle der größten Schwellung mit einem Mukoperiost-Schnitt (☞ Abb. 6.2 b).

Therapie

- Abpräparation des Periosts mit einem Raspatorium, bis die Stelle der Knochenperforation durch den Abszess gefühlt werden kann (☞ Abb. 6.2 c)
- deutliche Entleerung von Pus
- zum Offenhalten der Inzision: Einlage eines Streifens oder Drainageröhrchens (☞ Abb. 6.2.d).

Die Trepanation des Zahnes sowie das vollständige Aufbereiten sind zwingend notwendig.

Nachbehandlung

- wiederholter Streifenwechsel in den nächsten Tagen
- Wundspülung mit Chlorhexidin oder anderen antibakteriellen Lösungen.

Logenabszess

6

- bei Verdacht auf einen Logenabszess sollte der Patient stationär aufgenommen werden!
- großes akutes periapikales Geschehen mit submukösen Einschmelzungen
- Fieber
- eingeschränkter Allgemeinzustand des Patienten.

TIPP

In diesem Fall ist die endodontische Therapie in Kombination mit der Abszessinzision durch die Gabe von Schmerzmedikamenten und einem oralen Antibiotikum (s.u.) zu unterstützen.

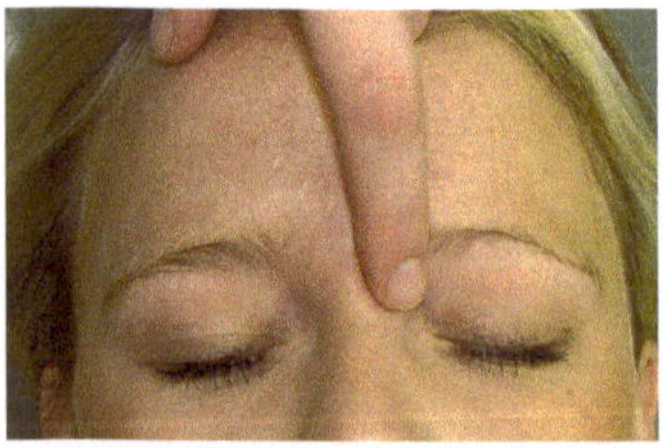

Abb. 6.3: Druckpunkt der Vena angularis.

Ist bei einem Abszess der Oberkiefer-Eckzähne das entzündliche Geschehen so weit fortgeschritten, dass die Vena angularis druckdolent ist, sollte eine stationäre Aufnahme des Patienten erfolgen. Aufgrund der möglichen Keimverschleppung in den Sinus cavernosus besteht Lebensgefahr für den Patienten.

6.2.9 Flare up

■ Definition

Ein „Aufflammen“ (das in-den-akuten-Zustand-Übergehen) einer bereits abklingenden oder auch symptomlosen apikalen Parodontitis.

■ Ätiologie

Flare ups sind häufig und können das Vertrauensverhältnis zwischen Patient und Arzt beträchtlich stören, da der Patient nur wahrnimmt, dass die Beschwerden nach der Behandlung schlimmer geworden sind.

(☞ unten, Patientenaufklärung)

Endodontisch bedingter Schmerz nach erster Behandlung

Allgemeine Ursachen

Gründe für eine sekundäre Infektion des Wurzelkanals:
- Trepanation ohne Kofferdam („nur mal eben eine Schmerzbehandlung“)
- undichter provisorischer Verschluss.

Beides führt unweigerlich zu einem Keimspektrum im Endodont, welches vorher nicht vorhanden war und im Anschluss schwer zu beherrschen ist (Siqueira J.F. jr., Lima K.C.; 2002).

Spezielle Ursachen

- **apikale Extrusion von Debris und Bakterien** durch die Instrumentierung des Wurzelkanals (Siqueira J.F. jr.; 2003)
- **Ungleichgewicht im Wirt-(Patient-)Bakterien-Verhältnis**
- schnelle Vermehrung pathogener Keime:
  - Porphyromonas endodontalis oder gingivalis
  - Prevotella species
  - Treponema denticola
  - Tannerella forsythia (früher: Bacteroides forsythus)
  - Filifactor alocis
  - Dialister pneumosintes
  - Peptostreptococcus micrus
  - Finegoldia (früher: Peptostreptococcus) magna etc.
- Problematik der **unvollständigen Instrumentation,** bei der inhibitorisch wirkende Bakterien entfernt werden (☞ 6.2.6 Pulpanekrose)
- **reduzierte Immunabwehr** des Patienten
- **Virusinfektionen,** v.a. Herpes-, Epstein-Barr-Virus (Contreras A., Slots J.; 2000; Sabeti M. et al.; 2003).

Nach Revision

Plötzlich akute Schmerzen und evtl. Abszessbildungen.

Postendodontische Schmerzen ohne bakterielle Grundlage

- Verletzung des periapikalen Gewebes durch Instrumente (Überinstrumentieren)
- Irritationen durch Spüllösungen und/oder Medikamente
- überpresstes Füllmaterial (Maddox D. et al.; 1977).

Patientenaufklärung

TIPP

Wenn nach der Behandlung Schmerzen auftreten oder eine Empfindlichkeit persisiert, verliert der Patient ohne Aufklärung sein Vertrauen. Hingegen weiß ein aufgeklärter Patient, warum und wie lange die Beschwerden noch bestehen können. Er wird dann die Praxis erneut aufsuchen, da er seinen Zahnarzt als kompetent ansieht.

Zu besprechen sind:
- die Problematik auftretender Schmerzen
- die Gründe.

Eine Empfindlichkeit kann nach erfolgter Wurzelkanalbehandlung noch bis zu einer Woche bestehen bleiben.

Klinik

Flare-up-Rate

bei endodontischen Behandlungen: 1,5–5,5 % (Mor C. et al.; 1992; Walton R.E.; 2002).

Ausgangsbefunde

(☞ Tab. 6.1; Walton R.; Fouad A.; 1992).

Tab. 6.1: Übersicht über Ausgangsbefunde bei starken postendodontischen Schmerzen (Wiederaufsuchen der Praxis)

Ausgangsbefund	Anteil der Patienten (%)
irreversible Pulpitis	1,3
Pulpanekrose	6,5
davon mit akuter apikaler Parodontitis	4,9
davon mit chronischer apikaler Parodontitis	3,5
davon mit akutem apikalen Abszess	13,1

6

Schmerzintensität

(☞ Tab. 6.2; Georgopoulou M. et al.; 1986).

Tab. 6.2: Übersicht über die Schmerzintensität nach Behandlung

Schmerzqualität	Anteil der Patienten (%)
leicht	21
moderat	15
stark	7

Interessanterweise treten postendodontische Schmerzen bei Frauen signifikant häufiger auf als bei Männern.

Therapie bei Schmerzen nach erfolgter Behandlung

Okklusale Reduktion zur schnellen Erleichterung (☞ 6.2.6 Pulpanekrose).

Treten die Beschwerden nach erfolgter Wurzelkanalfüllung auf, muss eine Revision in Betracht gezogen werden.

Kommt keine der o.g. Ursachen für ein „Aufflammen" in Betracht,

- kann man je nach Schwere der Schmerzen 1–3 Tage vergehen lassen und auf eine Immunregulation der Schmerzen warten
- sollte in dieser Zeit der Patient durch Analgetika unterstützt werden.

6.3 Medikamente für den Schmerzfall

6.3.1 Analgetika

Standardmedikamente

Nichtsteroidale Antiphlogistika (NSA) und Paracetamol-Präparate

- Ibuprofen- und Paracetamol-Präparate als alleinige Gabe
- Paracetamol-Präparate häufig in Kombination mit Codein
- eine signifikant bessere Wirkung, wie in Studien (Menhinick K.A.; 2004; Cooper S.A.; 1989) gezeigt, ist eine Kombination von 600 mg NSA (Ibuprofen) und 1000 mg Paracetamol.

Innerhalb von 2–3 Stunden sollte eine deutliche Schmerzlinderung eintreten

Flexible Schmerztherapie ☞ Tab. 6.3.

6

Tab. 6.3: Verschreibungsstrategie für das Management von akutem Zahnschmerz (nach Hargreaves K.M., Seltzer S.; 2002)

Schmerzqualität	Patient verträgt ASS-ähnliche Präparate	Unverträglichkeit von ASS-ähnlichen Präparaten
leicht	NSA 200 mg	Paracetamol 600–1000 mg
moderat	NSA (max. effektive Dosis) NSA + Paracetamol NSA + Paracetamol/Codein	Paracetamol 600–1000 mg mit einem Äquivalent von 60 mg Codeln
stark	NSA (max. Dosis) + Paracetamol/Oxycodon 10 mg Kombination	Acetaminophen 1000 mg mit einem Äquivalent von 10 mg Oxycodon

NSA: Nichtsteroidale Analgetika/Antiphlogistika

- Acetylsalicylsäure (z.B. Aspirin®)
- Metamizol (z.B. Novalgin®)
- Diclofenac (z.B. Voltaren®)
- Ibuprofen (z.B. Irfen®)

6.3.2 Orale Antibiotika

Generelle Empfehlung

Keine Notwendigkeit während (unterstützend) oder nach Wurzelkanalbehandlung.

Indikation von Antibiotika

Abszess nicht lokal begrenzt:

- streut in das umliegende Gewebe
- systemische Beteiligung vorliegend oder zu erwarten.

Einsatz von oralen Antibiotika in Verbindung mit endodontischer Therapie ☞ Tab. 6.4, Kap. 8.2.1.

Tab. 6.4: Antibiotika-Empfehlungen für endodontische Patienten mit Symptomatik (nach Fouad F.F.; 2002)

Befund	Nebenbefund	Therapie	Zustand	Folgemaßnahmen
vitale Pulpa		Antibiotika nicht empfohlen		
Pulpanekrose bzw. akute apikale Parodontitis		Antibiotika nicht empfohlen		
Pulpanekrose bzw. akuter periradikulärer Abszess	lokalisiert	Antibiotika nicht empfohlen		
	ausgebreitet	Penicillin V 500 mg oder Amoxicillin 500 mg oder Clindamycin 300 mg (bei Penicillin-Allergie)	Besserung	
			keine Besserung	ggf. Bakterienkultur; Antibiotikawechsel: – Clindamycin – Makrolide – Cephalosporine – plus Metronidazol zum Penicillin
			Verschlechterung	umgehende Überweisung zu einem Kieferchirurgen

6.4 Schrödersche Knochenlüftung

Verschiedene Studien zeigten: Gegenüber herkömmlicher Therapie bietet die apikale Trepanation des Knochens keinen signifikanten Vorteil (Nist E.; 2001; Houck V.; 2000).

Im Gegenteil: Moos H.L. et al. (1996) zeigten sogar, dass es zu einem signifikanten Anstieg der Beschwerden nach der therapeutischen Bohrung kam. Daher ist aus heutiger Sicht von der Schröderschen Lüftung abzuraten.

6.5 Kurzübersicht

Übersicht über die Notfallendodontie ☞ Abb. 6.4.

6.5.1 Gesunde Pulpa

Sensibilität +; Perkussion –; Palpation +
Rein klinische Befunderhebung, welche histologisch häufig nicht bestätigt werden kann.

! Bei einem unauffälligen Befund wird jedoch keine weitere Therapie eingeleitet.

6.5.2 Reversible Pulpitis

Sensibilität +(+); Perkussion –; Palpation –

6

■ Schmerzqualität

Kurz, hell, stechend (auslösbar durch Kalt, Süß, Sauer; Wärme lindert).

■ Röntgenbild

Apikal unauffällig.

■ Ursache

Karies oder Päparations-, Okklusions- u.a. Traumata.

■ Therapie

Karies

- Karies entfernen
- evtl. indirekte/direkte Pulpaabdeckung
- dichte Füllung.

Präparationstrauma

Okklusion und Artikulation der Provisorien überprüfen.

Okklusionstrauma

Früh- und Störkontakte entfernen.

Trauma

Bei Subluxation: Schienung (☞ Kap. 20 Traumatologie).

6.5.3 Irreversible Pulpitis

Sensibilität +/–; verzögert, manchmal Sensibilität ++++; Perkussion +; Palpation –

Schmerzqualität

- über Minuten oder Stunden anhaltend
- **dumpfer klopfender Schmerz**
- auslösbar durch Wärme
- Spontanschmerz
- Nachtschmerz
- Patient gibt an, der Zahn sei „verlängert".

! Kälte lindert.

Röntgenbild

Apikal erweiterter Parodontalspalt.

Ursache

Sehr tiefe Karies oder Präparations- und/oder anderes Trauma; Sub- oder Totalluxation.

Therapie

Karies

- Kariesexkavation
- Vitalexstirpation
- Füllung.

Präparationstrauma/Trauma

Vitalexstirpation.

Totalluxation

- Vitalexstirpation
- Repositionierung
- Schienung (Drahtschienung oral von 3-3).

6.5.4 Pulpanekrose

Sensibilität –; Perkussion + (auch – möglich); Palpation kann positiv sein.

Röntgenbild

Oft apikale Aufhellung (LEO).

Ursache

Vorangegangene irreversible Pulpitis.

Therapie

Endodontische Behandlung.

Sterile Nekrose

Langfristig günstige Prognose mit endodontischer Behandlung.

Chronische apikale Parodontitis:

Sensibilität –; Perkussion –

Für den Patienten meist symptomfrei.

Röntgenbild
Oft apikale Aufhellung.

Therapie

- Trepanation
- Längenbestimmung
- Wurzelkanalaufbereitung (WK)
- Spülung (NaOCl/CHX)
- Medikation: $Ca(OH)_2$ oder Ledermix® (bei nicht optimaler Reinigung und somit Flare-up-Gefahr)
- provisorischer, adhäsiver Verschluss (☞ Kap. 16 Medizinische Zwischeneinlage)

Akute apikale Parodontitis

Sensibilität –; Perkussion +(++)
Zahn fühlt sich für den Patienten häufig erhöht an.

Röntgenbild
Apikale Aufhellung.

Therapie
Siehe oben (☞ 6.2.7). Möglicherweise vorsichtiges Überinstrumentieren, um Sekretabfluss zu schaffen, sowie eine okklusale Reduktion.

Akuter apikaler Abszess

Submuköse Fluktuation.

Therapie
Trepanation, Inzision, evtl. orale Antibiotika.

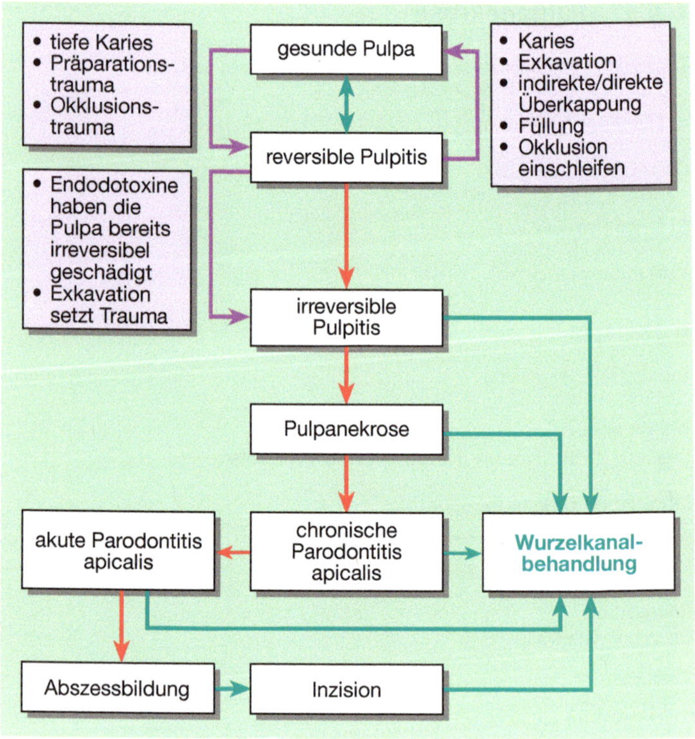

6

Abb. 6.4: Flussdiagramm zur Notfallendodontie.

6.6 Literatur

Balaban F., Skidmore A., Griffin J. (1984): Acute exacerbations following initial treatment of necrotic pulps. J Endod 10, S. 78–81

Contreras A., Slots J. (2000): Herpesviruses in human periodontal disease. J Periodontal Res 35, S. 3–16

Cooper S.A. (1989): Ibuprofen and acetaminophen in the relief of acute pain: a randomized, double-blind, placebo-controlled study. J Clin Pharmacol 29, S. 1026–1030

Ehrmann E.H., Messer H.H., Adams G.G. (2003): The relationship of intracanal medicaments to postoperative pain in endodontics. Int Endod J 36, S. 868–875

Fouad A.F. (2002): Are antibiotics effective for endodontic pain? An evidence-based review. Endodontic Topics 3, S. 52–66

Georgopoulou M., Anastasiadis P., Sykaras S. (1986): Pain after chemomechanical preparation. Int Endod J 19, S. 309–314

Hargreaves K.M., Seltzer S. (2002): Pharmacological control of dental pain. In: Hargreaves K.M., Goodies H.E. (eds.): Seltzer and Bender's dental pulp. Quintessence, Chicago, Ausg. 45, S. 205–226

Hasselgren G., Reit C. (1989): Emergency pulpotomie. Pain relieving effect with and without use of sedative dressing. J Endod 15, S. 254–256

Houck V. et al. (2000): Effect of trephination on postoperative pain and swelling in symptomatic necrotic teeth. Oral Surg Oral Med Oral Pathol Oral Radiol Endod 90, S. 507–513

Maddox D., Walton R., Davis C. (1977): Incidence of post treatment endodontic pain related to medicaments and other factors. J Endod 3, S. 447–452

Menhinick K.A. et al. (2004): The efficacy of pain control following nonsurgical root canal treatment using ibuprofen or a combination of ibuprofen and acetaminophen in a randomized, double-blind, placebo-controlled study. Int Endod J 37, S. 531–541

Moos H.L., Bramwell J.D., Roahen J.O. (1996): A comparison of pulpectomy alone versus pulpectomy with trephination for the relief of pain. J Endod 22, S. 422–425

Mor C., Rotstein I., Friedman S. (1992): Incidence of interappointment emergency associated with endodontic therapy. J Endod 18, S. 509–511

Nist E., Reader A., Beck M. (2001): Effect of apical trephination on postoperative and swelling in symptomatic necrotic teeth. J Endod 27, S. 415–420

Nusstein J.M., Reader A., Beck M. (2002): Effect of drainage upon access on postoperative endodontic pain and swelling in symptomatic necrotic teeth. J Endod 28, S. 584–588

Rosenberg P.A. (2002): Clinical strategies for managing endodontic pain. Endodontic Topics 3, S. 78–92

Sabeti M., Simon J.H., Slots J. (2003): Cytomegalovirus and Epstein-Barr virus are associated with symptomatic periapical pathosis. Oral Microbiol Immunol 18, S. 327–328

Siqueira J.F. jr. (2003): Microbial causes of endodontic flare-ups. Int Endod J 36, S. 453–463

Siqueira J.F. jr., Lima K.C. (2002): Staphylococcus epidermidis and Staphylococcus xylosus in a secondary root canal infection with persistent symptoms: a case report. Aust Endod J 28, S. 61–63

Siqueira J.F. jr., Barnett F. (2004): Interappointment pain: mechanisms, diagnosis, and treatment. Endodontic Topics 7, S. 93–109

Sundqvist G. (1992): Ecology of the root canal flora. J Endod 18, S. 427–430

Tjaderhane L.S. et al. (1995): Leaving the pulp chamber open for drainage has no effect on the complications of root canal therapy. Int Endod J 28, S. 82–85

Walton R.E. (2002): Interappointment flare-ups: incidence, related factors, prevention, and management. Endodontic Topics 3, S. 67–76

Walton R., Fouad A.F. (1992): Endodontic interappointment flare-ups: a prospective study of incidence and related factors. J Endod 18, S. 172–177

7 Instrumente

Hör und Zirkel

7.1 Geschichte

7.1.1 Anfangszeit

■ Erstes Wurzelkanalinstrument aus NiTi

Revolutionierung der maschinellen Wurzelkanalaufbereitung (Walia H.M. et al.; 1988).
Vorteile für vorhandene maschinelle Systeme (Hülsmann M.; 2002):
- 2–3fach höhere Elastizität als klassische Stahlfeilen
- besserer Widerstand gegenüber Torsionsfrakturen.

■ Instrumentenfrakturen

Zu Beginn der Einführung der rotierenden Nickel-Titan-Instrumente (NiTi) häufig; auch wenn mit stark untersetzten Winkelstücken eingesetzt, die mit sehr niedriger Drehzahl arbeiten.

! Das bedeutete, dass – besonders für den Unerfahrenen – Instrumentenbrüche bei der rotierenden Aufbereitung ein großes Risiko darstellten.

7.1.2 Weiterentwicklung

■ Endodontiemotoren

Mit Regulierungskontrolle von Drehzahl und Drehmoment (☞ Abb. 7.1 a–c).

■ Winkelstücke

Durch eingebaute Rutschkupplung ebenso eine Regulierung des Drehmoments möglich.

Derzeit fehlen Studien über die Genauigkeit der Motoren, was die Einhaltung der angewählten Drehmomentgrenzen betrifft.

7

■ Feilensysteme

Zur maschinellen, rotierenden Aufbereitung.

Das optimale System wurde noch nicht gefunden.

Vor- und Nachteile bei allen Systemen:
- abhängig von den klinischen Anforderungen
- Wurzelkanal: weit, eng, gekrümmt, gerade, kurz, lang
- Anfänger oder fortgeschrittener Behandler
- Generalist oder Spezialist usw.

! Allerdings kann festgehalten werden, dass NiTi die konventionellen Systeme (Giromatic®, Endolift, Canal-Finder, Canal-Leader u.a.) bei der rotierenden Aufbereitung verdrängt hat.

7.2 Drehmomentbegrenzende Motoren

7.2.1 EndoStepper® (S.E.T., bzw. Phytron)

Motor

- chipgesteuerter Schrittmotor
- pro Umdrehung 1600 Einzelschritte (steps)
- Bruchgrenze jedes im Prozessor gespeicherten Instruments über das Display anwählbar.

VORTEIL

Bei Erreichen der programmierten Bruchgrenze stoppt der Motor sofort. Über einen Linkslauf und eine Rüttelfunktion kann die Feile danach wieder gelöst werden.

Besonderheiten

Über offene Schnittstelle vom Hersteller per Upgrade auf alle Instrumente erweiterbar.

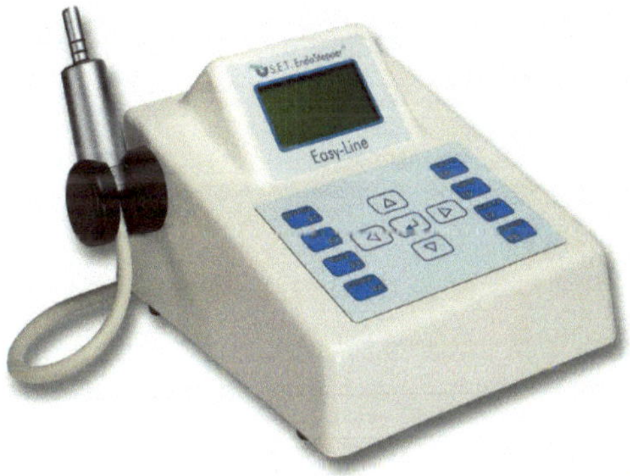

Abb. 7.1 a: EndoStepper®.

7

7.2.2 Endo IT® professional (VDW)

Motor (☞ Abb. 7.11 b)

- Steuerung durch Mikroprozessor
- sämtliche gängigen Feilensysteme im Speicher abgelegt
- Anwahl über Tastenkombination.

Besonderheiten

Eigene Feilensequenzen

Durch Programmieren möglich; gerade bei gemeinsamer Anwendung von unterschiedlichen Feilensystemen (Hybridtechnik) sehr hilfreich.

Integrierte Auto-Stop-Reverse-Funktion

- Feile bei Erreichen der Drehmomentgrenze im Kanal lösbar (Linkslauf)
- Aufbereitung fortsetzbar, ohne den Motor zu stoppen und erneut starten zu müssen.

Individuelle Regelung

von Drehmoment und Drehzahl über eine einzige Taste, z.B. bei extrem gekrümmten Kanälen.

Akustisches Warnsignal

Zuschaltbar; Alarm bei Erreichen von 75 % des zuvor gewählten Drehmoments.

7.2.3 E-Master™ (VDW)

■ Motor

- äußerst klein und handlich
- digitale Drehmomentkontrolle
- speziell auf FlexMaster®-System ausgerichteter Mikroprozessor.

■ Besonderheiten

Display

Ähnlichkeit mit FlexMaster®-Systembox (Handhabung auch für Anfänger sehr leicht).

Allerdings ist ein Interpolieren auf andere Systeme umständlich, weshalb ein Wechsel des verwendeten Feilensystems schwierig ist.

Laufrichtungsbelastungsanzeige

Direkt am Winkelstück; Umschaltung von grün auf rot und Aufleuchten, wenn 75 % der vorgegebenen Torsionswerte erreicht sind.

7

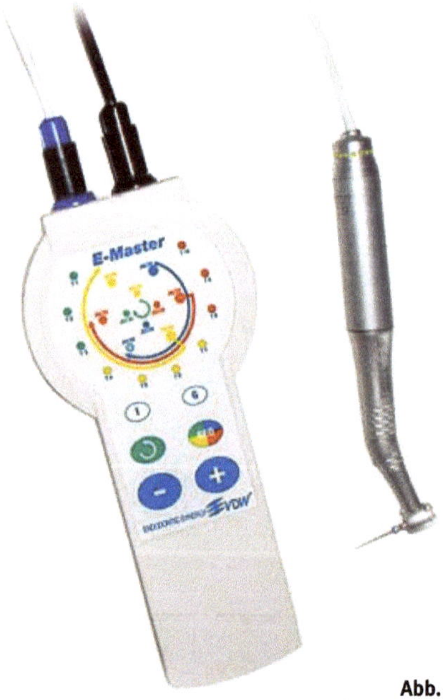

Abb. 7.1 b: E-Master™.

7.2.4 ATR-Tecnika-Vision-Motor (Maillefer/Dentsply)

■ Motor

- erster endodontischer Mikromotor mit Smart-Card-Technologie
- für alle gängigen Nickel-Titan-Instrumente
- Programmkarte mit den Maillefer-Instrumenten im Lieferumfang.

■ Besonderheiten

Weitere Programmkarte

Mit allen handelsüblichen Instrumenten separat verfügbar; bei zukünftigen Instrumentengenerationen entfällt Update.

Separate Datenkarte

Vom Anwender individualisierte Werte beliebig oft speicherbar (im Lieferumfang enthalten).

7.2.5 TCM Endo (Nouvag)

■ Motor

- mit Drehmomentbegrenzung
- Umdrehungszahl vorwählbar.

■ Besonderheiten

Integriertes Endometriegerät

In Version V für eine gleichzeitige elektrische Längenbestimmung.

Laufrichtungsänderung

Bei Erreichen des Drehmoments Änderung in Linkslauf; nach 2 Umdrehungen Rückkehr in Rechtslauf.

7.2.6 K3 ETCM (Kerr/Sybron)

■ Motor

Mit 5 voreingestellten Drehmomenten von 0,5–2 Ncm.

■ Besonderheiten

Bei Abschalten der Auto-Reverse-Funktion kann der Motor mit einem Drehmoment ≥ 50 Ncm betrieben werden.

7.3 Drehmomentbegrenzende Winkelstücke

7.3.1 Fabrikate

- Anthogyr NiTi Control (☞ Abb. 7.2)
- SIRONiTi
- KaVo ENDOflash®.

7.3.2 Besonderheiten

■ Drehmoment

4 bzw. 5 einstellbare Werte.

■ Rutschkupplung

Auslösung bei Erreichen des maximalen Drehmoments (vergleichbar mit einem Drehmomentschlüssel):
- Stillstand der Feile
- dann manuelles Entfernen aus dem Kanal möglich.

Problematisch: die Regulierung der Umdrehungszahl, welche über den vorhandenen Mikromotor erfolgen muss, sowie die Tatsache, dass die Feile im Wurzelkanal steckt und manuell zu lösen ist. Außerdem stehen lediglich 4 bzw. 5 Drehmomente zur Verfügung.

7

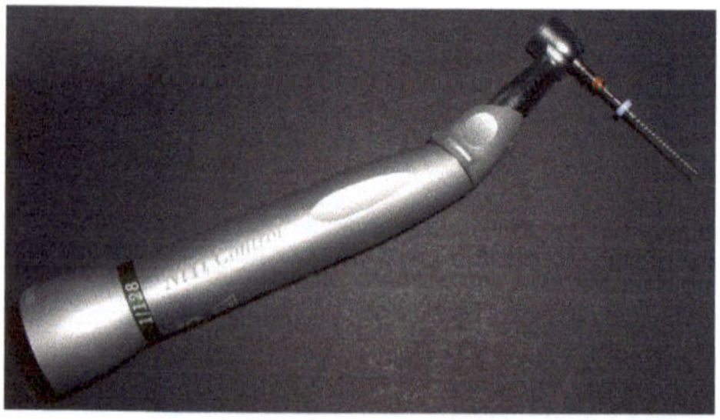

Abb. 7.2: Drehmomentbegrenztes Winkelstück Anthogyr NiTi Control.

7.4 Endometriegeräte mit integriertem Antrieb

7.4.1 Zwei-in-Eins-Geräte

Gleichzeitiges Aufbereiten und Messen des Wurzelkanals:
- Tri Auto ZX (Morita)
- Endy 5000 (Loser)
- Dentaport ZX u.a. (Morita).

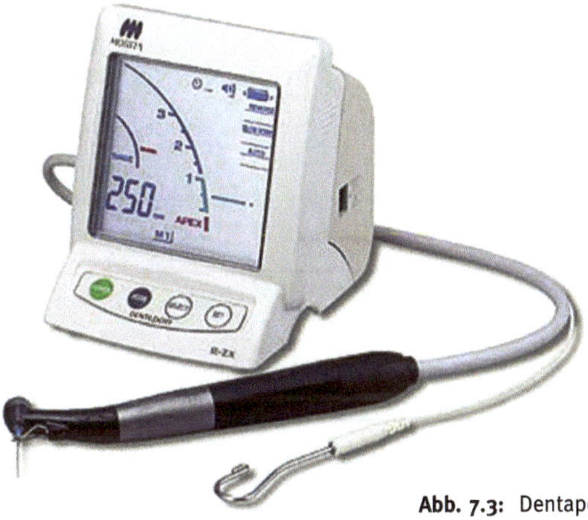

Abb. 7.3: Dentaport ZX.

7.4.2 Motor

Meist mit Akku betrieben, daher unabhängig vom Stromanschluss.

7.4.3 Besonderheiten

Drehmomentvorwahl

Mit Kompromissen, da Geräte oft nur mit wenigen Drehmomentstufen ausgestattet.

Aufbereitung und Messfunktion

Ein gleichzeitiges Messen und Aufbereiten mit Auto-Reverse-Funktion macht bei Erreichen der Arbeitslänge wenig Sinn, da die apikale Konstriktion meist überschritten ist, wenn der Motor anhält. 7

Unterschiedliche Gründe:

- Trägheit des Motors
- Zeit für die Informationsübertragung von der Instrumentenspitze zum Motor
- Messintervall „Foramen apicale – apikale Konstriktion".

Aufbereitung und Messfunktion sollten deshalb nur unabhängig voneinander eingesetzt werden.

7.5 Aufbereitungsinstrumente

Zur Formgebung und Reinigung des Wurzelkanals.

7.5.1 Kriterien

- Material
- Querschnitt
- Einsatz: rotierend oder feilend
- Gebrauch: von Hand oder maschinell.

Normen und Standards

ISO-Norm und ANSI-Standard mit Festlegung von:
- Durchmesser
- Konizität
- Grad der erlaubten Abweichung.

Einteilung

Nach dem Durchmesser der Instrumentenspitze numerisch-farblich (☞ Abb. 7.4).

7.5.2 Material

Aufbereitungsinstrumente derzeit fast immer aus Edelstahl oder Nickel-Titan (NiTi).
Neue Versuche: Verbesserung von NiTi bezüglich der Schneidleistung mit Hilfe einer Titannitrit-Beschichtung.

! Einmalinstrumente aus Carbon-Stählen konnten sich ebenso wenig durchsetzen wie Aluminium-Titan-Legierungen, die weder die Flexibilität von NiTi noch die Schneideeffektivität von Edelstahl erreichen.

Nickel-Titan

Entwicklung

7

1963 neuartige Legierung aus Nickel und Titan von W. J. Buehler.
Bezeichnet mit dem Akronym „Nitinol":
- „Ni" für Nickel
- „ti" für Titan
- „nol" als Abkürzung für Buehlers Arbeitgeber **N**aval **O**rdnance **L**aboratory (Silver Springs, USA), das am Raumfahrtprogramm der USA mitwirkte.

Nitinol-Legierungen in 2 Formen

- 55-Nitinol (55 % Nickel und 45 % Titan)
- 60-Nitinol (60 % Nickel und 40 % Titan).

! Gebräuchliche rotierende NiTi-Instrumente werden ausschließlich aus 55-Nitinol hergestellt, während Handinstrumente aus beiden Legierungen hergestellt werden (Hülsmann M.; 2002).

Vor- und Nachteile der verschiedenen Materialien (☞ 7.5.4 ff.) im Folgenden.

7.5.3 Instrumentenquerschnitt

- resultiert aus der Herstellung des Instrumententyps
- bestimmt die Handhabung, mit der das Instrument eingesetzt wird.

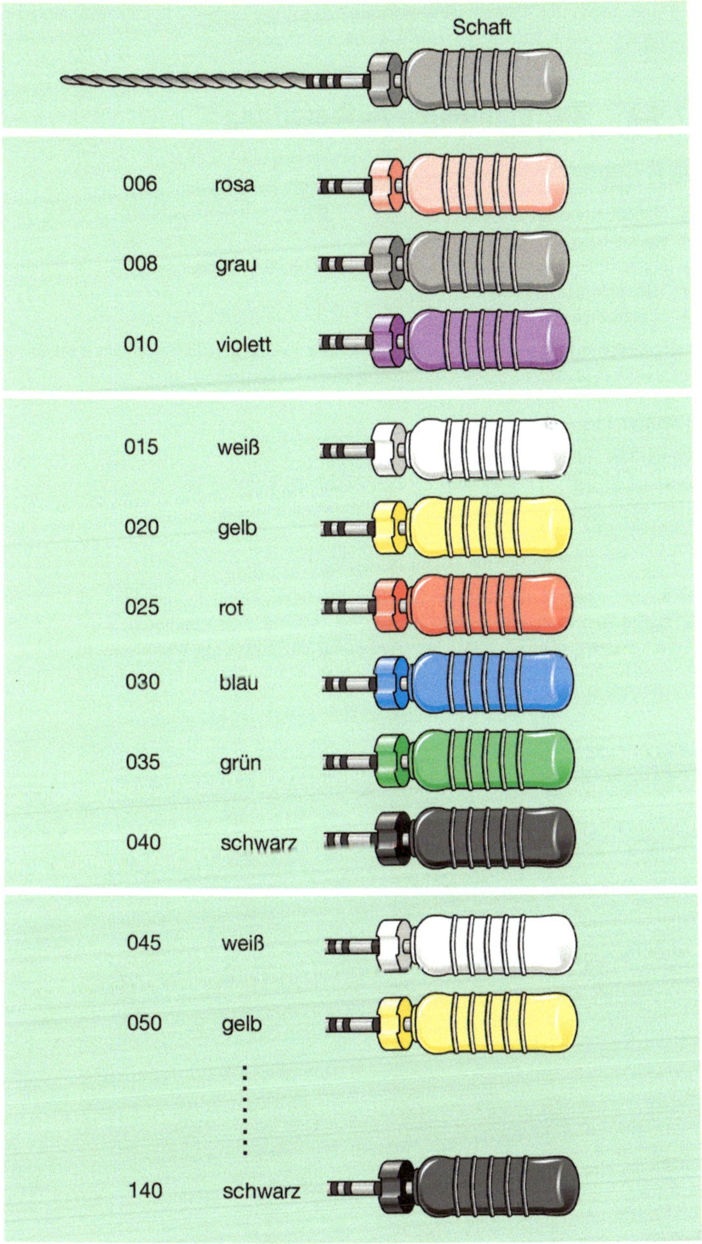

Abb. 7.4: Skizze einer Feile und entsprechende Tabelle mit Größe und farblicher Einteilung.

! Umgekehrt erfordert auch die angestrebte Arbeitsweise (feilend oder rotierend) einen bestimmten Instrumententyp (gedreht, gezogen oder gefräst).

7.5.4 Zur manuellen Aufbereitung

K-Reamer

- Querschnitt: quadratisch oder dreieckig (☞ Abb. 7.5)
- aus konischem Draht gedreht oder gefräst
- mit scharfen Schneidekanten in einem Abstand von 0,5 – 1 mm
- Schneidewinkel: 10 – 30° zum Schaft
- Einsatz: drehend.

Gedrehte Reamer sind qualitativ hochwertiger als gefräste, da sie eine höhere Flexibilität aufweisen und einer höheren Bruchbelastung standhalten.

Reamer aus NiTi

Nur gefräst (aufgrund der Materialeigenschaften).
Nachteil: geringe Schneidleistung.

Reamer aus Edelstahl

Geringe Elastizität (gerade bei großen ISO-Größen).

! Reamer tragen in Rotation Dentin an der Wurzelkanalwand ab und eignen sich hervorragend zum Erschließen von Wurzelkanälen, während eine ausschließliche Aufbereitung mit Reamern ohne schabende Bewegungen nur im kreisrunden Wurzelkanal möglich ist.

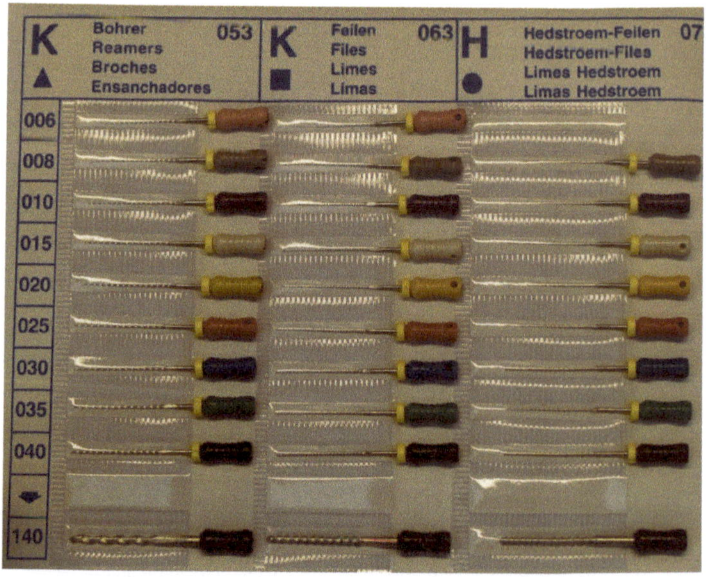

Abb. 7.5: Feilensortiment.

7

K-Feile

- Querschnitt wie Reamer (☞ Abb. 7.6)
- deutlich stärker verwunden: bis zu 2,5 Windungen auf 1 mm Instrumentenlänge
- deutlich resistenter gegen Torsionsbrüche
- Schneidewinkel: 25–40°
- Einsatz: rotierend, bedingt feilend.

In Bezug auf die verwendeten Materialien ☞ Reamer.

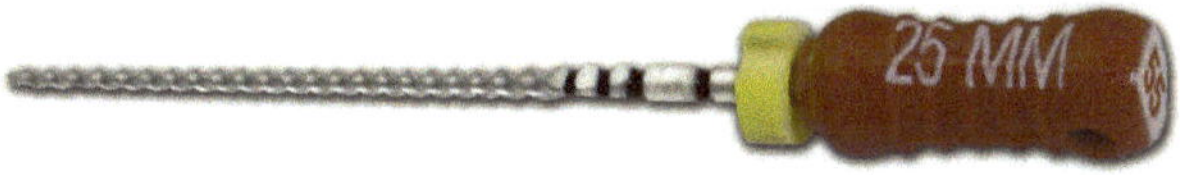

Abb. 7.6: Quadrat als Querschnitt mit Instrument.

Flexible K-Feilen

- Querschnitt: rhombisch; teilweise auch verschoben dreieckig (☞ Abb. 7.7)
- Flexibilität (verglichen mit K-Feilen): deutlich erhöht
- Schneidewinkel: ca. 30° an Instrumentenspitze bis 50° am Arbeitsende
- Einsatz: rotierend sowie feilend.

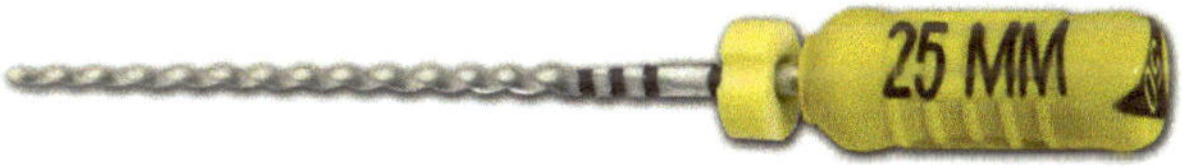

Abb. 7.7: Dreieck als Querschnitt mit Instrument.

Flexible K-Feilen aus Edelstahl

Effektiver im Dentinabtrag als K-Feilen.

Flexible K-Feilen aus NiTi

Zunehmend angeboten (Schäfer E. et al.; 1995).
Sind flexibler als Stahlinstrumente, haben jedoch eine geringere Schneidleistung

Hedström-Feilen

- aus Rundstählen gefräst (☞ Abb. 7.8)
- kleiner, runder Kern und tiefe Schneidekanten
- sehr effektiv im Substanzabtrag
- Schneidewinkel: ca. 60° zum Instrumentenschaft
- Einsatz: feilend.

Wegen ihres geringen Kerndurchmessers sind sie – gerade bei Rotation – sehr bruchgefährdet. Dies gilt besonders für kleine Instrumentengrößen.

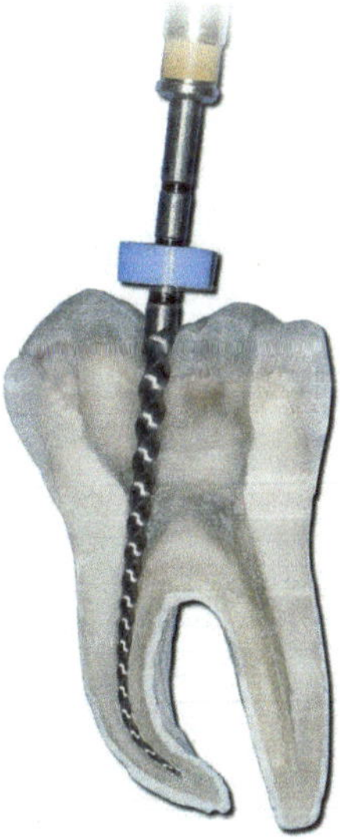

Abb. 7.8: Querschnitt mit NiTi-Instrument.

7

S-Feilen

Modifizierte Hedström-Feilen:
- mit S-förmigem Instrumentenquerschnitt
- wesentlich steifer als die klassischen Hedström-Feilen.

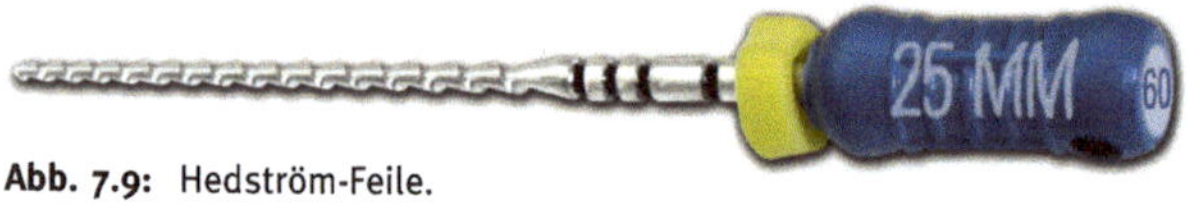

Abb. 7.9: Hedström-Feile.

7.5.5 Zur maschinellen Aufbereitung

■ NiTi-Instrumente

Pseudoelastisches Verhalten

Definition
Eigenschaft eines Metalls, nach Erreichen einer geringen Elastizitätsgrenze mit nur geringem Belastungsanstieg rückstellbare Verformungen zu ermöglichen.

Rückstellung
Nach Ende der Belastung, wobei das Ausmaß der durch die Gitterumwandlung erfolgten Deformation zunächst erhalten bleibt (sog. Hysterese; griech.: Andauern einer Wirkung nach Beseitigung ihrer Ursache).

NiTi-Kristallgitter

- Umwandlung bei Überschreiten einer kritischen Spannung:
  - Wechsel der Hochtemperatur-(Austenit-)Phase in die Tieftemperatur-(Martensit-)Phase
  - die sog. Transformationsphase, in der bei fast konstanter Belastung eine deutliche Dehnung des Metalls erfolgt (bei NiTi-Legierungen das superelastische Verhalten)
- Rückumwandlung in ursprüngliche Struktur erst nach Unterschreiten einer zweiten kritischen Spannung und Wiederherstellung der ursprünglichen Form (Hülsmann M.; 2002)
- je länger NiTi-Feilen in der Transformationsphase, desto weniger Belastung.

7

! Feilen mit einem massiven Kern verharren länger im Bereich des superelastischen Verhaltens als Feilen mit einem weniger massiven Kern.

Torsion

- zuerst geringe elastische Deformation (im Gegensatz zu konventionellen Edelstahlfeilen)
- dann Kristallgitterumwandlung
- wenn ausgeschöpft, erneut eine elastische Deformation
- danach plastische Deformation
- schließlich Instrumentenbruch
- insgesamt: nur geringe Deformationsphase, die rasch in die Fraktur des Instruments übergeht (Thompson S.A.; 2000).

Memory-Effekt

Fähigkeit eines Metalls, eine auf Kristallgitterumwandlung beruhende plastische Verformung nach dem Erwärmen durch eine Rückumbildung der Kristallstruktur aufzuheben (Hülsmann M.; 2002).

Nachteile von NiTi-Instrumenten

- Härte ca. halb so groß wie bei Edelstahlinstrumenten
- schnellerer Verschleiß im klinischen Gebrauch.

Instrumentenfraktur

Unerwarteter Bruch einer maschinell angetriebenen NiTi-Feile durch Torsions- oder Biegeermüdung; hauptsächlich bestimmt durch (Pruett J.P. et al.; 1997; Booth J.R. et al.; 2003) (☞ Abb. 14.18):

- Radius der Kanalkrümmung
- Krümmungswinkel
- Instrumentengröße.

! Die Umdrehungszahl ist weniger entscheidend.

Fraktureinleitung

Wichtiger Faktor: Oberflächenzustand der Feilen (Kuhn G., Jordan L.; 2001).

Torsionsfraktur

- Verklemmung eines Instruments im Kanal
- weitere Rotation im Kanal
- schließlich Überschreiten des Elastizitätslimits des Metalls.

Biegefraktur

Durch Arbeitsbelastung

Im gekrümmten Kanal maximal am Ort der stärksten Kanalkrümmung (Pruett J.P. et al.; 1997; Al-Fouzan K.S.; 2003).

Durch Metallermüdung

Dabei wird die Gefahr eines Ermüdungsbruchs durch ein niedrigeres Drehmoment verringert und bei gekrümmten Kanälen durch die Instrumentengröße gesteigert (Melo M. et al.; 2002).

Verwendungsdauer

Um die Gefahr der Biegefraktur zu vermindern, sollten die Instrumente nach einiger Zeit verworfen werden – unabhängig davon, ob sichtbare Defekte vorhanden sind oder nicht (Pruett J.P. et al.; 1997).

Bei rotierenden NiTi-Feilen

Zeitraum nicht geklärt; Gefahr der Instrumentenfraktur mit zunehmendem klinischen Gebrauch steigend.

7.5.6 Rotierende Wurzelkanalaufbereitung

☞ auch Kap. 14.3 Maschinelle Aufbereitungssysteme.
NiTi-Instrumente besser geeignet als Stahlinstrumente.

! Derzeit gibt es kein Instrument, das alle wünschenswerten Eigenschaften besitzt.

Instrumentendesign und Aufbereitungseigenschaften

(☞ Abb. 7.10)

7

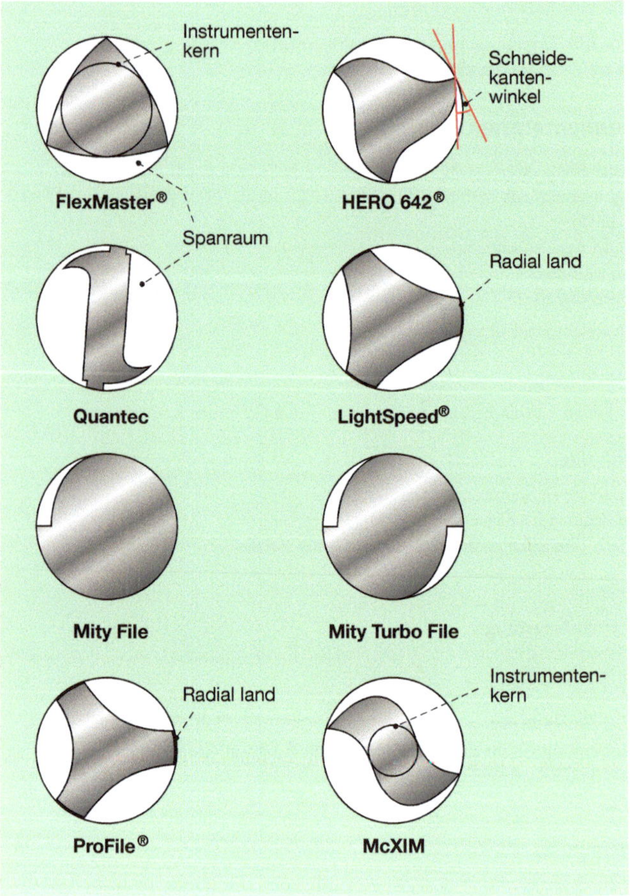

7

Abb. 7.10: Skizze des Instrumentendesigns zur Erklärung der einzelnen Begriffe.

Instrumentenkern

Kern oder Dicke des Kerns beeinflussen Bruchsicherheit.

Je dicker der Instrumentenquerschnitt, desto weniger anfällig ist das Instrument gegen eine Torsionsfraktur.

Spanraum

Je größer, desto besser der Transport der abgetragenen Dentinspäne nach koronal aus dem Wurzelkanal.

Schneidekantenwinkel

Je größer, desto mehr Abtragung von Material; desto größer auch die Eventualität, im Kanal festzusitzen.

Schneidekantentyp

Unterschied zwischen Führungsflächen, sog. radial lands, und scharfen Kanten:
- „radial lands" führen das Instrument zentrisch im Wurzelkanal
- scharfe Kanten ermöglichen einen stärkeren Abtrag.

„Radial lands" können aufgrund der größeren Kontaktfläche zur Wurzelkanalwand und der damit verbundenen größeren Reibung eher im Kanal verklemmen.

Instrumentenspitze

Nicht schneidende, sog. Batt-Spitzen:
- bessere Zentrierung des Instruments im Wurzelkanal
- Risikoabnahme im gekrümmten Wurzelkanal für:
  - Kanalbegradigung
  - Verlagerung des Foramens
  - Perforation.

Länge des Arbeitsteils

Festlegung, über welche Länge des Wurzelkanals ein Instrument Dentin abträgt; je länger, desto größer die Wurzelkanalwandfläche, an der Dentin abgetragen wird.

Ein selektives Arbeiten in einzelnen Wurzelkanalabschnitten (z.B. apikal) ist mit einem kurzen Arbeitsende möglich.

Konizität

Für die Form der Aufbereitung:
- koronales und mittleres Wurzelkanaldrittel: Konizität überschreitet die ISO-Norm (2 %)
- Wurzelkanal apikal ausformen: Instrumente mit geringer Konizität, ohne weiter koronal Dentin abzutragen (☞ auch 14.1.2)

Eine selektive Bearbeitung wird dadurch ermöglicht, dass das Instrument teilweise im Wurzelkanal frei rotieren kann.

■ Instrumentensatz

Wichtige Merkmale:
- erhältliche Größen
- Längen
- Konizitäten.

! Je größer die Auswahl der zur Verfügung stehenden Instrumente, desto universeller kann das System eingesetzt bzw. vom Behandler auf den jeweils zu behandelnden Wurzelkanal abgestimmt werden.

Unterschiedliche Charakteristika bei Aufbereitungsinstrumenten von verschiedenen Herstellern ☞ Tab. 7.1.

Tab. 7.1: Eigenschaften einer Auswahl von NiTi-Instrumenten.

	Name	Hersteller	Konizitäten [%]	Größen [ISO]	Kern	Spanraum	Schneidekantentyp	Schneidewinkel	Spitze
	FlexMaster®	VDW	2, 4, 6	15–70	massiv	mittel	K-Feile	negativ	Batt
	HERO 642®	Micro-Mega	2, 4, 6	20–45	massiv	groß	Spiral-kante	positiv	Batt
	LightSpeed®	Light Speed Technology	–	20–100	mittel	mittel	Radial land	k. A.	Batt
	ProFile®	Dentsply Maillefer	2, 4, 6, 8	15–90	klein	groß	Radial land	variabel	Batt
	SystemGT®	Dentsply Maillefer	4, 6, 8, 10,12	20–70	klein	groß	Radial land	variabel	Batt
	Mity Roto Files	JS Dental	2	20–45	klein	groß	Spiral-kante	k. A.	Batt
	Quantec	Sybron Endo	2, 3, 4, 5, 6, 8, 10, 12	15–45	klein	groß	Spiral-kante	gering positiv	nicht schneidend
	ProTaper™ universal	Dentsply Maillefer	variable Konizität	17–30	massiv	mittel	Spiral-kante	aktiv	stark abgerundet
	RaCe®	FKG Dentaire	2, 4, 6, 8,10	15–60	massiv	mittel	K-Feile	0°–35°	stark abgerundet
	K3	Sybron Endo	2, 4, 6	15–60	klein	mittel	asymme-trisch	positiv	nicht schneidend

7.5.7 Instrumente zur Wurzelfüllung

Klassische laterale Kondensation

Maschineller Aufwand sehr gering.
Instrumente (☞ Abb. 7.11):

- Spreader
- Plugger
- Messlehre.

Spreader und Plugger: sowohl aus Stahl als auch aus NiTi.

7

Warme Fülltechniken

Mit i.d.R. speziellem Equipment, das spezifisch auf das jeweils verwendete Verfahren abgestimmt sein muss.

Hand- oder Fingerinstrumente

Vorteil der Handinstrumente: bequemere Anwendung; nicht so schnelle Ermüdung der Fingermuskulatur.

⚡ Jedoch muss gerade bei Spreadern darauf geachtet werden, dass mit den Handinstrumenten nicht zu viel Kraft ausgeübt wird, was zur Wurzelfraktur führen könnte.

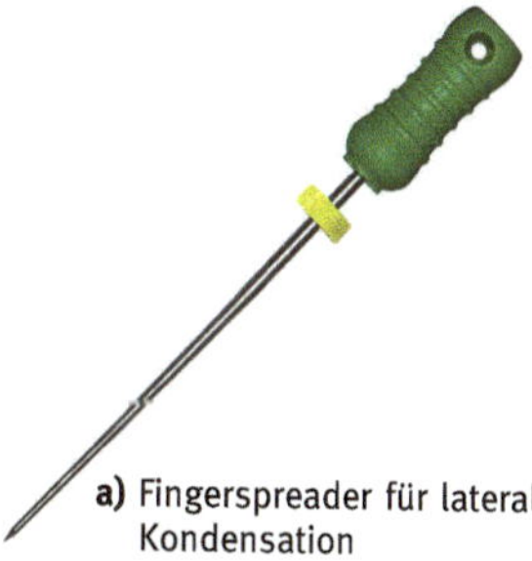

a) Fingerspreader für laterale Kondensation

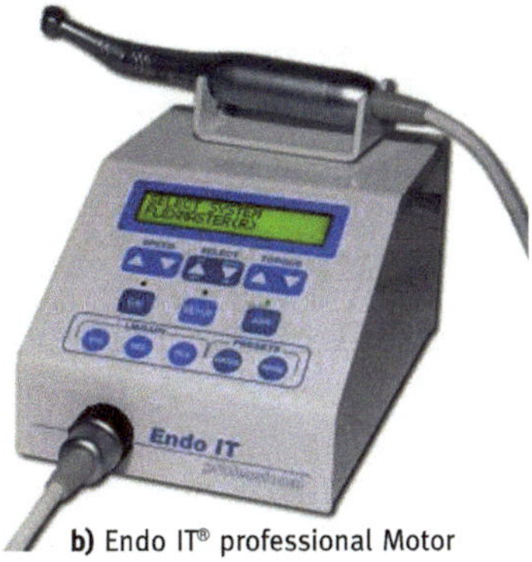

b) Endo IT® professional Motor

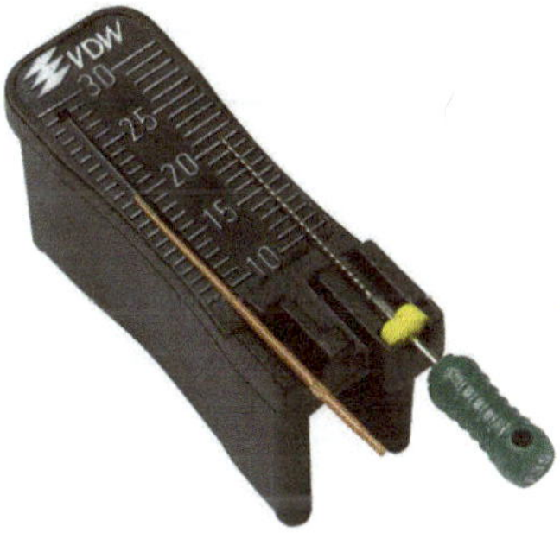

c) Instrumentenlängenmessblock

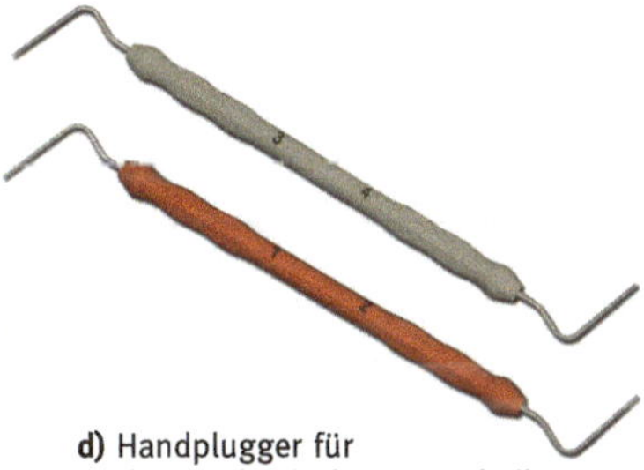

d) Handplugger für thermoplastische WF-Techniken

Abb. 7.11 a–d: Instrumente für: siehe Abb.

7.6 Laser

LASER (engl.): „Light Amplification by Stimulated Emission of Radiation" (Lichtverstärkung durch induzierte Emission von Strahlung).

7.6.1 Bedeutung

Einsatz in der Zahnmedizin

Seit fast 35 Jahren zur Bearbeitung von Hart- und Weichgewebe.
Erweiterte Einsatzgebiete (noch nicht praxistauglich):
- Vitalitätsbestimmung der Pulpa mit Laser-Doppler-Flussmessung
- Aufbereitung von Wurzelkanälen mittels spezifischer UV- und Infrarot-Laser.

! Nachgewiesen und im Praxisalltag erprobt sind Verfahren zur Desensibilisierung von überempfindlichen Zahnhälsen sowie die Anwendung in der Weichgewebschirurgie und der Zahnaufhellung.

Wirksamkeit

Abhängig von vielen Faktoren; besonderer Zusammenhang zwischen Wellenlänge des Lasers und Gewebeabsorption der Energie sowie, wie der Laser gepulst (getaktet) ist.

7

Beispiele:
CO_2-Laser (10600 nm)
Hohe Absorption in Wasser und höchste Absorption in Zahnmaterial (Phosphat).
Nd:YAG-Laser (1064 nm)
Geringe Absorption in Wasser und Zahnmaterial, eher von Pigmenten in der Tiefe des Gewebes.

Nicht jeder Laser ist für jeden Einsatz geeignet.

7.6.2 Lasersysteme

Die verschiedenen Laser unterteilen sich nicht nur in unterschiedliche Leistungsklassen (siehe unten), sondern auch nach ihrer Wellenlänge. Die Wellenlänge des Laserlichtes beginnt bei ca. 193 nm im Ultraviolettbereich (ArF-Laser) bis zu 10,6 μm im Infrarotbereich (CO_2-Laser).

Softlaser

HeNe- oder Diodenlaser

Leistungen im Milliwattbereich (keine invasive Therapie möglich):
- Verbesserung der Heilung von Weichgewebe
- Desensibilisierung hyperempfindlicher Zahnhälse (Wirkmechanismus noch ungeklärt).

Hochleistungslaser

Leistung bis zu 10 Watt:
ND:YAG-Laser; Ar-Laser (Argon); Er:YAG-Laser; Er:YSGG-Laser; kurz gepulste CO_2-Laser (Carbondioxid).

UV-Laser

Excimer-Laser; XeCl-Excimer-(Xenon-Chlorid-)Laser.

Infrarot-Laser

7

Im Bereich von Wellenlängen > 750 nm.
Der Infrarotbereich wird unterteilt in IRA (bis 1400 nm), IRB (1400–3000 nm) und IRL (3000–15 000 nm).

7.6.3 Einsatz in der Endodontie

Unterstützende Maßnahme bei der Wurzelkanalreinigung.

Ziele

- keimfreieres Endodont als mit herkömmlichen Techniken:
  - zum Entfernen der „smear layer“
  - zur Aktivierung der Spüllösung
- Versiegelung von Dentinkanälchen (durch Dentinverschmelzung)
- Beschleunigung der Heilung des periapikalen Gewebes.

Problematik der Laserbehandlung

Effekt des Lasers

Unklar, ob ein überlegener Vorteil gegenüber den bekannten und untersuchten Methoden zu erzielen ist.

! In verschiedenen Studien wurde gezeigt, dass z.B. nach 2-minütiger Spülung mit NaOCl (1 %!) die Wurzelkanäle signifikant sauberer waren als nach der Anwendung eines CO_2- und Er:YAG-Lasers (Mehl A. et al.; 1999).

Probleme

Temperaturentwicklung
Im Wurzelkanal nicht zu kontrollieren (Bahcall J. et al.; 1992):
- Einschmelzung und Karbonisierung
- Cracks und Risse nach der Verschmelzung von Dentin
- Gefahr einer Schädigung des umgebenden Parodontiums (Denaturierung) mit resultierenden Ankylosen.

Derzeit nur durch Reduktion des Energieniveaus limitierbar.
Nachteil: nicht mehr ausreichend zur Zerstörung von Mikroorganismen (auch Untersuchungen im Bereich der Endochirurgie ohne überzeugende Ergebnisse; Friedman S. et al.; 1991a; Read R.P. et al.; 1995).

Bearbeitung der Kanalwände (☞ Abb. 7.12)
eingeschränkt:
- nur axiale Abstrahlung des Lasers nach dem Austritt aus der Faser (max. 10°)
- nur wenig Abstrahlung an die Wände.

Lasereindringtiefe
schlecht kontrollierbar (mögliche Koagulation im periapikalen Gewebe).

Faserbrände oder -brüche
Im Lichtleiter.

Zusammenfassung

Ansätze der Lasertechnologie vielversprechend.
Weiterentwicklungen im Bereich:
- „seitlich abstrahlende Fasern"
- photodynamische Therapien
- laserfluoreszenzbasierende analytische Systeme.

! Zurzeit ist jedoch keine Überlegenheit bei der Anwendung eines Lasers im Rahmen der Wurzelkanalbehandlung zu erkennen.

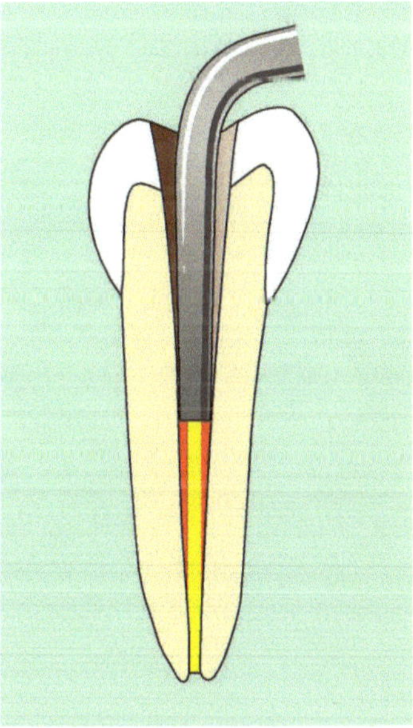

Abb. 7.12: Strahlenverlauf eines Lasers im Wurzelkanal.

7

7.7 Schall und Ultraschall

7.7.1 Wellenbereiche

- Infraschall $\leq$ 16 Hz
- Schall: 16 Hz–20 kHz
- Ultraschall: 20–100 kHz
- Hyperschall > 1 GHz.

7.7.2 Einsatz in der Endodontie

Schall- oder Ultraschallsysteme

- primäre Zugangskavitäten
- sekundäre Zugangskavitäten
- Reinigung bzw. Spülung
- Freilegen von Stiften
- Entfernung von frakturierten Instrumenten
- Entfernung von Dentikeln.

Geräte

SONICflex 2003 (6 kHz) bzw. PIEZOlux (30 kHz; ☞ Abb. 7.13).

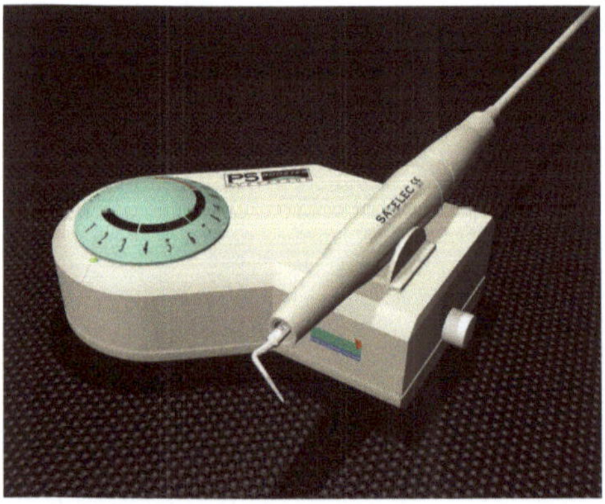

Abb. 7.13: Piezoultraschallgerät.

7

7.7.3 Ultraschall (US)

Verfahren zur US-Erzeugung

Mit Kristall oder Keramiken

Schwingungserzeugung und Weiterleitung über Amplifier zur Spitze.

Piezo-Ultraschall
Piezo (griech. „Druck“ oder „drücken“); Zusatzinformation als Hinweis auf die Art der Ultraschall-Erzeugung.

- Bezeichnung für spezielle Keramiken
- nach elektrischer Anregung: Expandieren und Kontrahieren, wodurch Schwingungen erzeugt werden (ca. 30 kHz).

Vorteil
Arbeit auch trocken (ohne Kühlung) möglich, da nur geringe Wärmeentwicklung.

Auf Basis der Magnetostriktion

Erzeugung der benötigten Schwingung durch ein magnetisches Wechselfeld.

Vermeidung einer Überhitzung
Durch permanente Kühlung der Magnetbündel.

Nachteil
Interne Gerätespülung mit Wasser oder CHX erforderlich.

NaOCl würde zur Korrosion des Metalls führen.

Zahnmedizinische US-Geräte

Frequenz

Meist zwischen 20 und 40 kHz.

Amplitude

Sinusformig, wodurch es Bereiche mit maximaler Schwingungsamplitude und Bereiche ohne Schwingungsamplitude gibt (☞ Abb. 7.14).
Im Bereich der Instrumentenspitze ist die Schwingung meist maximal.

Instrumente

Spezielle Ausstattung für die US-Systeme; auch normale Feilen (z.B. K-File) möglich.

7

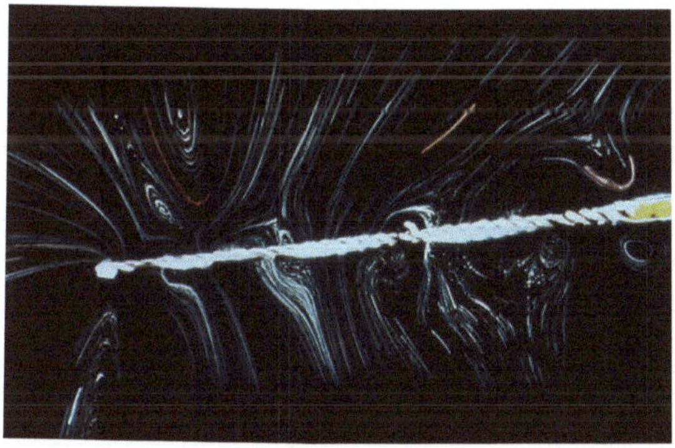

Abb. 7.14: Verlauf der Schwingungen an einer Ultraschallspitze.
(Mit freundlicher Genehmigung von Prof. C. J. R. Stock, Hampshire, UK.)

■ Spülen mit US-Systemen

Reinigende Wirkung

- nicht wie früher fälschlich angenommen durch den Kavitationseffekt (Implosion von Blasen)
- sondern durch die akustischen Strömungsphänome, welche durch Druckwellen ausgelöst werden (Ahmad M. et al.; 1987):
  - mit intensiver Verwirbelung der Flüssigkeit
  - und Abtransport von Debris, Dentinspänen und Geweberesten.

Erwärmung der Flüssigkeit

Durch die mechanische Energie (Ahmad M. et al.; 1987).

Vorteil
Im Falle von NaOCl führt dies zu einer gesteigerten Effizienz der Spülflüssigkeit und in Kombination mit der Aktivierung zu signifikant sauberen Wurzelkanälen (Berutti E. et al.; 1997).

Wandkontakt

Besondere Gefahr
Stufen- und Riefenbildung.

Günstige Effekte
Bessere Schwingung (und damit Reinigung) nur **ohne Wandkontakt,** wenn das Instrument frei oszillieren kann.

TIPP

Vorwiegend sollten kleine Instrumentengrößen verwendet werden, da diese mit einer größeren Amplitude schwingen.

Aktivierung der Spüllösung

Bedienungsanleitung des jeweiligen Gerätes genau beachten! Welche max. Konzentration ist z.B. für NaOCl zugelassen? Wird eine Konzentration von mehr als 1 % NaOCl gewählt, kommt es leicht zum Verstopfen der Leitungen und zur Zerstörung der Dichtungen.

TIPP

Empfohlen wird daher eine sekundäre passive Aktivierung der Spüllösung (☞ Kap. 15 Spülung des Endodonts).

■ Hartsubstanzabtrag mit Ultraschall

Ohne Druck, sonst wird ein optimales Schwingen der Instrumentenspitze verhindert.

TIPP

Wichtig ist, dass die Instrumentenspitzen (unabhängig vom jeweiligen Gerät) nur mit sehr leichtem Druck an die zu bearbeitende Fläche gelegt werden, da sonst die Schwingungen an der Spitze gedämpft werden und die Instrumente vorwiegend im oberen Anteil arbeiten.

7.7.4 Schall

Zahnmedizinische Schallgeräte

Frequenz

In der Endodontie: zwischen 1 kHz und 8 kHz.

Amplitude

An der Instrumentenspitze deutlich größer als bei US-Systemen.

Instrumente

Spezielle Ausstattung für die Schallsysteme (Megasonic 1400, Endostar etc.), wie z.B.:
- Shaper-sonic
- Trio-Sonic u.a.

Arbeitssicherheit

Angeblich den US-Systemen überlegen im Hinblick auf Instrumentenfrakturen oder Stufenbildungen etc. (keine eindeutige Bewertung wg. der uneinheitlichen Studienlage möglich).

Anwendungsbereich

Hartsubstanzabtrag

Schwingungsdämpfung deutlich geringer; daher Schallsysteme hervorragend geeignet zur:
- Präparation der Zugangskavitäten
- Darstellung der Kanäle.

Schrauben- und Stiftentfernung

Weniger geeignet.

7.7.5 Spitzen

7

Für die Ultraschallanwendung

Unterschieden werden:
- Aufbereitungsinstrumente mit speziellem Halter
- Spitzen:
  - nicht belegte, glatte Oberfläche
  - diamantiert
  - Titannitrit beschichtet
- aus Stahl oder NiTi
- zusätzlich: Instrumente zur retrograden Kavitätenpräparation (☞ Kap. 19 Chirurgische Endodontie).

Für die Wurzelkanalfüllung

Spezielle Instrumente erhältlich.

■ Beispiele

- Zugang und Lösen von Stiften und Dentikeln (☞ Abb. 7.15)
- Freilegung sehr kleiner Details (z.B. Instrumentenfragmente) (☞ Abb. 7.16)
- Spülung (☞ Abb. 7.17)
- retrograde Präparation (☞ Abb. 7.18).

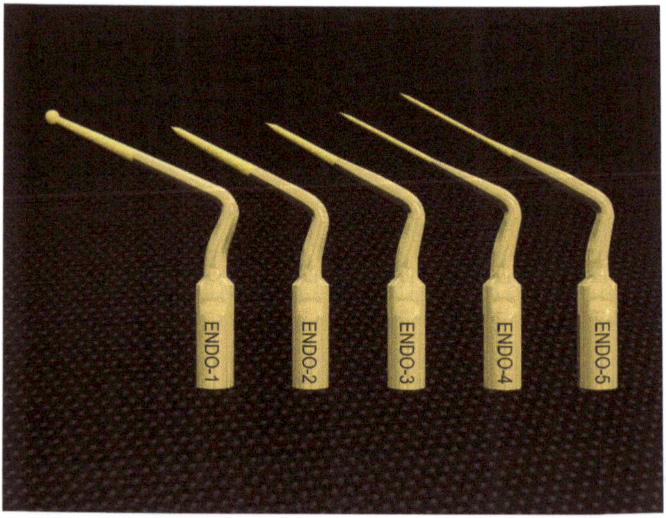

Abb. 7.15: Ultraschallspitzen: Zugang.

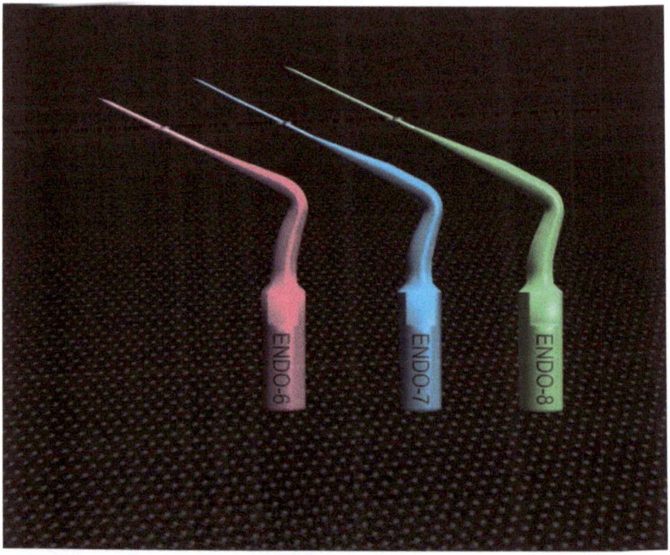

Abb. 7.16: Ultraschallspitzen: Freilegung.

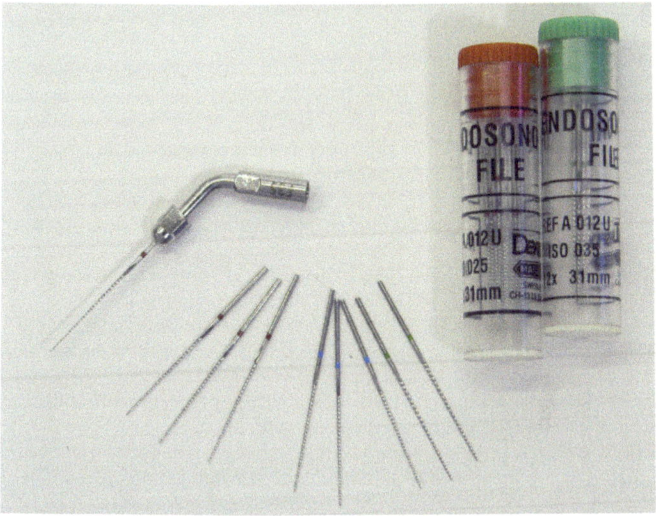

Abb. 7.17: Ultraschallspitze: Spülung.

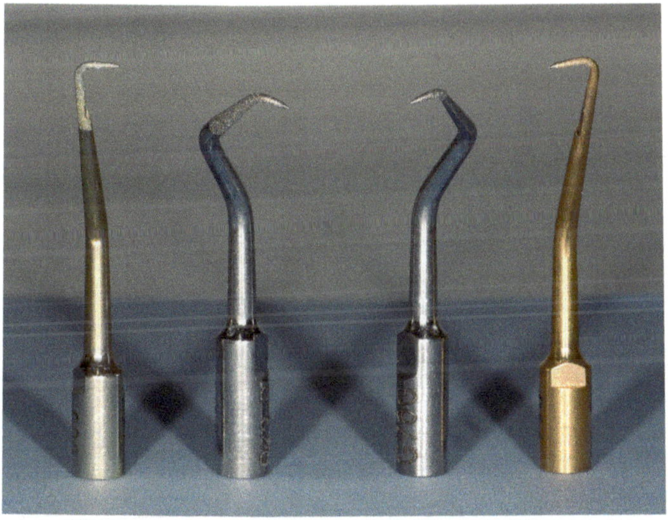

Abb. 7.18: Ultraschallspitzen: retrograde Präparation.

7.8 Literatur

Ahmad M., Pitt Ford T.R., Crum L.A. (1987): Ultrasonic debridement of root canals: an insight into the mechanisms involved. J Endod 13, S. 490–499

Al-Fouzan K.S. (2003): Incidence of rotary ProFile instrument fracture and the potential for bypassing in vivo. Int Endod J 36, S. 864–867

Bahcall J., Howard P., Miserendino L., Walia H. (1992): Preliminary investigation of the histological effects of laser endodontic treatment on the periradicular tissues in dogs. J Endod 18, S. 47–51

Berutti E., Marini R., Angeretti A. (1997): Penetration ability of different irrigants into dentinal tubules. J Endod 23, S. 725–727

Booth J.R., Scheetz J.P., Lemons J.E., Eleazer P.D. (2003): A comparison of torque required to fracture three different nickel-titanium rotary instruments around curves of the same angle but of different radius when bound at the tip. J Endod 29, S. 55–57

Friedman S., Rotstein I., Mahamid A. (1991a): In vivo efficacy of various retrofills and of CO_2 laser in apical surgery. Endod Dent Traumatol 7, S. 19–25

Friedman S., Rotstein I., Koren L., Trope M. (1991b): Dye leakage in retrofilled dog teeth and its correlation with radiographic healing. J Endod 17, S. 392–395

Hülsmann M. (2002): Wurzelkanalaufbereitung mit Nickel-Titan-Instrumenten. Quintessenz, Berlin

Kuhn G., Jordan, L. (2002): Fatigue and mechanical properties of nickel-titanium endodontic instruments. J Endod 28, S. 716–720

Mehl A., Folwaczny M., Haffner C., Hickel R. (1999): Bactericidal effects of 2.94 microns Er:YAG-laser radiation in dental root canals. J Endod 25, S. 490–493

Melo M., de Azevedo Bahia M., Lopes Buono V.T. (2002): Fatigue resistance of engine-driven rotary nickel-titanium endodontic instruments. J Endod 28, S. 765–769

Pruett J.P., Clement D.J., Carnes D.J. (1997): Cyclic fatigue testing of nickel-titanium rotary endodontic instruments. J Endod 23, S. 77–85

Read R.P., Baumgartner J.C., Clark S.M. (1995): Effects of a carbon dioxide laser on human root dentin. J Endod 21, S. 4–8

Schäfer E. (1995): Das Instrumentarium zur manuellen Wurzelkanalaufbereitung. Teil 2: Wurzelkanalinstrumente aus Titanlegierungen. Endodontie 4, S. 305–312

Thompson S.A. (2000): An overview of nickel-titanium alloys used in dentistry. Int Endod J 33, S. 297–310

Walia H.M., Brantley W.A., Gerstein H. (1988): An initial investigation of the bending and torsional properties of Nitinol root canal files. J Endod 14, S. 346–351

8

Medikamente und Füllmaterialien

Hör

Zu unterscheiden sind: Medikamente, die **lokal (im Zahn) angewendet** werden, von Medikamenten, die dabei **systemisch zum Einsatz** kommen.

8.1 Lokal angewandte Medikamente

- Spüllösungen und Gleitmittel, kommen während der Aufbereitung zum Einsatz
- temporäre Einlagen, verbleiben zwischen den Behandlungssitzungen im Wurzelkanal
- Wurzelfüllpasten für die definitive Wurzelfüllung und Liner für die Pulpaüberkappung.

8.1.1 Gleitmittel

Der Einsatz eines pastenförmigen Gleitmittels (FileCare®, Glyde®, RCprep® u.a.) wird v.a. bei der rotierenden Aufbereitung mit NiTi-Instrumenten von vielen Feilenherstellern empfohlen.

EDTA-Pasten sollen dabei als Schmiermittel und bei der Anlösung des abgetragenen Debris dienen. Ermöglicht eine schnellere, gründlichere, feilenschonendere Aufbereitung

Die Wirkstoffe der pastösen Gleitmittel, eingebettet in eine pastenförmige Matrix aus Polyglykol, sind:
- Ethylendiamintetraessigsäure (EDTA) – 1957 von Nygaard-Östby in der Endodontie eingeführt; kann als Komplexbildner Metallionen (die Calciumionen aus der Zahnhartsubstanz) lösen und binden
- Carbamidperoxid.

Ziel

- Erweichung des Kanalwanddentins (erleichtert den Abtrag und die Aufbereitung)
- Erschließung von obliterierten Wurzelkanälen.

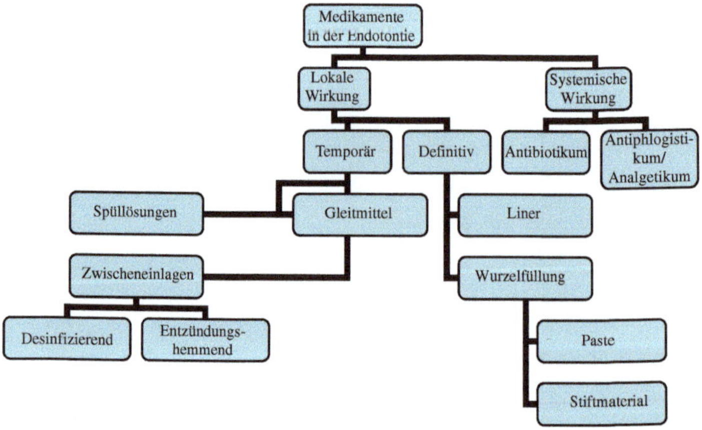

Abb. 8.1: Einteilung der in der Endodontie verwendeten Medikamente.

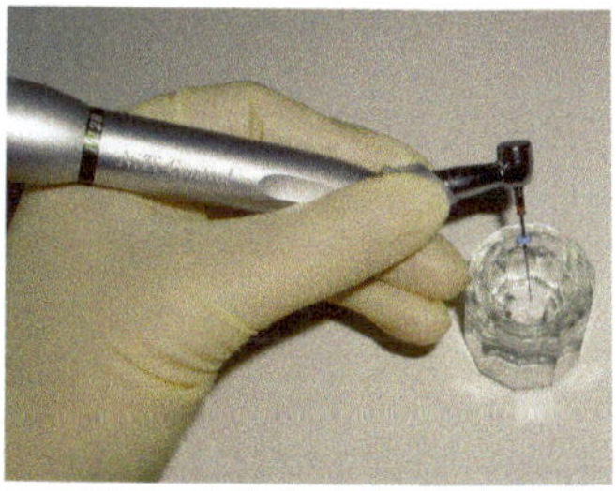

Abb. 8.2: Aufnahme des Gleitmittels mit einer NiTi-Feile aus einem Dappenglas.

Anwendung

- eine kleine Menge an Gleitmittel mit der Instrumentenspitze aus einem Dappenglas aufnehmen (☞ Abb. 8.2)
- danach Feile in den Wurzelkanal einbringen.

Wirkung

Ein Molekül EDTA kann lediglich ein Calciumion binden.

Zu beachten ist der Größenvergleich: großes EDTA-Molekül gegen kleines Ca^{2+}-Ion; daher muss die Effektivität dieser Reaktion im Hinblick auf die klinische Relevanz bei den üblicherweise verwendeten Mengen an Gleitmittel zumindest kritisch betrachtet werden.

- abhängig von der **Konzentration** und dem **ph- Wert.** Verschiedene Untersuchungen konnten zeigen, dass die Effektivität bei einer Konzentration von 15 %–17 % höher ist als bei niedrigeren Konzentrationen. Die Frage nach dem optimalen ph-Wert wird kontrovers diskutiert. Während Perez et al. eine höhere Wirksamkeit im alkalischen Milieu beobachteten, konnten Serper und Calt die besten Ergebnisse bei neutralem ph-Wert erzielen (Preiß M.; 2004)
- daneben besitzt EDTA auch eigene **antibakterielle Eigenschaften,** die jedoch schwächer sind als die des NaOCl und mit der Chelatbildung enden. Die Kombination von EDTA und NaOCl zeigt eine höhere antibakterielle Wirkung als der alleinige Einsatz beider Komponenten
- das enthaltene **Carbamidperoxid** reagiert mit NaOCl bei der Wurzelkanalspülung zu Harnstoff und H_2O_2.

! Zu beachten ist, das entstandene H_2O_2 spätestens mit der Abschlussspülung aus dem Wurzelkanal zu entfernen!
Sorgfältige Entfernung des H_2O_2 verhindert:

- einen apikalen Druckanstieg (→ verbunden mit Schmerzen für den Patienten oder der Ausbildung eines Emphysems)
- eine undichte Wurzelfüllung
- Beseitigung des smear layer mit einer EDTA-Spüllösung, signifikant bessere Ergebnisse als mit einem pastösen Gleitmittel
  - Grund: einzelne EDTA-Moleküle können in flüssiger Form besser ihren Wirkort im Wurzelkanal erreichen als pastöse. Aufgrund dieser Aspekte kann u.E. auf einen pastenförmigen Chelator zumindest bei geraden Wurzelkanälen verzichtet werden.

Apikal überpresstes EDTA! Bei einem EDTA-Einsatz sorgfältig darauf achten, ein solches Überpressen zu vermeiden. In der Literatur sind kontrovers diskutierte Hinweise bezüglich der Zytotoxizität von EDTA zu finden.

- Die **Polyglykolmatrix** kann den bei der Aufbereitung gelösten Wurzelkanalinhalt mechanisch binden oder aufnehmen.
  - erleichtert eine Ausspülung von Debris aus dem Wurzelkanal

8

- das Polyglykolgel soll als Schmiermittel den Reibungswiderstand zwischen Feile und Wurzelkanalwand herabsetzen. Bislang fehlen allerdings wissenschaftliche Untersuchungen, die diese entscheidenden Vorteile (Feilenschutz, Aufbereitungsdauer, Entfernung von Debris und smear layer) pastenförmiger Chelatoren bestätigen. Diese Parameter werden bereits durch den adäquaten Einsatz von Spüllösungen positiv beeinflusst.

8.1.2 Temporäre Einlagen

Hierbei kommen überwiegend zwei Medikamentengruppen zum Einsatz:
- desinfizierende Einlagen
- entzündungshemmende Einlagen.

■ Desinfizierende Einlagen

(☞ auch Kapitel 19, Antibakterielle Zwischeneinlagen)

Ziel

Bereits in den 1960er-Jahren konnte Sundquist zeigen, dass im infizierten Wurzelkanal die Anzahl vorhandener Keime abnimmt, wenn nach vollständiger Aufbereitung und Reinigung die Einlage eines desinfizierenden Medikaments erfolgt. Während nach einer Einlage von Chlorphenol-Kampfer-Menthol (CHKM) in ca. 70 % der Fälle keimfreie Wurzelkanäle gefunden wurden, waren nach einer Einlage von $Ca(OH)_2$ nahezu alle Wurzelkanäle keimfrei (☞ Abb. 8.3).

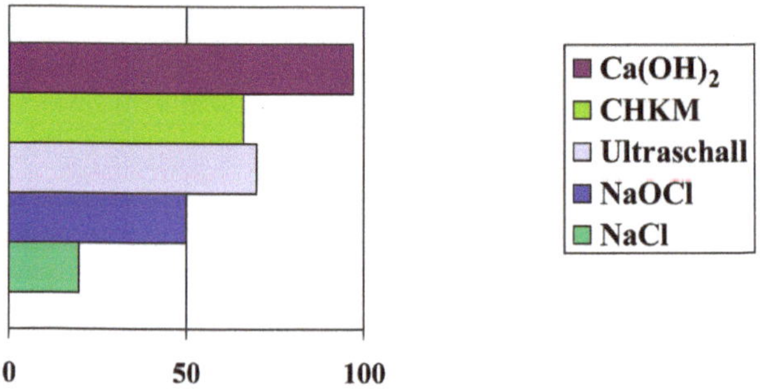

Abb. 8.3: Keimfreiheit (in Prozent) nach Spülung mit und ohne Ultraschalleinsatz oder medikamentöser Einlage (modifiziert nach Sundquist).

8

Medikamente

- Mittel der Wahl: **mit sterilem Wasser angerührtes $Ca(OH)_2$-Pulver**
  - erreicht desinfizierende Wirkung durch einen hohen ph-Wert (ca. 11,5). Dieser wird jedoch zunächst im Wurzelkanal durch die gute Pufferkapazität des Dentins abgepuffert, weshalb die Einlage mindestens für 7–10 Tage im Wurzelkanal verbleiben muss
  - kurzzeitige Applikation hat eine wesentlich geringere desinfizierende Wirkung
  - Nachteil der Fertigpräparate: $Ca(OH)_2$ reagiert an der Luft mit CO_2 zu $CaCO_3$, deshalb diese Präparate direkt nach dem Gebrauch sehr sorgfältig verschließen

$Ca(OH)_2$-Pulver direkt nach dem Gebrauch sehr sorgfältig verschließen. Tipp: Portionsbeutel; diese sind jedoch wesentlich teurer als das selbst angerührte Pulver-Wasser-Gemisch.

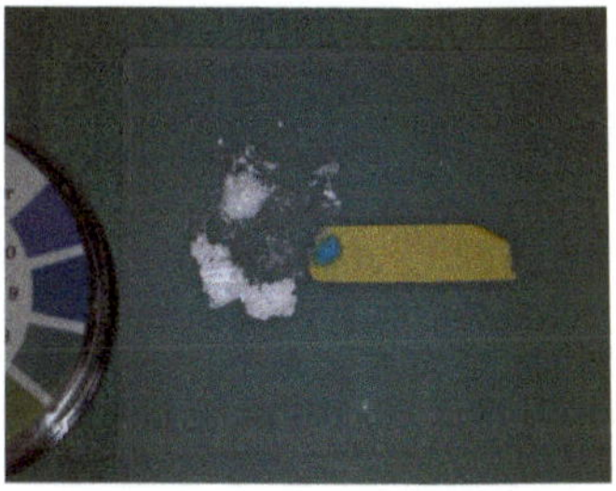

Abb. 8.4: Kontrolle des erreichten ph-Wertes mit einem ph-Indikationsstreifen.

– von Spritzensystemen zur direkten Applikation der $Ca(OH)_2$-Paste ist ebenfalls abzuraten, da die Kanülen sehr schnell verstopfen und es schwierig und zeitaufwändig ist, diese zu reinigen und zu sterilisieren. Einmalprodukte haben auch hierbei den Nachteil des hohen Preises.

Anwendung von $Ca(OH)_2$ – Pulver

- nach dem Anmischen sollte der ph-Wert der hergestellten $Ca(OH)_2$-Paste mit Hilfe eines Lackmusstreifens überprüft werden, um sicherzustellen, dass der gewünschte hohe ph-Wert auch erreicht wird (☞ Abb. 8.4)
- die Applikation kann dann mit dem Lentulo erfolgen, wobei darauf zu achten ist, dass man die Paste mit einem Plugger oder einer Papierspitze im Wurzelkanal verdichtet, um einen Kontakt zwischen $Ca(OH)_2$ und Wurzelkanalwand zu ermöglichen (☞ Abb. 8.5)

! Die desinfizierende Wirkung ist nur im gereinigten, aufbereiteten und gespülten Wurzelkanal sinnvoll. Reste von infiziertem oder entzündetem Gewebe behindern die Keimeliminierung und verzögern die Heilung. Deshalb ist $Ca(OH)_2$ auch kein Medikament zur akuten Schmerzbeseitigung!

- **phenolhaltige Einlagen** wie z.B. CHKM haben allerdings nur eine kurze Wirkdauer im Wurzelkanal. Sie diffundieren innerhalb von 24 Stunden nahezu vollständig aus dem Wurzelkanal heraus und können im Urin nachgewiesen werden
- **Jod-Jodkalilösung** zeigte in vitro ebenfalls eine gute desinfizierende Wirkung, konnte sich jedoch wegen der Neigung, allergische Reaktionen hervorzurufen, und der Gefahr der Zahnverfärbung nicht durchsetzen.

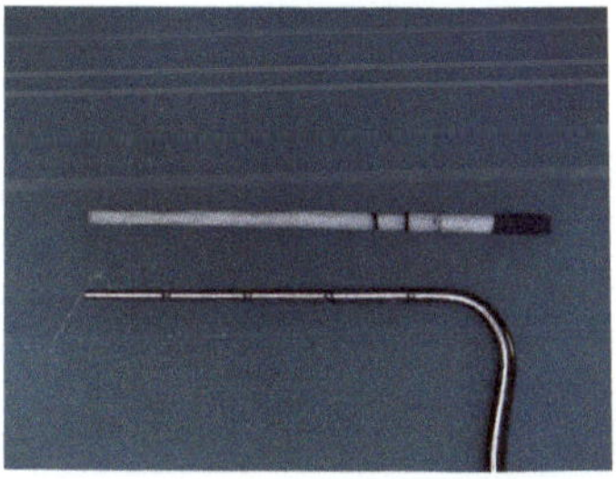

Abb. 8.5: Plugger oder Papierspitze zum Verdichten der $Ca(OH)_2$-Einlage.

8

Entzündungshemmende Medikamente

Ziel

- Entzündungshemmung wird bei diesen Medikamenten (z.B. Ledermix®) durch einen enthaltenen Kortikoidanteil erzielt

- dadurch wird die Körperabwehr lokal reduziert und die Entzündungsvorgänge werden verlangsamt oder gestoppt
- dies führt zu einer schnellen Schmerzlinderung. Da die lokal geschwächte Körperabwehr eine Ausbreitung der Infektion begünstigen könnte, ist den Medikamenten zusätzlich ein Antibiotikum zugefügt, das dies verhindern soll.

Medikamente

- **Ledermix®** ist ein ausgezeichnetes Medikament, um schnell Schmerzfreiheit zu erzielen, speziell in Fällen, in denen dem Behandler keine Zeit für eine vollständige Aufbereitung und Spülung des Wurzelkanalsystems zur Verfügung steht. Verschiedene Studien zeigten, dass es dabei am sinnvollsten ist, wie folgt vorzugehen:
  Anwendung von Ledermix®
  - die entzündete Pulpa eröffnen
  - das Medikament auf die eröffnete Stelle applizieren
  - dann für einen provisorischen Verschluss sorgen
  - alle weitergehenden Maßnahmen, wie Pulpektomie oder Vitalexstirpation **ohne** vollständige Aufbereitung und Spülung, brachten keine signifikant höhere Rate an schmerzfreien Patienten (☞ Abb. 8.6)
- in einer folgenden Sitzung kann die Wurzelkanalbehandlung dann geplant fortgesetzt werden

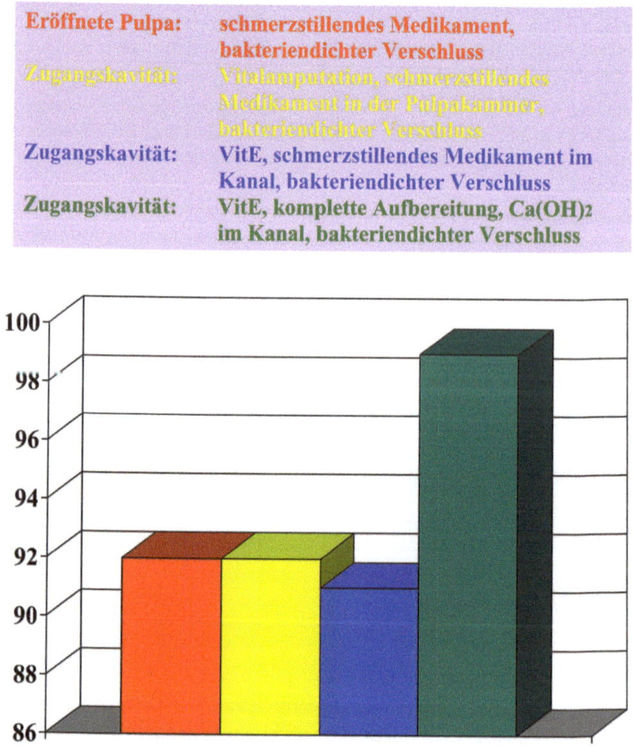

Abb. 8.6: Schmerzmanagement bei der endodontischen Schmerzbehandlung, Erfolgsquote in Prozent (modifiziert nach Hasselgren G., Reit C.; 1989).

- die Wirkdauer der Präparate wird mit maximal 7 Tagen angegeben, so dass in dieser Zeit die Aufbereitung und Spülung erfolgen sollte
- ob und inwieweit die Verwendung von Ledermix® einen Einfluss auf die Ausheilung des periapikalen Gewebes hat, wird derzeit kontrovers diskutiert.

! Vor der definitiven Wurzelfüllung soll nach Verwendung eines kortikoidhaltigen Präparates in jedem Fall zunächst eine Einlage aus $Ca(OH)_2$ für mindestens 24 Stunden erfolgen. Dies sollte geschehen, um eine Verschleierung einer möglicherweise noch vorhandenen Entzündung durch das Kortikoid auszuschließen.

- die Verwendung von **formaldehydhaltigen Präparaten (Toxavit®)** im Sinne einer Devitalisierung der Pulpa und späteren Mortalamputation ist aus folgenden Gründen **abzulehnen:**
  - Diffusion des Formaldehyds und mögliche Zerstörung anatomischer Nachbarstrukturen (Papille, interradikulärer Knochen)
  - Nachweis des Formaldehyds in vielen Organen nach Applikation und Diffusion
  - mögliche antigene Wirkung des fixierten Pulpagewebes
  - heutzutage verbesserte Anästhesiemöglichkeiten machen die Mortalamputation hinfällig.
- **lokal** im Wurzelkanal als Pasten **eingesetzte Antibiotika** werden ebenfalls von manchen Autoren empfohlen. **Nachteile** der Anwendung:
  - bleibende Zahnverfärbungen
  - eine mögliche Sensibilisierung
  - es gibt kein Antibiotikum, welches gegen alle im Wurzelkanal vorkommenden Keime wirksam ist, so dass Kombinationspräparate zum Einsatz kommen müssen. Eine mögliche Sensibilisierungsgefahr wird dadurch erhöht.

! Eine gezielte Auswahl des Antibiotikums setzt deshalb eine Keimbestimmung im Wurzelkanal voraus.

8.2 Systemische Medikamente

Unter diese Gruppe fallen in der Endodontie in erster Linie:
- Antibiotika
- Antiphlogistika
- Analgetika.

8.2.1 Antibiotika

Lokale Applikation in den Wurzelkanal

Wird kontrovers diskutiert, aufgrund
- zu befürchtender Nebenwirkungen (Zahnverfärbung, Allergisierung, Toxizität für periradikuläre Strukturen)
- fraglicher Wirksamkeit!

Systemische Gaben

Nur sinnvoll, sofern ein systemisch verabreichtes Antibiotikum über die Blutbahn den Wirkort (Alveolarknochen und Weichgewebe) erreichen kann.
- **prophylaktisch**
  vor geplanter Wurzelkanalbehandlung bei Patienten mit systemischen Allgemeinerkrankungen

- **therapiebegleitend**
  - bei massiven Abszessen mit drohendem Durchbruch in benachbarte Logen
  - wenn die Entzündungssymptomatik nicht mehr auf den Wurzelkanal beschränkt ist
  - und ein weiteres Fortschreiten verhindert werden soll.

! Ein systemisches Vordringen einer wirksamen Menge des Antibiotikums in die Pulpa ist bei unterbrochener Blutzirkulation in den Wurzelkanal, z.B. durch nekrotische Veränderungen, nicht möglich! Dies ist aber gerade dann der Fall, wenn ein Antibiotikum im Wurzelkanal gebraucht würde (Bakterien im WK). Daher ist eine systemische Gabe zur Wirkung im Zahn medizinisch sinnlos!

■ Antibiotikaprophylaxe

Indikationen

- Allgemeinerkrankungen mit notwendiger Antibiotikaprophylaxe (☞ Tab. 8.1)
- Endokarditisprophylaxe vor zahnärztlichen Eingriffen (☞ Tab. 8.2 + 8.3).

Vorgehen

- grundsätzlich sollte das Vorgehen nur in Absprache mit dem behandelnden Internisten oder Pädiater erfolgen
- es ist darauf zu achten, dass gerade zu Beginn des Eingriffs ein ausreichender Spiegel des Antibiotikums im Blut vorhanden ist
- die Wirksamkeit der **„one-shot-" oder Kurzzeitprophylaxe** (24 h) konnte in verschiedenen Studien belegt werden
- eine längere Anwendung der Medikamente sollte dagegen vermieden werden
- zur Vermeidung einer möglichen iatrogenen Keimverschleppung trägt selbstverständlich auch die Beachtung der antiseptischen endodontischen Behandlungsrichtlinien (Kofferdam, Beachtung der Arbeitslänge, sterile Instrumente etc.) bei.

Tab. 8.1: Allgemeinerkrankungen, bei denen vor jeder endodontischen Behandlung eine Antibiotikaprophylaxe durchzuführen ist

Allgemeinerkrankungen mit notwendiger Antibiotikaprophylaxe
Herzerkrankungen (☞ Tab. 8.2)
Insulinabhängiger Diabetes
Hämophilie
Entzündliche Arthropathien, rheumatische Arthritis
AIDS
Radiatio im Kiefer-Gesichtsbereich
Medikation mit Immunsuppressiva

8

Tab. 8.2: Endokarditisrisiko (nach Klimm; 2003)	
Erhöhtes Risiko	**Besonders hohes Risiko**
Angeborene Herzfehler	Erworbene Herzklappenfehler
Operierte Herzklappenfehler mit Restbefund	Mitralklappenprolaps mit Mitralinsuffizienzgeräusch ohne ausgeprägte myxomatöse Degeneration
Hypertrophe obstruktive Kardiomyopathie	Herzklappenersatz mit mechanischen oder biologischen Prothesen
Zustand nach mikrobiell verursachter Endokarditis	Angeborene Herzfehler mit Zyanose

Tab. 8.3: Die Vorgehensweise bei der Endokarditisprophylaxe vor zahnärztlichen Eingriffen nach den Empfehlungen der Amerikanischen Gesellschaft für Kardiologie

Zustand des Patienten	Antibiotikum	Dosierung (E = Erwachsene; K = Kinder)
Standardprophylaxe	Amoxicillin	E: 2 g K: 50 mg/kg oral 1 h vor Eingriff
Keine orale Medikation möglich	Ampicillin	E: 2 g intramuskulär oder intravenös K: 50 mg/kg i.m. oder i.v. 30 min vor Eingriff
Penicillinallergie	Clindamycin	E: 600 mg K: 20 mg/kg oral 1 h vor Eingriff
Keine orale Medikation möglich und Penicillinallergie	Clindamycin	E: 600 mg K: 20 mg/kg i.v. 30 min vor Eingriff

Therapiebegleitende Antibiotikagabe

! Eine systemische Gabe eines Antibiotikums ohne begleitende „mechanische" Maßnahmen (z.B. Trepanation, Abszessspaltung) ist keinesfalls sinnvoll!

Da die Ursache der Entzündung (Bakterien) im Wurzelkanal liegt und bei nekrotischem Wurzelkanalinhalt die Blutzirkulation in die Pulpa längst zum Erliegen gekommen ist, wird ein Antibiotikum, das sich im Blutkreislauf befindet, den gewünschten Wirkort im Wurzelkanal nicht erreichen.

Indikationen

- Therapieunterstützung bei **Abszessen,** zur Vermeidung einer Ausbreitung der Entzündungsvorgänge auf benachbarte Regionen, im Sinne von Logenabszessen

Zusätzlich muss in jedem Fall die Drainage mit der Möglichkeit des Eiterabflusses und die Aufbereitung und Reinigung des Wurzelkanals erfolgen.

- eine systemische Antibiotikatherapie sollte auch erfolgen, sobald ein Patient **Fieber** entwickelt

- als weitere Indikation für den systemischen Einsatz eines Antibiotikums kann das sog. **„flare up"** (= Aufflammen) diskutiert werden. Hierunter versteht man eine auftretende apikale Schmerzsymptomatik nach erfolgter Wurzelkanalbehandlung oder -aufbereitung. Bei korrekt durchgeführter Behandlung (Ausschluss zusätzlicher Kanäle, dichte homogene Füllung, korrekte Arbeitslänge etc.) kann davon ausgegangen werden, dass die postoperativen Beschwerden aufgrund von Bakterien auftreten, die während der Aufbereitung und Obturation aus dem Wurzelkanal in das apikale Parodont gelangt sind. Diese können systemisch mit einem Antibiotikum eliminiert werden. Aus dem dicht verschlossenen Wurzelkanal kann kein weiterer Bakteriennachschub erfolgen, womit die Ursache des „flare up" beseitigt ist.

■ Medikamente der ersten Wahl

Bei apikalen Parodontiden wurde, nach neueren Studien, Penicillin V als Standardantibiotikum abgelöst durch die **Kombination von Aminopenicillin** mit einem **β-Lactamase-Inhibitor.**

- Präparate:
  - Unacid®
  - Augmentan®
- als Ausweichtherapeutika empfohlen:
  - Clindamycin (z.B. Sobelin®, Clinda-saar®)
  - „moderne" Makrolide (z.B. Zithromax®, Rulid®).

8.2.2 Analgetika und Antiphlogistika

! Verschiedene Studien konnten zeigen, dass trotz adäquat durchgeführter endodontischer Behandlung bei bis zu 50 % aller Patienten postoperative Beschwerden auftreten, deren Ausmaß von mäßig bis stark reicht.

■ Vorgehen

Ein von Hargreaves und Seltzer propagiertes Vorgehen bei dieser recht häufig vorkommenden Problematik zwischen den einzelnen Behandlungssitzungen stellt der sog. **„3D approach for pain control"** dar. „3 D" steht hierbei für:

- „Diagnose"
- „Definitive Behandlung"
- „Drugs (Medikamente)".

Als schmerzstillende Medikamente sollen in erster Linie nichtsteroidale Entzündungshemmer (Ibuprofen) oder Paracetamol zum Einsatz kommen.

8

■ Medikamente der ersten Wahl

Nichtsteroidale Entzündungshemmer

- beeinflussen sowohl das peripher entzündete Gewebe als auch bestimmte Bereiche in Gehirn und Rückenmark
- wirken antiphlogistisch, antipyretisch und analgetisch
- entzündungshemmende Medikamente, die sich nicht von Sterinen ableiten und die Cyclooxygenase (COX) hemmen. COX-2-Hemmer (Celecoxib und Rofecoxib) wirken spezifisch gegen die bei Entzündungsreaktionen hochregulierte Cyclooxygenase 2. Diese ist in den Syntheseweg von Prostaglandinen und Thromboxanen eingeschaltet. Durch die COX-2-Hemmung werden diese für die Entzündungsreaktion benötigten Signalmoleküle nicht mehr gebildet und die durch Prostaglandine vermittelten Schmerzen und Entzündungszeichen gehen zurück.

- **Ibuprofen 600** (Arylpropionsäurederivat)
  - alle 6 h eignet es sich bestens zur Bekämpfung von Schmerzen, die von pulpalen und interradikulären Entzündungen ausgehen
  - kann bei pulpitischen Beschwerden auch präoperativ gegeben werden, da es lokal die Konzentration des Entzündungsmediators PGE2 herabsetzt.
- **Paracetamol**
  - Ausweichpräparat für Patienten mit Unverträglichkeit von Ibuprofen (z.B. Magengeschwür, renaler Bluthochdruck)
  - hat allerdings keine ausgeprägte entzündungshemmende Wirkung, da es in erster Linie an die Cyclooxygenasen im ZNS bzw. an die kürzlich entdeckte COX-3 bindet.

Zu beachten sind insbesondere die additiv-kumulativen Effekte von Paracetamol und Ibuprofen bei gleichzeitiger Einnahme sowie bei zusätzlicher Einnahme von codeinhaltigen Präparaten.

Weitere Medikamente

Für **steroidale Entzündungshemmer** (Kortikoide) gibt es aufgrund ihrer bedeutenden systemischen Wirkungen in der Endodontie keine Indikation.

TIPP

Sowohl nach der Aufbereitung und medikamentösen Einlage als auch nach der definitiven Wurzelfüllung kann es zu postoperativen Beschwerden kommen, diese verschwinden allerdings in den meisten Fällen nach 2–3 Tagen. Der Patient sollte darauf vorbereitet werden. Informierte Patienten überstehen diese Beschwerden dann relativ problemlos mit einem leichten Schmerzmittel (ASS oder Paracetamol).

8.3 Füllmaterialien

Die Anforderungen an ein geeignetes Wurzelfüllmaterial (☞ Kap. 17 Wurzelkanalfüllung) werden am besten erfüllt, wenn die Wurzelfüllung aus einer Mischung aus **solidem (Stift)** und **semisolidem (Sealer) Anteil** erfolgt.

8.3.1 Stiftmaterial

Die früher häufig verwendeten **Silberstifte** gelten heute als **kontraindiziert:**

- sie sind nicht gegen die Wurzelkanalwand zu adaptieren, so ermöglichen sie den Zutritt von Feuchtigkeit in den apikalen Kanalabschnitt
- dies wiederum begünstigt deren Korrosion, was zu Knochenschädigung und Resorptionen führen kann.

Silberstifte werden heute lediglich zur Anfertigung einer Röntgenmessaufnahme empfohlen (hervorragende Darstellung aufgrund der hohen Dichte des Silbers).

Guttapercha

Das am weitesten verbreitete und am besten untersuchte Stiftmaterial ist die Guttapercha. Guttapercha kann in den beiden kristallinen Formen α und β sowie in einer amorphen Phase vorkommen.

Materialeigenschaften

Die aus dem eingedickten Milchsaft des Guttaperchabaumes gewonnene Guttapercha liegt in der α-Form vor, sie ist fließfähig und das Molekül ist geradliniger als das der gestreckten β-Form. Guttapercha in der β-Form dient in erster Linie zur Herstellung von Stiften für mechanische Wurzelfülltechniken (laterale Kondensation, Einstifttechnik), während die α-Form, die durch Erhitzen der β-Form auf 40–49 °C entsteht, bei thermoplastischen Verfahren Verwendung findet. Eine ständige Erwärmung der kristallinen Formen auf 53–59 °C führt zu einem Übergang in die amorphe Phase. Je höher die Erwärmungstemperatur hierbei ist, desto stärker ist die Schrumpfung bei Erkalten. Deshalb muss erwärmte Guttapercha bei der Wurzelkanalfüllung ständig kompaktiert werden, um dieser Schrumpfung entgegenzuwirken.

Handelsübliche Darreichungsformen

- in alkoholischer Lösung eingelegte sterile Guttapercha-Spitzen sind im Handel erhältlich (Müller Dental)
- einfacher und kostengünstiger ist es, unsterile Spitzen vor dem Einbringen in den Wurzelkanal selbst zu sterilisieren (☞ Kap. 17 Wurzelkanalfüllung)
- ISO-normierte Guttapercha-Spitzen besitzen analog zu den ISO-genormten Aufbereitungsinstrumenten eine Konizität von 2 %
- um der stärkeren Konizität moderner Aufbereitungstechniken mit rotierenden NiTi-Instrumenten gerecht zu werden, werden heute auch Guttapercha-Spitzen mit einer entsprechend höheren Konizität angeboten
- die Farbkodierung entspricht hierbei dem Durchmesser an der Spitze des Guttapercha-Stiftes analog zur entsprechenden ISO-Norm
- die Durchmesser und die Konizitäten der nicht normierten Stifte, die bei der lateralen Kondensation Verwendung finden, weichen hiervon teilweise erheblich ab.

Zugelassene Toleranzen bezüglich der Einhaltung der ISO-Norm bei Guttapercha-Spitzen sind höher als bei Aufbereitungsinstrumenten, deshalb:
– kann es zu Diskrepanzen zwischen dem letzten Aufbereitungsinstrument und der als Masterpoint gedachten Guttapercha-Spitze der gleichen ISO-Größe kommen
– sollte die Größe der Guttapercha-Spitze mit Hilfe einer Messlehre überprüft werden.

Epiphany™

Materialeigenschaften

8

Die Grundsubstanz dieses relativ neuen Wurzelkanalfüllwerkstoffes bildet das aus Polyesterpolymeren aufgebaute Resilon™: Ein Weichkunststoff, in dessen Matrix Füllstoffe und radioopake Anteile eingebettet sind. In Verbindung mit einem dualhärtenden Kunststoffsealer und einem Dentinprimer soll ein adhäsiver Verbund im Wurzelkanal geschaffen werden, der eine höhere Resistenz gegen Leakage aufweist als vergleichbare Guttapercha-Füllungen und der Wurzel eine zusätzliche Stabilität verleiht.

Handelsübliche Darreichungsformen

- ist für warme Fülltechniken auch in Pelletform erhältlich
- wichtig: dieses System ist analog zu Guttapercha und Sealer mit allen gängigen Wurzelfülltechniken kompatibel.

Lediglich die letzte Spülung darf nicht mit NaOCl erfolgen, da dies laut Herstellerangaben den adhäsiven Verbund beeinträchtigen kann.

Klinische Daten zu Langzeituntersuchungen stehen derzeit noch aus, so dass keine abschließende Bewertung möglich ist.

8.3.2 Sealer

Auch mit der besten Kondensationstechnik gelingt es klinisch nicht, die Guttapercha ohne Randspalt an die Wurzelkanalwand zu adaptieren. Deshalb müssen bei allen Fülltechniken Sealer zum Einsatz kommen, um Unregelmäßigkeiten der Kanalwand auszugleichen und die Dentinkanälchen zu verschließen.

Sealer sind nicht als „Zement" zu verstehen, sie verleihen der Wurzelfüllung keinen zusätzlichen Halt im Wurzelkanal!

Tab. 8.4: Einteilung der Sealer

Klassifikation	Produkte
zinkoxidhaltig	Tubli-Seal, Zink-Aphtal-Harz, Hermetic
kalziumhydroxidhaltig	Apexit®, Sealapex, Gangraena-Merz® N
mit medikamentösen Zusätzen	Endométhasone N, N2 Endodontic Cement
Kunstharzsealer	AH26®, AH Plus™, 2Seal, Diaket™
Glasionomer-Sealer	Endion, Ketac®-Endo
silikonbasiert	RoekoSeal, GuttaFlow®

Anwendung

Aufgrund ihrer Tendenz, beim Abbinden zu schrumpfen, müssen Sealer sehr sparsam angewendet werden.

Sealer auf Kunstharzbasis

(AH 26®, AH Plus™, 2Seal, Diaket™) sind die derzeit am besten untersuchten Präparate. Für AH 26® liegen Studienergebnisse aus fast 5 Jahrzehnten vor. Diese **Epoxidharzsealer** zeigen eine gute Dichtigkeit, gute Haftung am Dentin und eine Aushärtung unter feuchten Bedingungen. Ein kleiner Nachteil war bei AH 26® die, wenn auch geringe, Freisetzung von Formaldehyd während der Polykondensationsreaktion unmittelbar nach dem Anmischen. Das freigesetzte Formaldehyd kann zu Gewebereaktionen führen und besitzt zytotoxische Eigenschaften. Dies wurde bei den Folgeprodukten AH Plus™ und 2Seal verbessert, so dass diese nun keine nennenswerten Mengen an Formaldehyd mehr freisetzen. Beide Sealer sind nahezu unlöslich, expandieren leicht beim Abbindevorgang und sind leicht wieder aus dem Kanal zu entfernen.

8

Zinkoxidhaltige Sealer

(Tubli-Seal, Hermetic, Grossman Sealer) sind ebenfalls in vielen Studien untersucht und zeigen gute klinische Ergebnisse. Allerdings wird die Dichte und Randständigkeit bei diesen Präparaten nicht als optimal angesehen, so dass die guten Ergebnisse wohl auf die antibakteriellen Eigenschaften dieser Sealer zurückzuführen sind. Hinzu kommt die Problematik des Eugenolzusatzes im Hinblick auf Irritationen und Nekrosen bei apikalem Leakage und Überfüllung.

Sealer mit medikamentösen Zusätzen

wie Paraformaldehyd (N2 Endodontic Cement) oder Paraformaldehyd und Kortikoid (Endométhasone N) haben keine Indikation bei der definitiven Wurzelfüllung. Insbesondere für das Produkt N2 gibt es zahlreiche Publikationen über unerwünschte Nebenwirkungen wie Parästhesien, Sequestrierung, Nekrosen, Abszedierungen und allergische Reaktionen.

Kalziumhydroxidhaltige Sealer

sind zwar sehr biokompatibel und sollen durch den Anteil an $Ca(OH)_2$ die apikale Heilung anregen und für eine zusätzliche Desinfektion sorgen, haben allerdings durch die Löslichkeit des $Ca(OH)_2$ Mängel im Hinblick auf die dauerhafte Dichtigkeit der Wurzelfüllung. Sie werden derzeit kontrovers diskutiert.

Glasionomer-Sealer

Über **Glasionomer-Sealer** (Endion, Ketac®-Endo) liegen derzeit keine ausreichenden Langzeituntersuchungen vor. Sie besitzen eine gute Gewebeverträglichkeit. Die Dichtigkeit von Glasionomer-Sealern ist umstritten, da die Abbindeschrumpfung den Vorteil der guten Dentinhaftung beeinträchtigt.

Silikonbasierte Sealer

(RoekoSeal) stellen eine relativ junge Entwicklung dar. Sie expandieren leicht beim Abbindevorgang, haben gute Abdichtungseigenschaften und sind leicht wieder aus dem Wurzelkanal zu entfernen. Allerdings fehlen ihnen antibakterielle Eigenschaften, und es liegen keine klinischen Langzeitstudien vor. Eine Weiterentwicklung steht bereits durch das mit Guttapercha-Partikeln angereicherte Präparat GuttaFlow® zur Verfügung. Es soll eine noch bessere Abdichtung als RoekoSeal ermöglichen. Weiterhin soll die Schichtdicke keinen Einfluss auf das Abdichtungsvermögen haben. Es kann direkt aus einem Capmix-System in den Wurzelkanal appliziert werden und ist somit einfach zu handhaben. Allerdings fehlen auch hier gesicherte Daten. Gleiches gilt für den dualhärtenden **polyesterbasierten Sealer** zum o.g. Epiphany™-System (☞ 8.3.1).

8.3.3 Mineral Trioxide Aggregate (MTA)

MTA (ProRoot™)ist ein chemisch nahezu dem Portlandzement (mit Zusatz des Röntgenkontrastmittels Wismutoxid) identisches hydrophiles Pulver, das unter Wasserzutritt allmählich aushärtet. In der Endodontie findet MTA Verwendung als Reparaturzement bei Wurzelperforationen, Wurzelresorptionen, Apexifikationen, der direkten Überkappung und als retrogrades Verschlussmaterial bei Wurzelspitzenresektionen (klinische Anwendung ☞ Kap. 17 Wurzelkanalfüllung). Interessant für die Verwendung in der Endodontie sind insbesondere die geringe Löslichkeit im wässrigen Milieu und der ausgeprägt basische ph-Wert. Beim Anmischen mit Wasser bilden die Oxidverbindungen des Pulvers ein kolloides Gel, das sich innerhalb von 4 Stunden allmählich verfestigt (Schwarze T.; 2004). ProRoot™ wird in Portionsbeuteln von jeweils 1 g geliefert und wird mit der mitgelieferten Menge an sterilem Wasser zu einem cremigen Brei angerührt. Die Verarbeitungszeit beträgt etwa 5 Minuten. Um die richtige Konsistenz zu erreichen, eine Reaktion mit der Feuchtigkeit der Luft zu vermeiden und die gesamte Verarbeitungszeit ausnutzen zu können, sollte der Zement erst unmittelbar vor der Verwendung angerührt werden. Bisherige Untersuchungen zeigen, dass MTA eine hohe Biokompatibilität aufweist, bakteriendicht ist und die Anhaftung von Bindegewebezellen fördert. Allerdings kann eine abschließende Bewertung aufgrund fehlender klinischer Langzeituntersuchungen derzeit nicht erfolgen.

8.4 Literatur

Byström A., Sundquist G. (1983): Bacteriological evaluation of the effect of 0.5 % sodium hypochlorite in endodontic therapy. Scan J Dent Res 55, S. 307–312

Hasselgren G., Reit C. (1989): Emergency pulpotomy. Pain relieving effect with and without use of sedative dressing. J Endod 15, S. 254

Keiser K., Hargreaves K. (2002): Building effective strategies for the management of endodontic pain. Endodontic Topics 1, S. 93

Klimm W. (2003): Endodontologie. Grundlagen und Praxis. Köln, Deutscher Ärzte-Verlag

Preiß M. (2004): Untersuchungen zur Verbesserung der Wurzelkanalaufbereitung mit rotierenden Nickel-Titan-Instrumenten unter Verwendung eines Gleitmittels. Med Diss Homburg

Schwarze T. (2004): Mineral Trioxide Aggregate (MTA) – eine Literaturübersicht. Endodontie 13, S. 211–221

9 Anästhesie

Hör

Alle Therapiemaßnahmen an der vitalen Pulpa erfordern in der Regel eine Anästhesie. Eine ausreichende Anästhesietiefe des zu behandelnden Zahnes kann durch die zur Verfügung stehenden Anästhesiemethoden meist ermöglicht werden.

TIPP

Bei starker Pulpitis kann eine Prämedikation mit Ibuprofen ca. 1 Stunde vor dem Eingriff sehr hilfreich sein.

Folgende Techniken befinden sich noch im Entwicklungsstadium, es liegen noch keine ausreichenden klinischen Daten vor und eine abschließende Beurteilung ist deshalb nicht möglich:

- **computergesteuerte Injektionssysteme** (The Wand®, Milestone Scientific, Livingston, USA) können durch die moderate Abgabe von Anästhesielösung vorzugsweise am Gaumen eingesetzt werden
- **verbesserte Oberflächenanästhetika** sollen durch Liposomen oder Iontophorese in der Lage sein, die Schleimhaut zu passieren
- Anästhesierung ohne Anästhesielösung (**TENS** = transcutaneous electronic nerve stimulation) kann nach Literaturangaben bei leichten zahnärztlichen Eingriffen hilfreich sein.

In der Endodontie spielen diese Methoden jedoch keine große Rolle.

9.1 Historische Entwicklung

- 1842: erste Versuche mit **Äthernarkose** durch W. E. Clark (Zahnextraktion) und C. W. Long (Tumoroperation)
- 1844: Anwendung der **Lachgasnarkose** in der Zahnheilkunde durch H. Wells
- 1846: erste öffentliche Vorführung von Äther als Inhalations-Betäubungsmittel durch W.T.G. Morton in Boston: Chirurg J. C. Warren operiert vor Ärzten und Studenten schmerzlos einen Tumor am Hals eines Patienten
- 1884: erste **Leitungsanästhesie** mit Kokain in Baltimore durch W. S. Halsted
- Weitere Meilensteine bei der Weiterentwicklung der Lokalanästhesie: Adrenalin (1904), Procain (1905), Tetracain (1930), Lidocain (1943), Mepivacain (1957), Prilocain (1960), Bupivacain (1963) und schließlich Articain (1969).

9.2 Lokalanästhetika in der Zahnheilkunde

- aus der **Estergruppe:** Procain und Tetracain
- aus der **Säureamidgruppe:** Articain, Bupivacain, Lidocain, Mepivacain oder Prilocain.
- Articain wird in Deutschland am häufigsten eingesetzt
- die üblichen Infiltrations- und Leitungsanästhesien sind Routinetechniken bei allen zahnärztlichen Eingriffen.

Tabelle 9.1 zeigt Vor- und Nachteile sowie Indikationen und Eigenschaften verschiedener Lokalanästhetika.

Tab. 9.1: Vor- und Nachteile sowie Indikationen und Eigenschaften verschiedener Lokalanästhetika

Anästhetikum	Wirksamkeit	Toxizität	Besonderheiten
Procain	Kurze Wirkdauer	Weniger toxisch als Tetracain	Lange Latenzzeit, keine Oberflächenanästhesie
Tetracain	10 x höher als Procain	10 x toxischer als Procain	Ausgeprägte Wirksamkeit als Oberflächenanästhetikum
Articain	Beste Relation zwischen Wirksamkeit und Toxizität		Rasche Metabolisierung, geringe Halbwertszeit (20 Min.)
Bupivacain	16 x höher als Procain	8 x höher als Procain	Wegen der hohen Toxizität nur als gering konzentrierte Lösung erhältlich
Lidocain	4 x höher als Procain	2 x höher als Procain	Besitzt leichte oberflächenanästhetische Wirkung
Mepivacain	Vergleichbar mit Lidocain		Geringe vasodilatierende Wirkung, deshalb auch ohne Vasokonstriktoren wirksam
Prilocain	Vergleichbar mit Lidocain		

9.3 Wirkmechanismus der Lokalanästhetika

- Hemmung der Weiterleitung von Aktionspotenzialen durch Anlagerung an Rezeptoren der Zellmembran
- Herabsetzen der Natriumpermeabilität der Nervenmembran
- bewirkt eine initiale Blockade der dünnsten sensiblen Fasern
- es folgt eine primäre Hemmung der Schmerzempfindung.

Wirkung

auf Nervenfasern hängt ab von:

- ihrem Durchmesser
- dem Myelingehalt der Markscheide.

Wirkort

des Lokalanästhetikums ist an der Innenseite der Nervenmembran, dorthin gelangen die Moleküle per Diffusion.
Die Diffusionsbereitschaft ist abhängig von:

- der Dosis,
- dem pk_a-Wert und
- der Konzentration des Lokalanästhetikums sowie
- dem ph-Wert des Gewebes.

9

Eine **ausreichende Anästhesie** wird erreicht durch genügend viele Moleküle des Lokalanästhetikums am Wirkort.

Maßgeblich für die Diffusion des Lokalanästhetikums zur Nervenmembran:

- Konzentration an der Einstichstelle
- Platzierung der Nadelspitze im Abstand zum Nerven
- Beschaffenheit des Gewebes (locker, fest).

! Articain wird aufgrund seines günstigen Verhältnisses Wirksamkeit/Toxizität als einziges Anästhetikum in einer Konzentration von 4 % angeboten (alle anderen 2–3 %). Dies bedeutet, dass ein geringeres Volumen an Anästhesielösung ausreicht, um die gleiche Wirkung wie durch eine niedriger konzentrierte Lösung zu erreichen.

- **Im Gewebe gelöst** befindet sich das Lokalanästhetikum in Abhängigkeit vom ph-Wert des Gewebes und dem pk_a-Wert der Wirksubstanz in einem Lösungsgleichgewicht, in dem es sowohl als Kation als auch als freie Base vorliegt. Bei konstantem pk_a-Wert (es handelt sich hierbei um eine Materialkonstante) ist das Verhältnis Base/Kation lediglich abhängig vom ph-Wert des Gewebes. Nur als Base kann das Lokalanästhetikum die Zellmembran durchdringen und zum Wirkort an deren Innenseite gelangen, während das Kation die wirksame Form am Rezeptor darstellt, jedoch nicht durch die Membran diffundieren kann.
- **Um die Wasserlöslichkeit zu erhöhen**, werden handelsübliche Lokalanästhetika auf einen sehr geringen ph-Wert eingestellt. Die Lösung enthält somit einen geringen Anteil an freier Base. Nach der Injektion ins Gewebe werden die H^+-Ionen abgepuffert und das Gleichgewicht verschiebt sich in Richtung der membrangängigen Base.
- **Bei einem übersäuerten Gewebe** (hoher ph-Wert bei vorliegender Entzündung) ist diese Abpufferung erschwert und es werden eventuell nicht genügend basische Moleküle vorliegen, die die Membran passieren und für eine ausreichende Blockade des Nerven sorgen können.

9.4 Empfehlungen für die endodontologische Behandlung

- bei zu erwartender **vitaler Pulpa:** Articain mit Adrenalinzusatz, Dosierung 1 : 200 000 (Ultracain® D-S, Aventis)
- auch in der **Endochirurgie** kann der Einsatz eines Anästhetikums mit einem höheren Zusatz an Adrenalin (1 : 100 000, Ultracain® D-S forte) sinnvoll sein. Vorteile:
  - längere Wirkdauer
  - ausgeprägtere Blutleere im Operationsgebiet
- sinnvoll ist die Verwendung von **Zylinderampullen** und **Karpulenspritzen mit Einmalkanülen.** Zylinderampullen müssen nicht aufgezogen werden und enthalten (im Gegensatz zu Lokalanästhetika, die aus Flaschen aufgezogen werden) keine Konservierungsstoffe. Diese können der Grund für mögliche allergische Reaktionen des Patienten nach Injektion sein.

Um Nadelstichverletzungen vorzubeugen, ist die Verwendung von Standgefäßen zur Rückführung der Kanüle in die Schutzhülle und von Abwurfbehältern zur Entsorgung wichtig! (☞ Abb. 9.1)

9

- **therapeutische Anästhesien** mit einem Langzeitanästhetikum, z.B. Bupivacain. Vorteil hierbei:
  - lange Halbwertszeit
  - verzögerte Resorption.

Diese werden häufig praktiziert und finden ihren Ursprung in der Behandlung von Entzündungen der Weichgewebe sowie von posttraumatischen Beschwerden, z.B. dolor post extractionem. Obwohl der genaue Wirkmechanismus nicht bekannt ist, scheint gerade Bupivacain ohne den

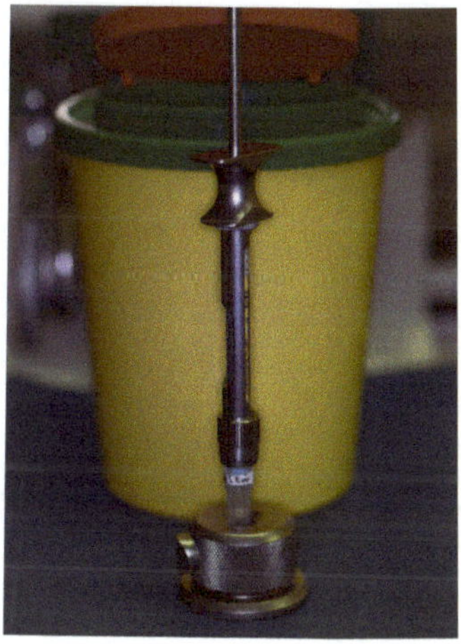

Abb. 9.1: Standgefäß zur Rückführung der Kanüle in die Schutzhülle vor einem Abwurfbehälter.

Zusatz eines Vasokonstriktors die Hyperämie über die reduzierte Freisetzung von Neuropeptiden zu vermindern. Dadurch kommt es zu einer Verminderung der Plasmaexsudation. Dies kann im Weichgewebe die Entzündungsreaktion beeinflussen. Der Einfluss dieser Vorgänge auf die entzündete Pulpa scheint jedoch mehr als fraglich und konnte bislang nicht wissenschaftlich bestätigt werden.

! Die therapeutische Anästhesie stellt somit keine Alternative zur adäquaten Schmerzbehandlung dar und verschiebt die Probleme lediglich auf den Zeitpunkt, an dem die Wirkung der Lokalanästhesie nachlässt.

9.5 Infiltrationsmethoden

Tabelle 9.2 zeigt die routinemäßigen Infiltrationsmethoden für die jeweiligen Zahngruppen. Bei pulpitischen Zähnen können jedoch die oben angeführten Anästhesiearten häufig unzureichend sein. Weiterhin belegen viele Studien, dass gerade die Leitungsanästhesie im Unterkiefer mit einer hohen Rate (10–15 %) an **Anästhesieversagern** behaftet ist, was einerseits mit einer fehlerhaften Technik und andererseits mit anatomischen Varianten des Nervs erklärt wird. Um diese Probleme zu lösen, stehen zusätzliche Möglichkeiten zur Anästhesie zur Verfügung:

■ Akinosi-Methode

Ziel

Erfassung etwaiger kollateraler Nervenfasern des N. alveolaris, die den Hauptstamm des Nerven früh verlassen.

9

Vorgehen

Bei der Akinosi-Methode erfolgt die Injektion bei geschlossenen Zahnreihen parallel zum aufsteigenden Unterkieferast und den Wurzelspitzen der oberen Seitenzähne (☞ Abb. 9.2).

Tab. 9.2: Indikation der Lokalanästhesie bei intrapulpalen Eingriffen in Abhängigkeit vom Zahntyp (nach Weine 1996).

Zahntyp	Art der Anästhesie Routinemethoden	zusätzliche Methoden
obere Frontzähne	labiale Infiltrationsanästhesie	palatine Infiltrationsanästhesie
obere Prämolaren und Molaren	bukkale Infiltrationsanästhesie	intrapulpale Anästhesie
untere Schneidezähne	labiale Infiltrationsanästhesie	linguale Infiltrationsanästhesie
untere Eckzähne und 1. Prämolaren	mentale Leitungsanästhesie	linguale Infiltrationsanästhesie
untere 2. Prämolaren	mandibuläre Leitungsanästhesie	bukkale Infiltrationsanästhesie
untere Molaren	mandibuläre Leitungsanästhesie	intraligamentäre, intraseptale, intraossäre, intrapulpale Anästhesie

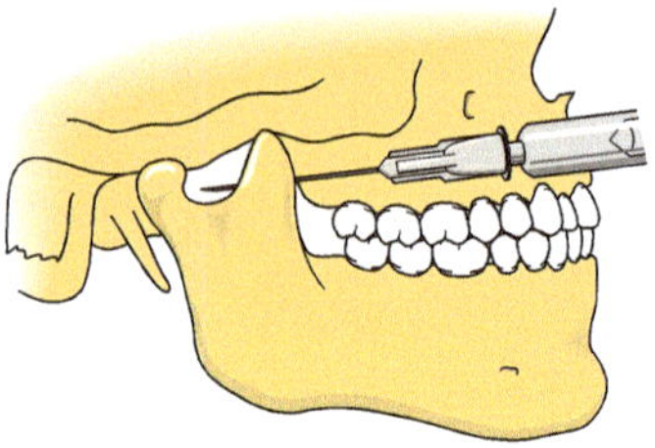

Abb. 9.2: Akinosi-Methode am N. alveolaris inf.

Vorteil

Die kollateralen Nervenfasern können bei Unterkieferzähnen für eine verbleibende Restvitalität trotz korrekter konventioneller Leitungsanästhesie des N. mandibularis sorgen. Die Akinosi-Methode ermöglicht eine erweiterte Anästhesie des N. alveolaris.

■ Intraligamentäre Anästhesie

Ziel

9

- die intraligamentäre Anästhesie erreicht den spongiösen Knochen über das parodontale Ligament
- durch Knochenperforationen wird die Anästhesielösung zum Apex geleitet. Dies bewirkt eine Anästhesierung der apikal in den Zahn eintretenden Nervenfasern (☞ Abb. 9.3).

Es ist keinesfalls so, dass die Lösung entlang der parodontalen Fasern bis zum Apex wandert. Deshalb ist die intraligamentäre Anästhesie eine Sonderform der weiter unten beschriebenen intraossären Anästhesie.

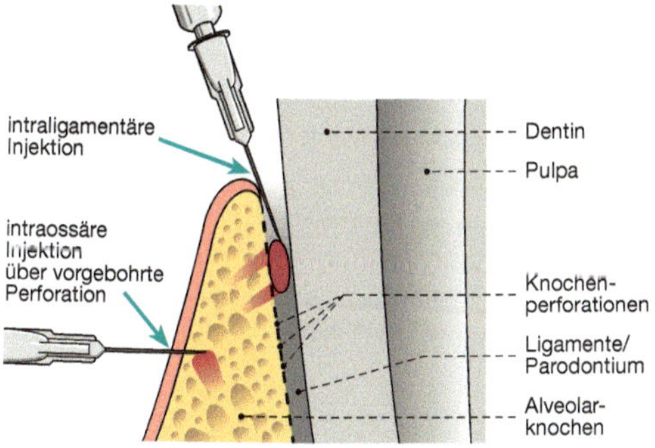

Abb. 9.3: Intraligamentäre und intraossäre Injektion.

Vorgehen

Die Einstichstelle sollte desinfiziert werden (Chlorhexidin), um eine Keimverschleppung in den spongiösen Knochen zu vermeiden.

- die Nadel wird unter einem Winkel von etwa 30° zum Zahn eingeführt, bis sie spürbar das parodontale Ligament perforiert

Die Austrittsöffnung der Kanüle muss stets in Richtung Knochen zeigen, nicht in Richtung des Zahnes, weil dann die Lösung in Richtung der parodontalen Fasern und nicht in Richtung Spongiosa geleitet wird.

- die Abgabe der Anästhesielösung muss unter Druck erfolgen; dies ermöglichen besondere Karpulensysteme (Citoject®)
- die Menge an erforderlicher Anästhesielösung ist gering (0,2 ml)
- deutliche Wirkungsverbesserung der Anästhesie durch das Vorhandensein eines Vasokonstriktors (Adrenalin), deshalb ist Ultracain® D-S empfehlenswert
- die **erfolgreiche Anästhesie** kann **sofort** an einem **anämischen Gingivabereich** erkannt werden.

Vorteile

- geringere Dosis als bei herkömmlichen Methoden notwendig
- häufig Erfolge bei vorangegangener erfolgloser Infiltrations- oder Leitungsanästhesie
- geringeres Taubheitsgefühl für den Patienten durch geringere Wirkung auf das Weichgewebe
- Anwendbarkeit bei Patienten mit **haemorrhagischen Diathesen.**

Nachteile

- mögliche Verursachung von Bakteriämien
- schneller Eintritt von Anästhetikum und Adrenalin in den Blutkreislauf
- vom Patienten als schmerzhaft empfunden
- mögliche Zerstörung von parodontalem Ligament
- aufgrund des großen Drucks können die Glasampullen brechen.

9

Intraossäre Anästhesie

Ziel

Das Prinzip der intraossären Anästhesie entspricht dem der oben erläuterten intraligamentären Anästhesie. Das bedeutet, dass die Anästhesielösung über die Spongiosa zum Eintrittspunkt der Nervenfasern in den Zahn am Foramen apicale diffundieren kann.

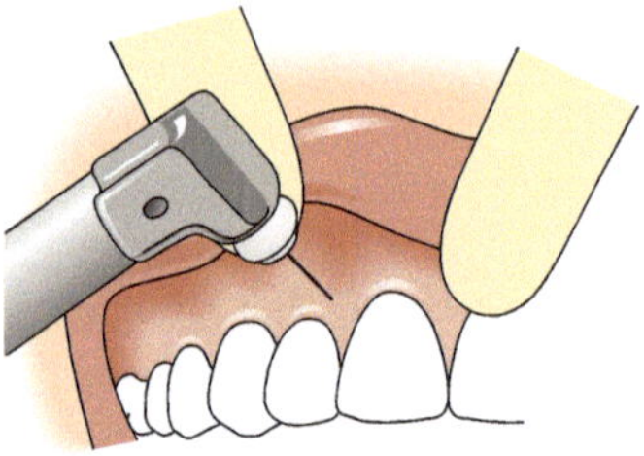

Abb. 9.4: Zugang zur Spongiosa über die vestibuläre Kompakta.

Vorgehen

- der Zugang zur Spongiosa erfolgt in diesem Fall über die vestibuläre Kompakta des Kieferknochens (☞ Abb. 9.4)

Der Zugang muss zunächst anästhesiert werden: über eine Infiltrationsanästhesie mit einer geringen Menge (0,2 ml) an Anästhesielösung.

- eine spezielle **Knochenverweilkanüle** wird mit Hilfe eines niedertourigen Winkelstücks durch die Kompakta gebohrt
- die Bohrung sollte innerhalb der befestigten Gingiva erfolgen

Es ist darauf zu achten, dass keine Wurzelspitzen getroffen werden! Die Bohrung sollte deshalb in der Vertikalen auf Höhe der distalen Papille des betroffenen Zahnes erfolgen.

- Entfernen der Führungsnadel, nachdem die Nadel die Kompakta durchstoßen hat
- durch die verbleibende Hohlnadel wird ca. 1 ml Anästhesielösung direkt in die Spongiosa gegeben (☞ Abb. 9.5)
- Anästhesiewirkung setzt unmittelbar ein und hält ca. 30 Min. an. Bei nachlassender Anästhesie kann über die Verweilkanüle Anästhesielösung nachinjiziert werden.

Die intraossäre Methode bietet die oben aufgeführten **Vor- und Nachteile** der intraligamentären Anästhesie.

VORTEIL

Patienten empfinden jedoch die intraossäre Vorgehensweise im Vergleich zur intraligamentären als weniger schmerzhaft.

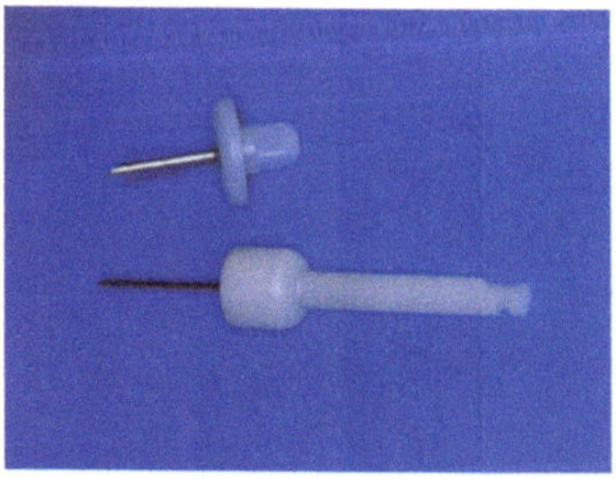

Abb. 9.5: Spezielle Knochenverweilkanüle zur Injektion der Anästhesielösung direkt in die Spongiosa.

■ Intrapulpale Anästhesie

Ziel

Normalerweise erfolgt diese Anästhesie, nachdem mit einer der routinemäßig angewendeten Methoden keine ausreichende Taubheit erzielt werden konnte.
Bei dieser Methode wird eine kleine Menge (0,2 ml) an Anästhetikum direkt unter Druck in die Pulpa gespritzt.

Vorgehen

- nach Entfernung der Füllung erfolgt zunächst die Schaffung eines Pulpazugangs

Die Pulpa nur geringgradig mit einem kleinen Rosenbohrer eröffnen, um den nötigen Druck zu gewährleisten.

- bei größer eröffneten Pulpen: Versuchen, direkt in die einzelnen Wurzelkanäle zu injizieren
- auch hier verbessert der **Zusatz von Adrenalin** die Erfolgsquoten signifikant.

Vorteile

- schnelle Wirksamkeit
- effektiv
- es wird wenig Anästhesielösung gebraucht.

Nachteil

dieser Technik ist die meist initial **sehr schmerzhafte** Abgabe des Anästhetikums in die freigelegte Pulpa.

! Der Patient muss auf einen heftigen Sekundenschmerz hingewiesen werden!

Die intrapulpale Anästhesie sollte nicht ohne vorherigen Anästhesieversuch durch eine der anderen Methoden erfolgen!

9.6 Literatur

Weine 1996 in: Klimm W. (2003): Endodontologie. Grundlagen und Praxis. Köln, Deutscher Ärzte-Verlag

9

10 Kofferdam

Bargholz

10.1 Historische Entwicklung

Bereits 1864 stellt Sanford C. Barnum seine Idee vor, beim Beschleifen von Zähnen ein Gummi über die Zähne zu ziehen. Mit der Einführung moderner Saugmaschinen geriet der Kofferdam ein wenig in Vergessenheit, dennoch wurde er zu Beginn des letzten Jahrhunderts in umfangreichem Maße genutzt.
„*Der Kofferdam dient dazu, beim Arbeiten an den Zähnen das Operationsfeld rein, trocken und nötigenfalls aseptisch zu halten. Letzteres ist besonders bei Wurzelbehandlungen wünschenswert.*“ (Greene Vardiman Black, 1908).
1882 entwickelt Delos Palmer bereits die ersten 32 Klammertypen für die Fixierung des Kofferdamgummis.

10.2 Ziele

Endodontische Erkrankungen werden durch die Infektion des Wurzelkanalsystems mit oralen Keimen verursacht.

Nur die ausnahmslose, konsequente Anwendung des Kofferdams ermöglicht innerhalb des Zahnes eine effektive Keimelimination, da die Behandlung in einem mit Keimen erheblich belasteten Milieu – der Mundhöhle – stattfindet.

Bei endodontischen Behandlungen an primär sterilen Zähnen, z.B. bei einer Vitalexstirpation, ist die Vermeidung einer iatrogenen Infektion nur bei sorgfältiger Isolierung des Arbeitsfeldes überhaupt erst möglich.

! Die Isolierung des endodontischen Arbeitsfeldes durch den Kofferdam ist eine „conditio sine qua non“.

10.2.1 Vorteile

- Asepsis
- Schaffung eines übersichtlichen Arbeitsfeldes
- Vermeidung der Aspirationsgefahr (Instrumente, Flüssigkeiten)
- Schutz vor Spüllösungen
- durch die Spannung des Gummis wird die erforderliche Mundöffnung des Patienten unterstützt.

10.2.2 Nachteile

- Verminderung der axialen Orientierung: Anlage des Kofferdams bei rotierten oder gekippten Zähnen evtl. erst nach Präparation der primären Zugangskavität sinnvoll
- Verletzungsgefahr der marginalen Gingiva und der Wurzeloberflächen durch die Klammer.

Anwendungseinschränkung: Patient mit schwerem Asthma oder Epilepsie!

10

TIPP

Für eine bessere Mundatmung bei Patienten mit Klaustrophobie, Asthma, massiver Behinderung der Nasenatmung: nach der Desinfektion ein Loch in das Gummi schneiden!

10.3 Material/Instrumente

Der Kofferdam verbessert die Akzeptanz einer lang dauernden endodontischen Behandlung. Die Spannung des Gummis unterstützt die Mundöffnung. Ein weiteres zweckmäßiges Hilfsmittel sind **Aufbissblöcke** in verschiedenen Ausführungen (☞ Abb. 10.20).

10.3.1 Kofferdam

■ Gummi

- heute überwiegend Latexgummi in verschiedenen Schweregraden
- in Hinblick auf die zunehmende **Allergisierung gegenüber Latex** bzw. deren für die Bearbeitung notwendigen Inhaltsstoffe werden zunehmend alternative hochelastische Materialien auf Silikonbasis angeboten (☞ Abb. 10.1).

Bei der endodontischen Behandlung werden bevorzugt stärkere Materialien („heavy" oder „extra heavy") eingesetzt. Diese Stärken sind weniger reißanfällig und ermöglichen oft ohne weitere Hilfsmittel eine perfekte Abdichtung.

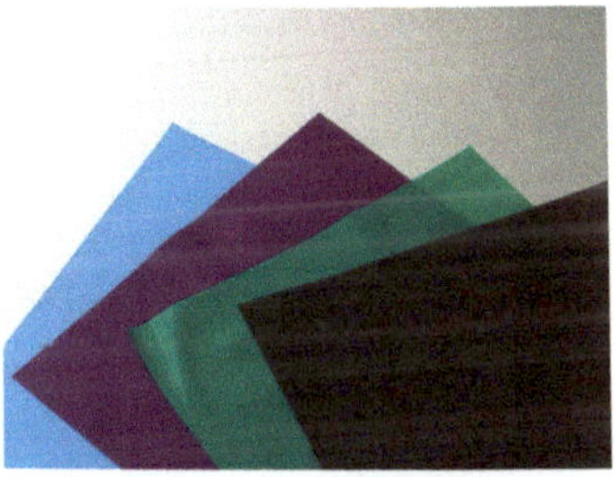

Abb. 10.1 a: Verschiedene Kofferdam-Gummis aus Silikon (Sigma, Roeko, Hygenic) oder Latex (Hygenic).

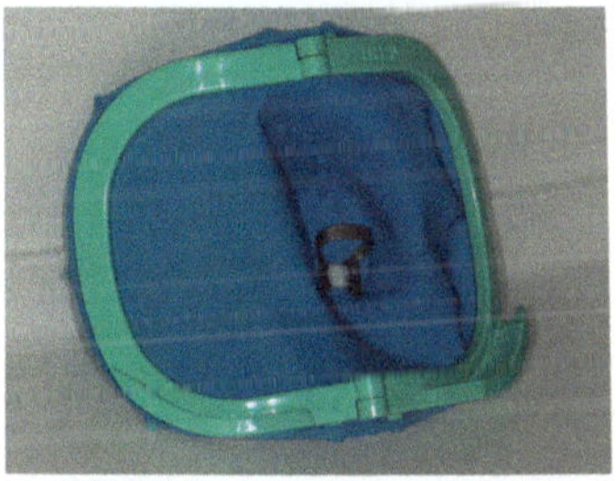

Abb. 10.1 b: Der OptiDam™ von KerrHawe kann vor der Behandlung bereits auf den Rahmen gespannt werden. Dies beschleunigt das Anlegen des Kofferdams.

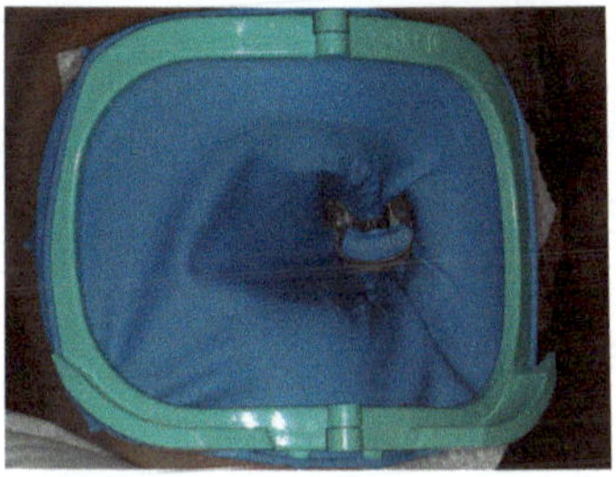

Abb. 10.1 c: Durch das vorgeformte Gummi ist die Isolierung von Molaren mit einer weitaus geringeren Spannung auf die Mundwinkel und die Halteklammer möglich. Dadurch sind auch längere Sitzungen für den Patienten deutlich angenehmer.

TIPP

Bei routinemäßigem Einsatz des Operationsmikroskops (OPM) ist die Verwendung möglichst dunkler Gummis zu empfehlen. Durch den dunkleren „Hintergrund" wird das dauerhafte Arbeiten bei extrem hellem Licht verbessert.

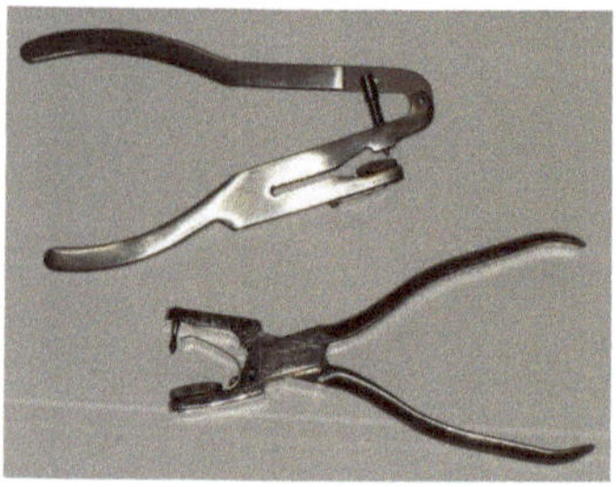

Abb. 10.2: Zwei Lochzangen (oben: Ivory-Typ; unten: Hygenic/Ainsworth-Typ).

Lochzange

Die Lochzange (☞ Abb. 10.2) muss ein perfektes Loch in das Gummi stanzen.

Selbst kleinste Unebenheiten oder Grate an der Lochzange führen zu entsprechenden Fehlern im gestanzten Loch (☞ Abb. 10.4). Dies kann zu einem ungewollten Einreißen des Gummis bei der Dehnung führen.

Die **Lochgröße** richtet sich nach dem Umfang des zu isolierenden Zahnes und sollte nicht zu groß gewählt werden, damit durch eine ausreichende Spannung am Zahn eine optimale Abdichtung erreicht werden kann.

Bei den neueren, nicht aus Latex hergestellten Gummis muss aufgrund der größeren Dehnbarkeit ein deutlich kleineres Loch als für Latexmaterialien gewählt werden.

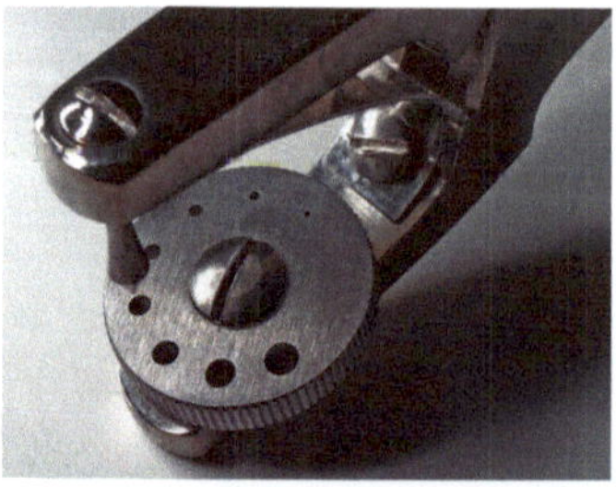

Abb. 10.3: Die Lochscheibe darf keine Grate enthalten.

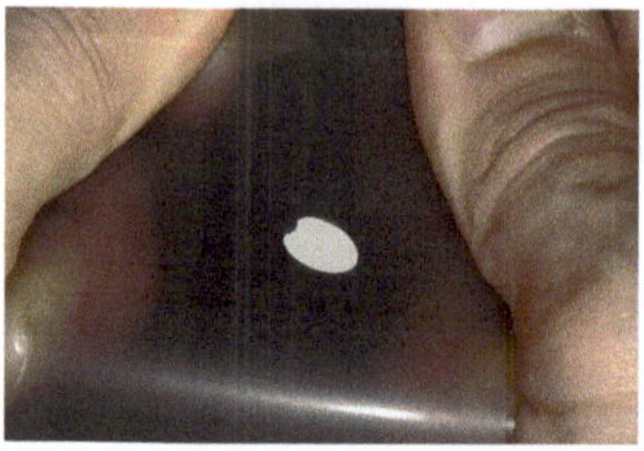

Abb. 10.4: Das gestanzte Loch wird gedehnt, um Fehler beim Stanzen zu erkennen. Hier war die Lochscheibe nicht mehr einwandfrei, das Gummi wird unter Belastung wahrscheinlich einreißen.

Hilfsmittel für die Lochung:

- Schablonen, die zur Markierung der Lochposition unter das Gummi gelegt werden
- Stempel in unterschiedlichen Ausführungen, um die Zahnpositionen des gesamten Zahnbogens auf dem Gummi zu markieren.

10.3.2 Klammern

Kofferdamklammern

Aus elastischem, medizinischem Stahl. Die polierte Metalloberfläche der Klammern macht diese für Korrosion durch Spülflüssigkeiten weniger anfällig.

TIPP

Beim Einsatz des OPM (☞ Kap. 11) führen die starken Reflexionen der sehr hellen Beleuchtung zu einer schnelleren Ermüdung der Augen. Daher sind alternativ Klammern mit einer mattierten Oberfläche im Handel. Die verringerte Reflexion ermöglicht ein erheblich augenschonenderes Arbeiten unter dem OPM.

Klammertypen

- Kofferdamklammern mit Flügeln
- Kofferdamklammern ohne Flügel
- Sonderformen.

Mit Flügeln
zum Halt des Gummis bei der Applikation des Kofferdams und Halt des fixierten Kofferdamgummis weiter zervikal mit einer besseren Übersicht im Arbeitsgebiet.

Flügellose Klammern
bei alternativer Anlegetechnik, bei der die Fixierung der Klammer am Zahn mit besserer Übersicht möglich ist; sie bieten darüber hinaus die Möglichkeit, zwei Zähne direkt nebeneinander zu isolieren, ohne dass die Flügel der beiden Klammern eine Behinderung darstellen (☞ Abb. 10.5).

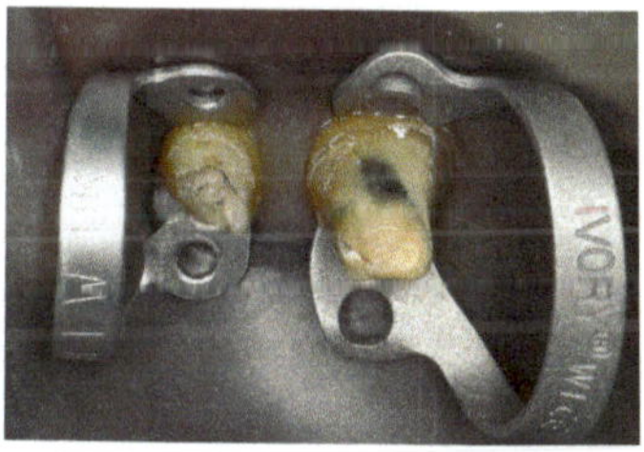

Abb. 10.5: Mit zwei flügellosen Klammern ist die Fixierung des Spanngummis an zwei benachbarten Zähnen möglich (Ivory® W1 und Ash® EW UK).

Klammertypen für unterschiedliche Zahnformen

Für die Behandlung von

- Frontzähnen (☞ Abb. 10.6)
- Prämolaren (☞ Abb. 10.7)
- Molaren (☞ Abb. 10.8).

Weitere Typen

- Klammern, die mit ihren Branchen an tief zerstörten Zähnen Halt finden (☞ Abb. 10.9). Auch bei präparierten Zähnen können sie durch den Ansatz unterhalb der Präparationsgrenze oft eine Fixierung ermöglichen
- eine Besonderheit sind die sog. **Tigerklammern** (mit gezackten Klammerbranchen), die bei stark reduzierter Restzahnkrone, fehlenden Unterschnitten oder stark asymmetrischem Zahnhals häufig noch genügend Halt erreichen (☞ Abb. 10.6–10.8)
- **Kunststoffklammern** als Einmalklammern: keine Beeinträchtigung der Beurteilung von Röntgenaufnahmen, Schutz der Zahnhartsubstanz bzw. der prothetischen Versorgung. Sie bieten bei Zähnen mit entsprechenden Unterschnitten einen ausreichenden Halt (☞ Abb. 10.10).

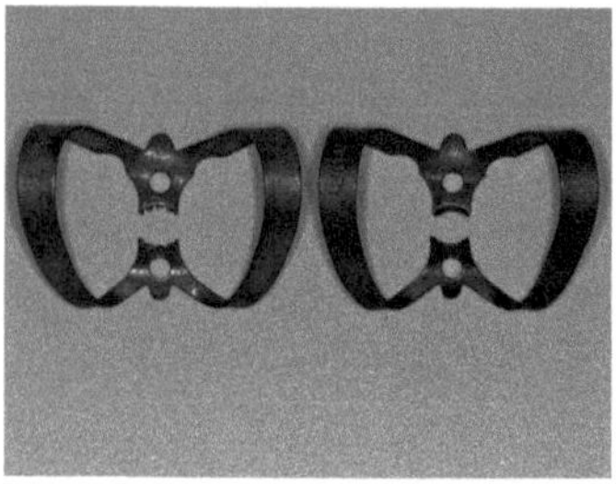

Abb. 10.6: Frontzahnklammern mit Flügeln (Ivory® 9T und 9) mit doppeltem Bügel. Klammer 9T bietet als „Tigerklammer" einen besseren Halt am Zahn.

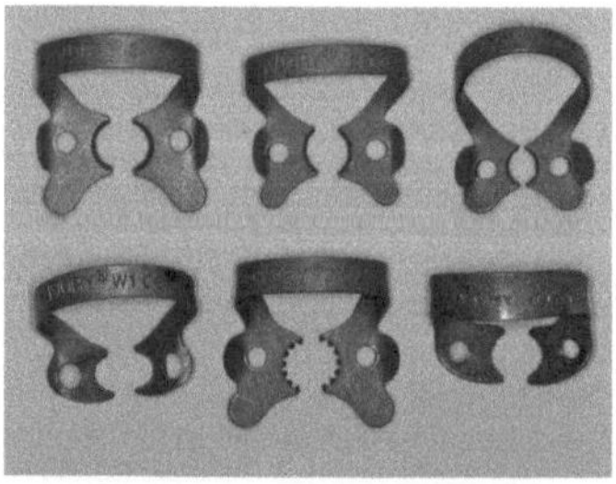

Abb. 10.7: Verschiedene Prämolarenklammern mit unterschiedlichen Klammerbranchen (Ivory® 2, 2a, 00, W1, 2AT, W1AT).

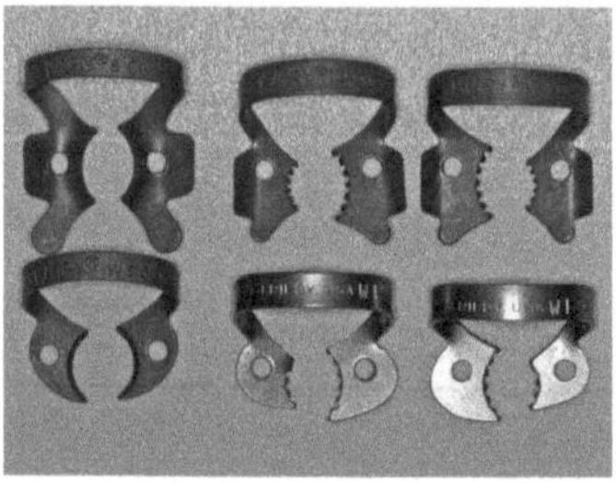

Abb. 10.8: Klammern für Molaren. Die asymmetrischen Tigerklammern 12A und 13A eignen sich hervorragend als Molarenklammern im Ober- und Unterkiefer (Ivory® 8, 13A, 12A, W3, Hu-Friedy® W13A, W12A).

10

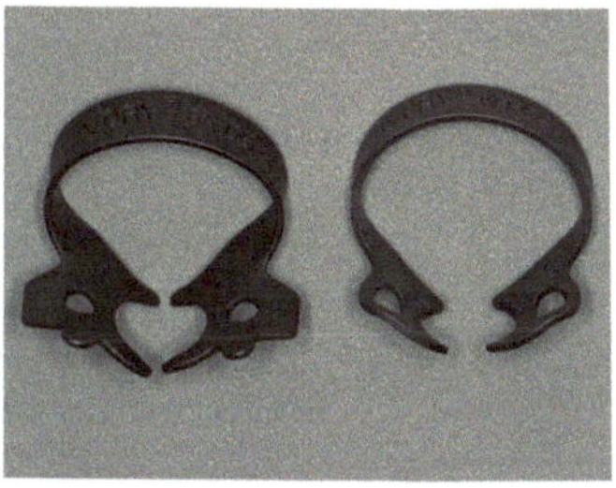

Abb. 10.9: Klammern mit gebördelten Branchen ermöglichen an tief zerstörten Zähnen eine bessere Fixierung (Ivory® 8A, W1).

■ Klammerzangen

Zum Aufsetzen der Klammern werden unterschiedliche Zangen angeboten. Sie unterscheiden sich in der Höhe der Arbeitsenden und in der Führung der Klammern. Auf einen sicheren Sitz und gute Führung muss geachtet werden. Die Zangen nach Ivory® werden aufgrund der besseren Führung der Klammern bei der Einzahntechnik bevorzugt (☞ Abb 10.11).

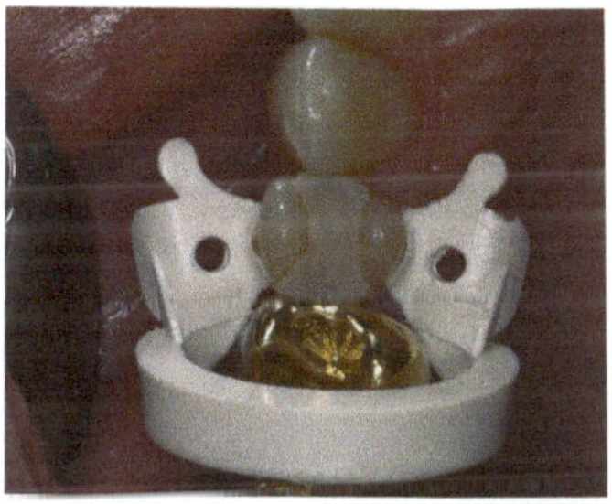

a

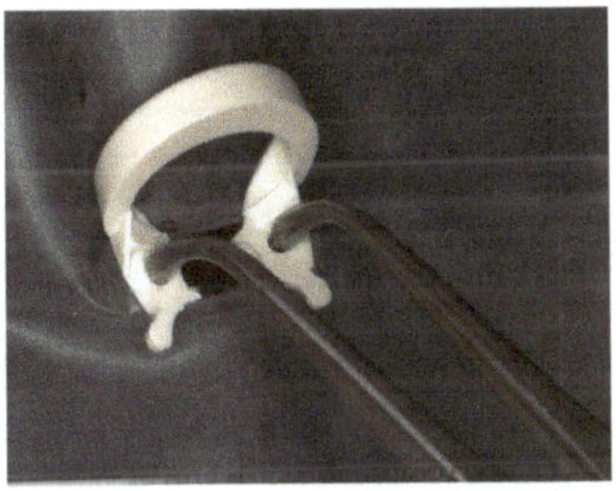

b

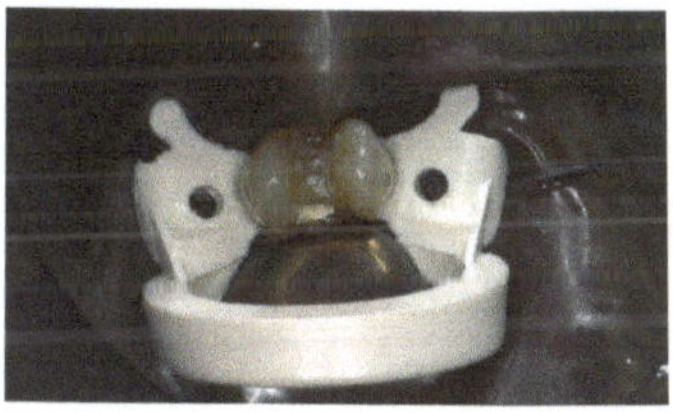

c

Abb. 10.10: Kunststoffklammern brauchen den sicheren Halt unter sich gehender Zahnbereiche. a) Eine Prämolarenklammer wird angepasst. b) Die Klammer wird mit den Flügeln in das Gummi gespannt und auf den Zahn gesetzt. c) Der fertig angelegte Kofferdam.

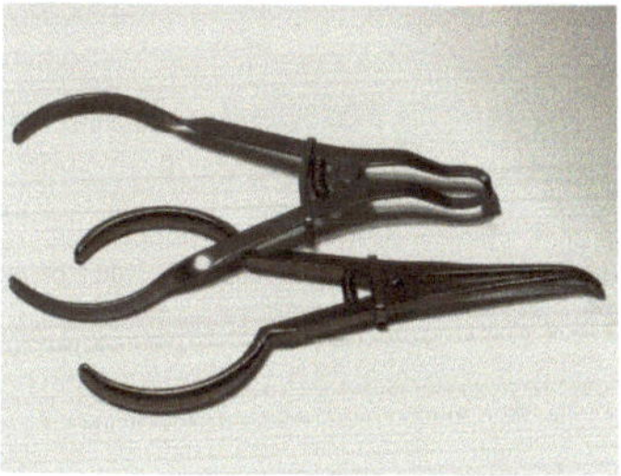

Abb. 10.11: Zangen zur Anlage der Klammern (unten Aesculap®, oben Ivory®).

10.3.3 Während der Röntgenaufnahmen

Während endodontischer Maßnahmen sind Röntgenaufnahmen unerlässlich.
Die Mehrzahl wird während der Behandlung angefertigt (exzentrische diagnostische Aufnahmen, Instrumentenkontrast- und Masterpoint-Aufnahmen, Wurzelfüllungskontrollen).
Bei jeder einzelnen Aufnahme muss eine ausreichende Übersicht über relative und absolute Position von Zahn, Röntgenstrahler und Film/Sensor gewährleistet sein. Darüber hinaus ist die konsequente Umsetzung der Rechtwinkeltechnik wünschenswert.

TIPP

Eine bestmögliche Aufnahmequalität ist manchmal mit angelegtem Kofferdam nur schwer zu erreichen, daher kann es sinnvoll sein, den Zahn kurzfristig provisorisch zu verschließen und die notwendigen Röntgenaufnahmen ohne den Kofferdam zu erstellen.

Halter

Zahnfilme können mit speziellen Haltern auch **bei angelegtem Kofferdam** erstellt werden. Dafür wird der Kofferdamrahmen abgenommen. Der Röntgenfilmhalter ist mit einem Kunststoffblock als Abstandhalter ausgestattet (☞ Abb 10.12). Dieser Block schafft genügend Platz für den Zahn mit angelegter Kofferdamklammer und ggf. auch die im Zahn befindlichen Instrumente. Alternativ kann der Film mit einer Gefäßklemme vom Patienten gehalten werden.
Bei **digitalen Röntgensystemen** werden für eine bessere Justierung der verhältnismäßig kleinen Sensoren spezielle Halter angeboten. Diese erleichtern die Ausrichtung vom Sensor zum Röntgenstrahler (☞ Abb. 10.17 k).
Auch eine Fixierung des Halters inklusive des Sensors am Röntgentubus ermöglicht weitgehend reproduzierbare Röntgenaufnahmen.

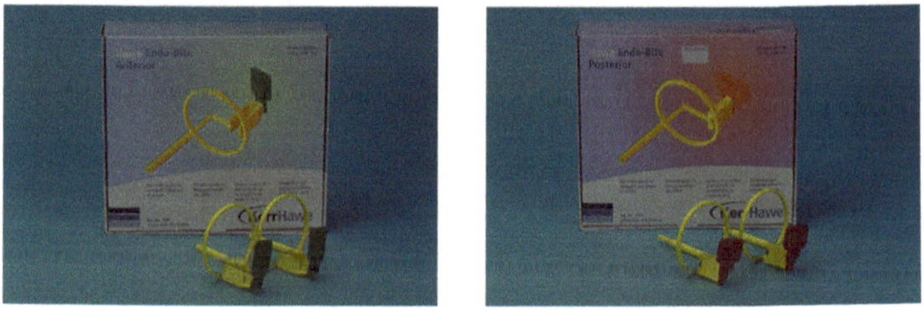

Abb. 10.12: Filmhalter für Aufnahmen mit Kofferdam (für anteriore oder posteriore Einstellungen). (Quelle: KerrHawe SA.)

Rahmen

Aufgrund ihrer Röntgenopazität finden **Metallrahmen** in der Endodontie kaum Verwendung. Klassische U-förmige (☞ Abb. 10.13) oder geschlossene **Kunststoffrahmen** sind weit verbreitet.

Bei den Kunststoffrahmen muss das Kofferdamgummi für jede Röntgenaufnahme teilweise oder vollständig gelöst werden, um den Röntgenfilm oder -sensor platzieren zu können.

10

Der **Kunststoffrahmen nach Sauvier** (☞ Abb. 10.1 b + 10.17 g) kann während der gesamten Behandlung belassen werden.

Beim Aufspannen des Gummis muss darauf geachtet werden, dass der Rahmen möglichst mittig und senkrecht befestigt wird.

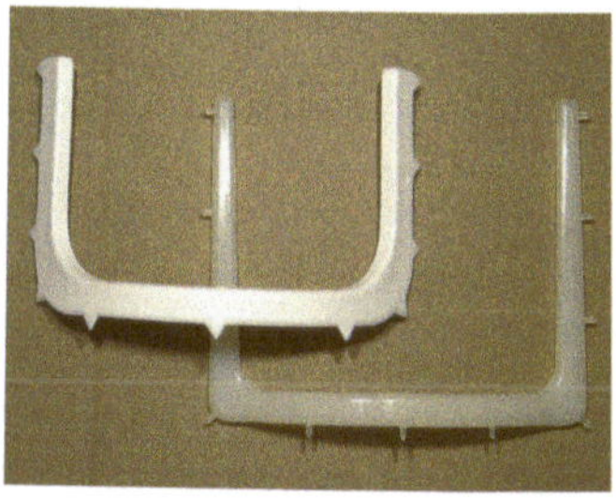

Abb. 10.13: Kunststoffrahmen sind röntgentransparent und ermöglichen das Röntgen ohne Abnahme des Spannrahmens.

Über das sagittale Scharnier wird der Kunststoffrahmen nach Sauvier bei Bedarf aufgeklappt und gestattet so eine annähernd optimale Übersicht (☞ Abb. 10.17 j).
Die Elastizität der heutigen Spanngummis ermöglicht die problemlose Anwendung bis zum Weisheitszahn. Durch das im Rahmen aufgespannte Spanngummi bleibt auch bei der Anfertigung der Röntgenaufnahmen die notwendige Übersicht erhalten. Bei exakter Positionierung ist ein wiederholtes Aufklappen zur Anfertigung von Röntgenaufnahmen, zwischenzeitliches Absaugen oder sogar reduzierte Kommunikation möglich.

10.4 Arbeitsschritte beim Anlegen

10.4.1 Auswahl der Klammer

Auswahl mit viel Sorgfalt! Die Klammerecken müssen dem Zahn möglichst punktförmig anliegen (☞ Abb. 10.14), damit ein sicherer Halt gewährleistet ist.
Die Verletzung des Zahnfleisches oder der Zahnoberfläche muss weitestgehend minimiert werden (☞ Abb. 10.15).
Die jeweiligen Klammern werden ohne Spanngummi auf den Zahn gesetzt, um den einwandfreien Sitz zu kontrollieren (☞ Abb. 10.10 a + 10.17 a + b). Nach dem Aufsetzen wird mit der Pinzette die Belastung auf den Klammerbügel durch das Gummi simuliert. So kann überprüft werden, ob der Sitz ausreichend stabil ist.

10.4.2 Anlagetechnik

Um insbesondere auch vorhandene, erhaltenswerte keramische Restaurationen zu schützen, kann die Klammer auf das Kofferdamgummi anstelle der Zahnoberfläche greifen. So wird direkter Kontakt verhindert (☞ Abb. 10.16).

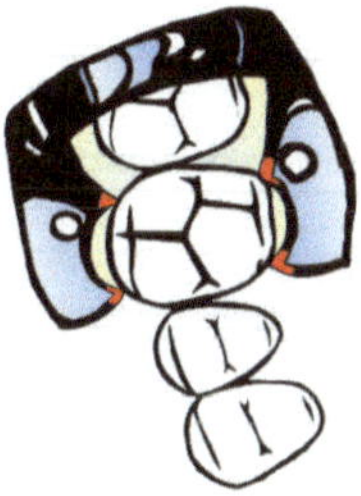

Abb. 10.14: Die Klammer sollte den Zahn nur punktuell berühren.

10

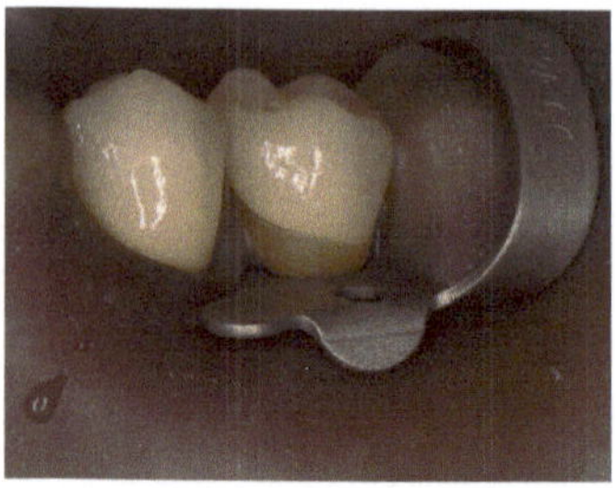

a

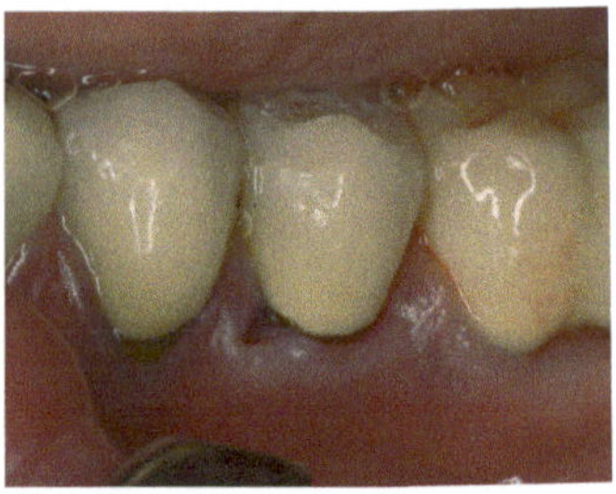

b

Abb. 10.15 a + b: An Zahn 35 ist eine zu große Klammer angesetzt. Trotz des Schutzes durch das Kofferdamgummi zeigt sich nach Abnahme der Klammer eine erhebliche (reversible) Verletzung der Gingiva.

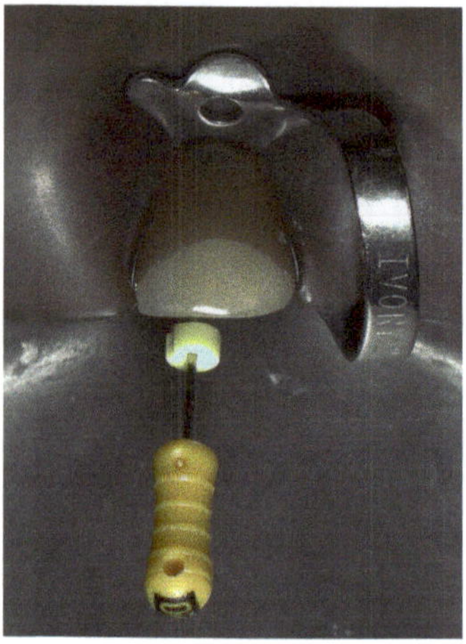

Abb. 10.16: Zahn 21 ist mit einer erhaltungswürdigen VMK-Krone im Brückenverband versorgt. Daher greift die Kofferdamklammer unter dem Schutz des Gummis auf die Verblendung. Diese Technik wird oft zur Abdichtung einzelner Zähne in einem Brückenverband angewendet.

Klammertechnik mit Flügeln

- für den Zahn wird eine geeignete Klammer ausgesucht und einprobiert
- die Halteklammer wird mit den Flügeln in das zuvor gestanzte Loch eingespannt
- zur besseren Orientierung am Gummi wird eine Ecke des Kofferdamgummis (z.B. immer die obere linke Ecke) markiert. So wird das Aufspannen erleichtert
- die Klammer wird mitsamt dem Gummi auf den zu isolierenden Zahn gesetzt
- im Anschluss wird mit einem Heidemannspatel das Gummi von den Klammerflügeln geschoben und der dichte Sitz am Zahnhals kontrolliert
- erst nach dieser Überprüfung wird eine Kofferdamserviette unter das Gummi gelegt, der Rahmen aufgespannt und die Abdichtung am Zahn erneut kontrolliert
- mit der Oberflächendesinfektion des Kofferdamgummis ist die Isolierung des Zahnes/der Zähne abgeschlossen (☞ Abb. 10.17 a–k).

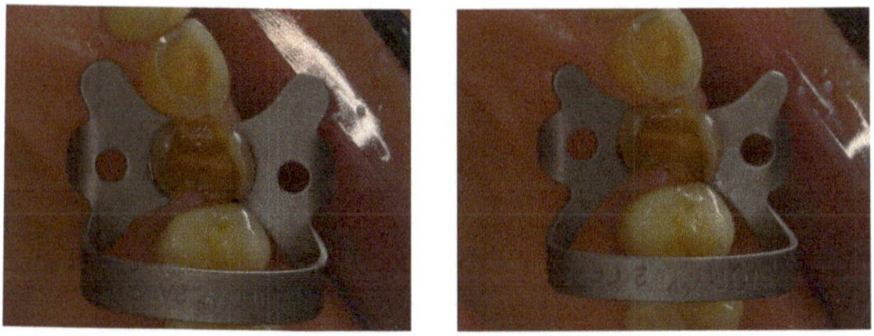

a b

Abb. 10.17 a + b: Zur Isolierung des Zahnes 24 werden zwei Klammern anprobiert. Die Klammer Ivory® 2A ist zu groß, die Ecken erfassen nicht alle den Zahnhals. (b) Die Klammer Ivory® 2 wird verwendet.

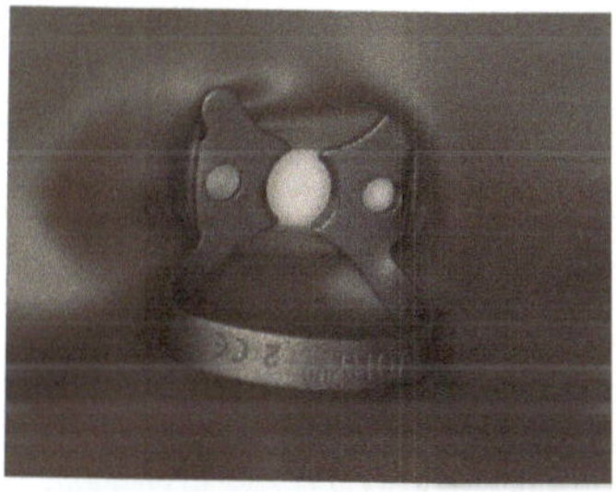

Abb. 10.17 c: Die ausgesuchte Klammer wird mit den beiden Flügeln in das Loch des Kofferdamgummis eingespannt.

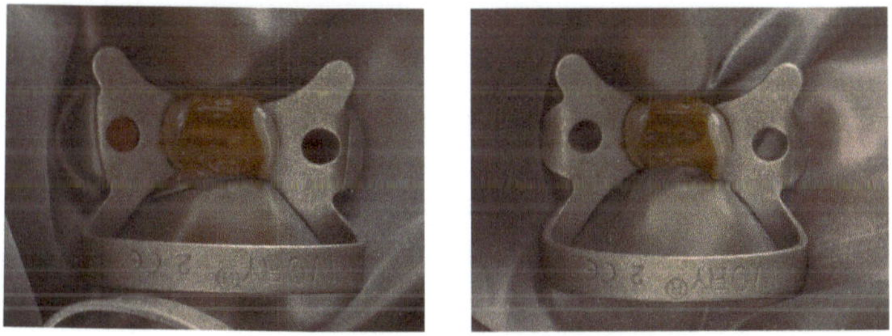

d e

Abb. 10.17 d + e: Nach dem Aufsetzen wird das Gummi mit einem Heidemannspatel von den Flügeln geschoben und die Abdichtung zervikal kontrolliert.

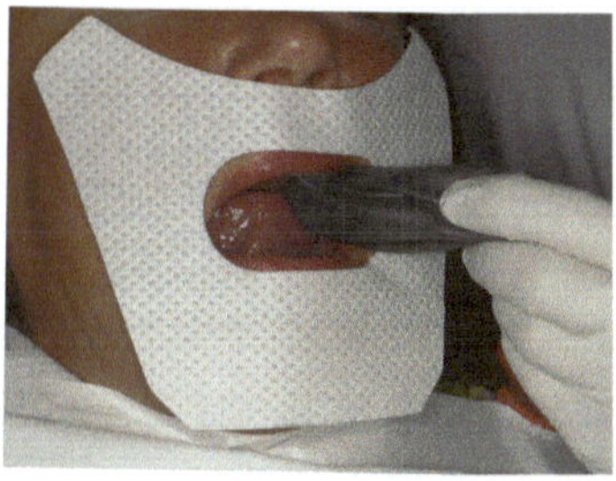

Abb. 10.17 f: Unter das Gummi wird eine Kofferdamserviette gelegt, um den direkten Kontakt des feuchten Gummis auf der Haut abzumildern.

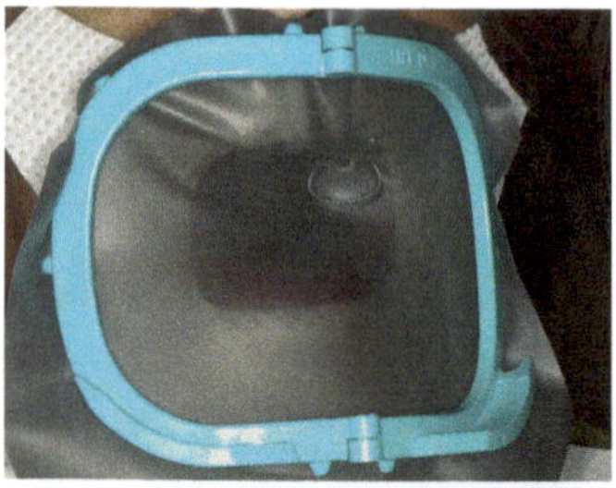

Abb. 10.17 g: Der fertig aufgespannte Kofferdamrahmen nach Sauvier. Das Scharnier liegt mittig in der Sagittalen. Die Nasenatmung darf nicht behindert werden. Das oben überstehende Gummi wurde mit einer Schere entfernt.

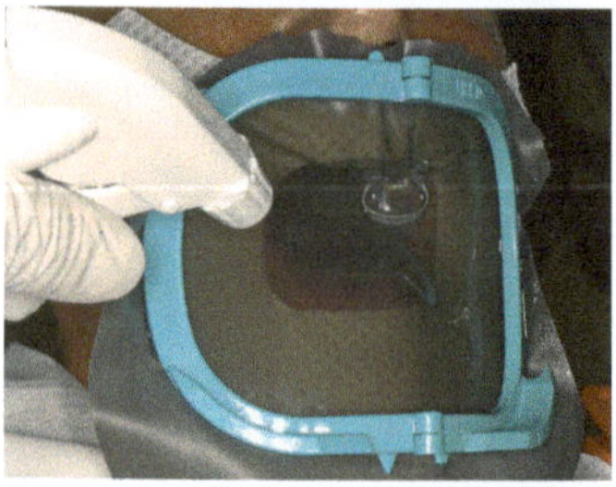

Abb. 10.17 h: Mit Oberflächendesinfektionsmittel kann der Kofferdam desinfiziert werden.

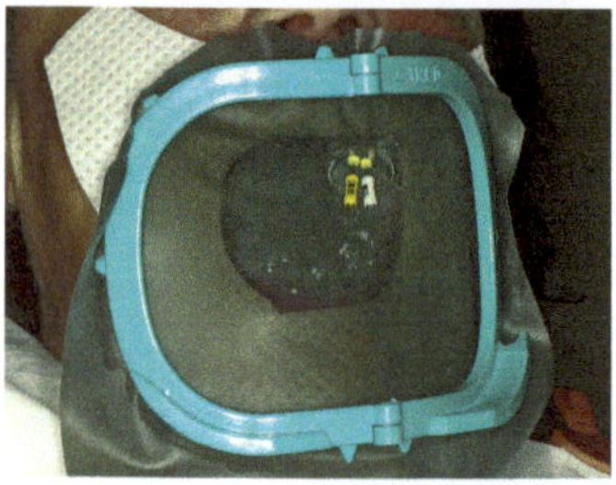

Abb. 10.17 i: Während der Wurzelbehandlung des Zahnes muss eine Instrumentenkontrastaufnahme angefertigt werden.

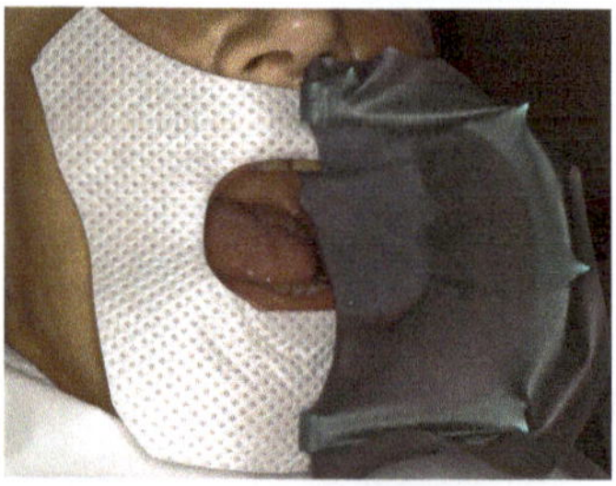

Abb. 10.17 j: Im aufgeklappten Zustand ist eine gute Übersicht gewährleistet.

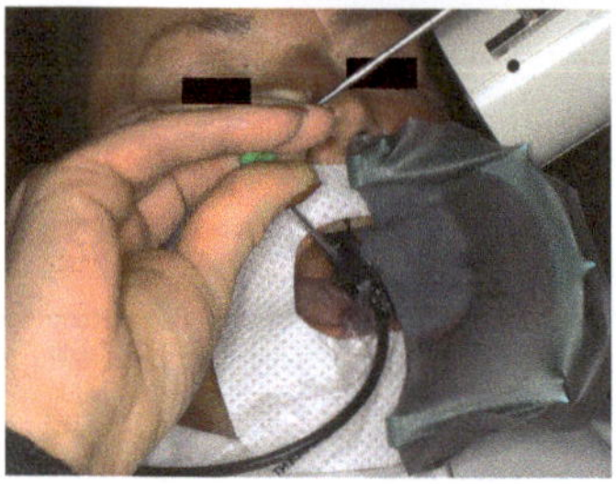

Abb. 10.17 k: Spezielle Halterungen für digitale Sensoren ermöglichen eine sehr gute Ausrichtung von Röntgentubus, Zahn und Sensor zueinander. Eine Führung am Halter ist zur idealen Ausrichtung für die Rechtwinkeltechnik sehr hilfreich (im Bild oben rechts).

Klammertechnik ohne Flügel

- nach dem Anpassen der geeigneten Klammer wird das Kofferdamgummi über den Klammerbogen gezogen
- mit einer Hand wird das Gummi zusammengehalten
- die Klammer kann so ohne Sichtbeeinträchtigung durch das Gummi am Zahn adaptiert werden
- anschließend wird das Gummi vom Bügel über die Klammer gezogen
- nun wird der dichte Sitz am Zahn kontrolliert (☞ Abb. 10.18 a–d).

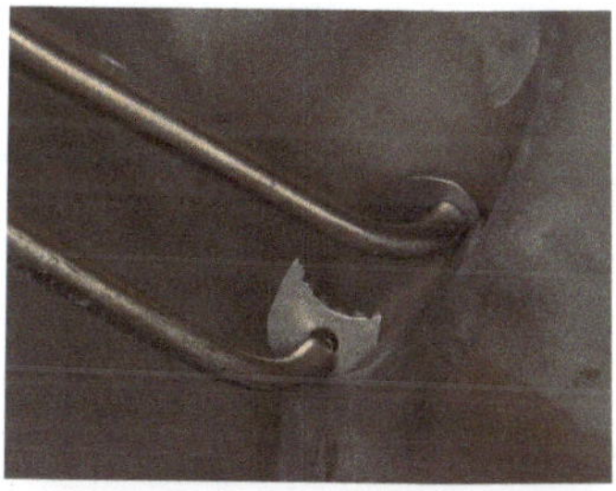

Abb. 10.18 a: Das Gummi wird nur über den Bügel der Klammer gespannt und die Klammerzange in die Löcher eingesetzt.

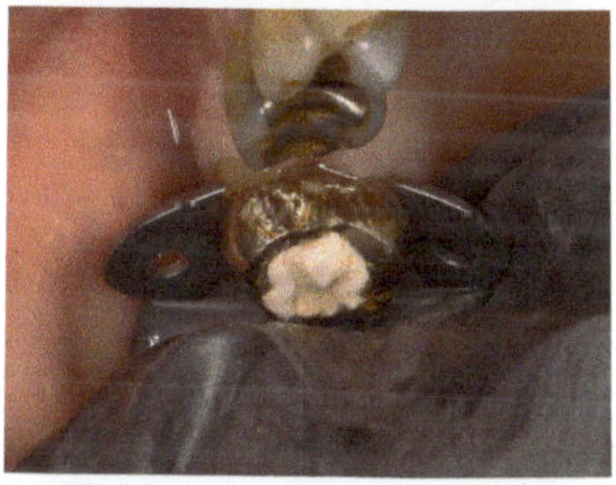

Abb. 10.18 b: Unter direkter Sicht auf den Zahn kann die Klammer sicher angelegt werden.

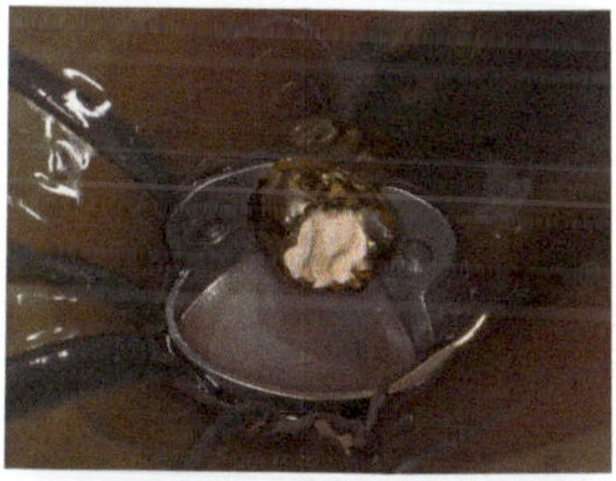

Abb. 10.18 c: Mit den Fingern wurde das Gummi über die Klammer gezogen und eine Abdichtung erreicht.

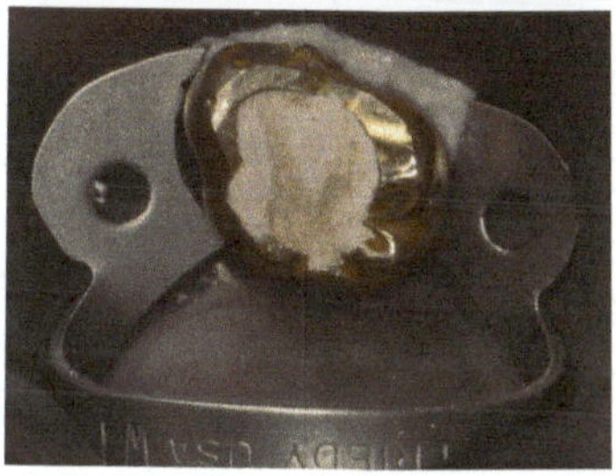

Abb. 10.18 d: Ein feiner Spalt mesial des Zahnes wurde mit OraSeal® abgedichtet.

TIPP

Oft wird der lang anhaltende Kontakt des (feuchten) Gummis auf der Haut als unangenehm empfunden. Es empfiehlt sich daher die Verwendung von Kofferdamservietten (☞ Abb. 10.17 f).

Prüfung der Klammeranlage und Abdichtung

Der einwandfreie Sitz der Klammer wird erneut überprüft und das Arbeitsfeld desinfiziert. Kleine Spalten zwischen Spanngummi und Zahn, welche bei suboptimaler Klammerpassung auftreten können, werden mit OraSeal® nachträglich abgedichtet.
OraSeal® (☞ Abb 10.19) trocknet auch bei langer Liegedauer nicht aus. Es bleibt für die Behandlungsdauer elastisch, so dass auch bei kleineren Bewegungen des Gummis, z.B. beim Aufklappen des Kofferdamrahmens, eine Abdichtung gewährleistet ist.

Vorgehen

Eine kleine Menge OraSeal® wird mit dem Heidemannspatel an den Spalt gebracht und mit einem feuchten Wattepellet über dem undichten Bereich adaptiert (☞ Abb. 10.18 d).

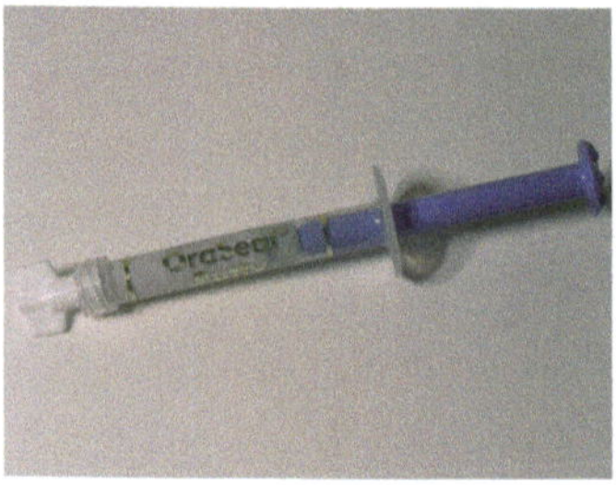

Abb. 10.19: OraSeal® ist ein weich bleibendes Silikon, mit dem kleine Undichtigkeiten des Kofferdams direkt am Zahn abgedichtet werden können.

Aufbissblock

Nach Absprache mit dem Patienten kann ein Aufbissblock (☞ Abb. 10.20) zur Entlastung der Muskulatur auf der kontralateralen Seite zwischen die Zähne gelegt werden (☞ Abb. 10.21).
Vorteile:

- Mundöffnung ohne ständigen Muskeltonus
- erlaubt zeitintensive Behandlungen im Molarenbereich.

TIPP

Nach Ausschluss akuter CMD-Probleme kann daher das Anbieten einer entsprechenden Hilfe für die Behandlung des Patienten eine Erleichterung darstellen.

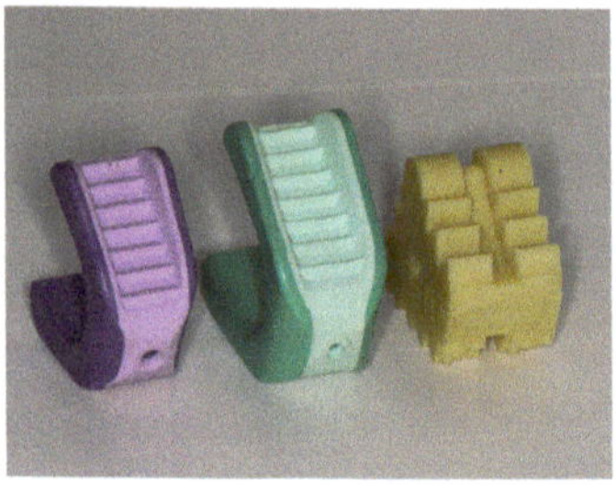

Abb. 10.20: Zwei offene Blöcke aus Hartkunststoff und ein geschlossener, etwas elastischer Block aus Gummi.

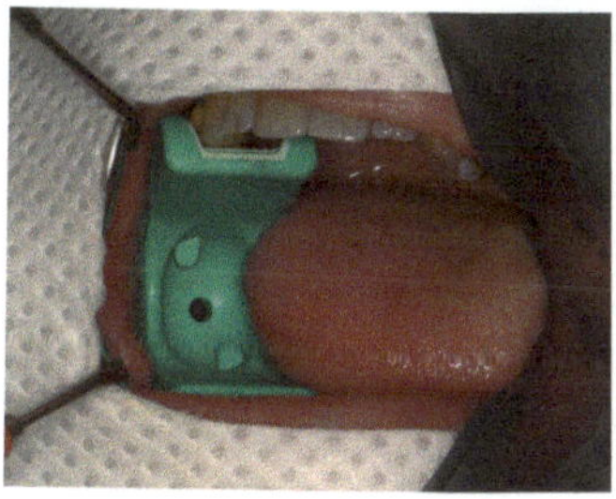

Abb. 10.21: Der Aufbissblock wird auf der kontralateralen Seite zwischen den Zahnreihen positioniert.

TIPP

Wenige Minuten nach dem Einsetzen eines Aufbissblocks wird der Patient befragt, ob er die Hilfe als angenehm empfindet oder sich zusätzlich beengt fühlt.

Das Engegefühl wird häufiger wahrgenommen, wenn geschlossene Blöcke aus Vollgummi verwendet werden (☞ Abb. 10.20).

10.5 Besonderheiten

10.5.1 Tief zerstörter Zahn

Auch bei weitgehend zerstörten Zähnen muss nach abgeschlossener Planung und positivem Therapieentscheid eine **sichere Isolierung** durchgeführt werden. Wenn nach Entfernung der Karies bzw. alter, undichter Füllungsanteile eine Isolierung primär nicht möglich erscheint, kann durch eine (vorläufige) **Aufbaufüllung** oder **chirurgische Kronenverlängerung** genügend Retention und eine vollständige Abdichtung ermöglicht werden (☞ Kap. 4 Präendodontische Versorgung).

10.5.2 Verblockte Kronen und Brücken

Nach der Entscheidung zum (vorläufigen) Erhalt der prothetischen Konstruktion (Kronenränder, Karies, Stiftentfernung) erfolgt die Auswahl und Einprobe einer geeigneten Kofferdamklammer.

Isolierung mit indirekter Technik:

- von der Assistenz wird das Gummi mit den Zeigefingern über den Zahn gespannt, so dass neben der Kaufläche auch die vestibuläre und die orale Zahnfläche durch das Loch sichtbar sind
- die zuvor ausgesuchte Klammer wird an den Zahn angelegt und dabei das Gummi mit den Klammerecken gefasst. Um ein Einreißen zu verhindern, sollte bei dieser Technik ein extrastarkes Kofferdamgummi gewählt werden
- das Gummi spannt sich über die verblockten Approximalkontakte hinweg (☞ Abb. 10.16). Hier kann eine zusätzliche Abdichtung mit OraSeal® notwendig sein.

OraSeal® wird daher vorher auf die mundzugewandte Seite des Spanngummis oder direkt auf die Kontaktflächen zu den Nachbarbrückengliedern aufgetragen und kann so die Kontaktfläche Gummi–Zahn sicher abdichten.

10.5.3 Nicht vollständig durchgebrochene Zähne

Hier fehlt der oberhalb der Gingiva liegende anatomische Äquator als retentiver Bereich für die Kofferdamklammer. Speziell auf glattem Schmelz ist daher ein sicherer Halt der Klammer häufig nicht gewährleistet.

Die Klammer muss nach dem Anlegen am Zahn reversibel fixiert werden.

Dies kann durch eine lokale Schmelzätzung und punktuelles Auftragen von Kompositmaterial (☞ Abb. 10.22) oder die Fixierung mit Glaspolyalkenoatzementen (GPZ) erreicht werden.

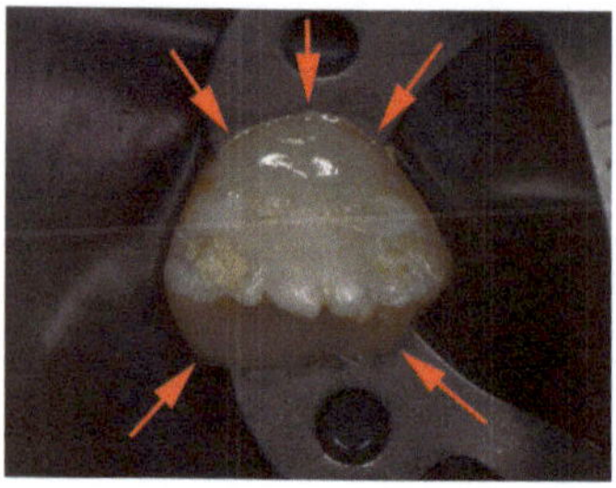

Abb. 10.22: Eine Prämolarenklammer Ivory® W2 wurde an dem nicht vollständig durchgebrochenen Zahn 11 angelegt und mit Kompositmaterial (Pfeile) an der Zahnoberfläche fixiert.

10.5.4 Pfeilerzähne nach Kronenentfernung

Aufgrund der fehlenden Unterschnitte ist die Retention an den verbleibenden Kronenstümpfen erschwert. Die Außenkontur im Seitenzahnbereich ist zudem reduziert, so dass für einen sicheren Halt Prämolaren- oder auch Frontzahnklammern verwendet werden können (☞ Abb. 10.23).

Bei **stark konischen** oder auch **weit zerstörten Zahnstümpfen** eignet sich auch ein lichthärtender GPZ (z.B. Photac Fill®, Vitre Bond®).

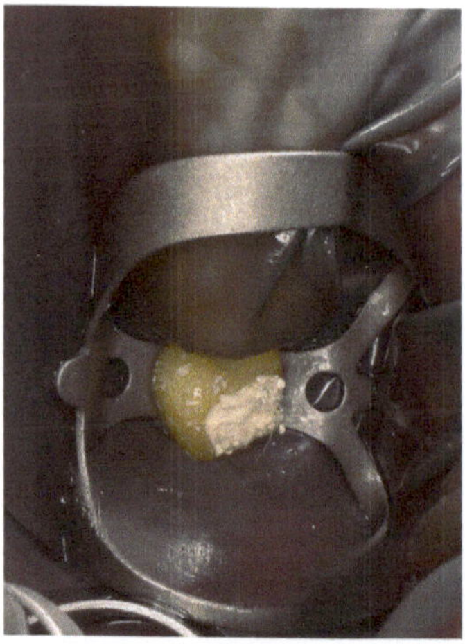

Abb. 10.23: Ein relativ kleiner Zahn 27 weist nach Entfernung der Krone keine Unterschnitte auf. Die Verwendung einer Frontzahnklammer bietet ausreichend Halt gegenüber der Spannung des Gummis.

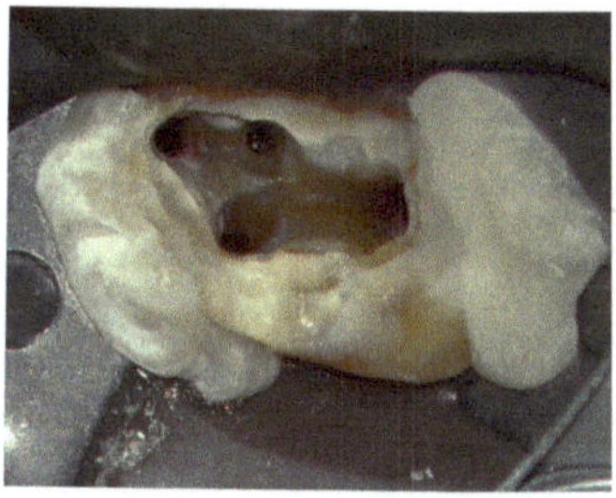

Abb. 10.24: Der Zahn 17 bot nach Entfernen der Krone und Karies kaum Halt für eine Klammer. Die Klammer Ivory® W12A wurde mit Photac Fill® am Zahn fixiert und das Gummi anschließend über die Klammer und den Zahn gezogen.

Nach dem Aufsetzen der Klammer wird diese mit den Fingern so weit zervikal wie möglich fixiert, das GPZ-Material direkt auf den Klammer-Zahn-Bereich aufgetragen und mit Licht ausgehärtet (☞ Abb. 10.24).
Eine weitere Möglichkeit besteht in der **Präparation kleiner Kerben** im Zahnstumpf, um eine Retention für die Klammer zu erreichen.
Unter Umständen kann eine **Klammer zusätzlich am distalen Nachbarzahn** angelegt werden (☞ Abb. 10.25) oder es werden beide Nachbarzähne mit entgegengesetzten Klammern versorgt (☞ Abb. 10.26). Mit beiden Techniken wird die Spannung des Gummis auf zwei Klammern verteilt und so eine sichere Abdichtung ermöglicht.

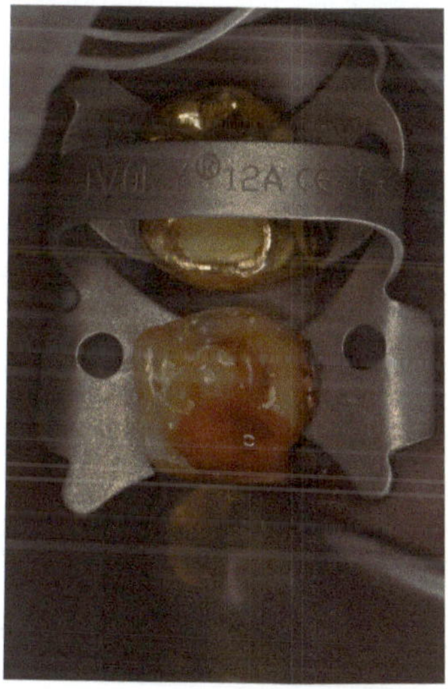

Abb. 10.25: Der Zahn 36 bietet keinen ausreichenden Halt für die Klammer. Daher wird zusätzlich an Zahn 37 eine Klammer angebracht, um die Spannung auf die nur sehr schwach haltende Klammer auf Zahn 36 zu verringern.

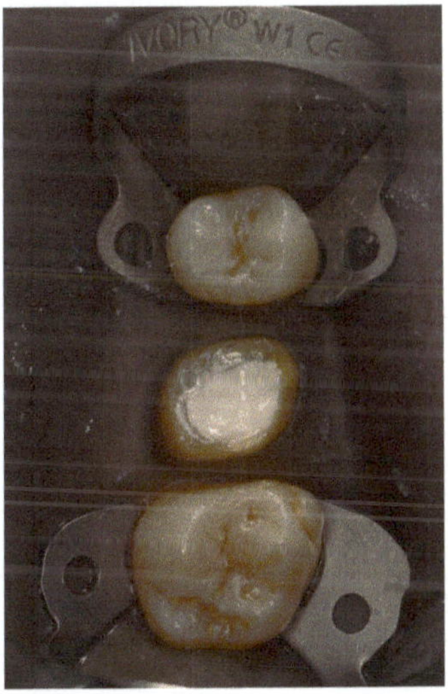

Abb. 10.26: Der Stumpf des Zahnes 26 bietet keinerlei Halt für die Klammer. Beide Nachbarzähne werden mit in die Isolierung einbezogen und fixieren so das Gummi an Zahn 26.

10.6 Austrocknung

Nach längerer Liegezeit des Kofferdams trocknen die isolierten Zähne aus und hellen dadurch erheblich auf. Diese Farbänderung ist voll reversibel. Nach 3 bis 4 Stunden gewinnt der Zahnschmelz durch Aufnahme von Feuchtigkeit wieder seine natürliche Farbe zurück (☞ Abb. 10.27).

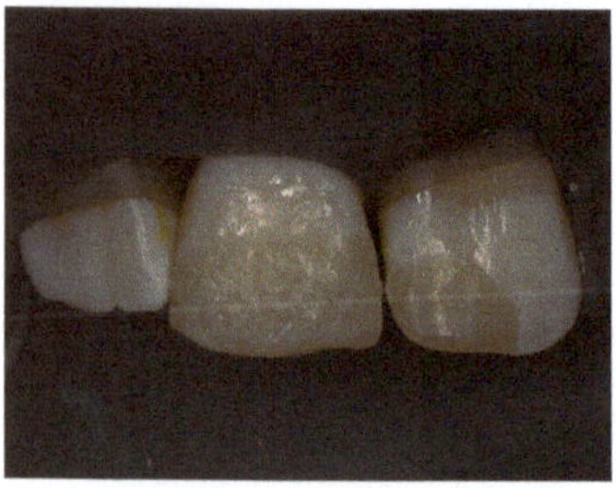

a

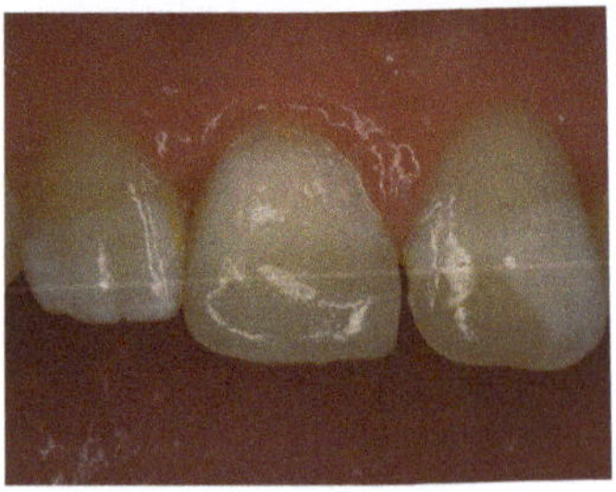

b

Abb. 10.27 a + b: Die Frontzähne wurden mit Kofferdam isoliert, wobei das Gummi Zahn 12 und auch 21 nur teilweise bedeckt (a). Nach dem Entfernen zeigt sich entsprechend des Verlaufs des Gummis ein deutlicher Helligkeitsunterschied auf den Zähnen (b).

11 Vergrößerungshilfen – OPM

Bargholz

11

11.1 Historische Entwicklung

- Beschreibung der ersten Vergrößerungshilfen in der ZHK zu Beginn des 20. Jh.
- Mikroskope in HNO, später Ophthalmologie, Neurochirurgie und Chirurgie seit den 1950er-Jahren
- Etablierung der Lupenbrille in den 1970er-Jahren
- erste routinemäßige Erfahrungen mit Mikroskopen in der Zahnheilkunde in den 1980er-Jahren.
- 1990er-Jahre:
  - regelmäßige Verwendung von Operationsmikroskopen für hochpräzises Arbeiten in den einzelnen Disziplinen der ZHK
  - in den USA erste Trainingscenter für mikrochirurgische Parodontalchirurgie (Shanelec) und auch für den Einsatz in der konservierenden und chirurgischen Endodontie (Kim, Rubinstein, Ruddle, Carr)
  - seit 1998 in den USA als Voraussetzung bei der Postgraduiertenausbildung zum Endodontologen ein Training in der konservierenden und chirurgischen Endodontie unter Anwendung des Operationsmikroskops.

11.2 Bedeutung in der Endodontie

- Sichtbarmachen von anatomischen Details
- präzisere Diagnostik
- Hilfe bei größerem Behandlungsumfang
- oft erhebliche Verlängerung der Behandlungsdauer.

Daraus ergibt sich eine qualitative Verbesserung der endodontischen Therapie.

TIPP

Wir beobachten über einen langen Zeitraum eine kontinuierlich ansteigende Lernkurve: zunehmend werden mehr Strukturen erkannt und damit das individuelle Wissen erweitert. Diese Lernkurve wird in einer Studie von Stropko deutlich (Stropko J.J.; 1999): Das Auffinden des zweiten mesiobukkalen Kanalsystems bei ersten Oberkiefermolaren nahm in seiner Praxis nach Integration des OPMs in die Behandlungsroutine kontinuierlich zu. Über einen Zeitraum von drei Jahren stieg die Zahl der erkannten und aufbereiteten zweiten mesiobukkalen Kanalsysteme von **73,2 %** (Lupenbrille und zentrale Lichtquelle) auf **93 %** (Operationsmikroskop) an.

11.3 Lupensysteme

Lupensysteme haben sich in der Zahnheilkunde einen festen Platz gesichert:

- von einfachen Brillenclips aus Kunststoff
- bis hin zu individuell angepassten, in die Brille integrierten Lupensystemen (☞ Abb. 11.1).

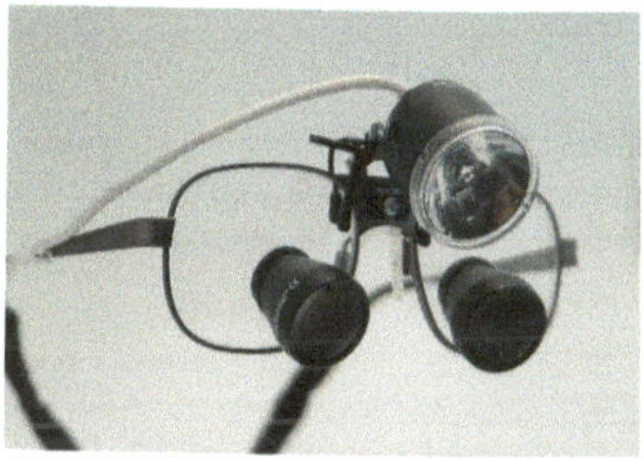

Abb. 11.1: Einfache Lupenbrille mit 2,5facher Vergrößerung und einer zentralen Lichtquelle (LED-System).

11.3.1 Vergrößerung

Lupensysteme mit **2- und 4facher Vergrößerung** bei Arbeitsabständen zwischen 28 cm und 40 cm.

Lupensysteme mit stärkeren Vergrößerungen können aufgrund ihres hohen Gewichts nicht ohne Beeinträchtigung dauerhaft eingesetzt werden.

Arbeitshaltung ☞ 11.4.4

11.3.2 Beleuchtung

Koaxiale Beleuchtung (☞ 11.4.1) mit verschiedenen „zentralen Lichtquellen" von einfachen weißen LED-Lampen (☞ Abb. 11.1) bis hin zu hochleistungsfähigen Xenon-Lichtquellen.

TIPP

Entscheidend neben der absoluten Lichtleistung: der Tragekomfort der Lupensysteme für den Behandler. Daher setzen sich trotz der geringeren Lichtleistung zunehmend die sehr leichten LED-Lampen durch.

11.4 OPM

Operationsmikroskope (☞ Abb. 11.2) ermöglichen das Arbeiten unter stärkerer Vergrößerung bei optimaler Ausleuchtung und ergonomischer Sitzposition.

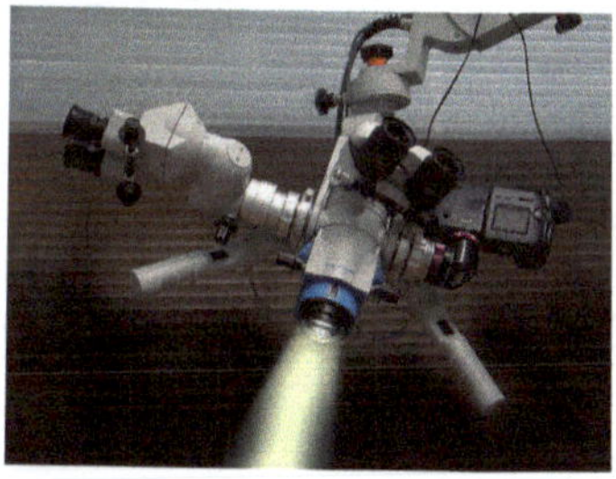

Abb. 11.2: Ein OPM mit motorisch verstellbarem Fokus, Mitbeobachtertubus und digitaler Kamera zur Photodokumentation (Universa, Möller-Wedel).

11

11.4.1 Ausleuchtung

Durch koaxiale Ausleuchtung hervorragende Lichtverhältnisse im OP-Gebiet.
Koaxiale Lichtführung: externe Ausleuchtung annähernd parallel mit unserer Blickrichtung (☞ Abb. 11.3) durch Halogen-, Metallhalit- oder Xenonlampen mit einem nur wenige Grad abweichenden Winkel (3–8 Grad).

VORTEIL

Dies ermöglicht auch innerhalb sehr enger, länglicher Hohlräume, der Zugangsöffnungen und sogar der Hauptkanalsysteme eine nahezu vollständige Ausleuchtung.

Nachteil der koaxialen Ausleuchtung ist eine fast schattenfreie Darstellung und damit eine **eingeschränkte räumliche Wahrnehmung.** Dies ist im Besonderen in der Endodontie jedoch von untergeordneter Bedeutung.

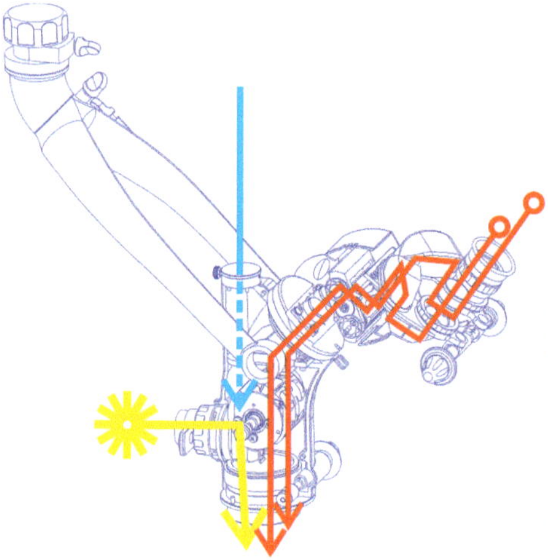

Abb. 11.3: Der Schnitt in ein OPM zeigt den optischen Weg (rot) und den annähernd parallel verlaufenden Beleuchtungsweg (gelb). Für die Video-/Photodokumentation ist ein eigener optischer Weg integriert (blau). (Quelle: Möller-Wedel GmbH)

11.4.2 Vergrößerung

Verwendung finden OPM mit einer **2- bis 30fachen Vergrößerung** (in mehreren Stufen).

■ Vorteile

Speziell in der Endodontie unterstützt eine starke Vergrößerung:

- Präparation der endodontischen Zugangskavitäten
- Differenzierung von sehr feinen Strukturen im OP-Gebiet (z.B. obliterierte Kanäle)
- sichere Identifizierung kleinster Dentikel oder iatrogener Verblockungen des Hauptkanals
- Darstellung von Stufen und Perforationen in der Tiefe eines Hauptkanals
- Verzweigungen in der Tiefe eines bereits erweiterten Kanalsystems
- gezieltes Freilegen und Entfernen frakturierter Instrumentenanteile.

■ Nachteil

Die Tiefenschärfe (der scharf abgebildete Bereich im Sichtfeld) ist durch die starke Arbeitsvergrößerung (6- bis 10fach) eingeschränkt.

Im Regelfall ist nur im Bereich weniger Millimeter scharfes Sehen möglich. Daher wird indirekt über Mundspiegel (☞ 11.5) gearbeitet, um durch die Verlagerung des Spiegels den Fokus zu verändern. Je lichtstärker die verwendeten Optiken sind, desto geringer ist bei starker Vergrößerung der scharf dargestellte Bereich.

Bei starker Vergrößerung (15fach) kann nur noch ein 2–3 mm großer Abschnitt des inspizierten Wurzelkanals scharf wahrgenommen werden.

Einstellungen

- zu Beginn: Übersichtsvergrößerung (ca. 4fach)
- im Behandlungsverlauf: 8- bis 12fache Vergrößerung
- optische Inspektion der gesamten Kanallänge durch motorische Anpassung des Fokus ohne Unterbrechung der Behandlung mit bis zu 25facher Vergrößerung.

11.4.3 Photo- und Videodokumentation

Verlaufsdokumentation der Behandlung ohne Beeinträchtigung des Operateurs mit Hilfe von Kamera- oder Videosystemen:

- durch in den optischen Weg des OPMs integrierte Strahlenteiler (z.B. PROergo, Zeiss; Universa, Möller-Wedel) oder
- durch parallele optische Strahlengänge (pico®, Zeiss; Denta 300 (☞ Abb. 11.3), Möller-Wedel).

Die vergleichsweise hohe Empfindlichkeit digitaler Photo- und Videosysteme ermöglicht unter schattenfreier Ausleuchtung eine aussagekräftige Dokumentation.

Mitbeobachtertubus: Mit geringem Verlust der Lichtleistung kann über einen Strahlenteiler und Anschluss eines seitlichen Einblicks eine zweite Person dem Behandlungsverlauf folgen.

VORTEIL

Mitbeobachtertubus (☞ Abb. 11.2) für eine gezieltere und zeitnähere Assistenz während der Behandlung; von Vorteil insbesondere in der mikrochirurgischen Endodontie, bei dem trokkenen Einsatz von Ultraschallspitzen und bei der Durchführung der Wurzelfüllung in vertikaler Kondensationstechnik.

11.4.4 Arbeitshaltung

Entscheidender Vorteil – besonders auch gegenüber Lupenbrillen mit zentraler Lichtquelle – ist eine ergonomischere Arbeitshaltung.

Bei weitgehend liegender Lagerung des Patienten (☞ Abb. 11.4) wird das OPM so positioniert, dass die Behandlung in einer **aufrechten Sitzposition** durchgeführt werden kann.

TIPP

Eine „verdrehte" Arbeitshaltung ist während der zahnärztlichen Therapie bei dem Versuch, die Sichtverhältnisse zu verbessern, eher die Regel als die Ausnahme. Mit Hilfe eines Operationsmikroskops während einer endodontischen Behandlung kann dies für den trainierten Anwender fast vollständig vermieden werden (☞ Abb. 11.4).

Die Arbeitshaltung erfordert allerdings einen überwiegend **unabgestützten Einsatz der Arme.** Dies kann bei längeren Behandlungen zu einer Belastung der Schultergürtelmuskulatur führen. Um ein Aufstützen der Arme bei bestimmten Arbeitsschritten dennoch zu ermöglichen, werden Stühle mit einstellbaren Unterarmauflagen angeboten. Diese stellen nach einer gewissen Trainingszeit eine Entlastung für die Muskulatur dar.

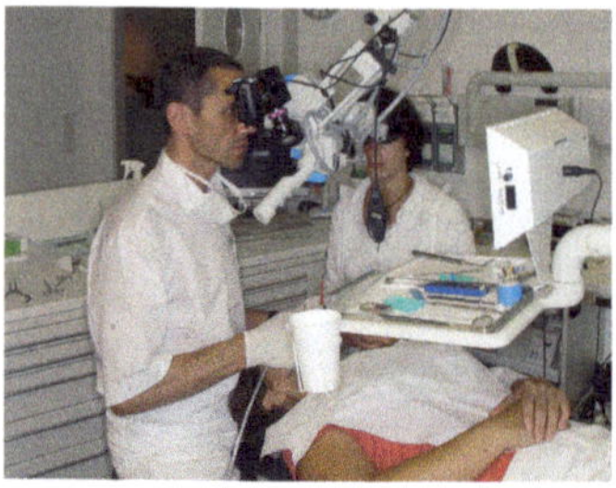

Abb. 11.4: Das Arbeiten erfolgt für Behandler und Assistenz in aufrechter Sitzposition. Durch den Mitbeobachter ist eine präzise Assistenz während der Behandlung möglich.

11.5 Spezielle Instrumente

In der **konservierenden Endodontie** erfolgt das Arbeiten ausschließlich **indirekt** über oberflächenverspiegelte, entsprechend kleine **Mundspiegel** (☞ Abb. 11.5).
Das eigentliche Arbeitsgebiet, der einzelne Zahn, ist relativ klein. Zur routinemäßigen Behandlung können daher erheblich kleinere Mundspiegel Verwendung finden.

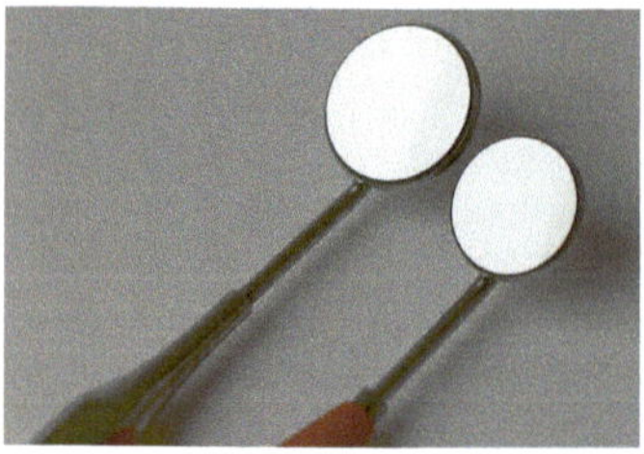

Abb. 11.5: Mundspiegel normaler Größe (Gr. 4) und optimiert für das Arbeiten unter dem OPM (Gr. 2).

VORTEIL

Vorteil: kleinere Spiegel lassen für Behandlungsinstrumente und Motoren mehr Freiraum und erleichtern damit das Arbeiten unter direkter visueller Kontrolle.

Darüber hinaus werden für den Einsatz unter dem OPM **spezielle Instrumente** angeboten, die das Arbeiten bei nur geringgradig eingeschränkter Sicht ermöglichen (MC-Files, CPR-Spitzen, Müller-Bohrer etc., ☞ Abb. 11.6). Die Modifikation in der Anwendung vorhandener Instrumente bzw. ihre Individualisierung ergänzt zudem das endodontische Instrumentarium (Feile in Pinzette, ☞ Abb. 11.7).

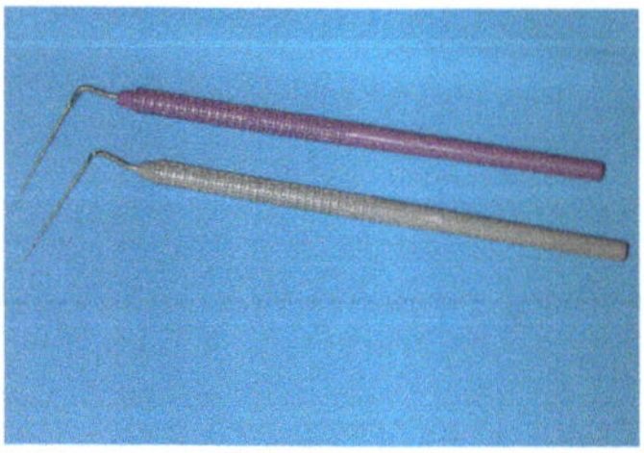

Abb. 11.6: MC-Files (VDW) ermöglichen das Arbeiten unter OPM ohne Sichtbehinderung.

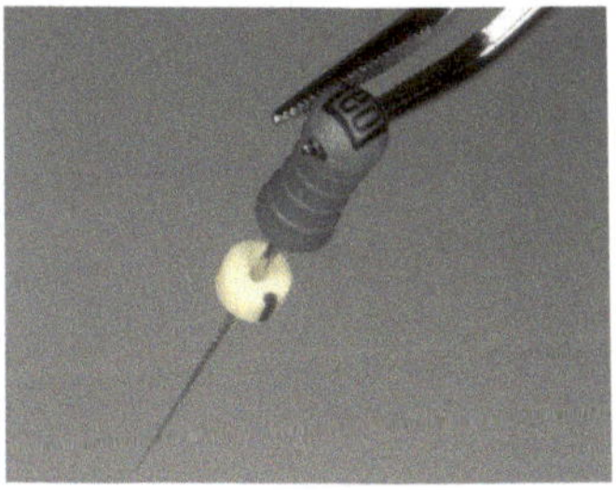

Abb. 11.7: Zum Sondieren können Handinstrumente mit extrafeinen Pinzetten gefasst werden.

VORTEIL

Durch Positionsänderung des Arbeitsspiegels um wenige Millimeter (Veränderung des Fokus) kann der scharf dargestellte Arbeitsbereich angepasst werden. Somit wird ohne Nachjustierung am OPM oder der Patientenlagerung eine scharfe Darstellung ermöglicht.
Durch leichte Veränderungen der Angulation des Mundspiegels wird auch eine Betrachtung des Zahninneren aus verschiedenen Blickwinkeln und somit eine verbesserte räumliche Wahrnehmung ermöglicht.

Dieser Vorteil geht bei der **mikrochirurgischen Endodontie** teilweise verloren, weil das Operationsgebiet oft unter direkter Sicht dargestellt werden muss.

11.6 Patientenlagerung

Die Arbeit im Ober- wie im Unterkiefer erfolgt am **liegenden Patienten.**
Erst nach optimaler Lagerung des Patienten wird das Mikroskop für die Behandlung eingestellt. Im Gegensatz zu den meisten anderen Disziplinen der ZHK ist das Arbeitsfeld bei endodontischen Behandlungen sehr eingegrenzt und überwiegend auch unbewegt. Unter Voraussetzung einer bequemen Patientenlagerung (☞ Abb. 11.8) ist ein kontinuierliches Arbeiten möglich. Dies ermöglicht auch zeitintensive Behandlungen von zwei- bis dreistündiger Dauer.

Der Patient muss in einer möglichst bequemen Position gelagert werden, da während der Behandlung jede Bewegung des Patienten eine erneute Justierung des OPMs erforderlich macht.

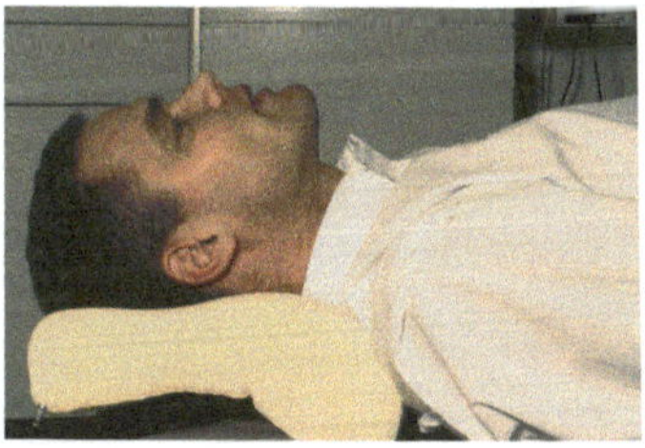

Abb. 11.8: Die bequeme Lagerung des Patienten erfolgt hier auf einem Tempur®-Gelkissen.

11.7 Literatur

Stropko J.J. (1999): Canal morphology of maxillary molars: clinical observations of canal configurations. J Endod 25, S. 446–450

12
Anatomie der Wurzelkanäle, Trepanation und Zugang

Bargholz

12.1 Anatomie

12.1.1 Wurzelkanäle und Feinstruktur des Dentins

! Die Anatomie eines Wurzelkanalsystems entspricht nicht einem geradlinigen in sich geschlossenen Hohlraum, der sich von der Pulpakammer bis zum physiologischen Foramen erstreckt.

■ Wurzelkanalsystem

Wurzelkanäle stellen ein **System von miteinander kommunizierenden Haupt- und Nebenkanälen** dar, welches eher an die Krone eines Baumes mit feinen Verästelungen als an seinen Stamm erinnert (Hess 1920). Darüber hinaus ist das Dentin von kleinsten Röhrchen, den Tubuli, durchzogen und bildet somit eine Mikrostruktur in der Größenordnung von einem bis wenigen Mikrometern Durchmesser (☞ Kap. 2 Histologie, Pathohistologie und Mikrobiologie).

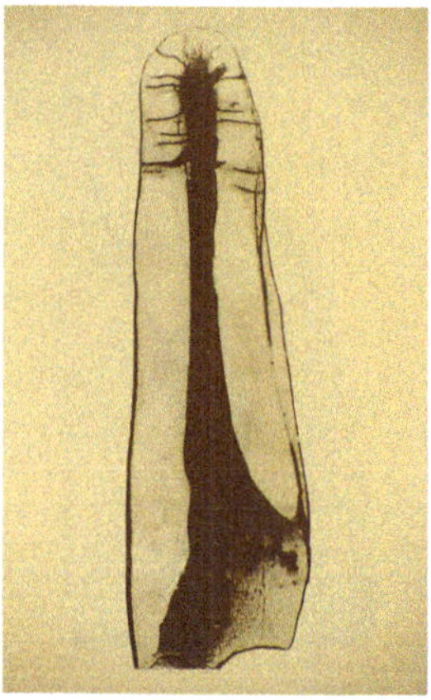

a

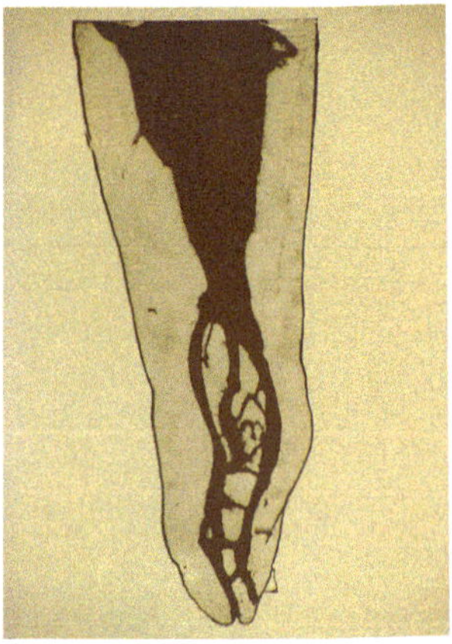

b

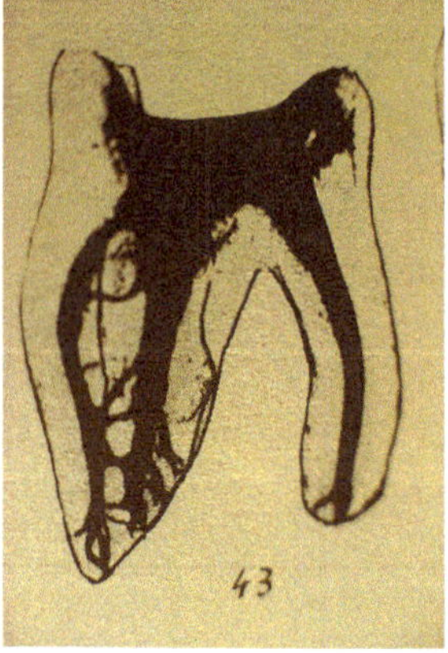

c

Abb. 12.1 a–c: W. Hess (Studien, 1917) stellte die mannigfaltigen Verzweigungen der Wurzelkanalsysteme eindrucksvoll dar. a) Frontzahn – zeigt viele Lateralkanäle in den apikalen 4 mm der Zahnwurzel. b) Prämolar – zwei gewundene Hauptkanäle in der apikalen Wurzelhälfte mit ihren vielen Verbindungskanälchen. c) Molar – dargestellt ist die Komplexität des Wurzelkanalsystems.

Feinstruktur des Dentins

mit besonderer Berücksichtigung bei der endodontischen Planung und Therapie:

- Durchzug von Odontoblasten-Fortsätzen einer vitalen Pulpa durch das Dentin der Zahnkrone bis zu 1/3 der Distanz zur Schmelz-Dentin-Grenze
- auf der pulpalen Seite sowohl Anzahl pro Flächeneinheit als auch Durchmesser der Dentinkanälchen erheblich höher als im Bereich der Schmelz-Dentin-Grenze
- Veränderung der Feinstruktur des Dentins durch Bildung von Tertiärdentin
- kontinuierliche Abnahme von Zahl und Durchmesser der Dentinkanälchen in Richtung auf den Apex.

12

! Dentinkanälchen stellen einen möglichen Aufenthaltsort für Keime dar! Verschiedene Keime sind in der Lage, sich sehr weit in die Dentinkanälchen zu bewegen. Sie entziehen sich damit dem Einfluss von Spüllösungen!

Bei In-vitro-Untersuchungen konnte ein Vordringen von Keimen im Wurzeldentin bis an den Wurzelzement beobachtet werden (Akpata E.S., Blechman H.; 1982).

12.1.2 Formvariabilität der Kanäle

Hauptkanäle

- weisen eine **große Formvariabilität** auf
- erscheinen in ihrem **Querschnitt** oft angelehnt an die **äußere Wurzelkontur**
- der **Hauptkanal eines oberen Eckzahnes** mit stark ovalem Wurzelquerschnitt zeigt häufig auch einen entsprechenden Innenquerschnitt
- bei sehr ovalen bzw. flachen Wurzeln können daher oft auch zwei Kanäle auftreten.

Foramina des Hauptkanals

Auch das **physiologische Foramen** am Endpunkt des Hauptkanals ist nicht rund, sondern vielmehr **oval, sanduhr-** oder **linsenförmig** oder vollkommen **irregulär** geformt.
Briseño Marroquín et al. haben an 1097 **Molaren** die Anzahl und Form der natürlichen Foramina untersucht:

- 70 % der Foramina zeigen eine ovale Grundform in sehr unterschiedlicher Ausprägung
- der Durchmesser in mesiobukkalen Wurzeln von Oberkiefermolaren liegt zwischen **0,08 mm** als **kleinstem** und **0,6 mm** als **größtem Durchmesser**. Der Mittelwert liegt bei 0,21 mm respektive 0,32 mm (Briseño Marroquín B. et al.; 2004).

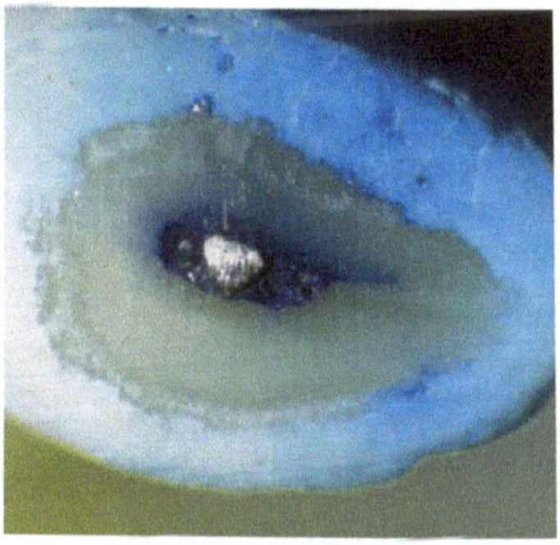

Abb. 12.2: Im Bereich des Foramens hat das Instrument kaum Wandkontakt. Der ausgeprägt längliche Hohlraum wird durch das Instrument nicht annähernd erfasst. (Quelle: Wu M.-K. et al.; 2002.)

Eine zirkumferente mechanische Bearbeitung mit konstruktionsbedingt runden Instrumenten ist daher nicht möglich, ohne das Foramen selbst zu verändern. Die formkongruente Anpassung einer Guttapercha-Spitze ist daher in den meisten Fällen nicht zu erzielen.

In weiteren Untersuchungen konnte eindrucksvoll gezeigt werden, dass auf Arbeitslänge in Wurzelkanäle eingebrachte und klemmende Instrumente nur in einem kleinen Prozentsatz überhaupt mehr als an einem Punkt die Wand der apikalen Konstriktion berührten (Laguna Contreras M.A. et al.; 2001; Wu M.-K. et al.; 2002; ☞ Abb. 12.2).

Wurzeln mit ausgeprägt länglichem Querschnitt

- solche Wurzeln weisen entsprechend geformte oder auch zwei getrennte Hauptkanäle auf
- bei **Unterkieferfrontzähnen** ist dies sehr häufig zu beobachten, die Hauptkanalsysteme erscheinen stark oval oder sogar schlitzförmig
- bei dem **lateralen Schneidezahn** im Unterkiefer findet sich in ca. 40 % ein zweites, lingual liegendes Kanalsystem, welches auch vollständig getrennt in einem zweiten Foramen enden kann.

Bei mehreren Hauptkanälen **innerhalb einer Wurzel** muss man mit vielgestaltigen **Querverbindungen** rechnen. Diese Hohlräume stellen naturgemäß einen nur schwierig oder überhaupt nicht zu instrumentierenden Bereich dar.

Querverbindungen

- imponieren häufig bis in den Bereich des Pulpakammerbodens als feine Schlitze oder auch als Wachstumsmarkierungen in Form von feinen Linien farblich veränderten Dentins
- treten aber auch ohne sichtbaren Hinweis an beliebiger Stelle der beiden Hauptkanäle auf
- finden sich bei den **mesialen Wurzeln** der Unterkiefermolaren 3–5 mm vor dem Apex bei bis zu 89 % der Wurzeln (Hsu Y.Y., Kim S.; 1997)
- finden sich als ausgeprägt vernetzte Hohlräume bei den **mesiobukkalen Wurzeln** der ersten Oberkiefermolaren in über 90 % (Weller R.N. et al.; 1995).

TIPP

Kann bei diesen Wurzeln primär nur ein Hauptkanalsystem identifiziert werden, sollte seine Lage in Bezug auf das Wurzelzentrum überprüft werden! Sofern der Kanalzugang nicht im Zentrum der Wurzel liegt, muss daher nach einem zweiten, im weiteren Verlauf des Hauptkanals abzweigenden Kanalsystem gesucht werden!

Laterale Kanäle

Sie finden sich bei ca. 50 % histologisch untersuchter Zahnwurzeln (Barthel C.R. et al.; 2004). Sie erreichen Durchmesser von einigen hundertstel Millimetern und stellen somit ein natürliches, der mechanischen Bearbeitung nicht zugängliches Reservoir für vitales oder/und infiziertes Material dar.

Trotz dieser Tatsache können Seitenkanäle klinisch relativ selten beobachtet werden.

Erschwerend kommt die Tatsache hinzu, dass im zweidimensionalen Röntgenbild nur Strukturen quer zum Röntgenstrahl beurteilt werden können. Erst nach chemischer Aufbereitung und anschließender Füllung werden derartige Strukturen sichtbar (☞ Abb. 12.3).

Die klinische Relevanz von Seitenkanälen ist für den Erfolg einer Wurzelkanalsystembehandlung bisher nicht abschließend geklärt.

VORTEIL

Die vollständige Reinigung dieser schwierig zugänglichen Bereiche im Rahmen einer Wurzelkanalbehandlung (WKB) ist anzustreben. Andernfalls wird die logische Konsequenz einer Infektion des Kanalsystems nicht ausreichend berücksichtigt: die Infektion eines komplexen Hohlraumes, welche durch die körpereigene Abwehr nicht kontrolliert werden kann!

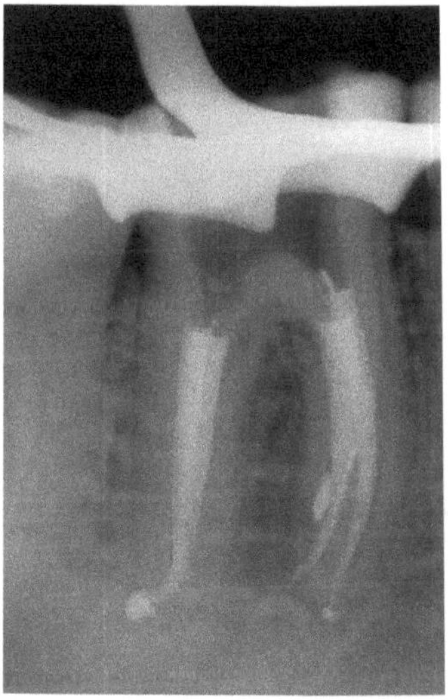

Abb. 12.3: Erst in der Kontrollröntgenaufnahme der Wurzelfüllung ist der ausgeprägte laterale Kanal im mesiolingualen Kanalsystem zu erkennen. Auch die gekrümmten Kanalsysteme der distalen Wurzel (Cave: geringer Krümmungsradius) konnten homogen gefüllt werden.

Hierbei ist jeder Bereich von Bedeutung, auch relativ kleine „Nebenbereiche“ – insbesondere, wenn diese selbst Kontakt zum Parodontium haben und somit auch durch eine perfekte Füllung des Hauptkanals nicht sicher von einer Substratzufuhr abgeschnitten werden können.

Furkale Kanäle

Neben den eigentlichen Hauptkanälen mit ihren Isthmen und Ausbuchtungen können weit **koronal liegende Seitenkanäle oder furkale Kanäle** im Molarenbereich bei einer Vielzahl von Zähnen nachgewiesen werden:

- bei **Jugendlichen** werden in 100 % der untersuchten Molaren furkale Kanäle gefunden. Im Laufe der Zeit scheinen sich diese Kanäle zu verschließen, so dass bei Molaren einer Untersuchungsgruppe von über 60-Jährigen keine durchgängigen furkalen Kanäle mehr nachgewiesen werden können (Verdelis K. et al.; 2003)
- bei altersunabhängigen Untersuchungen konnten an 17 % bis 36 % der Molaren des Ober- und Unterkiefers **durchgängige furkale Kanäle** nachgewiesen werden. Die Prävalenz bei den ersten Molaren ist dabei deutlich höher als bei den zweiten Molaren. Diese anatomische Tatsache kann für die Therapie und auch Prognose einer endodontischen Behandlung von entscheidender Bedeutung sein. (Oberkiefermolaren zwischen 12 % und 36 %, Unterkiefermolaren zwischen 24 % und 32 %) (Vertucci F.J., Anthony R.L.; 1986).

! Eine primär endodontische Infektion kann sich über furkale Kanäle ausbreiten! Die mögliche Folge: eine interradikuläre Osteolyse! Über den parodontalen Sulcus ist eine (Re-)Kontamination des Endodonts bzw. der Wurzelfüllung möglich.

Wurzelfüllungen müssen **unterhalb der Furkation,** bei einwurzeligen Zähnen deutlich **unterhalb des Limbus alveolaris** enden. Auch die provisorische Füllung für die Dauer einer medikamentösen Einlage muss auf diesem Niveau bakteriendicht abschließen.

12

■ Apikales Delta

Besonders auf den **apikalen Millimetern** finden wir sehr oft umfangreiche Verzweigungen des Hauptkanalsystems (apikales Delta).

! Sie stellen eine erhebliche Herausforderung an den Behandler bei der Durchführung einer WKB dar. Speziell diese Verzweigungen mit ihren vielfältigen Berührungspunkten zum apikalen Gewebe sind Aufenthaltsraum für potenziell pathogene Keime bzw. infizierten Dentinschlamm.

- an Molaren im Ober- und Unterkiefer können in über 30 % **akzessorische Foramina** gefunden werden (Briseño Marroquín B. et al.; 2004).
- **apikalen Ramifikationen** und Seitenkanäle finden sich bis zu 98 % in den letzten 3 mm der Wurzel (Weller R.N. et al.; 1995).

Diesem anatomischen Umstand verdankt die **chirurgische Endodontie** ihre starke Verbreitung. Über viele Jahrzehnte wurde die Auffassung vertreten, dass die apikalen Verzweigungen nicht bzw. nur ungenügend gereinigt werden könnten. Daher wurde sehr frühzeitig eine Resektion der Wurzelspitze und damit die Entfernung des „infizierten apikalen Deltas" empfohlen.

! In seltenen Fällen sind diese feinen anatomischen Strukturen am Apex oder/und Aufteilungen und Verzweigungen innerhalb der Wurzeln im Röntgenbild unbehandelter Zähne zu erkennen.

Bei streng mesial bzw. distal liegenden akzessorischen Foramina stellen sich bei entsprechender Osteolyse entsprechende laterale Aufhellungen dar. Diese Aufhellungen werden auch als **„Lesion of endodontic origin"** (LEO) bezeichnet. Deutlicher werden laterale Kanäle nach der dreidimensionalen Füllung durch das Wurzelfüllungsmaterial dargestellt (☞ Abb. 12.4).

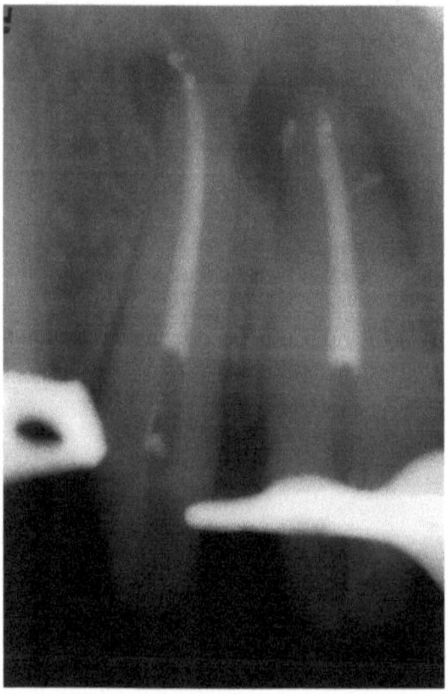

Abb. 12.4: In der WF-Kontrollaufnahme sind mehrere durch den Druck bei der vertikalen Kondensation abgefüllte Seitenkanäle zu erkennen. An jedem der lateralen Kanäle sind entsprechende Läsionen zu sehen.

12.2 Trepanation und Zugang

12.2.1 Trepanation

Definition

Wir verstehen heute unter Trepanation nicht mehr das reine „Aufbohren" eines Zahnes, sondern vielmehr die gezielte Präparation einer primären Zugangskavität als ersten Schritt einer Wurzelkanalsystembehandlung.

Vorbereitung

Im Regelfall findet die Trepanation nach dem Anlegen des Kofferdams statt. Dazu muss genügend kariesfreie Zahnsubstanz zur sicheren Retention der Halteklammer vorhanden sein.

Ausnahmefälle

Manchmal ist die primäre Eröffnung des Zahnes vor der Isolierung mit Kofferdam sinnvoll, um Ausdehnung und Richtung der primären Zugangskavität besser planen zu können. Stark gekippte und/oder rotierte Zähne, insbesondere mit prothetischer Versorgung, werden häufig vor der Isolierung trepaniert (☞ Kap. 4 Präendodontische Versorgung).
Bei der Anlage der Zugangskavität müssen zwei gegensätzliche Punkte berücksichtigt werden:

- der **Zugang** zu allen Kanalsystemen muss **geradlinig** erschlossen werden. Dafür werden das gesamte Pulpadach inklusive vorhandener Überhänge und Teile der Pulpakammerwand entfernt
- jeder **Substanzverlust** bedeutet aber eine **Schwächung des Zahnes,** weswegen auf den größtmöglichen Erhalt von Zahnhartsubstanz zu achten ist.

! Notwendige Kompromisse in der Verfolgung dieser beiden Ziele dürfen nicht auf Kosten einer für die Behandlung notwendigen Übersicht erfolgen!

Zur besseren Darstellung einer Systematik unterscheiden wir bei Zähnen mit erwartungsgemäß **mehreren Hauptkanälen** zwei Zugangskavitäten:

- **primäre Zugangskavität** zur Pulpakammer
- **sekundäre Zugangskavität** zu den einzelnen Kanalsystemen.

! Bei der Präparation bedeutet die Darstellung dieser Kavitäten zwei eigene Arbeitsabläufe.

12.2.2 Primäre Zugangskavität

Definition

Schaffung eines Zugangs zur Pulpakammer.

Ziel

Präparation eines Wegs durch die Zahnkrone, der in seiner Ausdehnung der okklusalen Projektion der zu erwartenden Hauptkanalzugänge entspricht.
Häufig wird die primäre Zugangskavität zu klein angelegt, so dass die Behandlung aufgrund mangelnder Übersicht unzureichend durchgeführt wird. Ein größerer Zugang (insbesondere bei Molaren) steht nur vordergründig im Widerspruch zu der Vorstellung, so viel Zahnsubstanz wie möglich zu erhalten.

Wenn schlechte Übersicht und somit unzureichende Reinigung zu einem endodontischen Misserfolg führen, ist durch den substanzschonenden Zugang nichts gewonnen, sondern alles verloren.

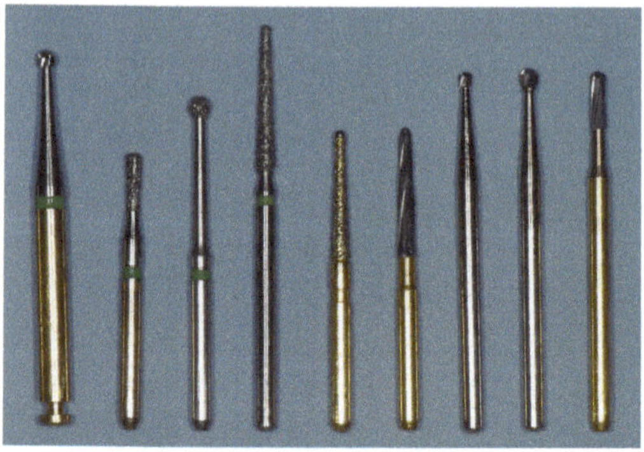

Abb. 12.5: Instrumente für die primäre Zugangskavität: ein überlanger Rosenbohrer, eine normal lange Diamantbirne, eine überlange Diamantkugel, ein stark überlanger konischer Torpedo, Endo-Z-Bohrer in diamantiert und Hartmetall, drei überlange Hartmetallbohrer (v.l.n.r).

Die korrekte Ausdehnung der Kavität kann manchmal zu dem teilweisen **Verlust des tragenden mesiobukkalen Höckers** der unteren Molaren führen, weil sich hier der Zugang zum Hauptkanal häufig unter dem tragenden Höcker befindet.

! Während der Anlage der primären Zugangskavität muss darauf geachtet werden, den Pulpakammerboden nicht mit rotierenden Instrumenten zu bearbeiten.

TIPP

Orientierungshilfe: oft stellen sich auf dem Pulpakammerboden farbliche Abstufungen im Dentin dar!

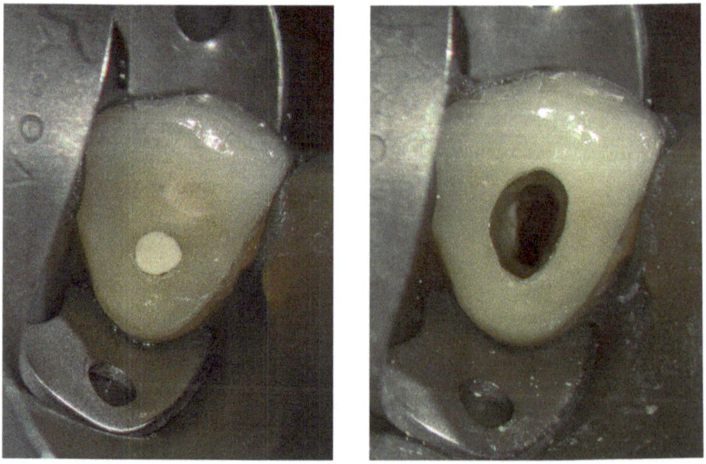

a b

Abb. 12.6: a) Ein Eckzahn im Oberkiefer nach Durchführung einer endodontischen Therapie mit einer zu kleinen Trepanationsöffnung. b) Nach Vergrößerung der Zugangsöffnung sind die Entfernung der vorhandenen Füllung und die vollständige chemo-mechanische Reinigung des Zahnes möglich.

Trepanationsinstrumente

Für die Anlage der primären Zugangskavität ist die Verwendung von überlangen, rotierenden Instrumenten zu empfehlen. Mit diesen ist ein Arbeiten unter dem OPM bei direkter Sicht möglich.
Zur einfachen Ausformung werden **leicht konische,** an der Arbeitsspitze **nicht schneidende, rotierende** Instrumente verwendet (Endo-Z-Bohrer, Maillefer/Dentsply; ☞ Abb. 12.5). Erst nach Fertigstellung des leicht konischen Präparationsprofils kann mit den sekundären Zugangskavitäten zu den einzelnen Kanalsystemen begonnen werden (☞ Abb. 12.6).

12.2.3 Darstellung der Kanalzugänge

Nach dem Abtragen des Pulpakammerdaches wird der Boden der Pulpakammer sichtbar.
Zu diesem Zeitpunkt muss sichergestellt sein, dass alle beweglichen oder festen Dentikel im Bereich der Pulpakammer lokalisiert und entfernt worden sind (☞ Abb. 12.7).

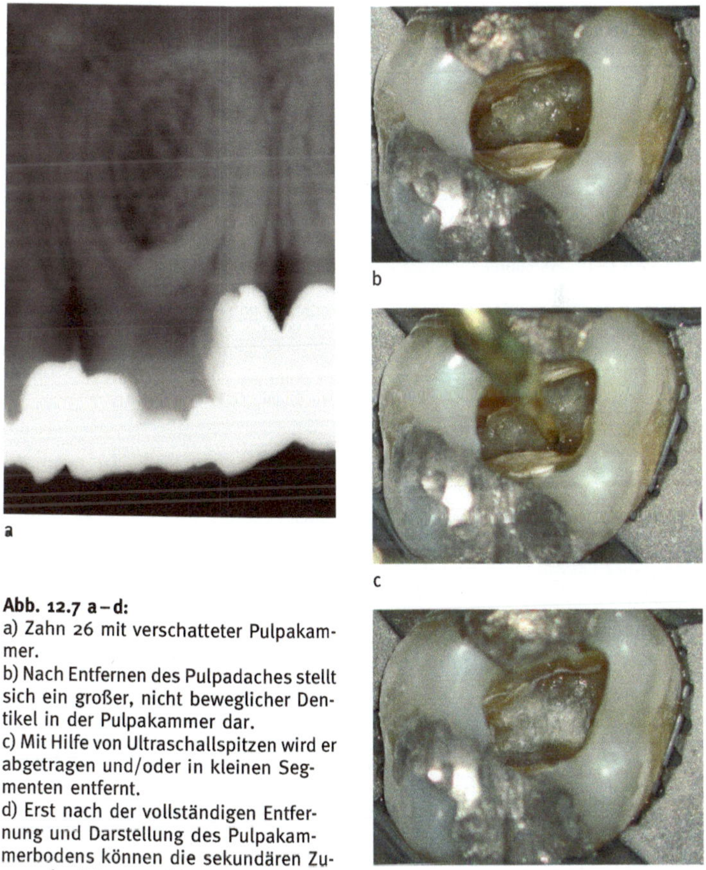

a

b

c

d

Abb. 12.7 a–d:
a) Zahn 26 mit verschatteter Pulpakammer.
b) Nach Entfernen des Pulpadaches stellt sich ein großer, nicht beweglicher Dentikel in der Pulpakammer dar.
c) Mit Hilfe von Ultraschallspitzen wird er abgetragen und/oder in kleinen Segmenten entfernt.
d) Erst nach der vollständigen Entfernung und Darstellung des Pulpakammerbodens können die sekundären Zugangskavitäten erschlossen werden.

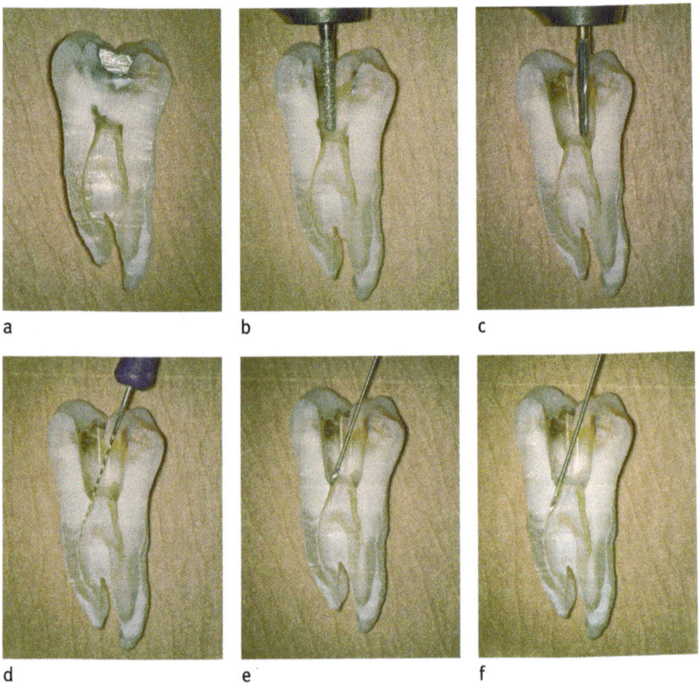

Abb. 12.8 a–f: Das Vorgehen bei der Anlage der primären (koronalen) und sekundären (radikulären) Zugangskavitäten am Beispiel eines Molaren. a) Das Gewebe ist aus der Pulpakammer herausgelöst. b) Mit einem torpedoförmigen Diamanten wird der Zugang zur Pulpakammer geschaffen. c) Die Überhänge werden mit dem Endo-Z-Bohrer entfernt. d) Die „Scout-file" stellt die Durchgängigkeit im ersten Drittel des Kanalverlaufs sicher. e) Mit kleinen Gates-Bohrern wird die sekundäre Zugangskavität geschaffen. f) Der erste, kleine Gates-Bohrer wird ohne Druck eingesetzt.

TIPP

Die sorgfältige Entfernung vorhandener Verkalkungen/Dentikel erfolgt vor der Kanalinstrumentierung, damit nicht Bruchstücke in die Tiefe der Kanäle verlagert werden und dort zu einer Verblockung führen.

Orientierung

- dezente Farbabstufungen der Entwicklungsfurchen auf dem unverletzten Pulpakammerboden
- häufig geometrische Form durch eine dunklere Zeichnung des Dentins (Linie, Drei- oder Viereck)
- Zugangserschließung der jeweiligen Kanalsysteme an den Endpunkten der geometrischen Form.

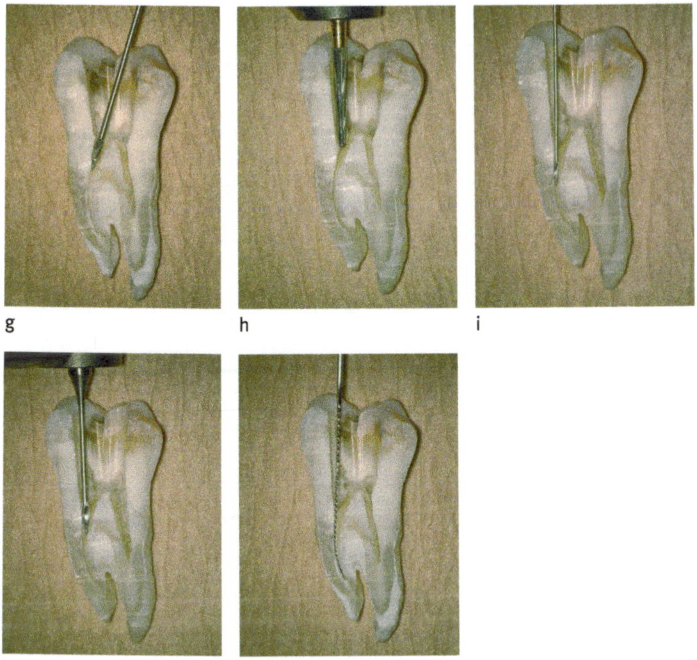

g h i j k

Abb. 12.8 g–k: g) Mit größeren Gates-Bohrern wird die furkationsabgewande Kanalwand bearbeitet h) Der Endo-Z-Bohrer kann erneut den Zugang verbessern. i) Der kleine Gates-Bohrer trägt weitergehend in der Tiefe Substanz ab. j) Erneut werden größere Gates-Bohrer zur Bearbeitung der äußeren Wand eingesetzt. k) Die sekundäre Zugangskavität ist fertig gestellt, der apikale Kanalabschnitt kann katheterisiert werden.

VORTEIL

Bei obliterierten Pulpakammern oder auch bei Revisionen ist diese Zeichnung anfänglich nicht immer zu erkennen. Durch vorsichtigen Dentinabtrag mit scharfen Rosenbohrern kann eine ebene, glatte Fläche geschaffen werden, auf welcher sich diese Zeichnung wiederum erkennen lässt.

Hilfsmittel

- das längere Einwirken von **NaOCl** kann eventuelle Verfärbungen alter Wurzelfüllmaterialen bleichen und die unterschiedlichen Farbnuancen wieder sichtbar machen
- die kurzzeitige Anwendung von 37 igem **Ätzgel** schafft eine samtene Oberfläche, auf der sich primär obliterierte Kanalzugänge einfacher lokalisieren lassen
- bei einer mit NaOCl gefüllten Pulpakammer steigen oft von obliterierten Kanalzugängen feine Bläschen auf (Champagner-Test)
- sehr **feine Kanalzugänge** sind im Regelfall nicht vollständig verschlossen, können aber durch unsere Instrumente anfänglich nicht bearbeitet werden. Bei nicht ausreichend deutlicher farblicher Abgrenzung im Dentin ermöglicht manchmal das Anfärben mit **Methylenblau** oder **Fuchsin** (Karies-Detektor) die Darstellung weiterer, extrem enger Kanaleingänge.

Instrumente

Die Verfolgung derart feiner Strukturen ist mit Hilfe von **Ultraschallspitzen** und/oder kleinen **Müller-Bohrern** unter direkter Sicht möglich.

TIPP

Während das Arbeiten im absolut trockenen Zahn erfolgt, wird der Kavitätenboden immer wieder von Debris befreit und im feuchten Zustand der weitere Verlauf des Kanalsystems überprüft. So kann das obliterierte Kanalsystem bis zu einem Durchmesser verfolgt werden, bei dem eine weitere Bearbeitung mit feinen Instrumenten möglich ist.

12

12.2.4 Sekundäre Zugangskavität

Instrumente

Initial werden sehr feine, möglichst kurze Instrumente als „Scout-files" eingesetzt (z. B. Kerr-Feilen ISO 08 oder ISO 10 in 21 mm Länge; ☞ Abb. 12.8 d).

! Eine „Scout-file" soll nicht auf volle Länge den Kanal instrumentieren, sondern nur die Zugänge darstellen und ggf. leicht eröffnen. Sie wird nie mit Kraft oder gegen starken Widerstand eingeführt. Sie dient zur „Erkundung" der ersten Kanalabschnitte (höchstens ein Drittel der zu erwartenden Kanallänge).

Zu der eigentlichen Aufbereitung im Sinne eines mechanischen Dentinabtrags werden danach **Gates-Bohrer** verwendet. Mit Gates-Bohrern und der dünnen „Scout-file" im Wechsel wird ein sehr ausgeprägtes „Preflaring" vorgenommen. Durch das Bewegen der dünnen Feile im Kanal erfolgt hierbei in der Tiefe kein Substanzabtrag, es wird der Kanalverlauf freigehalten (Rekapitulation).

■ Vorgehen

- **ausgeprägt konische Aufbereitung** des koronalen Kanalabschnitts mit Gates-Bohrern in aufsteigenden Größen
- **sehr effiziente und schnelle Herstellung** eines Zugangs zu weiter apikal liegenden Kanalabschnitten für die eigentlichen Aufbereitungsinstrumente und die Spüllösung
- beginnend mit **Gates der Größen I und II** wird wieder – ohne Druck – gezielt Dentin abgetragen. Wegen ihrer kegelförmigen, stumpfen Spitze können sie nur in Kanalabschnitten arbeiten, in denen bereits ein ausreichender Hohlraum besteht. Bei sehr engen Kanälen muss dieser „erste Hohlraum" von der „Scout-file" geschaffen werden

TIPP

Fortwährend wird geprüft, ob ein dünneres Instrument „einen Hauch" weiter vordringen kann als das gegenwärtige Aufbereitungsinstrument oder der verwendete Gates-Bohrer. Die Durchgängigkeit muss gewährleistet sein und ständig überprüft werden!

- durch gerichtetes Bearbeiten der äußeren koronalen Kanalanteile mit Zugangserleichterung zum apikalen Wurzelkanaldrittel

Achtung: häufige Kanalkrümmung im koronalen Anteil bei Molaren!

- im koronalen Bereich ist die Distanz (Dentindicke) zur Furkation relativ gering **(Gefahrenzone)**, während die Dentinstärke an der Außenseite der Wurzel vergleichsweise stark ausgeprägt ist. Dieser Umstand erzwingt geradezu eine **gezielte Verlagerung des ursprünglichen Kanalzentrums**
- mit langsam rotierenden Gates-Bohrern (ca. 800 U/min) wird im Prinzip jeder einzelne Gates-Bohrer an der „äußeren" Kanalwand entlanggeführt

- das Instrument bearbeitet die **der Furkation abgewandte Kanalwand** wie ein kleiner Hobel
- auf diesem Weg wird unter Schonung der furkationsnahen Dentinwand das Kanalzentrum gezielt verlagert und damit ein **geradliniger Zugang zum apikalen Bereich** deutlich verbessert.

Erst nach Anlage der sekundären Zugangskavitäten werden die Kanalverläufe vollständig katheterisiert und die Längenbestimmung durchgeführt.

! Die „Scout-file" dient zur Erkundung unbekannter Kanalabschnitte. Wenn der Kanal bekannt ist, wird aus diesem Instrument die Rekapitulationsfeile, welche den abgetragenen Dentinschlamm für das Herausspülen in Bewegung hält. Zwischenzeitlich heißt dieses Instrument „Patency-file", weil es die Durchgängigkeit des gesamten Kanals einschließlich des Foramens gewährleistet. Es ist immer dasselbe Instrument!

„Ein-Drittel-Regel"

Im Querschnitt sollte der Kanaldurchmesser nicht mehr als ein Drittel des Wurzeldurchmessers ausmachen!
Ein Drittel Wurzel, ein Drittel aufbereiteter Kanal, ein letztes Drittel wiederum Wurzel.

12.3 Spezielle Anatomie der Zahngruppen

Alle Zähne können aufgrund ihrer anatomischen Vielfalt weitere, oft sehr enge Kanalsysteme aufweisen (fälschlicherweise als zusätzliche Kanäle bezeichnete).

Oberkieferfrontzähne

- haben in der Mehrzahl einen – häufig auch ausgeprägt – **ovalen Wurzelkanal**
- auch wenn die Einbeziehung der Schneidekante einen geradlinigeren Zugang zum Kanalsystem ermöglichen würde, ist der **Schutz der Schneidekante** aufgrund funktioneller und ästhetischer Aspekte ratsam.

! Im Regelfall wird die Zugangsöffnung im Zentrum der Palatinalfläche, oberhalb des Foramen caecum, gewählt.

Oberer seitlicher Schneidezahn

- hat im Regelfall einen **runden Kanalquerschnitt**
- ein wichtiges anatomisches Merkmal ist ein häufig nach distopalatinal gebogener Kanalverlauf
- die kleine, apikale Krümmung ist im Röntgenbild häufig nicht erkennbar (distal exzentrische Röntgenaufnahme)
- aufgrund der sehr engen Krümmung ist die mechanische Bearbeitung dieses Bereichs stark eingeschränkt; dies kann leicht zu einer internen Verlagerung des Foramens mit nachfolgend unzureichender Reinigung führen (☞ Abb. 12.9)
- mit vorgebogenen Instrumenten wird die **gezielte Instrumentierung** möglich.

TIPP

Das initiale Ertasten mit sehr feinen Stahlinstrumenten ermöglicht die Diagnose derartiger anatomischer Besonderheiten!

12

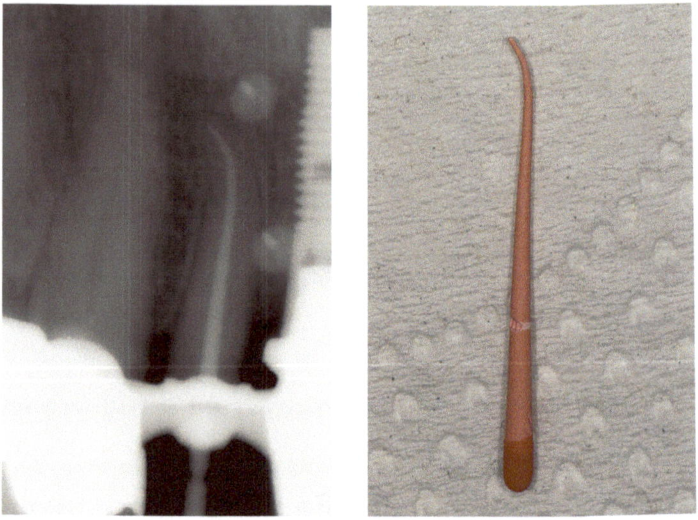

a b

Abb. 12.9 a + b: Die apikale Krümmung an Zahn 12 kann mit einer exzentrischen Aufnahme dargestellt werden (a). Der Master-Cone hat sich dem Kanalverlauf angepasst und zeigt die deutliche Krümmung auf den letzten Millimetern (b).

Oberer Eckzahn

- er hat die ausgeprägteste Arbeitslänge aller Zähne
- sein großlumiger, ovaler Kanalquerschnitt erschwert die vollständige mechanische Bearbeitung mit rotierend eingesetzten Instrumenten
- bei intakter Zahnkrone ist eine Arbeitslänge oberhalb von 31 mm keine Seltenheit, so dass standardisierte Aufbereitungsinstrumente ohne Verletzung der Zahnkrone nicht ausreichen.

TIPP

Bei diesen Zähnen können endodontische Instrumente aus der Veterinärmedizin (AL 40–60 mm, Vetinox, Maillefer/Dentsply; ☞ Abb. 12.10) zum Einsatz gebracht werden.

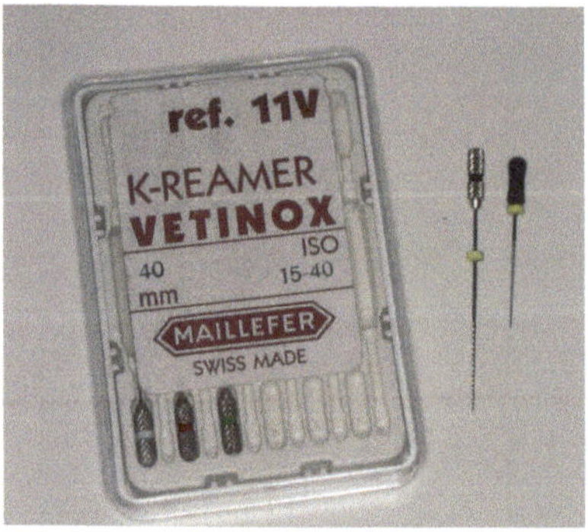

Abb. 12.10: Bei stark überlangen Zähnen eignen sich endodontische Instrumente aus der Veterinärmedizin (Vetinox, Maillefer/Dentsply). Zum Vergleich eine „normale" Kerr-Feile in 25 mm.

Oberkieferprämolaren

Oberkieferprämolaren weisen im Regelfall **zwei Kanalsysteme** auf; beim zweiten oberen Prämolaren öfter der Typ II, d. h. zwei Kanalsysteme (☞ Abb. 12.14), die in ein gemeinsames apikales Foramen münden:

- zwischen dem ersten und zweiten OK-Prämolaren bestehen Unterschiede nur in der Häufigkeitsverteilung, nicht aber in der grundsätzlichen Anatomie
- beim ersten Prämolaren mit annähernd 90 % als häufigste Kanalanatomie; aufgrund der getrennten Wurzeln auch oft zwei vollständig voneinander getrennte Kanalsysteme.

Kanaldarstellung

Wenn sich während der Präparation der Zugangskavität ein schlitzförmiger Kanal darstellt, darf die weitere Präparation nicht zentral dieses Schlitzes erfolgen.

Es besteht die Gefahr, dass sich das primär schlitzförmige Lumen weiter apikal in zwei getrennte Kanalsysteme aufteilt.

Um den Zugang zu diesen getrennten Systemen zu vereinfachen, werden im Rahmen der sekundären Zugangskavität an den jeweiligen Endpunkten des Schlitzes mit Gates-Bohrern getrennte „Gleitbahnen" präpariert, die bei der weiteren Arbeit in die Tiefe den gezielten Zugang zu den beiden apikalen Kanalanteilen ermöglichen.

TIPP

Vor dem Anlegen des Kofferdams sollte eine eventuelle vestibuläre Furkation im parodontalen Sulcus ertastet werden (☞ Abb. 12.11).

Besonderheit: beide Oberkiefer-Prämolaren können drei Wurzeln mit eigenen Kanalsystemen aufweisen.

Auf diese Besonderheit muss regelmäßig geachtet werden! Erster Hinweis ist eine „verwaschene", nicht klar abzugrenzende Wurzelkontur in der diagnostischen Röntgenaufnahme (☞ Abb. 5.8).

Ein dreiwurzeliger Prämolar erfordert eine entsprechend dreieckig nach vestibulär ausgedehnte Zugangsöffnung zur sicheren Lokalisation der beiden vestibulären Kanalsysteme.

Röntgenologische Darstellung

Darüber hinaus liefern die orthoradialen und exzentrischen diagnostischen Röntgenaufnahmen Hinweise auf seltene anatomische Variationen.

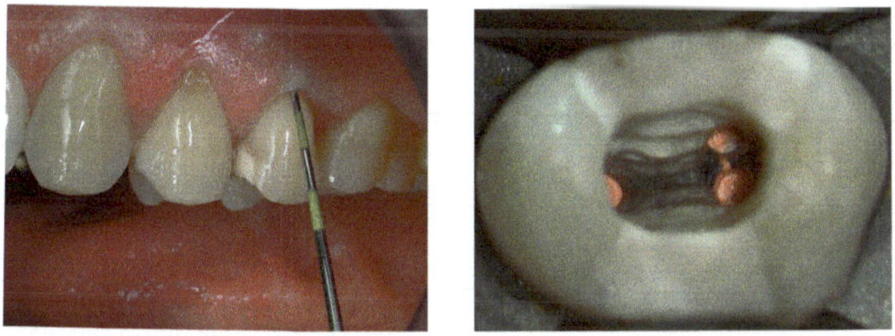

a b

Abb. 12.11: a) An Zahn 25 kann vestibulär im Sulcus eine Einziehung ertastet werden. Dies ist ein deutlicher Hinweis auf einen dreiwurzeligen Prämolaren. b) Die in die drei getrennten Wurzeln eingebrachte Wurzelfüllung.

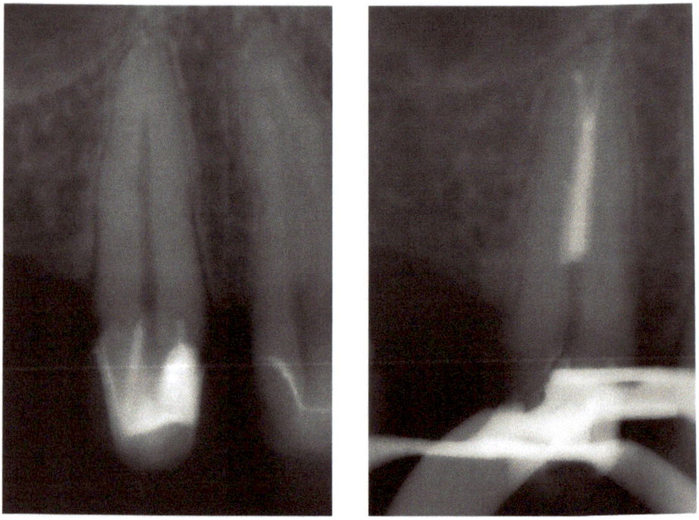

a b

Abb. 12.12: a) Im diagnostischen Röntgenbild ist ein Wurzelkanalsystem zu erkennen, welches im apikalen Drittel unvermittelt nicht mehr zu verfolgen ist. b) Nach der Wurzelfüllung lassen sich zwei getrennte Hauptkanäle erkennen.

TIPP

Ein im koronalen Wurzelanteil gut dargestelltes Kanalsystem, welches unvermittelt im Wurzelverlauf „verschwindet" oder kaum noch erkennbar ist, sollte als deutlicher Hinweis auf eine in dieser Wurzelhöhe befindliche Aufzweigung gedeutet werden (☞ Abb. 12.12 + 12.20).

■ Oberkiefermolaren

haben im Regelfall **vier Kanalsysteme** (☞ Abb. 12.13), wobei beim ersten Oberkiefermolaren häufiger fünf als drei Kanalsysteme gefunden werden können.

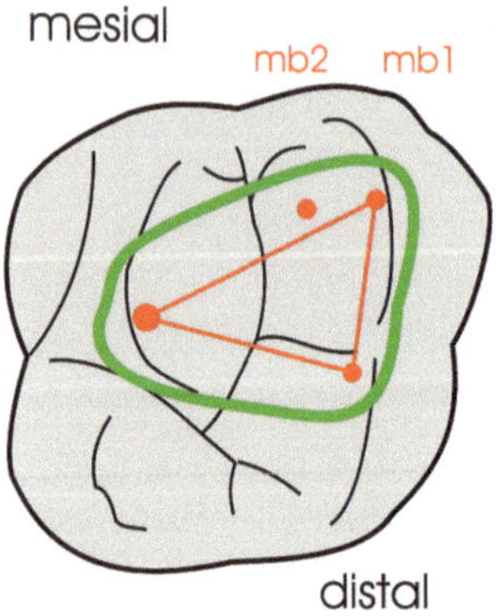

Abb. 12.13: Die Ausdehnung der primären Zugangskavität liegt beim Oberkiefermolaren nach mesial verlagert (grün). Das „vierte" Kanalsystem (mb2) liegt mesial der Verbindungslinie zwischen palatinalem und mesiobukkalem Kanalzugang.

Erste obere Molaren

- weisen eine annähernd rhombische Grundform auf
- entsprechend dieser Form werden im Allgemeinen vier Kanalsysteme identifiziert
- die **palatinale Wurzel** ist rund bis oval und weist auf der vestibulären Seite (zur Furkation) häufig eine Einziehung auf

Diese Einziehung birgt bei der Anlage einer Bohrung für eine Stiftverankerung die nicht überprüfbare Gefahr einer Wurzelperforation.

- der meist sehr **voluminöse Hauptkanal** hat in 55 % ein nach vestibulär gerichtetes Foramen. Dieser oft sehr eng gebogene Kanalverlauf ist schwer zu erkennen und aufgrund des oft ausgeprägten Kanaldurchmessers schlecht zu instrumentieren
- die **distale Wurzel** findet sich in ca. 10 % bajonettförmig gebogen. Seltener befinden sich in der distalen Wurzel auch zwei oder schlitzförmig auslaufende Kanalsysteme. Der Kanalquerschnitt ist im Regelfall rund bis leicht oval mit relativ kleinen Durchmessern am Foramen.

Die mesiobukkale Wurzel

weist die größte Variationsbreite auf. In über 90 % der ersten oberen Molaren können zwei Kanalsysteme mit mannigfaltigen Querverbindungen, Isthmen und/oder lateralen Kanalsystemen unterschieden werden.

Einteilung der Kanalanatomie

Innerhalb einer Wurzel – entsprechend der **Klassifikation von Franklin S. Weine** – in folgende Typen (☞ Abb. 12.14):

- **Klasse I:** ein Hauptkanal mit einem Zugang von der Pulpakammer und einem Foramen
- **Klasse II:** zwei Hauptkanäle mit getrennten Zugängen, aber einem gemeinsamen apikalen Foramen. Das Foramen ist im Regelfall leicht oval, kann aber durchaus auch sanduhrförmige Ausprägung haben
- **Klasse III:** zwei Hauptkanalsysteme mit getrennten Zugängen von der Pulpakammer und jeweils eigenen Foramina. Die beiden Kanalsysteme können annähernd parallel, aber auch in völlig unterschiedlichen Richtungen verlaufen (☞ Abb. 12.15); oft hat der mesiopalatinale (mb2) Kanal eine kürzere Arbeitslänge bzw. ein leicht koronal liegendes Foramen. Durch enge Lagebeziehung oder/und Querverbindungen kann die Instrumentierung sehr schwierig sein
- **Klasse IV:** ein von der Pulpakammer abgehender Hauptkanal mit Verzweigung im weiteren Verlauf in zwei Kanalsysteme mit jeweils einem eigenen Foramen. Abhängig von der Position der Teilung sind solche Systeme ausgesprochen schwer zu erkennen und zu instrumentieren (☞ Abb. 12.15).

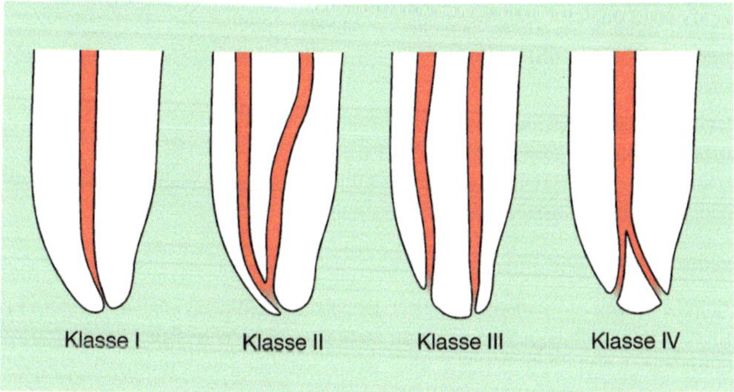

Abb. 12.14: Mögliche Kanalkonfiguration einer oder zweier Hauptkanäle in einer Wurzel (nach F. S. Weine).

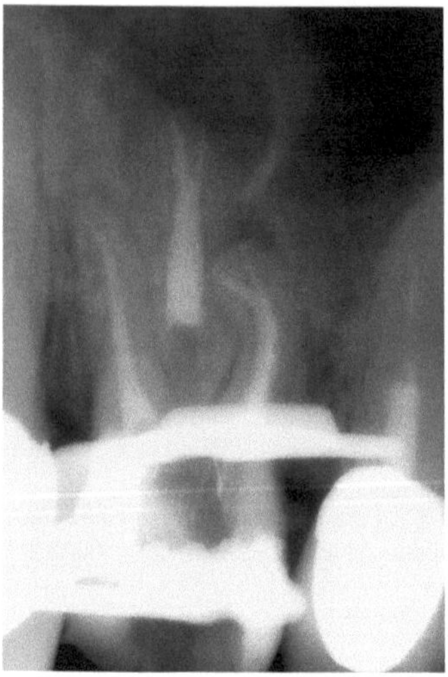

Abb. 12.15: Zahn 16: Die palatinale Wurzel weist apikal zwei Kanalsysteme auf (Klasse IV), die beiden Systeme in der mesialen Wurzel divergieren apikal stark (Klasse III).

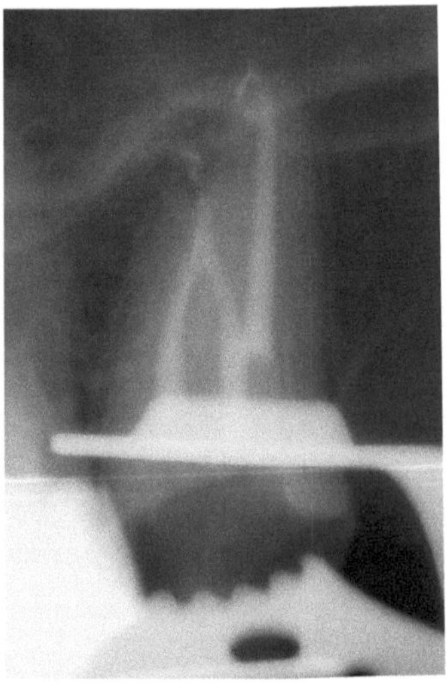

Abb. 12.16: Zahn 27 mit zwei konfluierenden, vestibulären Wurzeln und Kanalsystemen. Beide Hauptkanäle müssen parallel aufbereitet und gefüllt werden.

! Während die häufig einfach zu erkennenden Kanalzugänge mesiobukkal, distal und palatinal die Anordnung eines Dreiecks aufweisen, ist der vierte Kanalzugang zum mesiopalatinalen System deutlich schwieriger zu erkennen.

Kanaldarstellung

- mesiopalatinaler Kanalzugang (mb2) liegt leicht mesial der Verbindungslinie zwischen dem mesiobukkalen (mb1) und dem palatinalen Kanalzugang (☞ Abb. 12.13)
- der Kanalverlauf ist oft von einem Dentinüberhang verdeckt
- er verläuft auf dem ersten Millimeter häufig annähernd waagerecht nach mesial und im Anschluss mit einer engen Krümmung nach apikal
- der koronale Anteil ist bei älteren Patienten oft sehr weit obliteriert
- bei jüngeren Patienten ist mb1 und mb2 entsprechend über weitläufige Isthmen miteinander verbunden.

! Teile des Pulpakammerbodens können eine Art von Dach bilden, so dass das mesiopalatinale Kanalsystem erst nach der Entfernung des Überhanges mit einem direkten Zugang dargestellt werden kann. Der endgültige Zugang liegt dann 1–2 mm vor der Verbindungslinie zwischen dem mesiobukkalen und dem palatinalen Kanalzugang.

Röntgenologische Darstellung

Hierbei kommt es häufig zu Überlagerungen mit der palatinalen Wurzel oder auch Strukturen des Kieferhöhlenbodens. Eine leicht exzentrische Darstellung erleichtert daher die Diagnostik.

Zweite obere Molaren

- haben grundsätzlich eine ähnliche Anatomie
- eine ausgesprochen große Variationsbreite der – **im Regelfall – vier Kanalsysteme**

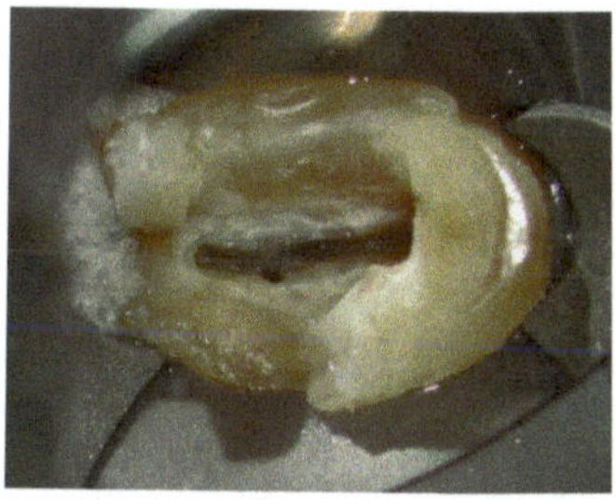

a

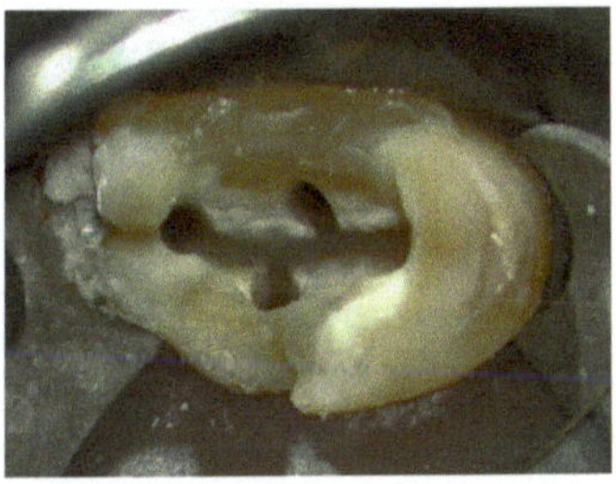

b

Abb. 12.17 a + b: Nach Anlage der primären Zugangskavität stellt sich ein schlitzförmiges Pulpenkavum dar (a). Durch die sekundären Zugangskavitäten werden die Kanalzugänge initial begradigt (b) und die rhombenförmige Anordnung ist zu erkennen.

- die **Pulpakammer** hat oft – wie auch beim ersten Molaren – einen rhombischen Grundriss, kann aber auch eine schlitzförmige Geometrie mit vier getrennten Kanalzugängen aufweisen (☞ Abb. 12.17)
- Aufgrund der ausgesprochen großen anatomischen Variationsbreite ist der zweite obere Molar ein endodontisch schwierig zu behandelnder Zahn.

Besonderheit: häufiger als beim ersten Molaren sind die drei Wurzeln nicht vollständig voneinander getrennt. Dies kann dazu führen, dass die Kanalsysteme in den beiden vestibulären Wurzeln sich zu einem gemeinsamen Foramen vereinen (☞ Abb. 12.16)

Unterkieferfrontzähne

- weisen im Regelfall entweder ein ovales oder zwei getrennt verlaufende, eher runde Kanalsysteme auf
- beim **lateralen Schneidezahn** werden in bis zu 15 % der Fälle zwei Kanalsysteme dargestellt.

! Diese Zähne sind im Allgemeinen ausgesprochen grazil. Eine mechanische Aufbereitung geht immer mit relativ ausgeprägtem Substanzverlust einher. Daher sollte unter größtmöglicher Substanzschonung gearbeitet werden!

Kanaldarstellung

Ähnlich wie bei den Oberkieferschneidezähnen ist ein **kompromisslos gerader Zugang** zu dem oder den Kanalsystemen häufig **nur unter Verlust der Schneidekantenintegrität** möglich. Aus funktionellen und ästhetischen Aspekten sollte diese aber erhalten bleiben, sofern dadurch der Erfolg der endodontischen Maßnahme nicht geschmälert wird.

- die **primäre Zugangsöffnung** befindet sich zentral in der Lingualfläche des Zahnes, wobei immer mit dem Vorhandensein eines zweiten, lingual liegenden Kanalsystems gerechnet werden muss. Dieses zumeist wesentlich feinere Kanalsystem verläuft initial oft nach lingual und kann mit dem vestibulären Kanalsystem in einem gemeinsamen, aber auch in ein getrenntes Foramen münden
- ein direkter Zugang ist unter Schutz der Inzisalkante oft nicht zu erreichen, daher sollte nach Schaffung der primären Zugangskavität mit feinen (ISO 10/15) deutlich vorgebogenen Instrumenten die linguale Kavitätenwand **abgetastet** werden
- ertastete **Unregelmäßigkeiten** deuten auf eine Einziehung oder ein zweites, getrennt verlaufendes Kanalsystem hin

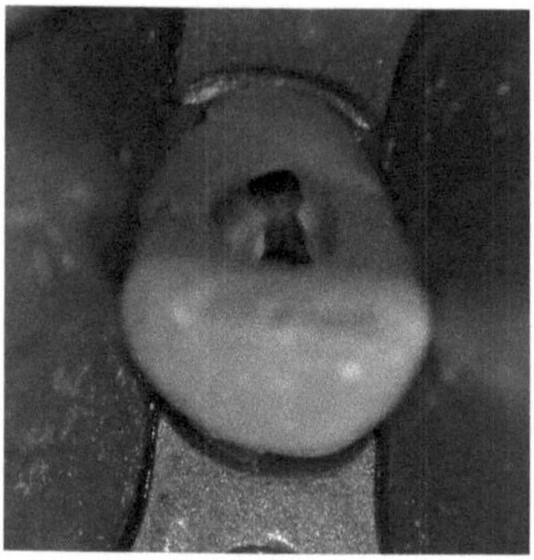

Abb. 12.18: Nach gezielter Erweiterung der primären Zugangskavität können an Zahn 42 zwei vollständig getrennte Kanalsysteme dargestellt werden.

- **diagnostisches Hilfsmittel** ist die, zu Beginn durchgeführte, Instrumenten-**Kontrastaufnahme** mit einem locker im instrumentierbaren Kanal platzierten Instrument.

Diese Aufnahme so exzentrisch wie möglich durchführen! So kann eine nicht absolut mittige Instrumentendarstellung in der Zahnwurzel als ein deutlicher Hinweis auf einen nicht erkannten Kanalabschnitt gewertet werden.

Der **Eckzahn im Unterkiefer** hat überwiegend ein – im Regelfall – stark ovales Hauptkanalsystem. Auch hier sollte aber an die seltene Möglichkeit mehrerer Kanalsysteme gedacht werden.

Unterkieferprämolaren

- die Prämolaren des Unterkiefers weisen im Regelfall **ein Hauptkanalsystem** auf
- es können aber auch zwei, drei oder vier getrennte Kanalsysteme auftreten.

Kanaldarstellung

In Kenntnis der anatomischen Vielfalt wird eine eher **oro-vestibulär** gelegene, **ovale primäre Zugangskavität** im Zentrum der Kaufläche angelegt.

- hauptsächlich beim ersten unteren Prämolaren kann die ovale primäre Zugangskavität zu einem teilweisen Verlust des vestibulären, tragenden Höckers führen. Unter Umständen muss dies für eine sichere endodontische Behandlung in Kauf genommen werden
- eine erhebliche diagnostische und therapeutische Erschwernis stellen **vielfältige Verzweigungen** dar. Sie sind sich im Volumen durchaus ähnlich und befinden sich auf den letzten Millimetern des eigentlichen Hauptkanals
- derartige Aufteilungen sind mechanisch nicht vorhersagbar zu instrumentieren. Selbst wenn sie rechtzeitig erkannt wurden, können sie häufig nur durch zeitlich sehr extendierte, chemische Spülungen aufbereitet werden (☞ Abb. 12.19)

TIPP

Hinweis auf eine apikal liegende Verzweigung eines ursprünglichen Hauptkanals: die initial schlitzförmige Form.

- bei initial schlitzförmigen Kanalzugängen sollte bei der **Präparation der sekundären Zugangskavität** immer an den Schlitzenden ein eigener Zugang herausgearbeitet werden. Hierbei gelten die bei den Oberkieferprämolaren dargestellten Grundsätze.

Röntgenologische Darstellung

Darüber hinaus kann bereits die orthoradiale diagnostische Röntgenaufnahme einen Hinweis liefern.

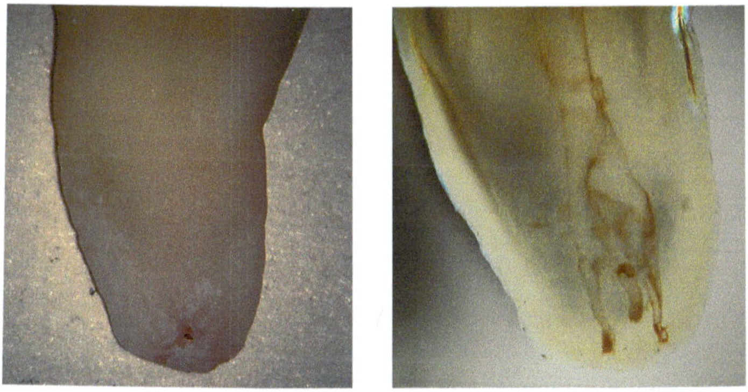

a b

Abb. 12.19 a + b: An der Wurzel eines einwurzeligen Unterkieferprämolaren ist ein Foramen zu erkennen (a). Erst an der transparenten Zahnwurzel kann das sehr komplexe Kanalsystem dargestellt werden (b). (Mit freundlicher Genehmigung von Dr. Bernhard Albers, Norderstedt.)

TIPP

Ein im koronalen Wurzelanteil gut dargestelltes Kanalsystem, welches unvermittelt im Wurzelverlauf „verschwindet" oder kaum noch erkennbar ist, sollte als deutlicher Hinweis auf eine in dieser Wurzelhöhe befindliche Aufzweigung gedeutet werden (☞ Abb. 12.12 + 12.20).

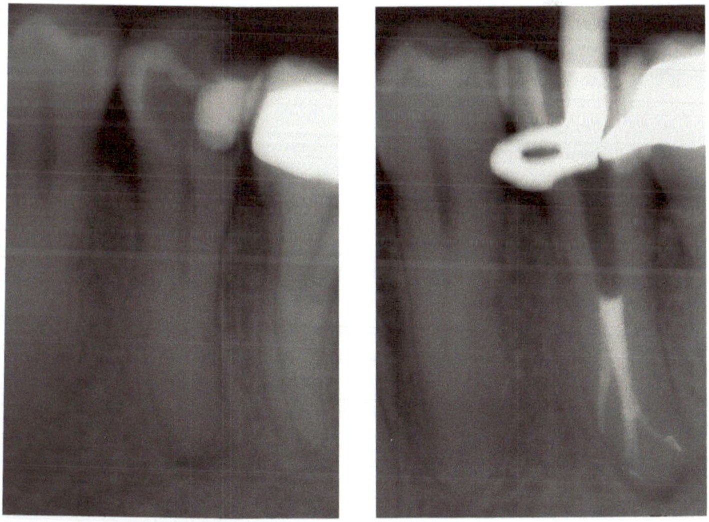

a b

Abb. 12.20 a + b: Die Kanalsysteme an Zahn 45 sind nicht eindeutig zu differenzieren (a). Durch Aufbereitung und Füllung ist das komplexe Wurzelkanalsystem erst visuell darstellbar (b).

Unterkiefermolaren

12

- haben im Regelfall **zwei getrennte Wurzeln**
- in der **mesialen Wurzel** befinden sich zwei oder drei Kanalsysteme
- die **distale Wurzel** weist entweder nur ein stärker ovales Kanalsystem auf oder es treten schlitzförmige Ausläufer, apikale Aufteilungen oder vollständig getrennte Wurzeln oder Kanalsysteme auf
- die **Hauptkanalsysteme in der mesialen Wurzel** haben in über 90 % mehr oder weniger ausgeprägte Querverbindungen und Isthmen.

Kanaldarstellung

- bereits zu Beginn der sekundären Zugangskavität sollte in der Übersicht die mittige Lage des Zugangs auf die **oro-vestibuläre Ausrichtung** überprüft werden
- relativ häufig kann zwar, auch aufgrund der Dentinzeichnung auf dem Pulpakammerboden, nur ein distaler Kanaleingang ausgemacht werden. Der Kanal teilt sich dann aber im weiteren Verlauf auf und stellt eine komplexe anatomische Struktur dar.

! Ein nicht exakt mittig befindlicher Kanalzugang stellt ein deutliches Signal für diese Aufteilungen dar! Die Einschätzungen der distalen Kanalstrukturen muss daher auch in einer schwachen Übersichtvergrößerung überprüft werden.

12.4 Literatur

Akpata E.S., Blechman H. (1982): Bacterial invasion of pulpal dentin walls in vitro. J Dent Res 61, S. 435–438

Barthel C.R., Zimmer S., Trope M. (2004): Relationship of radiologic and histologic signs of inflammation in human root-filled teeth. J Endod 30, S. 75–79

Briseño Marroquín B., El-Sayed M.A., Willershausen-Zönnchen, B. (2004): Morphology of the physiological foramen: I. Maxillary and mandibular molars. J Endod 30, S. 321–328

Hsu Y.Y., Kim S. (1997): The resected root surface. The issue of canal isthmuses. Dent Clin North Am 41, S. 481–497

Laguna Contreras M.A., Zinman E.H., Kaplan S.K. (2001): Comparison of the first file that fits at the apex, before and after early flairing. J Endod 27, S. 113–116

Verdelis K. et al. (2003): Age-related differences in furcation canals studied by means of quantitative micro-computed tomography. J Endod, PR12, 29, S. 301

Vertucci F.J., Anthony R.L. (1986): A scanning electronmicroscopic investigation of accessory foramina in the furcation and pulp chamber floor of molar teeth. Oral Surg Oral Med Oral Pathol 62, S. 319–326

Weller R.N., Niemczyk S.P., Kim S. (1995): Incidence and position of the canal isthmus. Part 1. Mesiobuccal root of the maxillary first molar. J Endod 21, S. 380–383

Wu M.-K. et al. (2002): Does the first file to bind correspond to the diameter of the canal in the apical region? Int Endod J 35, S. 264–267

13 Längenbestimmung

Hör

13

13.1 Grundlagen

13.1.1 Definition

Endodontische Arbeitslänge

Abstand zwischen zwei Referenzpunkten:
- koronal (z.B. Höckerspitze)
- apikal (z.B. apikale Konstriktion).

Koronaler Referenzpunkt

Vom Behandler willkürlich determiniert; es muss beachtet werden, diese Festlegung für eine Folgesitzung genau zu dokumentieren.

! Der koronale Referenzpunkt sollte derart festgelegt werden, dass er eindeutig (auch von einem anderen Behandler und in einer Folgesitzung) reproduziert werden kann.

Apikaler Referenzpunkt

Dieser muss gemessen werden (☞ 13.2.1, Abstand vom anatomischen Apex).

13.1.2 Bestimmung der Arbeitslänge

Eine erfolgreiche endodontische Behandlung mit Aufbereitung und Obturation von Wurzelkanälen endet aus folgenden Gründen an der apikalen Konstriktion (Foramen physiologicum):
- kleine apikale Wunde
- Erhaltung von akzessorischen Seitenkanälen
- kein Überstopfen von Wurzelfüllmaterial
- keine Zerstörung von parodontalem Ligament
- kein apikaler Transport von infiziertem Pulpagewebe
- ausreichende Kondensation gegen die Kanalwand
- kein Belassen von infiziertem Restgewebe im Kanal.

Zustand der Pulpa

Berücksichtigung im jeweiligen Behandlungsfall:
- im vitalen Zahn: apikale Wunde möglichst klein halten
- im nekrotischen Wurzelkanal: Beseitigung der Bakterien wichtig.

! Beide Ziele lassen sich mit einem apikalen Ende der Wurzelkanalbehandlung im Bereich der apikalen Konstriktion erfüllen.

Apikale Konstriktion

In vielen Fällen eine Strecke und kein Punkt.

! So kann diskutiert werden, dass eine Wurzelfüllung bei Nekrose bis nahe an den anatomischen Apex reichen, während sie beim vitalen Zahn eher am Anfang der Konstriktion liegen sollte.

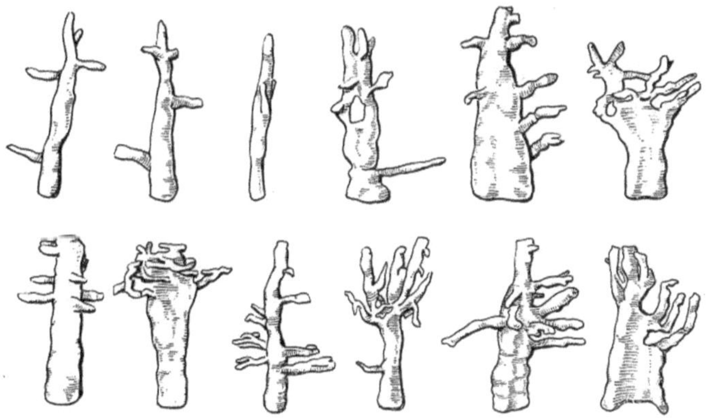

Abb. 13.1: Anatomie der Wurzelspitze: Apikale Ramifikationen (nach Meyer W.: Probleme der sogenannten Wurzelbehandlung. Zahnärztl Mitt 51, S. 301–306, 1961).

13

Die Lage der apikalen Konstriktion muss mit Hilfe einer Messung bestimmt werden. Aufgrund der erheblichen anatomischen Variationen im Bereich der Wurzelspitze (Hess W.; 1917; Meyer W.; 1961) stellt dies eine Herausforderung an Behandler und Messverfahren dar (☞ Abb. 13.1).

13.2 Messmethoden

13.2.1 Röntgenmessaufnahme

Als sog. Instrumentenkontrastaufnahme; am weitesten verbreitete Methode zur Bestimmung der Arbeitslänge.

Vorgehen

- Abschätzen der Länge anhand der diagnostischen Röntgenaufnahme
- Einbringen eines Aufbereitungsinstruments in den Wurzelkanal
- Anfertigen eines Zahnfilms mit eingebrachtem Instrument(en).

Erforderliche Mindestgröße

Anforderung: Instrumentenspitze sicher auf dem Zahnfilm zu erkennen.

- Stahlinstrumente: ISO-Größe 15
- NiTi-Instrumente: ISO-Größe 20
- Silberstifte: ISO-Größe 8.

Zahnfilm in Paralleltechnik

Mit einem Filmhalter angefertigt (☞ Abb. 13.2) zur Bestimmung des anatomischen Apex des Zahnes (stimmt in diesem Fall mit dem röntgenologischen Apex überein).

13

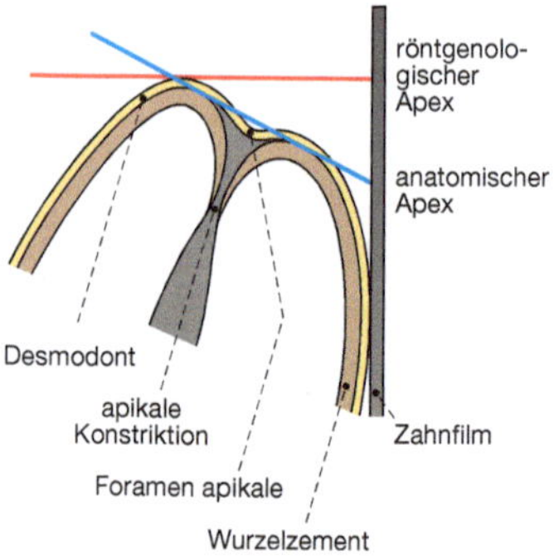

Abb. 13.2: Röntgenaufnahme mit einem Filmhalter in Paralleltechnik.

Abstand vom anatomischen Apex

Bis zur apikalen Konstriktion im Mittel: 1 mm (Varianz von 0–4 mm).

! Deshalb sollte die röntgenologische Arbeitslänge 1 mm kürzer gewählt werden als der Abstand zwischen dem koronalen Referenzpunkt und dem anatomischen Apex.

Aufgrund der oben erwähnten anatomischen Variationsbreite kann diese Messung jedoch nur arbiträr sein.

Studien an extrahierten Zähnen

Apikale Konstriktion im Bereich zwischen 0 und 4 mm vom Apex entfernt (Kuttler Y.; 1955; Dummer P.M.H. et al.; 1984).

! Dies würde dann zu Über- bzw. Unterinstrumentierung in den Fällen führen, in denen der apikale Endpunkt auf 1 mm Abstand zum anatomischen Apex festgelegt wurde.

Beurteilung der Röntgenmessaufnahme

Keine exakte Methode zur Bestimmung der Arbeitslänge.

Zusätzliche Detailinformationen

Kanalkrümmung, zusätzliche Kanäle, Obliterationen (welche die beiden anderen Methoden zur Längenbestimmung nicht liefern können; ☞ Abb. 13.3).

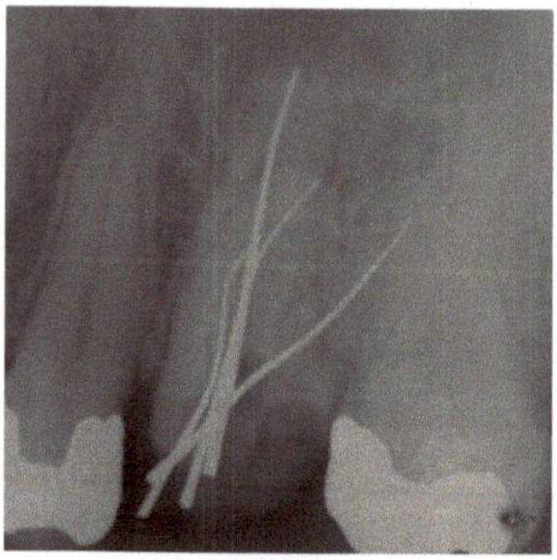

Abb. 13.3: Messaufnahme mit Silberstiften im provisorisch verschlossenen Zahn. Zusätzlicher zweiter mesiobukkaler Kanal und Wurzelkrümmung erkennbar.

Unsicherheiten bei der Zuordnung der einzelnen Kanäle

Anfertigung einer orthoradialen Instrumentenkontrastaufnahme; Wurzelkanäle, die sich hintereinander im Strahlengang befinden, z.B.:
- mesiale Wurzelkanäle der unteren Molaren
- OK-Prämolaren.

Trotz einer exzentrischen Projektion kann es dabei zu Unsicherheiten bei der Zuordnung der einzelnen Kanäle nach lingual oder vestibulär kommen (☞ Abb. 13.4).

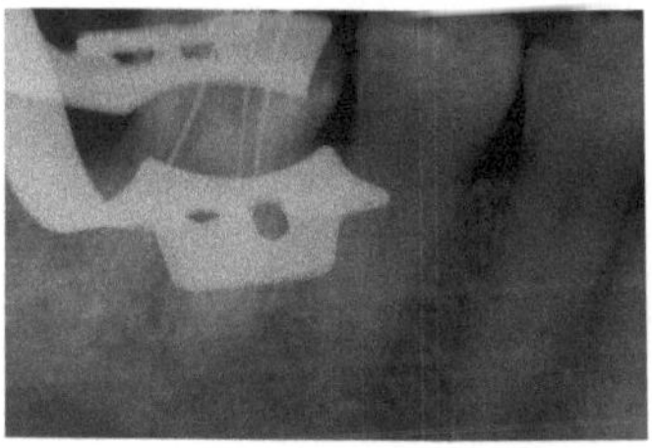

Abb. 13.4: Röntgenmessaufnahme. Die mesialen Referenzinstrumente sind den jeweiligen Wurzelkanälen nicht eindeutig zuzuordnen.

13

Hinweis zur Röntgenmessaufnahme

- entweder nur ein Wurzelkanalsystem instrumentieren oder
- mit unterschiedlichen Instrumententypen (K-Feile, Hedström-Feile) in diesen Kanälen messen.

TIPP

Es ist sinnvoll, immer das gleiche Instrument (z.B. Hedström-Feile) im gleichen Wurzelkanal (vestibulär) zu verwenden. Dies erleichtert die Auswertung auch noch zu einem späteren Zeitpunkt.

Digitale Röntgensysteme

Allgemeine Vorteile

- Reduzierung der Strahlenbelastung
- schnelle Verfügbarkeit
- Verzicht auf Entwicklungschemie usw.

Vorteil in der Endodontie

- verwendete Instrumente zur Anfertigung der Messaufnahme auch ≤ ISO-Größe 15
- Spitzen sicher auf der Aufnahme erkennbar, da die Bilder später am Computer bearbeitet werden können.

System mit Röntgensensor

Evtl. Probleme bei der Anfertigung der Messaufnahme durch:
- Dicke des Sensors und
- angebrachtes Verbindungskabel.

! Beides kann bei der Anfertigung der Aufnahme unter Kofferdam sehr störend sein. Digitale Systeme, welche mit Foliensensoren arbeiten, offenbaren diesen Nachteil nicht.

Nicht geeignete Röntgenaufnahmen

Halbwinkeltechnik oder Übersichtsaufnahmen (OPG):
- nicht geeignet, um die Arbeitslänge festzulegen
- Abbildung des Zahnes nicht maßstabsgetreu.

Beurteilung einer Veränderung

! Um eine Veränderung einer vorhandenen apikalen Läsion beurteilen zu können, müssen identische Röntgenaufnahmen im Rahmen der Nachuntersuchungen angefertigt werden.

TIPP

Hilfsmittel: Kunststoff-Aufbiss-Schablonen, die mit Hilfe von Bausteinen aus dem Spielwarenhandel am Filmhalter befestigt werden können (☞ Abb. 13.5).

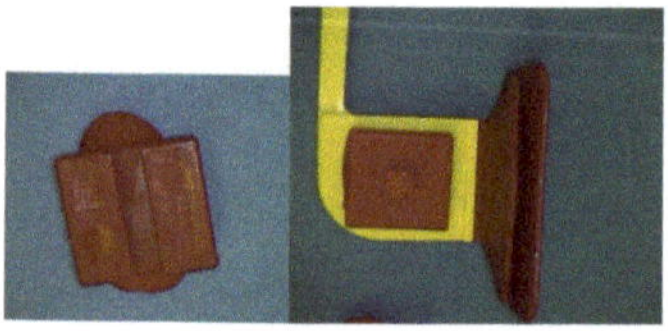

Abb. 13.5: Filmhalter und Aufbiss mit Baustein. Der Baustein ermöglicht ein exaktes Repositionieren des Filmhalters an der Okklusalfläche, um beispielsweise den Verlauf einer apikalen Läsion zu beurteilen.

Alternative zu Wurzelkanalinstrumenten

Silberstifte: hervorragend aufgrund ihrer höheren Röntgenopazität und der damit möglichen Mindestgröße (ISO-Größe 8).

TIPP

Weiterhin kann der zu messende Zahn provisorisch verschlossen und der Kofferdam für die Messaufnahme entfernt werden, was das Prozedere wesentlich erleichtert.

13.2.2 Taktile Längenbestimmung

Vorgehen

Behandler versucht, die Konstriktion mit Hilfe eines Wurzelkanalinstruments mit geringer ISO-Größe zu ertasten.

Beurteilung der taktilen Längenbestimmung

- Methode kann für den Erfahrenen sehr hilfreich sein
- als alleinige Methode zur Bestimmung der Arbeitslänge – nicht nur aus forensischen Gründen – ungeeignet.

TIPP

Sehr hilfreich kann eine Überprüfung der Arbeitslänge im aufbereiteten Wurzelkanal mit einer Papierspitze vor der Obturation sein. Der Zustand der Papierspitze (trocken, feucht, blutbefleckt) kann Aufschluss darüber geben, wo sich die Papierspitze an der Apikalregion befunden hat.

13.2.3 Endometrie

Derzeit die sicherste Methode zur Längenbestimmung.

Methode

Bestimmung der Arbeitslänge mit Hilfe einer elektrischen Widerstandsmessung.

Historische Entwicklung

1942 zeigte Suzuki an Beagle-Hunden, dass es einen konstanten elektrischen Widerstand von 6 kOhm zwischen der oralen Mukosa und den desmodontalen Fasern gibt.
1962 nutzte Sunada die Tatsache, dass die desmodontalen Fasern gerade an der apikalen Konstriktion ansetzen, zur Konstruktion seines ersten Endometriegerätes.

13

! Sunada folgerte, dass ein Widerstandsmessgerät, dessen eine Elektrode in den Mundwinkel eingehängt wurde und dessen andere Elektrode mit einem Wurzelkanalinstrument verbunden war, in dem Moment 6 kOhm anzeigen müsse, wenn die Spitze des in den Wurzelkanal eingebrachten Instruments die apikale Konstriktion gerade berührte.

Gleichstrom

Bei der 1. Generation von Endometriegeräten: Polarisation der Instrumentenspitze, was eine Messung unmöglich machte; Geräte der Folgegeneration daher mit Wechselstrom-Messkreis.

Flüssigkeit im Wurzelkanal

Großes Problem, weil durch auftretende Kurzschlussströme der Stromkreis geschlossen wurde, ehe die Instrumentenspitze den Apex erreichte.

Apikales Desmodont

Wenn zerstört oder noch nicht ausgebildet, keine Messung möglich, d. h. bei:
- Parodontitis apicalis oder
- nicht abgeschlossenem Wurzelwachstum.

Verwendung von mehreren Messfrequenzen

Anfang der 1990er-Jahre durch Kobayashi.
Während bei der Verwendung von Wechselströmen unterschiedlicher Frequenzen die Ohmschen Widerstände im Messstromkreis gleich bleiben (wenn man die Frequenz des Wechselstromes ändert), ändern sich die kapazitiven Widerstände. Aufgrund dieser Tatsache kann der Gewebewiderstand trotz vorhandener Flüssigkeit im Wurzelkanal gemessen werden, indem über einen Mikroprozessor in den Geräten Relativwerte (Differenz oder Quotient) errechnet werden. (Die in beiden Messungen gleichen Werte können in einem Gleichungssystem gekürzt werden.)

! Eine vom Zustand des apikalen Desmodonts unabhängige Messung kann dabei über die Bestimmung der Elektrodenimpedanz (Wechselstromwiderstand zwischen Instrumentenspitze und Flüssigkeit im Wurzelkanal) erfolgen. Apikale Veränderungen und ein nicht abgeschlossenes Wurzelwachstum spielen somit keine Rolle mehr. Auch diese Zähne können endometrisch vermessen werden.

Moderne Endometriegeräte

Ermitteln den Wechselstromwiderstand zwischen Instrumentenspitze und der sie umgebenden Flüssigkeit.

13

Widerstand (Elektrodenimpedanz)

- an der apikalen Konstriktion am größten
- am Foramen apicale am kleinsten, da mit dem Passieren der Engstelle die Isolation der Instrumentenspitze durch das Wurzelkanalwanddentin verloren geht und der Strom schlagartig in alle Richtungen nach apikal fließen kann.

An natürlichen Wurzelkanälen kalibriert

Geräte mit kalibrierten Anzeigen, z.B.:
- Raypex 4® und Raypex 5® (VDW)
- Justy II® (Hager und Werken).

! Diese können den Bereich der apikalen Konstriktion sehr sicher voraussagen (95 % Trefferwahrscheinlichkeit für Raypex 4®, 96,5 % für Raypex 5®).

Vorgehen

Vorbereitung

Flüssigkeit im Wurzelkanal zur Messung notwendig:
- Spülung des Kanals vor der Messung
- Trocknen der Zugangskavität mit einem Wattepellet.

Es ist darauf zu achten, dass ein Kurzschluss des Messstromkreises über die Gingiva (Metallfüllungen, Kronen, Perforationen usw.) vermieden wird.

Messung

- Einhängen eines Lippenclips im Mundwinkel des Patienten
- Einführen eines mit dem Endometriegerät verbundenen Wurzelkanalinstruments in den Wurzelkanal (☞ Abb. 13.6).

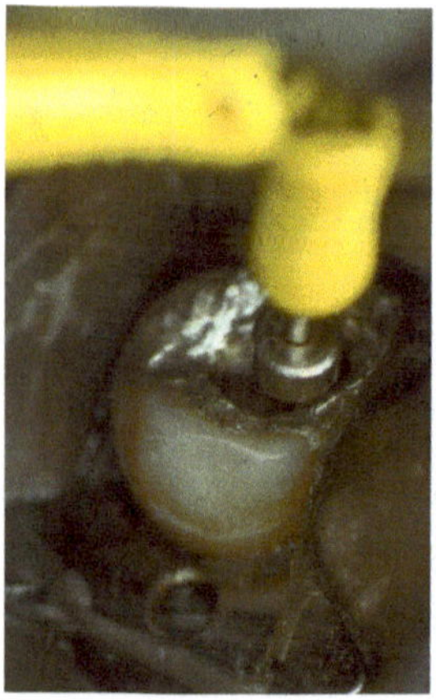

a

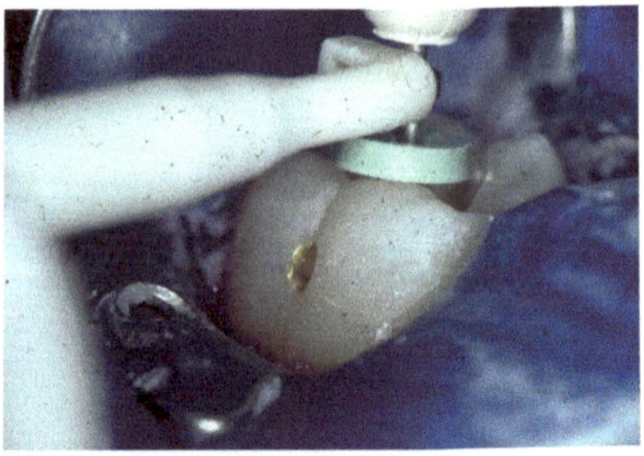

b

Abb. 13.6: a) Bei Verwendung eines Metallstoppers ist im vorliegenden Fall der Kurzschluss über die Amalgamfüllung vorprogrammiert. b) Optimale Messbedingungen: angelegter Kofferdam, Feile mit Silikonstopper und angebrachtem Feilenclip.

Beurteilung der Messergebnisse

- „falsch-positiv“: Instrumentenspitze nicht am Apex; Gerät zeigt jedoch Apex an
- „falsch-negativ“: Instrumentenspitze am Apex; Gerät zeigt an, dass die Instrumentenspitze nicht am Apex ist.

Gründe für diese Messergebnisse ☞ Tab. 13.1.

Tab. 13.1: Gründe für falsch-positive und falsch-negative Messergebnisse

falsch-positiv	falsch-negativ
• Via falsa • Wurzelperforation • Wurzelfraktur • Kurzschluss über Metallfüllung, Krone, Gingiva	• obliterierte Kanäle • Reste einer alten Wurzelfüllung • Verblockung mit Dentinspänen

TIPP

Bei bestehender Verdachtsdiagnose kann das Endometriegerät zur Diagnosesicherung bei Zahnfrakturen, Perforationen und obliterierten Wurzelkanälen verwendet werden. Gleiches gilt zur Sicherung der apikalen Durchgängigkeit („Patency“).

13.3 Fazit

13.3.1 Kombination der drei Methoden

Die besten Ergebnisse

- zuerst elektrische Bestimmung der Arbeitslänge
- dann Röntgenmessaufnahme: die hierbei verwendeten Wurzelkanalinstrumente sollten bis auf die elektrisch mit dem Endometriegerät ermittelte Arbeitslänge in den Wurzelkanal eingebracht werden
- taktile Kontrolle.

! Was die Arbeitslänge angeht, stellt die Endometrie die sicherste Methode zur exakten Längenbestimmung dar.

Allerdings kann auf die Zusatzinformationen des Röntgenfilms nicht verzichtet werden.

Anatomische Variationsbreite

TIPP

Die elektrisch bestimmte Arbeitslänge sollte wegen der möglichen anatomischen Verschiedenartigkeiten Anwendung bei der Aufbereitung finden, wenn sich die Instrumentenspitze auf dem Röntgenbild in einem Abstand zwischen 0 und 3 mm zum Apex befindet.

13.3.2 Längenbestimmung und Guttapercha-Spitzen

Sorgfältige Übertragung der gemessenen Länge auf die Guttapercha-Masterpoints.

TIPP

Um Fehler durch Parallaxe, ausgehend von unterschiedlichen Betrachtungswinkeln des zu behandelnden Zahnes, zu vermeiden, sollten alle Guttapercha-Spitzen mit einem Skalpell auf Arbeitslänge gekürzt werden.

Ein Umknicken oder Markieren der Guttapercha-Spitze mit den Branchen der Pinzette kann zu unvorhersagbaren Ungenauigkeiten führen. Dadurch wird die gesamte Arbeitslängenbestimmung in Frage gestellt.

13

13.4 Literatur

Dummer P.M.H., McGinn J.H., Rees D.G. (1984): The position and topography of the apical canal constriction and apical foramen. Int Endodont J 17, S. 192–198

Hess W. (1917): Zur Anatomie der Wurzelkanäle des menschlichen Gebisses. Habil.-Schrift, Zürich

Hör D., Attin T. (2001): Die elektrische Längenbestimmung des Wurzelkanals. Endodontie 1, S. 39–56

Kobayashi C., Okiji T., Kawashima N., Suda H., Sunada I. (1991): A basic study on the electronic root canal length measuring device using division method. Jpn J Conserv Dent 34, S. 1442–1448

Kuttler Y. (1955): Microscopic investigation of root apices. J Amer Dent Assoc 50, S. 544–552

Meyer W. (1961): Probleme der sogenannten Wurzelbehandlung. Zahnärztl Mitteilungen 51, S. 301–306

Sunada I. (1962): New method for measuring the length of the root canal. Jpn Dent Res 41, S. 375–387

14 Wurzelkanalaufbereitung

Bargholz

14.1 Definition

Reinigung und Formgebung („cleaning and shaping") definieren die Aufbereitung der Wurzelkanalsysteme.

! Die mechanische Aufbereitung ist die nahtlose Weiterführung der Präparation der sekundären Zugangskavität (☞ 12.2.4). Sie wird maschinell rotierend, manuell sowie mit ultraschallaktivierten Systemen durchgeführt.

14.1.1 Reinigung

14

Ziel der Reinigung ist die Entfernung
- des gesamten vitalen und nekrotischen Gewebes
- der Keime und ihrer Abbauprodukte
- der Endotoxine
- von infizierten Wurzelfüllmaterialien
- von Dentikeln und Fremdstoffen.

! Wir sprechen heute nicht mehr von Wurzelkanälen, sondern von Wurzelkanalsystemen. Daher können wir bei der mechanischen Reinigung auch nicht mehr von einer vollständigen Entfernung infizierten Dentins ausgehen.

Peters O.A. et al. (2002) konnten zeigen, dass bei der mechanischen Aufbereitung, abhängig von der angewendeten Technik, zwischen 38,8 und 53,3 % der Hauptkanalwände nicht bearbeitet wurden. Darüber hinaus können Seitenkanäle, Ausbuchtungen im Hauptkanalsystem, Isthmen zwischen den Hauptkanälen und nicht zuletzt die Dentinkanälchen überhaupt nicht mechanisch bearbeitet werden.
Durch den mechanischen Abtrag von infiziertem Dentin wird eine massive Keimreduktion im Zahn erreicht. Diese allein reicht als Reinigung aber nicht aus.

Die Reinigung erfolgt primär durch den Einsatz von Spüllösungen. Die Instrumente schaffen in erster Linie Raum für den Einsatz der Spüllösungen (☞ Kap. 15 Wurzelkanalspülungen), sind also nicht primär für die Reinigung, sondern für die Formgebung zuständig.

14.1.2 Formgebung

Bei der Formgebung werden im Grundsatz zwei unterschiedliche Aufbereitungsgeometrien unterschieden. Real wird immer eine Kombination dieser Grundformen angestrebt.

■ Boxpreparation

Aufbereitung mit einem moderaten Konus von ca. 2 bis 5 %. Am Endpunkt wird häufig aktiv ein apikaler Stopp präpariert.
Dieser fungiert als festgelegter Endpunkt
- der mechanischen Aufbereitung und
- der Wurzelfüllung.

Die apikale Aufbereitungsgröße sollte ISO 30 erreichen.

Continious tapered preparation

In Anlehnung an die Forderungen von Herbert Schilder werden folgende grundlegende Kriterien beachtet:

- kleinster Durchmesser der Präparation am Foramen, dem Endpunkt der mechanischen Bearbeitung des Wurzelkanals
- eine vom Apex bis zur Zahnkrone kontinuierlich im Durchmesser ansteigende Form
- der angestrebte Konus ist deutlicher ausgeprägt und sollte 7 % nicht unterschreiten
- das Foramen sollte so klein wie praktikabel gehalten und in seiner Form und Position nicht verändert werden.

TIPP

Die apikale Aufbereitungsgröße wird demnach durch die anatomische Situation vorgegeben. Durch eine stärker konische Erweiterung des Hauptkanals ist die effektive Spülung möglich.

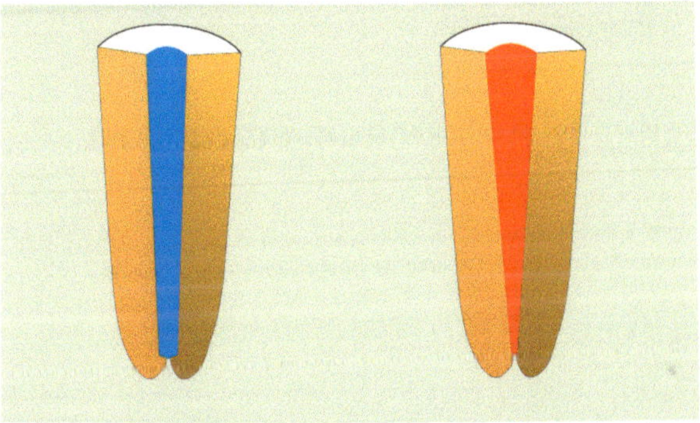

Abb. 14.1: Die beiden grundsätzlichen Aufbereitungsformen: Die Boxpreparation (blau) mit geringem Konus und die Continious tapered preparation mit einem (apikal) ausgeprägten Konus (rot).

Allgemeine Prinzipien der Formgebung

Durch die mechanische Erweiterung wird

- Zahnsubstanz entfernt und damit die Stabilität der Wurzel geschwächt
- bei der Mehrheit der Aufbereitungstechniken ein Konus von mindestens 5 % erreicht.

! Eine schlankere Aufbereitung wäre insbesondere bei stärker gekrümmten Hauptkanälen wünschenswert, erschwert aber eine sichere Adaptation der späteren Füllung an die Wurzelkanalwände im apikalen Drittel.

Daher muss häufig entgegen den mechanischen/statischen Erfordernissen im koronalen und mittleren Kanalabschnitt mehr Zahnsubstanz geopfert werden, als aus Gründen der Keimelimination erforderlich wäre.

Die Formgebung des Wurzelkanals ist für die anschließende vollständige Füllung von entscheidender Bedeutung. Nur eine gleichmäßig konisch verlaufende Kanalpräparation mit einer definierten gleichmäßigen Verjüngung und dem engsten Durchmesser am apikalen Endpunkt des Kanalsystems lässt eine Wurzelfüllung mit vorhersagbarem Ergebnis zu.

14.1.3 Patency-Konzept

Während der gesamten Aufbereitung wird wiederholt ein sehr kleines Instrument gezielt einen **halben Millimeter** länger als die bis zu diesem Zeitpunkt bestimmte Arbeitslänge instrumentiert (patency file).

VORTEIL

Diese Maßnahme verhindert
- während der Aufbereitung zuverlässig eine Verblockung des Hauptkanals jenseits der bisherigen Arbeitslänge und
- nach Erreichen der endgültigen Arbeitslänge eine Verblockung der apikalen Konstriktion mit möglicherweise infizierten Dentinchips.

Ein weiterer Effekt ist das „Aufrühren" des abgetragenen Dentinschlamms und damit ein vereinfachtes Herausspülen.

! Das gezielte Überinstrumentieren von einem halben Millimeter wird nicht in Kauf genommen, sondern ist Inhalt dieses Konzepts.

14

14.2 Manuelle Aufbereitungstechniken

Neben den Methoden der vollrotierenden maschinellen Aufbereitung stellen manuelle Techniken nach wie vor eine sichere und reproduzierbare Möglichkeit zur Formgebung dar.

■ Stahlinstrumente

Genormt seit 1974; die ISO-Norm legt Form, Symbole, Farben und Konus für verschiedene Wurzelkanalinstrumente fest (☞ Kap. 7 Instrumente). Es wird hochflexibler Instrumentenstahl verwendet. Ergänzend zu den Iso-Größen werden bei den kleineren Durchmessern Zwischengrößen (z.B. Golden Mediums®; Dentsply) eingesetzt („ISO" 12, 17, 22 etc.).

■ Nickel-Titan-Instrumente

Nickel-Titan-Legierungen wurden Ende der 1980er-Jahre für die rotierende Aufbereitung gekrümmter Wurzelkanäle eingeführt (Wildey W.L., Senia E.S.; 1989). Heute wird NiTi zunehmend auch bei der Herstellung von Handinstrumenten verarbeitet.

! Die gleichmäßige und dennoch schwach elastische Rückstellkraft des Materials erleichtert die Einhaltung des ursprünglichen Kanalverlaufs bei der Bearbeitung gekrümmter Kanäle.

- NiTi ist ausgesprochen zäh, daher sehr aufwändige Instrumentenherstellung – teuer!
- Schnittfreudigkeit bei NiTi schlechter als bei Stahlinstrumenten.

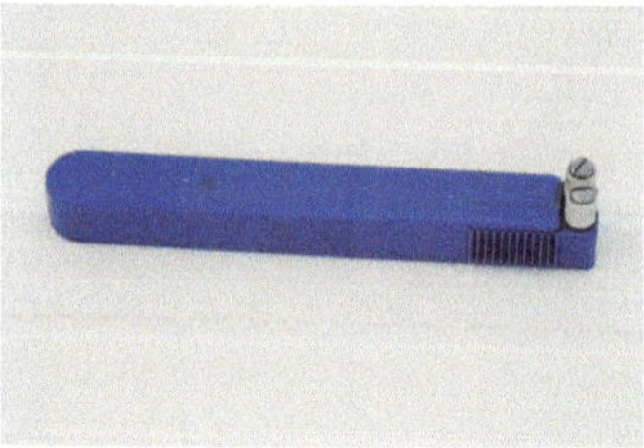

Abb. 14.2: Stahlinstrumente können sehr gezielt vorgebogen werden. Als unentbehrliches Hilfsmittel eignet sich der Flexobend.

14.2.1 Standardisierte Technik

Standardisiertes Vorgehen bei der mechanischen Aufbereitung (Ingle J.I.; 1961):

- kontinuierliche Erweiterung des Wurzelkanals
- Einsatz aller Instrumente auf voller Arbeitslänge
- mögliche apikale Aufbereitungsgröße bei gekrümmten Kanälen begrenzt.

Diese Aufbereitung wurde mit relativ rigiden Stahlinstrumenten durchgeführt.
In den darauf folgenden Jahren wurden andere bzw. ergänzende Methoden vorgestellt, welche die Probleme und Unzulänglichkeiten der bisherigen Verfahren zu verbessern suchten.

! Bei all diesen Techniken erfolgt die Wurzelkanalbearbeitung mit mehr oder weniger feilenden Bewegungen.

14.2.2 Step-back

Instrumentierungstechnik (nach Clem W.H.; 1969) zur Aufbereitung

- stark verengter und gekrümmter Wurzelkanäle
- ursprünglich für die Behandlung stark obliterierter Kanäle, insbesondere bei älteren Patienten, vorgestellt.

Instrumente

Es kommen die standardisierten Handinstrumente (Stahl/NiTi), insbesondere Kerr-Feilen und Kerr-Reamer, zum Einsatz. Hedström-Feilen eignen sich aufgrund ihrer Neigung, Stufen zu produzieren, nicht gut.

Schrittweises Vorgehen

Nach Katheterisierung:

- Bearbeitung des Wurzelkanals „nur" mit einer kleineren ISO-Größe (apikale Masterfile) auf voller Länge
- größere Instrumente werden jeweils verkürzt eingesetzt.

Nach jedem Step-back-Instrument wird die apikale Masterfile auf voller Arbeitslänge verwendet (rekapituliert), um einer Verblockung des apikalen Bereich mit Debris vorzubeugen.

Ergebnis

In Abhängigkeit von den jeweiligen Kürzungen der eingesetzten Instrumente:

- Aufbereitungsprofil in einem beliebigen Konus (☞ Tab. 14.7)
- die Vorraussetzungen zur
  - effektiven Spülung sowie
  - kontrollierten Obturation.

! Die Präparation eines 5 %-Konus wird erreicht, wenn jedes ISO-Instrument beim Arbeiten um einen Millimeter kürzer als das vorherige eingesetzt wird (☞ Abb. 14.3, Tab. 14.8).

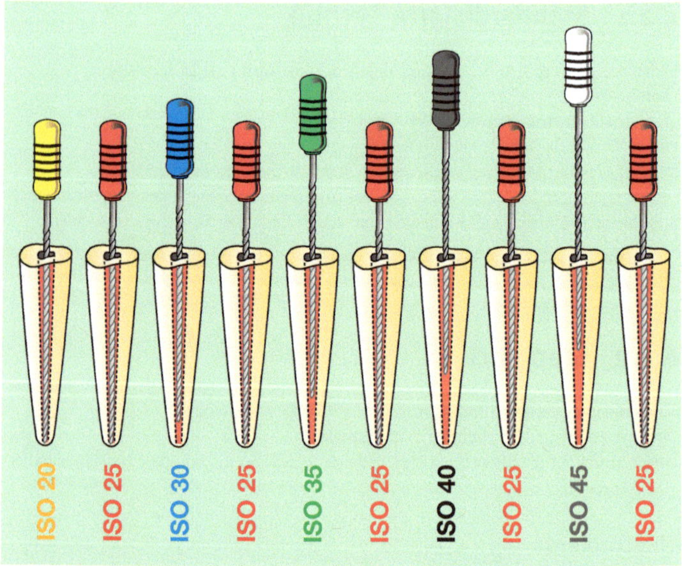

Abb. 14.3: Step-back-Technik: Mit Instrumenten der ISO-Größen 20 und 25 wird auf Arbeitslänge gearbeitet. Das nächstgrößere Instrument (ISO 30) wird verkürzt eingesetzt. Im Anschluss wird mit dem Instrument ISO 25 erneut auf volle Länge rekapituliert. Jede folgende Größe (ISO 35, ISO 40 etc.) wird jeweils verkürzt eingebracht und mit dem ISO 25 wiederholt rekapituliert.

14.2.3 Step-down

Dieses Vorgehen bietet den Vorteil, dass gleich zu Beginn der Behandlung ein Großteil des u.U. nekrotischen und infizierten Gewebes entfernt wird, so dass eine Verschleppung zum Apex vermieden werden kann (Goerig A.C. et al.; 1982).

■ Instrumente

Anfänglich werden Gates-Bohrer eingesetzt. Im weiteren Verlauf kommen die standardisierten Handinstrumente (Stahl/NiTi), insbesondere Kerr-Feilen und Kerr-Reamer, zum Einsatz. Hedström-Feilen eignen sich aufgrund der Neigung, Stufen zu produzieren, nicht gut.

■ Schrittweises Vorgehen

- initiale Katheterisierung mit dünnen Handinstrumenten
- Bearbeitung der koronalen Kanalabschnitte
- nachfolgend Erweiterung der mittleren und apikalen Kanalabschnitte mit Handinstrumenten und Gates-Bohrern (☞ Abb. 14.4).

TIPP

Während der gezielten Bearbeitung mit Gates-Bohrern ist die regelmäßige Rekapitulation mit sehr feinen Instrumenten erforderlich. Diese Rekapitulation verringert die Ausbildung von Stufen und beugt Verblockungen in den weiter apikal gelegenen Kanalabschnitten vor.

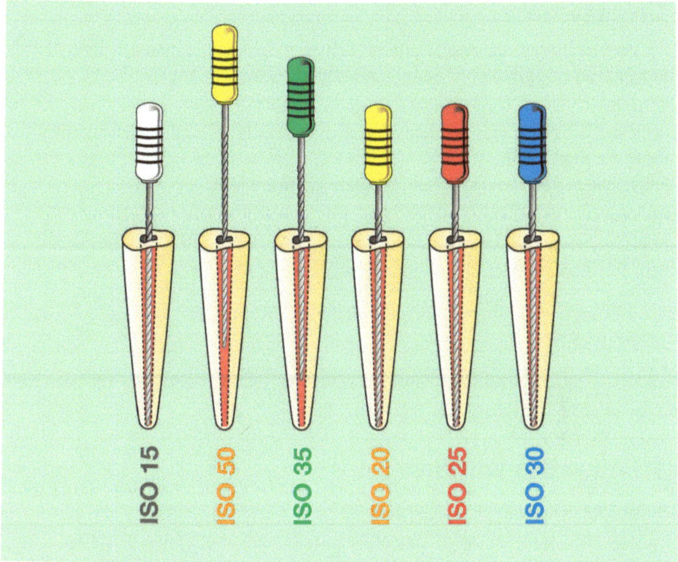

Abb. 14.4: Step-down-Technik: Initial wird der Kanal mit einem Handinstrument katheterisiert, anschließend mit Handinstrumenten und Gates-Bohrern (ISO 50, 70, 90) der mittlere und koronale Kanalabschnitt erweitert. Danach folgt erst die apikale Aufbereitung mit in der Größe ansteigenden Instrumenten.

Die drucklose Bearbeitung koronaler Kanalabschnitte mit Gates-Bohrern kann bis zur Kanalkrümmung durchgeführt werden.

Bei diesem Vorgehen niemals mit steigendem Durchmesser der Gates-Bohrer auf die gleiche Länge arbeiten. Nur wenn größere Gates-Bohrer regelmäßig kürzer eingesetzt werden, kann über die gesamte Zeit der Aufbereitung ein konisches Profil erreicht werden: ermöglicht effiziente Spülung und bessere Instrumentenkontrolle bei der Bearbeitung apikaler Kanalabschnitte.

Die **Crown-down-pressureless-Technik** (Morgan L.F., Montgomery S.; 1984) ähnelt dieser Technik im Grundsatz. Es wird nur konsequenter mit größeren Instrumenten koronal und kleiner werdenden Instrumenten weiter nach apikal gearbeitet. Beide Techniken sind die Grundlage für die meisten Aufbereitungssystematiken bei der vollrotierenden Aufbereitung.

14.2.4 Balanced-force-Technik

Die Balanced-force-Technik beschreibt nicht den Ablauf des Instrumenteneinsatzes (s. Step-down etc.) und somit ein bestimmtes Aufbereitungsprofil, sondern die Bewegungstechnik selbst. Dieses **die Kräfte balancierende Bearbeitungskonzept** wurde von Roane eingeführt (Roane J.B. et al.; 1985).

Hierfür kommen in der **Instrumenten-Spitzengeometrie modifizierte** Instrumente (Flex-R File) zum Einsatz.

Grundgedanke

! Ein flexibles Instrument verformt sich bei Belastung elastisch und kann sich dadurch spannungsfrei an eine gekrümmte Form – wie den Wurzelkanal – anpassen.

Basis ist die von Roane vorgeschlagene Veränderung der Instrumentenspitze:
- die in der ISO-Norm relativ scharfen Kanten mit einem 75°-Winkel werden entschärft und die Spitze abgestumpft
- Folge: eine nicht-schneidende Führungsspitze am Instrument.

TIPP

Prinzipiell ist diese nicht-schneidende Führungsspitze auch für andere Arbeitstechniken von Vorteil. Eine Instrumentierung erfolgt damit sicherer und schneller.

Instrumente

Es werden modifizierte Kerr-Feilen in Stahl und/oder Nickel-Titan verwendet. Die Instrumentenspitze ist nicht-schneidend (z.B. Batt-Spitze, Roane-Spitze).

Schrittweises Vorgehen

Nach der Katheterisierung des Hauptkanals
- wird das erste Aufbereitungsinstrument bis zum Kontakt in den Kanal eingeführt
- unter leichtem apikalwärts gerichteten Druck wird das Instrument mit einer viertel Umdrehung in das Dentin des Kanals „eingeschraubt"(☞ Abb. 14.5 a)
- durch den Druck kann sich das Instrument der Kanalkrümmung spannungsfrei anlegen
- mit einem leichten, konstanten Druck auf das Instrument wird die Position gehalten und gegen den Uhrzeigersinn gedreht (☞ Abb. 14.5 b): die apikal in den Wurzelkanal eingeschraubten Schneidekanten scheren dabei einen geringen Anteil des Dentins von der Kanalwand ab (typisches „Klickgeräusch")

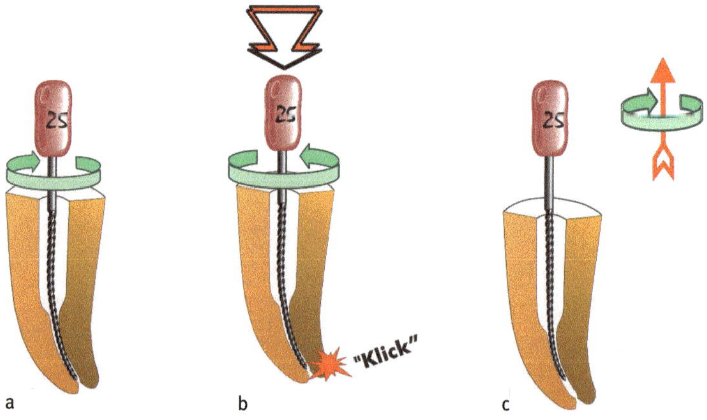

Abb 14.5: Die drei Schritte bei der Anwendung der Balanced-force-Technik: Nach Anlage der sekundären Zugangskavität und Katheterisierung wird die Kerr-Feile eine viertel Umdrehung in den Kanal eingedreht (a) und anschließend unter Halten der Position gegen den Uhrzeigersinn bewegt (b). Nachdem das Instrument apikal Dentin abgeschert hat, wird es unter Rechtsdrehung wieder aus dem Kanal gezogen (c), um die abgetragenen Dentinchips zu entfernen.

- im Anschluss wird das Instrument unter Rechtsdrehungen wieder aus dem Kanal entfernt (☞ Abb. 14.5 c); in den Spanräumen des Instruments verbleiben die abgetragenen Dentinspäne
- visuelle Kontrolle, in welchem Bereich des Kanals ein Dentinabtrag stattgefunden hat (☞ Abb. 14.6)
- nach der Reinigung des Instruments wird dieser Vorgang bis zum Erreichen der gewünschten Arbeitslänge wiederholt.

Eine ständige Rekapitulation mit einem dünneren Instrument begleitet das Vorgehen.

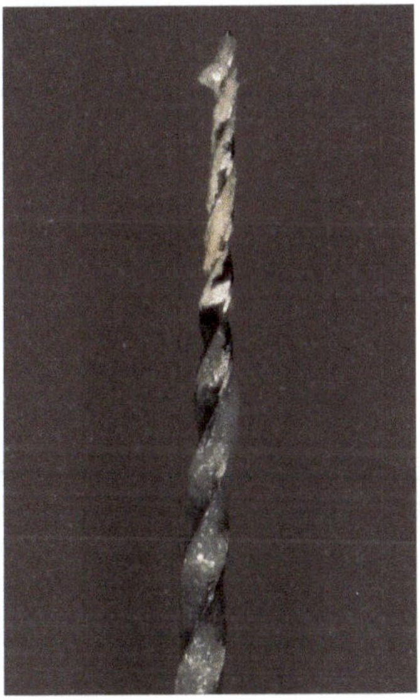

Abb. 14.6: Im apikalen Teil des Instruments (Arbeitsbereich) sind die Spanräume mit Dentinchips verlegt. Ein weiterer Dentinabtrag ist erst nach Reinigung möglich.

14.2.5 Circumferential filing

Instrumente

Dünne Hedström-Feilen zur Bearbeitung der Wurzelkanalwände. Die Bearbeitung ausgeprägt ovaler Kanäle soll besser möglich sein.

Vorgehen

- Instrumente werden lateral gegen die Kanalwand gepresst
- mit feilenden Bewegungen wird Dentin abgetragen (☞ Abb. 14.7).
- besonders in gekrümmten Kanälen weichen die Instrumente an der Instrumentenspitze aus und werden somit nur unzureichend kontrolliert. Die Gefahr des „Zippings“ und „Strippings“ nimmt dadurch stark zu (Aufbereitungsfehler; ☞ 14.4).

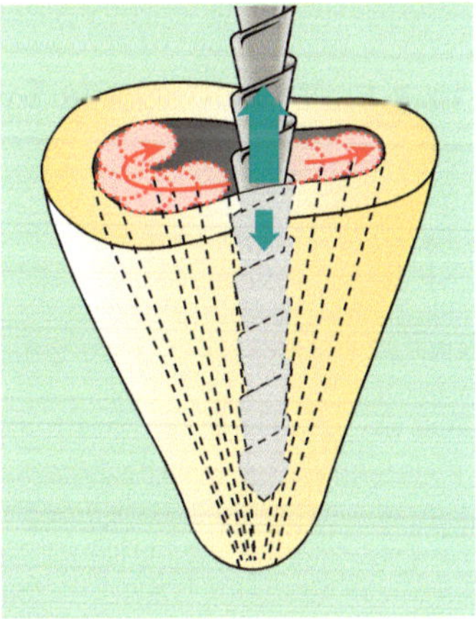

Abb. 14.7: Die Feilen werden mit Auf- und Abbewegungen an der Kanalwand entlang geführt. Auf diesem Weg können auch bei unregelmäßigen Kanalquerschnitten die Wände mechanisch bearbeitet werden.

14.2.6 Anticurvature filing

Eine Instrumentierungstechnik, welche besonderes Augenmerk auf den Schutz der Dentinwände auf der konkaven Seite gekrümmter Wurzeln legt (Abou-Rass M. et al.; 1980).

■ Instrumente

Es kommen die standardisierten Handinstrumente (Stahl/NiTi), insbesondere Kerr-Feilen und Kerr-Reamer, zum Einsatz. Hedström-Feilen eignen sich aufgrund ihrer Neigung, Stufen zu produzieren, nicht gut.

■ Vorgehen

Die Instrumente werden hierbei gegen die Außenwand des gekrümmten Kanals gepresst, um die furkale – zumeist dünnere – Dentinwand möglichst zu schonen.
Probleme ähnlich wie bei Circumferential filing (☞ 14.2.5) können auftreten.

⚡ Trotz der geringeren Gefahr eines „Strippings" ist auch bei dieser Technik eine Kontrolle des Instruments apikal nur unzureichend möglich, so dass auch hier verstärkt Zip-elbow-Präparationen (Aufbereitungsfehler; ☞ 14.4) auftreten können.

14.3 Maschinelle Aufbereitungssysteme

Maschinelle Systeme zur Aufbereitung von Wurzelkanälen sind fast so alt wie die Wurzelkanalaufbereitung selbst.
Die **ersten Systeme** arbeiteten oft mit modifizierten Stahlinstrumenten und ermöglichten keine genaue Einhaltung der vorhandenen Kanalgeometrie. Sie wurden in Winkelstücken mit speziellen Bewegungsabläufen eingesetzt. Heute haben sie eher noch geschichtliche Bedeutung und **sollten** zur Aufbereitung **nicht mehr eingesetzt** werden:
Giromatic®, das Canal-Finder-System oder Excalibur® sind maschinelle Systeme, die mit Dreh- und/oder Hubbewegungen zu einer begrenzt kontrollierbaren Erweiterung des Wurzelkanals führen.
Alle **heute etablierten Systeme** arbeiten mit vollrotierenden (360°-Drehung) Instrumenten.

14.3.1 Vollrotierende Systeme

Die Entwicklung dieser Systeme war durch die Einführung von NiTi möglich.
Für den Einsatz sind Motoren mit
- definierten Drehmomenten
- Einhaltung der Rotationsgeschwindigkeit

dringend zu empfehlen (☞ Kap. 7).
Alternativ wird die Anwendung in speziellen Winkelstücken zunehmend positiv beurteilt (z.B. SIRONiTi).
Trotz aller Ähnlichkeiten bestehen z. T. erhebliche Unterschiede zwischen den Systemen.

! Alle Systeme weisen (Ausnahme: Quantec SC System) eine nicht-schneidende Führungsspitze auf und ermöglichen so ein sicheres („geführtes") Erweitern der Wurzelkanäle.

Die wesentlichen Unterschiede liegen in den realisierten Querschnitten (drei grundsätzliche Formen; ☞ Abb. 14.8 + 14.9, Tab. 14.1) und Konizitäten.

Tab. 14.1: Maschinelle Aufbereitungssysteme		
Querschnitt	**Vorteile**	**Nachteile**
A (konvex)	• scharfer Schneidewinkel • stabiler Instrumentenkern • hohe Bruchsicherheit • gute Belastungsverteilung	• kleiner Spanraum • verringerte Flexibilität • verstärkter Schraubeneffekt
B („radlal land")	• hohe Flexibilität • geringer Schraubeneffekt	• stumpfe Schneidekanten • erhöhte Bruchgefahr • geringer Spanraum • schlechte Belastungsverteilung
C (Dreieck)	• scharfer Schneidewinkel • großer Spanraum • hohe Flexibilität	• stark erhöhte Bruchgefahr
Sonderformen	• schärfer • flexibler • sicherer	• Querschnitte existieren in der Realität häufig nicht

14

Aus der Gegenüberstellung der Vor- und Nachteile (☞ Tab. 14.1) ergibt sich, dass gegenwärtig kein Aufbereitungssystem perfekt ist; der Vorteil einer höheren Stabilität z.B. muss mit einer geringeren Flexibilität erkauft werden.

Aus der Vielzahl bestehender Systeme (☞ auch Tab. 7.1) sollen hier einige stellvertretend vorgestellt und diskutiert werden.

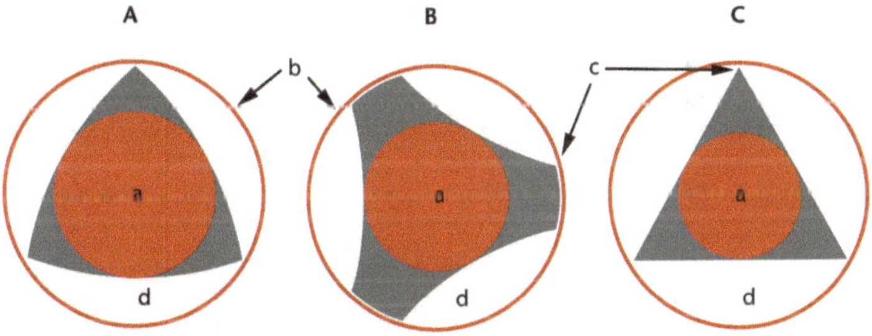

Abb. 14.8: Die drei Grundformen bei Querschnitten vollrotierender Instrumente: konvex (A), radial land (B) und Dreieck (C). Die Eigenschaften ergeben sich insbesondere aus den Parametern wie dem Instrumentenkern (a; Flexibilität, Stabilität), Arbeitsdurchmesser (b), Schneidekantenwinkel und -anordnung (c) sowie der Größe des Spanraums (d).

14.3.2 RaCe® (FKG)

Name abgeleitet von „Reamer with alternating Cutting edges".
Einzelheiten:

- NiTi-Instrumente; in Anlehnung an die ISO-Norm (☞ Kap. 7.5 Aufbereitungsinstrumente) weisen die Standardinstrumente einen 16 mm langen Arbeitsteil auf und ähneln damit den meisten anderen NiTi-Systemen

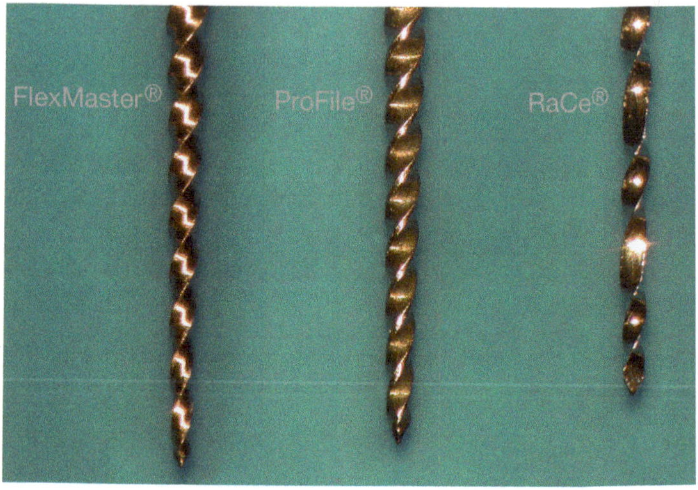

Abb. 14.9: Instrumente als Beispiel für die drei verschiedenen Querschnitttypen: FlexMaster® (A; konvex), ProFile® (B; radial land) und RaCe® (C; Dreieck)

- Erhältlich in Konizitäten von 2 bis 10 %
- ergänzend sind einzelne Instrumente als Stahlinstrumente verfügbar (Pre-RaCe®)
- durch den dreieckigen Querschnitt besitzen sie auch bei stärkeren Durchmessern eine hohe Flexibilität.

Angeboten werden verschiedene Instrumentensätze für eine entsprechende Aufbereitungssystematik: zwei „Step-down"-Sequenzen und eine „Step-back"-Sequenz.

RaCe®-Instrumente sollten bei 350 rpm in drehmomentgesteuerten Motoren angewendet werden, um die Bruchgefahr zu minimieren.

Vorteil

- Schneidenverlauf nicht gleichmäßig über den Arbeitsteil (☞ Abb. 14.9)
- Tangentenwinkel wechselt zwischen ca. 45° und 0°; durch diesen Wechsel wird das Einschrauben des Instruments in den Wurzelkanal effektiv verhindert.

Nachteil

Die unregelmäßigen Schneiden erlauben keinen Transport des Debris während der Aufbereitung; die Instrumente müssen häufiger gereinigt werden.

Anwendung

Nach der Katheterisierung:

- koronale Erweiterung mit einem stark konischen (8 – 10 %) Stahlinstrument im Sinne der sekundären Zugangskavität (☞ Kap. 12.2.4)
- nach wiederholter Rekapitulation mit feinen Handinstrumenten werden die Instrumente in der jeweiligen Sequenz im drehmomentgesteuerten Motor eingesetzt (☞ Tab. 14.2).

Tab. 14.2: RaCe®-Instrumentensätze zur Aufbereitung

Sequenz	Crown-down	Step-back .04	Step-back .02
Pre-RaCe®	10 %, ISO 40	6 %, ISO 30	6 %, ISO 30
	8 %, ISO 35	6 %, ISO 40	2 %, ISO 25
	6 %, ISO 30	4 %, ISO 25	2 %, ISO 30
	4 %, ISO 25	4 %, ISO 30	2 %, ISO 35
	2 %, ISO 25	4 %, ISO 35	2 %, ISO 40
ergänzende apikale Aufbereitung: RaCe®	in 2 % Konus bis ISO 60	in 2 % Konus bis ISO 60	in 2 % Konus bis ISO 60

14.3.3 LightSpeed® (LightSpeed Technology)

14

Diese Instrumente sind als vollrotierendes Aufbereitungssystem eine direkte Weiterentwicklung der Canal-Master-U-Handinstrumente, die bereits 1989 von Senia vorgestellt wurden (Wildey W.L., Senia E.S.; 1989). Name abgeleitet aus den zwei Grundprinzipien der Aufbereitungstechnik: Arbeit mit leichtem (light) Druck und hoher Geschwindigkeit (speed).

Einzelheiten:

- erinnern an sehr feine Gates-Bohrer
- das 1,5 bis 3 mm lange Arbeitsteil befindet sich am Ende eines sehr langen, hochflexiblen Schaftes (☞ Abb. 14.10)
- nicht-schneidende Führungsspitze
- in Abhängigkeit vom Durchmesser sind die Arbeitsteile unterschiedlich geformt (☞ Abb. 14.11)
- Querschnitt mit „radial lands" (☞ Abb. 14.8)

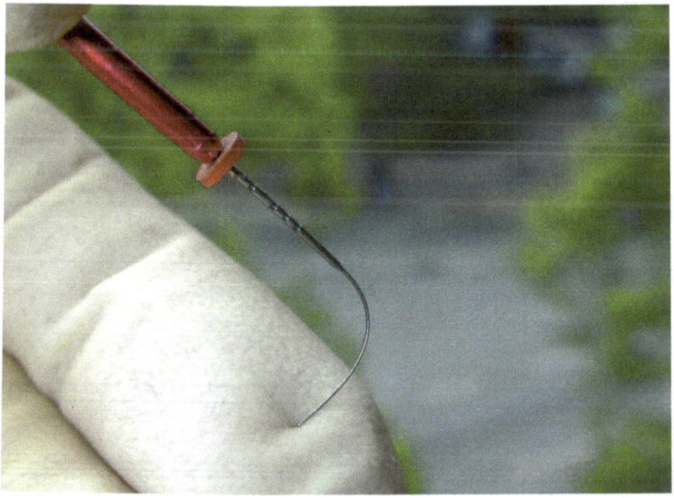

Abb. 14.10: LightSpeed®-Instrumente zeichnen sich durch einen sehr gleichmäßig dünnen Schaft aus und sind daher extrem flexibel.

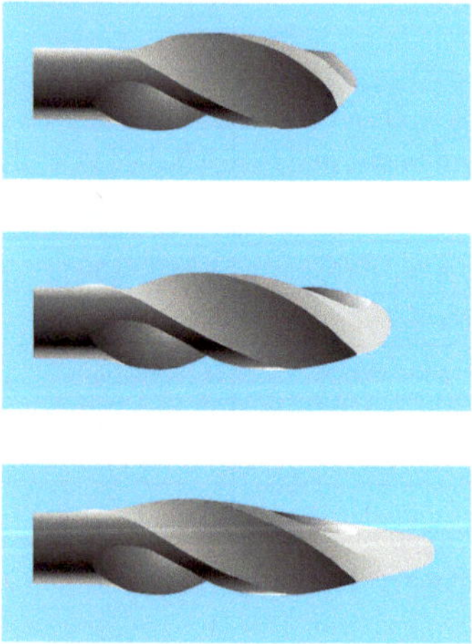

Abb. 14.11: Die Spitzengeometrie der LightSpeed®-Instrumente ist nicht einheitlich. Die kleinen Instrumente (a) sind relativ stumpf, bei ISO 35 entspricht die Form stark den ISO-Vorgaben (b), darüber hinaus wird die Spitze für eine bessere Führung zunehmend schlanker (c).

14

Instrumentensätze

LightSpeed® klassisch:

- besteht aus 22 Instrumenten
- normale ISO-Größen (ISO 20 und ISO 140)
- Zwischengrößen („ISO“ 22,5; „ISO“ 27,5 usw.) bis ISO 60.
- optimales Arbeiten bei Umdrehungen zwischen 800 und 1800 rpm.

LightSpeed® eXtra (LSX) (Neuentwicklung):

- besteht aus 12 Instrumenten
- von ISO 20 bis ISO 80 ohne Zwischengrößen
- veränderte Spitzengeometrie, dadurch höheres Drehmoment möglich
- optimales Arbeiten bei Umdrehungen zwischen 2000 und 3000 rpm.
- bei Überlastung löst sich das Instrument aus dem Sicherheitsschaft.

Vorteil

- durch den kurzen Arbeitsteil und die Abstufung in halben ISO-Schritten (bei LightSpeed® klassisch) wird die Belastung auf jedes Instrument sehr gering gehalten
- die Instrumente arbeiten nur an der Instrumentenspitze und verhindern so ein Strippen
- bei richtiger Anwendung sehr sicheres System.

Nachteil

- sehr viele Instrumente notwendig (besonders bei LightSpeed® klassisch)
- schlechter Debristransport nach koronal
- sehr anfällig für Anwendungsfehler.

■ Anwendung

Nach der Katheterisierung

- manuelle Aufbereitung bis zur Größe ISO 15 und Arbeitslängenbestimmung
- dann wird das kleinste LightSpeed®-Instrument (Spitzendurchmesser 0,2 mm; entspricht ISO 20) rotierend in den Wurzelkanal eingeführt und unter „pickenden" Bewegungen bis auf Arbeitslänge gebracht
- die Instrumente werden aufsteigend – ohne eine Größe zu überspringen – bis zur gewünschten apikalen Aufbereitungsgröße eingesetzt (MAR = **M**aster **A**pical **R**otary)
- Die MAR ist mindestens drei Größen größer als das erste auf Arbeitslänge fassende Instrument.

Mit dem Erreichen der MAR wurde ein zylindrischer Hohlraum geschaffen.

Für die konische Ausformung

- konische NiTi-Instrumente: entsprechend dem Durchmesser der MAR (z.B. ProFile® oder FlexMaster®; ☞ Kap. 7.5 Aufbereitungsinstrumente).

TIPP

Durch die hohe Fertigungspräzision der Spitzen eignen sich LightSpeed®-Instrumente hervorragend als Messlehre zur Bestimmung der jeweiligen minimalen Kanaldurchmesser (☞ Kap. 17 Wurzelkanalfüllung).

14

Bewertung

Studie über die Aufbereitung gekrümmter Wurzelkanäle anhand der Bramante-Technik (Shadid, D.B. et al.; 1998):

- Bearbeitung gekrümmter Kanäle entweder mit Balanced-force- oder LightSpeed®-Technik
- bei den mit LightSpeed® aufbereiteten Kanälen ist, insbesondere im apikalen Drittel, die Abweichung der Wurzelkanalpräparation vom ursprünglichen Kanalzentrum um die Hälfte geringer.

14.3.4 ProTaper™ universal (Maillefer/Dentsply)

Name abgeleitet von **Pro**gressive **Taper** (Entwicklung durch C. Ruddle, J. West und P. Machtou). Einzelheiten:

- Name beschreibt die geometrische Form des Arbeitsteils
- nicht schneidende Führungsspitze
- Rotationsgeschwindigkeit zwischen 220 und 350 rpm.

■ Vollständiger Satz

- 8 verschiedene Feilen in den Längen 25 und 31 mm: dies ermöglicht eine sehr zeitsparende und vereinfachte Aufbereitung (☞ Abb. 14.12)
- die ersten drei Instrumente (SX, S1 und S2) weisen apikal einen sehr schlanken Konus auf, welcher über das Arbeitsteil stark ansteigt (progressiver Taper)
- bei den Instrumenten zur Ausformung (F1 bis F5) ist das Profil entgegengesetzt ausgebildet (degressiver Taper)
- Spitzendurchmesser der shaping-files zwischen ISO 17 (S1) und ISO 20 (S2).

Vorteil

- scharfe Schneidekanten und guter koronaler Abtransport des Debris
- geringer Taper-lock- und Einschraubeffekt (☞ 14.4.7)
- trotz apikal ausgeprägtem Konus noch vertretbare Flexibilität
- wenige Instrumente.

Nachteil

- relativ bruchgefährdet aufgrund der stark unterschiedlichen Verformungs- und Bruchgrenzen innerhalb desselben Instruments
- trainingsintensiv wegen unterschiedlicher Bewegungsabläufe innerhalb der Instrumentensequenz.

Anwendung

Nach der Katheterisierung

- manuelle Aufbereitung bis zur Größe ISO 15
- anschließend wird die SX-file etwas kürzer eingestellt und bearbeitet unter forciertem Wandkontakt die furkationsabgewandte Wurzelkanalwand
- nach Rekapitulation und ggf. weiterer manueller Aufbereitung bis auf Arbeitslänge folgen die beiden nächsten Instrumente
- während apikal bisher keine Erweiterung stattfindet, wird im koronalen und mittleren Kanalabschnitt Dentin abgetragen.

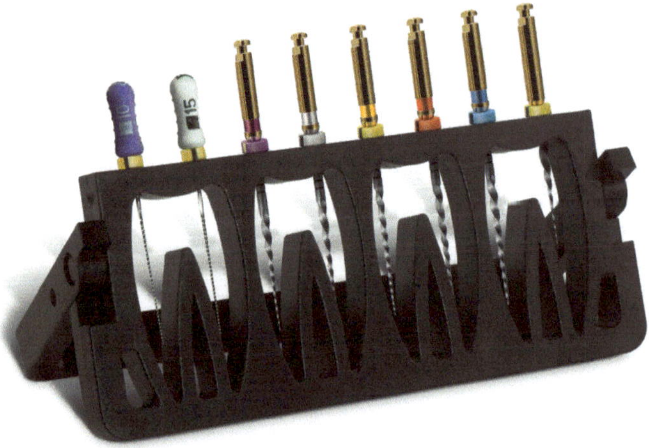

Abb. 14.12: Der ProTaper™ universal-Grundsatz besteht aus sechs Instrumenten: Der deutlich kürzeren SX-File (preflairing; ganz rechts), den beiden shaping-files (lila und weiß) zur koronalen Aufbereitung und den drei finishing-files (gelb, rot, blau) zur apikalen Ausformung und Erweiterung des mittleren Kanalabschnitts.

Für die Ausformung

(☞ Tab. 14.3).

- nach der koronalen Aufbereitung werden die erforderlichen Finishing-Instrumente (F1 bis F5) in aufsteigender Sequenz für die Formgebung des apikalen Kanalabschnitts eingesetzt
- nach jedem Einsatz wird für das nächstgrößere Instrument mit Handfeilen der apikale Durchmesser überprüft und vorgeformt
- ≥ F3 (blau) sollte etwa einen halben Millimeter kürzer als Arbeitslänge eingesetzt werden
- zu beachten ist, dass mit ansteigendem Durchmesser die Flexibilität in der Instrumentenspitze stark abnimmt.

Tab. 14.3: ProTaper™ universal-Instrumentensatz

Arbeitsbereich	Instrument	Spitzendurchmesser	Konus Instrumentenspitze
koronale Aufbereitung	SX	ISO 19	3,5 %
	S1, lila	ISO 17	2 %
Erweiterung	S2, weiß	ISO 20	4 %
apikale Ausformung	F1, gelb	ISO 20	7 %
	F2, rot	ISO 25	8 %
	F3, blau	ISO 30	9 %
	F4, schwarz	ISO 40	6 %
	F5, gelb	ISO 50	5 %

14

14.3.5 FlexMaster® (VDW)

Einzelheiten:

- angeboten in drei verschiedenen Konizitäten (2 %, 4 %, 6 %)
- im Querschnitt ein konvexes Dreieck (☞ Abb. 14.8 + 14.9)
- Standardinstrumente mit 16 mm langem Arbeitsteil
- die Instrumente werden auch in 31 mm Länge angeboten
- Rotationsgeschwindigkeit 300 rpm.

TIPP

Durch die überschaubare Instrumentenanzahl und das vertraute Design wird der Einstieg in die rotierende Aufbereitung erleichtert (☞ Abb. 14.13).

■ Vorteil

- hohe Schneidleistung
- hohe Bruchsicherheit
- sehr einfache Systematik
- guter koronaler Transport von Debris.

■ Nachteil

- ausgeprägter Einschraubeffekt
- deutlicher Taper-lock-Effekt (☞ 14.4.7).

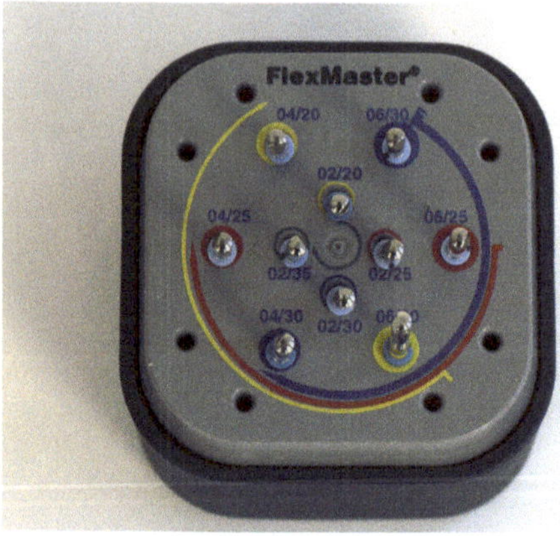

Abb. 14.13: Der vollständige Grundsatz FlexMaster®-Instrumente kann in handlichen Boxen verwaltet werden. Die farbigen Markierungen erleichtern den systematischen Einsatz in den unterschiedlichen Sequenzen.

■ Anwendung

Nach der vollständigen Kanaldarstellung mit Handinstrumenten
- kann der koronale Zugang mit der Introfile (Arbeitslänge 19 mm, 11 % Konus, ISO 22) erweitert werden
- danach schließen sich verschiedene Sequenzen an, die der Hersteller für weite (blau), mittlere (rot) und enge (gelb) Kanäle empfiehlt (☞ Tab. 14.4):
  - zu Beginn werden größere Instrumente mit 6 % Konus eingesetzt
  - dann werden mit geringerem Durchmesser – schließlich auch geringerem Konus – die mittleren und apikalen Abschnitte bearbeitet.

Auch FlexMaster® wird in einer an die Crown-down-Technik (☞ Abb. 14.17) angelehnten Instrumentierungssequenz empfohlen.

Tab. 14.4: Angaben zum Einsatz des FlexMaster®-Systems

Arbeitsbereich	weite Kanäle (blau)	mittlere Kanäle (rot)	enge Kanäle (gelb)
koronal	Introfile	Introfile	Introfile
	6 %, ISO 30	6 %, ISO 25	6 %, ISO 20
in der Mitte	6 %, ISO 25	6 %, ISO 20	4 %, ISO 30
	6 %, ISO 20	4 %, ISO 30	4 %, ISO 25
apikal	4 %, ISO 30	4 %, ISO 25	4 %, ISO 20
	2 %, ISO 30–35	2 %, ISO 25–35	2 %, ISO 20–30

14.3.6 ProFile®/System GT® (Maillefer/Dentsply)

ProFile® Instrumente gehen auf eine Idee von Ben Johnson zurück. Es war das erste kommerzielle System, das sich durchsetzen konnte.
System GT® ist benannt nach Greater Taper (S. Buchanan).
Einzelheiten:

- klassisches ProFile®-System (☞ Abb. 14.9):
  - Instrumente mit einem 16 mm langen Arbeitsteil
  - Konus mit 4 % und 6 %, zusätzlich 2 % und Intro-Files

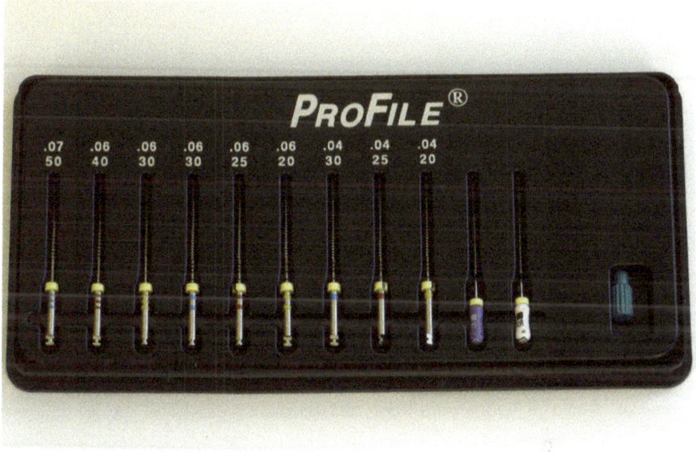

Abb. 14.14: Die ProFile®-Instrumente werden in Sets zusammen mit den kürzeren Intro-Files angeboten. Sie umfassen Instrumente in Konizitäten zwischen 2 und 7 %.

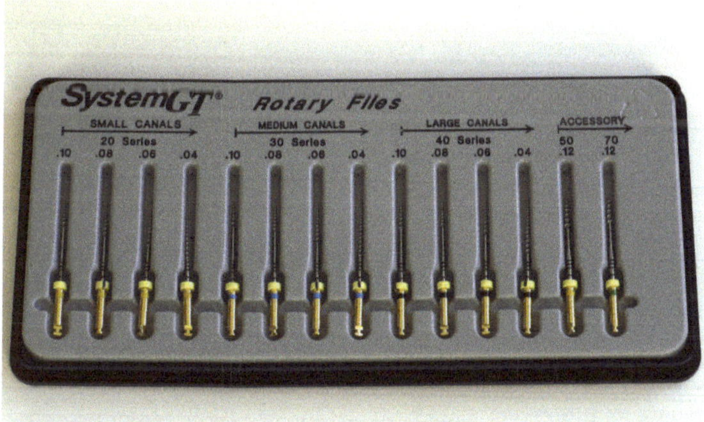

Abb. 14.15: Der Grundinstrumentensatz des GT®-Systems umfasst neben den Accessory-Files die drei Grundsätze zur Aufbereitung enger, mittlerer und weiter Kanäle.

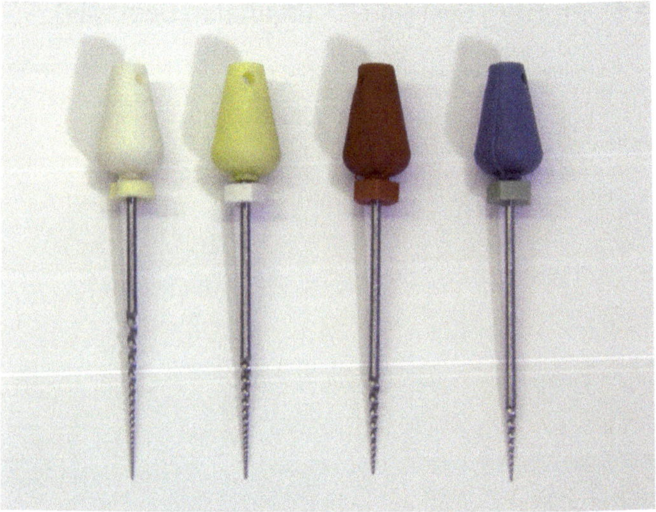

14

Abb. 14.16: Die klassischen GT®-Instrumente als Handinstrumente. Durch den Konus ist die unterschiedliche Länge des Arbeitsteils deutlich zu erkennen.

- GT-System®
  - deutlich kürzeres Arbeitsteil
  - Konus in 4 %, 6 %, 8 %, 10 % und 12 % verfügbar
- Profile®- und GT®-Instrumente weisen im Querschnitt „radial lands" (☞ Abb. 14.8) auf
- Rotationsgeschwindigkeit 350 rpm.

■ Vorteil

Klassische ProFile®-Instrumente

- relativ flexibel
- weisen aufgrund der Schneidegeometrie und dem über das Arbeitsteil flacher werdenden Tangentenwinkel einen geringen Einschraubeffekt auf.

GT®-Instrumente

- bei vertretbarer Flexibilität
- ein deutlich konischeres Aufbereitungsprofil
- einfache Systematik.

■ Nachteil

- aufgrund des kleinen Spanraumes und des stark negativen Schneidekantenwinkels relativ ineffizient
- die große Kontaktfläche zwischen Instrument und Kanalwand verstärkt den Taper-lock-Effekt.

■ Anwendung

Beide Systeme werden für eine Crown-down-ähnliche Aufbereitungstechnik eingesetzt.

Nach der Katheterisierung

- werden ohne Druckanwendung Instrumente mit großem Konus bzw. nachfolgend schlanker werdendem Konus eingesetzt
- nach dem Erreichen der Arbeitslänge kann die apikale Aufbereitungsgröße noch vergrößert werden (☞ Tab. 14.5 + 14.6).

Tab. 14.5: Angaben zum Einsatz der GT®-Instrumente: Wiederholung der Sequenzen bis zum Erreichen der Arbeitslänge

weite Kanäle	mittlere Kanäle	enge Kanäle
10 %, ISO 40	10 %, ISO 30	10 %, ISO 20
8 %, ISO 40	8 %, ISO 30	8 %, ISO 20
6 %, ISO 40	6 %, ISO 30	6 %, ISO 20
4 %, ISO 40	4 %, ISO 30	4 %, ISO 20

14

Tab. 14.6: Angaben zum Einsatz der ProFile®-Instrumente

	weite Kanäle	mittlere Kanäle	enge Kanäle
koronal: Orifice shaper	5 bis 8 %, ISO 20 bis 80	5 bis 8 %, ISO 20 bis 80	5 bis 8 %, ISO 20 bis 80
Crown-down-Sequenz	6 %, ISO 35	6 %, ISO 30	6 %, ISO 25
	6 %, ISO 30	6 %, ISO 25	6 %, ISO 20
	4 %, ISO 35	4 %, ISO 30	4 %, ISO 25
	4 %, ISO 30	4 %, ISO 25	4 %, ISO 20
Ausformung	6 %, ISO 30	6 %, ISO 25	6 %, ISO 20

■ GT®-Handinstrumente

Bei Handinstrumenten (☞ Abb. 14.16) werden die vier Konizitäten durch Farben gekennzeichnet (weiß = 6 %, gelb = 8 %, rot = 10 %, blau = 12 %). Alle Instrumente weisen einen Schaftdurchmesser von 1 mm (entspricht ISO 100) und einen Spitzendurchmesser von 0,2 mm (entspricht ISO 20) auf. Der Unterschied liegt allein im Konus.

- Handinstrumente werden gegen den Uhrzeigersinn in der Balanced-force-Technik eingesetzt
- als definitive Aufbereitungsinstrumente eignen sie sich aufgrund des kleinen Apikaldurchmessers nur bedingt
- Hauptvorteil liegt im Nivellieren von Stufen und Absätzen im Kanal.

a b c

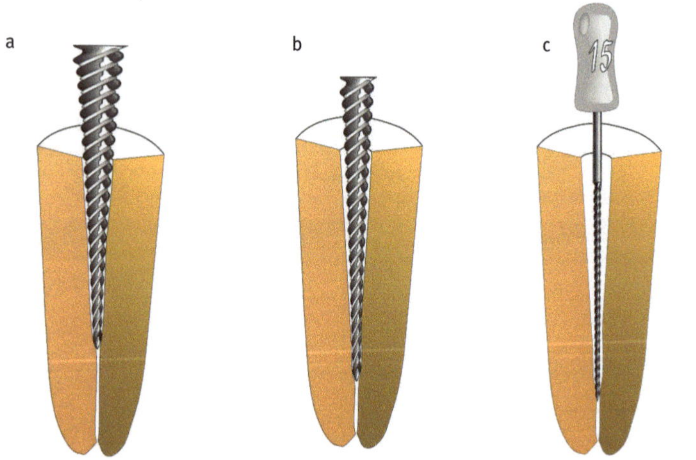

d e

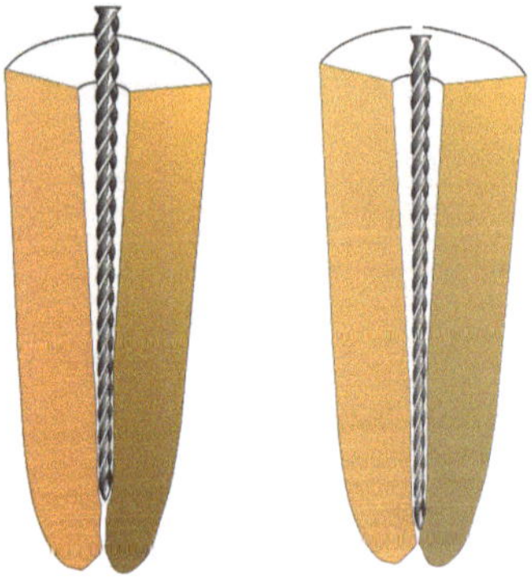

Abb. 14.17 a–e: Systematik für die Aufbereitung mit den gängigen rotierenden Systemen. Nach Anlage der sekundären Zugangskavität werden Instrumente mit großem Konus und Durchmesser für den koronalen Abschnitt eingesetzt (a), Instrumente mit mittlerem Konus und Durchmesser für den mittleren Kanalabschnitt (b) und nach wiederholter Rekapitulation (c) wird mit schlankeren Instrumenten der apikale Abschnitt ausgeformt (d + e).

14.4 Aufbereitungsfehler

Unbeabsichtigte Präparationsfehler können die weitere Behandlung erschweren oder sogar unmöglich machen.

Die Mehrzahl der Aufbereitungsfehler wird durch unkontrollierte Bearbeitung gekrümmter und/oder enger Wurzelkanäle verursacht.

Bei der Einschätzung einer Kanalkrümmung müssen zwei Werte unterschieden werden: der Krümmungswinkel und der Krümmungsradius. Der Winkel allein ist zur Beschreibung einer Krümmung unzureichend (Pruett J.P. et al.; 1997).
Kanäle mit großem Krümmungswinkel **und** kleinem Krümmungsradius sind daher die größte Herausforderung bei der mechanischen Bearbeitung (☞ Abb. 14.18).

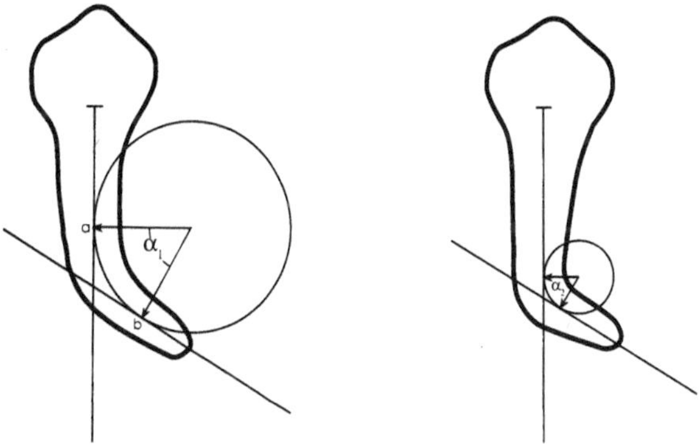

Abb. 14.18: Die Graphik zeigt zwei Wurzeln mit gleichem Krümmungswinkel, aber verschiedenen Radien. Der rechts dargestellte Zahn stellt für Behandler und Instrumente die weitaus größere Herausforderung dar (aus Pruett J.P. et al.; 1997).

14.4.1 Begradigung

Bei der mechanischen Bearbeitung gekrümmter Wurzelkanäle wird häufig mehr Substanz vom Innenradius der Krümmung abgetragen (☞ Abb. 14.19 + 14.22).

Besonders die mechanische Aufbereitung mit Hedström-Feilen kann zu einer ausgeprägten Begradigung führen.

■ Präparationstipps

Instrumente

Um dies zu verringern, können Stahl-Instrumente vorgebogen werden.
Da das Röntgenbild nur eine zweidimensionale Darstellung eines im dreidimensionalen Raum gekrümmten Hohlraums ist, ist ein Vorbiegen allerdings nur annäherungsweise möglich.

Arbeitslänge

In kleinem Umfang kann die Begradigung des Wurzelkanals im Verlauf der Aufbereitung zu einer Verkürzung der Arbeitslänge führen.

Eine wiederholte Kontrolle der Arbeitslänge (Endometrie ☞ Kap. 13) ist daher während der Aufbereitung unabdingbar.

14.4.2 Strippen

Bei der unkontrollierten Bearbeitung gekrümmter Wurzelkanäle kommt es zu einer vorwiegenden Bearbeitung des Innenradius.

Neben der Begradigung wird die Wurzelwand in diesem Bereich gleichzeitig erheblich geschwächt. Dies kann im Extremfall zu einer Strip-Perforation führen.

Bei der unsachgemäßen Anlage der sekundären Zugangskavität (☞ 14.6.) kann es zu einer Strip-Perforation durch den Gates-Bohrer kommen, welche sich unter Umständen erst in der Röntgenkontrolle der Wurzelfüllung zeigt (☞ Abb. 14.20).

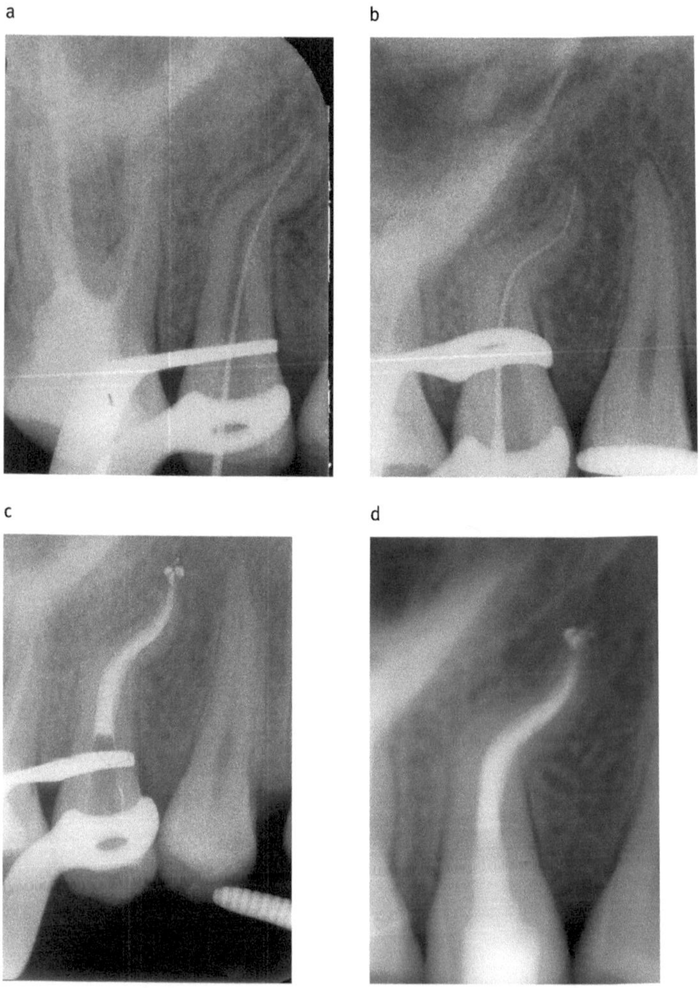

Abb. 14.19 a – d: Der palatinale Kanal eines mehrfach gekrümmten Prämolaren wurde durch exzessives Bearbeiten stark begradigt (a). Nach Erweiterung der sekundären Zugangskavitäten konnte das zweite, vestibuläre Kanalsystem dargestellt und instrumentiert werden (b). Nach ausgeprägtem Reshaping konnten beide Kanalsysteme gefüllt werden (c). Die Nachkontrolle nach 18 Monaten zeigt einwandfreie apikale Verhältnisse (d).

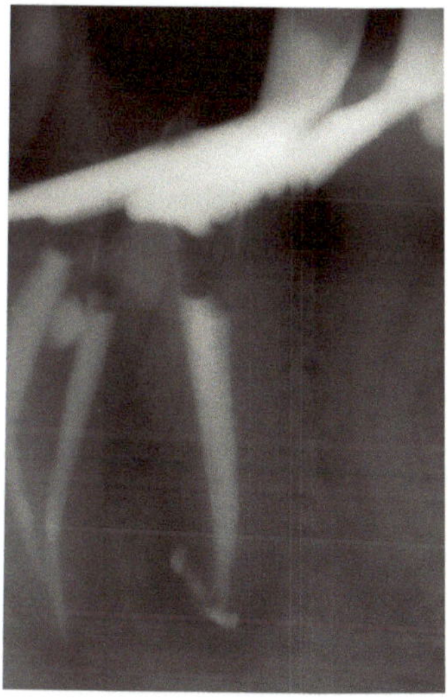

Abb. 14.20: Röntgenbild mit Kontrolle der Wurzelfüllung zeigt eine Strip-Perforation, durch die Sealer bei der vertikalen Kondensation gepresst wurde.

14.4.3 Zip-elbow

Im apikalen Bereich sind Kanalkrümmungen besonders schwierig zu instrumentieren. Alle Instrumente haben aufgrund ihrer Elastizität die Tendenz zur Rückstellung. Dies führt neben der Begradigung und des Strippens auch zu einer internen Verlagerung des Foramens (zip). Auf der Außenseite der Krümmung wird dabei vermehrt Substanz abgetragen und das ursprüngliche Kanalzentrum somit verlagert. Eine mechanische Bearbeitung der Krümmungsinnenseite findet demzufolge nicht statt (☞ Abb. 14.22).

Durch diese interne Verlagerung des Foramens kann kein optimaler, apikaler Konus erreicht werden, deshalb wird eine dichte Wurzelfüllung erheblich erschwert.

Besonders bei Kanälen mit größerem Durchmesser sind die entsprechenden Instrumente häufig nicht mehr in der Lage, diesen Krümmungen zu folgen (☞ Abb. 14.21 + 14.18).
Durch die kombiniert auftretenden o.g. Aufbereitungsfehler wird im Bereich der apikalen Krümmung ungewollt eine Verjüngung des Lumens präpariert (Sanduhrform, engl. als „elbow" bezeichnet; ☞ Abb. 14.22).

Diese Verengung stellt wie die interne Verlagerung des Foramens ein deutliches Erschwernis für eine homogene, dichte Wurzelfüllung dar, weil jenseits der Verengung eine Kondensation des Füllmaterials nur unzureichend erfolgen kann.

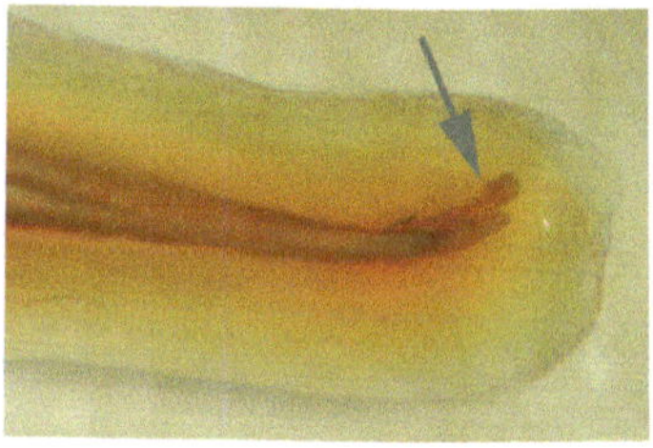

Abb. 14.21: Die feine Krümmung im apikalen Bereich konnte bei der Aufbereitung nicht verfolgt werden. Die interne Verlagerung (mit Stufenbildung) des ursprünglichen Kanalzentrums ist gut zu erkennen. Bei der Wurzelfüllung konnte der chemisch gereinigte, ursprüngliche Kanalabschnitt nur unzureichend gefüllt werden.

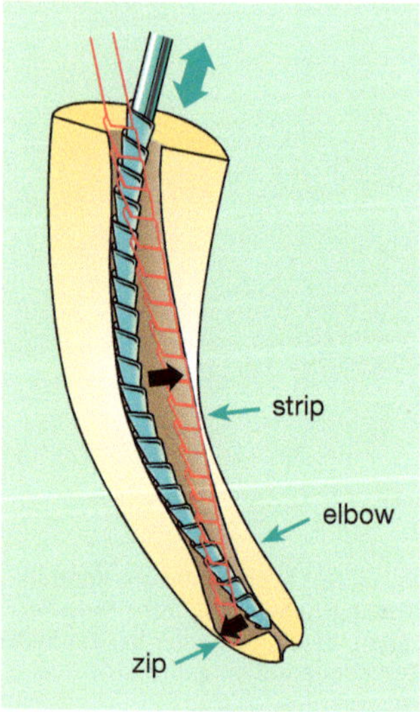

Abb. 14.22: Die ursprüngliche Kanalkrümmung wird durch die Aufbereitung begradigt. Der Kanal wird gestrippt, mit der Gefahr einer Perforation; apikal findet eine interne Verlagerung des Kanals/Foramens statt (zip), und am Scheitelpunkt entsteht eine Verengung (elbow).

14

14.4.4 Stufen

Stufen werden in einem Wurzelkanal verursacht
- durch Arbeiten mit größer werdenden Instrumenten auf gleicher Arbeitslänge
- durch Anwendung von an der Spitze schneidender Instrumente
- durch Einsatz nicht vorgebogener, rigider Stahlinstrumente
- bei verblockten Kanälen (fehlender Debris-Abtransport)
- durch forciertes Arbeiten.

■ Präparationstipps

Vorbeugung

TIPP

Zur Vermeidung von Stufen ist die regelmäßige Verwendung einer Rekapitulationsfeile erforderlich.

- Verwendung von flexibleren Instrumenten bei größeren Durchmessern (NiTi > ISO 20)
- die Rekapitulationsfeile wird immer 0,5 bis 1 mm länger eingesetzt als die gegenwärtige Arbeitslänge.

Abhängig vom gegenwärtig eingesetzten Aufbereitungsinstrument ist dies ein Kerr-Instrument zwischen den Größen ISO 08 und ISO 10.

Nachbesserung

- vorhandene Stufen können mit vorgebogenen Stahlinstrumenten passiert werden; dabei gleitet das Instrument an der Kanalwand nach apikal und „sucht“ nach dem ursprünglichen Kanalverlauf
- Stufen, die in oder kurz hinter einer Krümmung liegen, können häufig nach etwas stärkerer Erweiterung des koronalen Kanalanteils durch das OPM erkannt und der weitergehende Verlauf unter direkter Sicht instrumentiert werden.

14.4.5 Verblockungen

Bei der Aufbereitung wird Dentin von den Kanalwänden abgetragen. Bei ungenügender, ineffizienter Spülung kann der in engen Kanälen verbleibende Dentinschlamm durch Instrumente regelrecht kondensiert werden und so den Kanalverlauf blockieren.

■ Präparationstipps

Spülen – Rekapitutation – Spülen

Der regelmäßige Einsatz einer Rekapitulationsfeile kann das Verblocken zuverlässig verhindern.

Andere Blockierungen

Auch das bei einer Vitalexstirpation enger Kanäle verbleibende Restgewebe sowie gelockerte Dentikel können zu einer Verblockung führen.

TIPP

Aus diesem Grund sollte bei der Exstirpation immer mit reichlich EDTA-haltigen Pasten (z.B. Glyde™) gearbeitet werden.

Unterscheidung

Durch das Ertasten des Widerstandes kann oft unterschieden werden, ob es sich um eine Verblockung oder bereits eine echte Stufe handelt. Verblockungen bieten beim Sondieren eher einen leicht weichen „Anschlag“ und können durch wiederholten, vorsichtigen Einsatz vorgebogener Instrumente im häufigen Wechsel mit Spülungen wieder gelöst werden.

Bei forciertem Arbeiten besteht die Gefahr einer weiteren Verdichtung der Verblockung.

14.4.6 Via falsa

Eine Via falsa kann in der Folge einer Stufe und/oder Verblockung entstehen.

Bei dem Versuch einer weiteren forcierten Bearbeitung besteht die Gefahr einer Perforation im Sinne einer Via falsa.

- dies stellt sozusagen den Endpunkt einer internen Verlagerung dar
- eine echte Korrektur ist in seltenen Fällen möglich
- das größte Problem beim Verschluss bleibt der ungenügend gereinigte und zu füllende Kanalabschnitt apikal der Via falsa.

14.4.7 Taper-lock-Effekt

Der Taper-lock-Effekt tritt bei der rotierenden Aufbereitung auf. Durch den Kontakt von gleichmäßig konischen Instrumenten über eine große Fläche/Arbeitslänge im Kanal besteht die Gefahr eines „Verkeilens“ an der Kanalwand. Anfällig sind besonders gleichmäßig geformte Instrumente mit langem Arbeitsteil (z.B. FlexMaster®, ProFile®).

14.5 Aufbereitungskonzept

Da eine sichere und vollständige Keimelimination durch die mechanische Aufbereitung allein nicht erreicht werden kann, kommt der Spülung mit desinfizierenden Flüssigkeiten eine Schlüsselrolle zu (☞ auch Kap. 15 Spülung des Endodonts).
Die mechanische Erweiterung des Hauptkanalsystems hat somit als eine der wichtigsten Aufgaben, den Raum für die eingesetzten Spüllösungen zu schaffen.

Die mechanische Aufbereitung erfolgt unter ständigem Wechsel der eingesetzten Spülflüssigkeit immer im feuchten Milieu.

14.5.1 Präparation der konischen Form

Während der gesamten Dauer der mechanischen Präparation muss die angestrebte konische Form berücksichtigt werden.

14

Spülung

In einem ausgeprägt konischen Hohlraum erheblich effektiver durchführbar als in schwach konischen oder gar zylindrischen Kanalprofilen.

Präparationstipps

Unabhängig von der gewählten Aufbereitungstechnik müssen alle Kanalabschnitte immer wieder zur Einhaltung eines konischen Profils nachbearbeitet werden.

! Damit wird sichergestellt, dass zu jedem Zeitpunkt der Aufbereitung ein effizientes Spülen möglich ist und die eingesetzten Instrumente in apikal gelegenen Abschnitten kontrolliert arbeiten.

14.5.2 Mechanische Erweiterung

Nach Anlage der sekundären Zugangskavität(en) (☞ Kap. 12 Anatomie der Wurzelkanäle, Trepanation und Zugang) wird mit der eigentlichen Aufbereitung begonnen.

Präparationstipps

Auch hier gilt die bereits o.g. Regel, dass über die gesamte Dauer der mechanischen Bearbeitung immer sehr feine Instrumente (ISO 08 bis 10) für die Durchgängigkeit des Hauptkanals Sorge tragen müssen.

TIPP

Diese Rekapitulationsfeilen werden auch bei der weiteren Bearbeitung immer etwas länger als das gegenwärtige Aufbereitungsinstrument eingesetzt, um eine Verblockung des Hauptkanals zu verhindern und ein Herausspülen des Debris zu vereinfachen.

14.5.3 Referenzpunkte

Nach der ersten Katheterisierung der Kanäle und Anlage der sekundären Zugangskavität(en) müssen für jeden Kanal eindeutige Referenzpunkte für die Arbeitslänge festgelegt werden (☞ Kap. 13 Längenbestimmung).

■ Präparationstipps

- bei Molaren mit u.U. stärker gekrümmten koronalen Kanalzugängen führt die intendierte koronale Begradigung
  - zu einer Verlagerung der Instrumentierungsrichtung und
  - damit zur Veränderung eines initial bestimmten Referenzpunktes
- daher ist es sinnvoll, die Referenzpunkte erst zu Beginn der weiteren Aufbereitung, d. h. nach Abschluss der sekundären Zugangskavität(en), zu bestimmen.

14.5.4 Sicherheits- und Arbeitslänge

Die Aufbereitung wird zu Beginn jeder Behandlung geplant:

- **Sicherheitsarbeitslänge** wird anhand des diagnostischen Röntgenaufnahmen ermittelt
- nach der Katheterisierung wird die erste Längenbestimmung durchgeführt und die **vorläufige Arbeitslänge** festgelegt
- nach erneuter Überprüfung der Arbeitslänge wird die **endgültige Arbeitslänge** bestimmt.

■ Präparationstipps

Vorläufig wird eine minimale Ausdehnung der apikalen Aufbereitung angenommen, die in jedem Fall erreicht werden soll (z.B. ISO 20).

TIPP

Da in Abhängigkeit vom eingesetzten Instrumentarium und der angestrebten Fülltechnik ein bestimmtes Profil präpariert werden soll, ist zudem die Festlegung des gewünschten Konus für die Planung von Bedeutung.

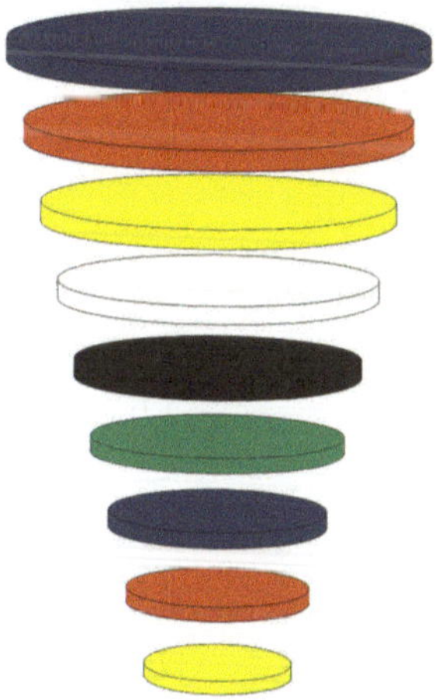

Abb. 14.23: Durch den abgestuften Einsatz der ISO-Instrumente im Sinne der Step-back-Technik kann jedes beliebige konische Profil geschaffen werden.

Nach Festlegung dieser Parameter können in jedem Wurzelkanal auch Instrumente mit größerem Durchmesser, einschließlich der Gates-Bohrer, eingesetzt werden. Die jeweils maximale Arbeitslänge wird durch die individuelle Planung vorgegeben (☞ Tab. 14.7 + 14.8).

Tab. 14.7: Planungsdiagramm für einen 10 %-Konus

10 %-Konus	Sicherheit	vorläufig	endgültig
im Röntgenbild gemessene Wurzelkanallänge 19 mm	17 mm, aufgrund möglicher Projektionsfehler; Foramen minimal ISO 25	18 mm endometrisch ermittelt; Foramen geschätzt auf ISO 25	18 mm endometrisch und radiologisch; Foramen durch Messung bestimmt (hier ISO 30)
19 mm			
18,5 mm		08 (patency)	08 (patency)
18 mm		25	30
17,5 mm	08 (patency)	30	35
17 mm	25	35	40
16,5 mm	30	40	45
16 mm	35	45	50, Gates I
15,5 mm	40	50, Gates I	55
15 mm	45	55	60
14,5 mm	50, Gates I	60	
14 mm	55		70, Gates II
13,5 mm	60	70, Gates II	
13 mm			80
12,5 mm	70, Gates II		
12 mm			90, Gates III

Tab. 14.8: Planungsdiagramm für einen 5 %-Konus

5 %-Konus	Sicherheit	vorläufig	endgültig
im Röntgenbild gemessene Wurzelkanallänge 19 mm	17 mm, aufgrund möglicher Projektionsfehler; Foramen minimal ISO 25	18 mm endometrisch ermittelt; Foramen geschätzt auf ISO 25	18 mm endometrisch und radiologisch; Foramen durch Messung bestimmt (hier ISO 30)
19 mm			
18,5 mm		08 (patency)	08 (patency)
18 mm		25	30
17,5 mm	08 (patency)		
17 mm	25	30	35
16,5 mm			
16 mm	30	35	40
15,5 mm			
15 mm	35	40	45
14,5 mm			
14 mm	40	45	50, Gates I
13,5 mm			
13 mm	45	50, Gates I	55
12,5 mm			
12 mm	50	55	60

14

14.6 Literatur

Abou-Rass M., Frank A.L., Glick D.H. (1980): The anticurvature filing method to prepare the curved root canal. J Am Dent Assoc 101, S. 792–794

Clem W.H. (1969): Endodontics: the adolescent patient. Dent Clin North Am 13, S. 482–493

Fava L.R.G. (1983): The double-flared technique: an alternative for biomechanical preparation. J Endod 9, S. 76–80

Goerig A.C., Michelich R.J., Schultz H.H. (1982): Instrumentation of root canals in molar using the step-down technique. J Endod 8, S. 550–554

Ingle J.I. (1961): A standardized endodontic technique utilizing newly designed instruments and filling materials. Oral Surg Oral Med Oral Pathol 14, S. 83–91

Morgan L.F., Montgomery S. (1984): An evaluation of the crown-down pressureless technique. J Endod 10, S. 491–498

Peters O.A., Peters C.I., Schönenberger K., Barbakow, F. (2002): ProTaper rotary root canal preparation: effects of canal anatomy on final shape analysed by micro CT. Int Endod J 36, S. 86–92

Pruett J.P., Clement D.J., Carnes D.L. Jr. (1997): Cyclic fatigue testing of nickel-titanium endodontic instruments. J Endod 23, S. 77–85

Roane J.B., Sabala C.L., Duncanson M.G. Jr. (1985): The 'balanced force' concept for instrumentation of curved canals. J Endod 11, S. 203–211

Shadid D.B., Nicholls J.I., Steiner J.C. (1998): A comparison of curved canal transportation with balanced force versus LightSpeed. J Endod 24, S. 651–654

Wildey W.L., Senia E.S. (1989): A new root canal instrument and instrumentation technique: a preliminary report. Oral Surg Oral Med Oral Pathol 67, S. 198–207

15 Spülung des Endodonts

Zirkel

15.1 Ziele

Der wichtigste Schritt zum Erfolg in der Endodontie ist die Reinigung des Wurzelkanalsystems. Der beste Weg, dies zu erreichen, ist gegenwärtig das ausgiebige Spülen.

15.1.1 Keimreduktion

Mechanische Aufbereitung

- allein nicht ausreichend, um die notwendige Keimreduktion herbeizuführen, denn dabei wird infiziertes Dentin nur teilweise entfernt
- danach zeigen sich im apikalen Abschnitt unterschiedlich starke Ansammlungen von Debris
- an der gesamten Kanalwand entsteht außerdem ein überwiegend homogener „Smear layer" (Schmierschicht).

Schmierschicht – „Smear layer"

- entsteht auf der Kanaloberfläche als Folge der Instrumentierung
- führt zum Verschluss der Tubuli-Öffnungen
- elektronenmikroskopisch nicht eindeutig vom übrigen Wurzeldentin differenzierbar
- an die Schmierschicht sollen sich Bakterien relativ leicht anheften können.

15

Auch die ultraschallaktivierte Spülung kann die Bildung der Schmierschicht nicht verhindern und/oder diese entfernen.

Man unterscheidet zwischen
- dem in die Dentintubuli hineingepressten **Dentinabrieb** (bis zu 40 μm) und
- der an der Wurzelkanalwand anliegenden oberflächlichen **Schmierschicht** (ca. 1–5 μm).

Die Schmierschicht bildet eine Diffusionsbarriere, die die Permeabilität des Dentins um 25–30 % herabsetzt.

! Wird die Schmierschicht entfernt, können Einlagemedikamente und Spüllösungen tiefer in das Wurzeldentin eindringen; damit nimmt die antibakterielle Wirkung zu.

Bakterien

Nicht nur auf der Wurzelkanaloberfläche oder im infizierten und nekrotischen Pulpagewebe (☞ Kap. 2 Histologie, Pathohistologie und Mikrobiologie).

Nachweis

- innerhalb des nekrotischen Pulpagewebes
- auf der Wurzelkanaloberfläche
- und tiefer, d. h. innerhalb von Dentinkanälchen.

! Lebensfähige Bakterien fanden sich auch in Dentinproben, die 0,5 bis 2 mm von der Kanaloberfläche entfernt im Wurzeldentin gewonnen worden waren.

In histologischen Schnitten wurden sogar Bakterien nachgewiesen, die mehr als die Hälfte der Strecke bis zur Zement-Dentin-Grenze zurückgelegt hatten.

Apikale Parodontitis

Immer mit der Existenz von Bakterien im Endodont verbunden.

Periapikale Läsionen

Begleitend tritt eine Mischinfektion mit 2–12 Bakterienarten auf. Es besteht eine direkte Beziehung zwischen der Größe der pariapikalen Läsion und der Anzahl von Keimen im Wurzelkanal.
Primär auftretende periapikale Läsionen mit Symptomen sind an das Vorhandensein bestimmter Keime im Endodont geknüpft:

- **Prevotella buccae, Porphyromonas endodontalis** sowie **Porphyromonas gingivalis** werden bei Zähnen mit Schmerzen, Fistelung und Reaktion des Patienten auf Perkussion nachgewiesen
- eine Beziehung zwischen schwarz pigmentierten Keimen und klinisch akuten Läsionen mit Spontanschmerz konnte aufgezeigt werden (Siqueira J.F. et al.; 2004).

Der Nachweis dieser Keime wird auch mit einer Schmerzpersistenz nach Wurzelkanalbehandlung in Verbindung gebracht.

Revision

In der Hauptsache dominieren bei einem Misserfolg nach einer endodontischen Behandlung nur wenige Bakterienarten, vorwiegend grampositive Keime.

Enterococcus faecalis scheint einer der dominierenden Einzelkeime zu sein (Sundqvist G. et al.; 1998; Pinheiro E.T. et al.; 2003).

Endotoxin

Endotoxin ist ein Synonym für Lipopolysaccharide (LPS): Sie sind Bestandteil der äußeren 15
Zellwand (OM = outer membrane) von gramnegativen Bakterien. Chemisch sind die Lipopolysaccharide (LPS) aus einem hydrophilen Polysaccharid- und einem lipophilen Lipidanteil aufgebaut. Im Gegensatz zu den Bakterien, aus denen sie stammen, sind Endotoxine sehr hitzestabil und können sogar die Sterilisation überstehen. Endotoxine werden vorranging bei der Zelllyse frei, werden aber auch kontinuierlich von lebenden Bakterien ins umgebende Medium abgegeben:

- Nachweis innerhalb des Dentins infizierter Wurzelkanäle
- 300 µm entfernt von der Pulpa-Dentin-Grenze war der Endotoxingehalt höher als in 800 µm Entfernung.

15.1.2 Reinigung des Wurzelkanals

Studien haben gezeigt, dass ein primär infizierter Wurzelkanal auch durch gründliche Säuberung, Präparation und Spülung nicht vollkommen keimfrei wird (Shuping G.B. et al.; 2000).

Aus diesem Umstand leiten sich die folgenden Überlegungen über die im Wurzelkanal belassenen Mikroorganismen und die möglichen Folgen ab.

Studienergebnisse

- Bakterien vermehren sich stark im Kanal, wenn er zwischen zwei Sitzungen nicht gefüllt oder mit einem Desinfizienz ausgekleidet wird (☞ Kap. 16 Medizinische Zwischeneinlage)
- Enterococcus faecalis und Streptococcus sanguis durchdringen die Dentinkanälchen innerhalb von 2 Wochen bis zu einer Tiefe von 400 µm
- Pseudomonas aeruginosa und Bacteroides melaninogenicus penetrieren die Tubuli auch nach 4-wöchiger Inkubationszeit kaum
- Bakterien dringen von der Pulpa tiefer ins Dentin ein, wenn das Zement von der Wurzeloberfläche entfernt wurde

- wenn die Wurzeloberfläche exponiert liegt und nicht mehr von Zement bedeckt ist, sind Bakterien auch in der Lage, die Tubuli von peripher her zu kolonisieren. Allerdings ist die Geschwindigkeit der Penetration von dieser Seite aus geringer als von pulpaler Seite.

! Aus obigen Ausführungen ergibt sich, dass eine Reinigung nur in der Kombination mechanische Aufbereitung und chemische Aufbereitung langfristig Erfolg bringen kann. Daher spricht man von der chemo-mechanischen Aufbereitung.

15.1.3 Chemische Wurzelkanalaufbereitung

Desinfektion

Hauptaufgaben der Spüllösungen:
- Reinigung des Endodonts:
  - Auflösung des Pulpagewebes
  - Ablösung der Schmierschicht
- Bakterienreduktion.

Weitere Effekte

- Abtransport der Dentinspäne
- Gleitwirkung für die Instrumente.

Die häufig beschriebene Bleichwirkung spielt eine untergeordnete Rolle.

! Erst wenn man sich die anatomische Situation eines Wurzelkanalsystems in Erinnerung ruft, wird die außerordentliche Bedeutung der chemischen Aufbereitung deutlich (☞ Abb. 15.1).

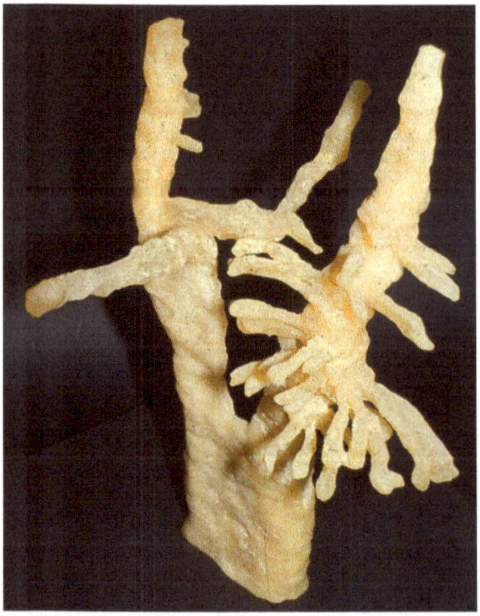

Abb. 15.1: Dreidimensionales Modell eines Wurzelkanalsystems. (Mit freundlicher Genehmigung von Prof. Michael Hülsmann.)

15.2 Spüllösungen

15.2.1 NaOCl (Natriumhypochlorit)

Als Standard zur Desinfektion des Kanalsystems hat sich seit Jahren Natriumhypochlorit in diversen Studien bewährt (Dakin H.D.; 1915; Pashley E.L. et al.; 1985).

Zusammensetzung

- Natriumhypochlorit ist das Natriumsalz der hypochlorigen Säure
- pH-Wert 12–13; dadurch stark oxidierend.

Die Prozentangaben bei NaOCl beziehen sich auf die enthaltene Menge des wirksamen Chlors, maximal 12,5 % (Falbe J., Regitz M.; 1995).

Wirkung

Die hervorragenden Desinfektions- und gewebeauflösenden Effekte basieren nicht – wie teilweise angenommen – auf einer Sauerstoff-Freisetzung, sondern auf der Chlorierung organischer bzw. metallischer Bindungen.

Studienergebnisse

15

Konzentration

Uneinigkeit herrscht in der Literatur über die am besten geeignete Konzentration von NaOCl. Sicher ist jedoch, dass eine 0,5 %ige NaOCl-Lösung zu gering dosiert ist, um in der zur Verfügung stehenden Zeit einen ausreichenden Effekt im Wurzelkanal zu erzielen (☞ Abb. 15.2). Den Konzentrationen zwischen 2,5 und 5,25 %iger NaOCl-Lösung wird heute übereinstimmend eine gute Wirkung zugeschrieben.

Dabei gilt nicht grundsätzlich: je höher die Dosierung, desto besser die Reinigung des Kanalsystems.

Empfehlungen für die Spülung

NaOCl besitzt eine höhere Aktivität, wenn die Lösung warm ist.

Die Spüllösung sollte vor Gebrauch mindestens Zimmertemperatur (besser 40–60 °C) aufweisen.

Menge und Einwirkzeit

Jeder Kanal sollte während der Aufbereitung

- mit mindestens 10 ml NaOCl gespült werden
- die minimale Kontaktzeit des NaOCl mit der Kanalwand sollte unter ständigem Wechsel der Lösung mindestens 30 Minuten betragen.

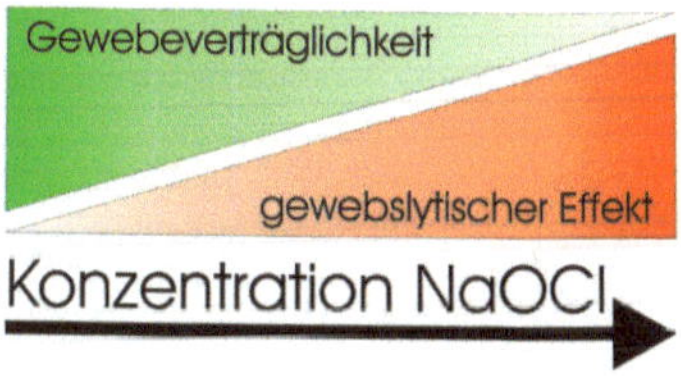

Abb. 15.2: Gewebeverträglichkeit und gewebslytischer Effekt im Verhältnis zur NaOCl-Konzentration.

TIPP

Es kann niemals zu viel, nur zu wenig gespült werden!

! Wichtig für die Effektivität: **Zeit, Umsatz, Konzentration, Temperatur.**

Endometrie

Etwas kontrovers diskutiert (Shabahang S. et al.; 1996; Dunlap C.A. et al.; 1998) wird die Auswirkung von NaOCl auf die Genauigkeit der elektrometrischen Längenbestimmung:

- in Studien wurde gezeigt, dass die Konzentration von NaOCl sowie die Spüllösung selbst keinen Einfluss auf die Messung haben
- andererseits wird von Anwendern immer wieder von Problemen bei Anwesenheit von NaOCl während der Längenbestimmung berichtet.

TIPP

Sollte Unklarheit über die Genauigkeit der Messung bestehen, empfiehlt es sich, den Wurzelkanal mit Kochsalzlösung, H_2O_2 oder EDTA zu spülen und im Anschluss eine neue Messung durchzuführen.

Effekt auf spezifische Keime

Ebenso unklar wie die Frage nach der günstigsten Konzentration ist die nach der Wirksamkeit von NaOCl auf spezifische Keime im Endodont (z. B. Enterococcus faecalis, Candida albicans u.a.).

15

Enterococcus faecalis

Die Spülwirkung von NaOCl wird besonders im Hinblick auf die bei einer Revision oft nachgewiesene Monoinfektion mit E. faecalis diskutiert (Radcliffe C. et al.; 2004). Sollte es stimmen, dass NaOCl gegen diesen Keim nicht so wirksam ist, muss über eine alternative bzw. ergänzende Desinfektion nachgedacht werden (Haapasalo M. et al.; 1987; Waltimo T.M. et al.; 1999).

TIPP

In diesem Zusammenhang wird in Studien meist eine 2 %ige Chlorhexidin-Lösung als wirksame Alternative aufgeführt (s.u.).

Allergische Reaktion

Eine mögliche Überempfindlichkeit von Patienten auf NaOCl:

- es gibt Veröffentlichungen zu einzelnen Fällen, bei denen es nach Spülungen von Wurzelkanälen zu typischen, z. T. lebensbedrohlichen allergischen Reaktionen kam (Çaliskan M.K. et al.; 1994)
- in allen Berichten ist auch eine Unverträglichkeit von Haushaltsreinigern vorhanden gewesen, so dass dies in der Anamnese abgefragt werden sollte.

Generell sind jedoch nur wenige Fälle einer Kontaktallergie gegen NaOCl bekannt (Serper A. et al.; 2004).

Nebenwirkungen

Verschiedene Fallberichte (Hülsmann M., Hahn W.; 2000) zeigen die Probleme, die entstehen können, wenn NaOCl bei der Wurzelkanalspülung über den Apex hinausgelangte. Es resultierten:

- Schmerzen
- Ödeme
- profunde Hämorrhagie
- Gewebsnekrosen
- Weichgewebsdefekte
- Parästhesien

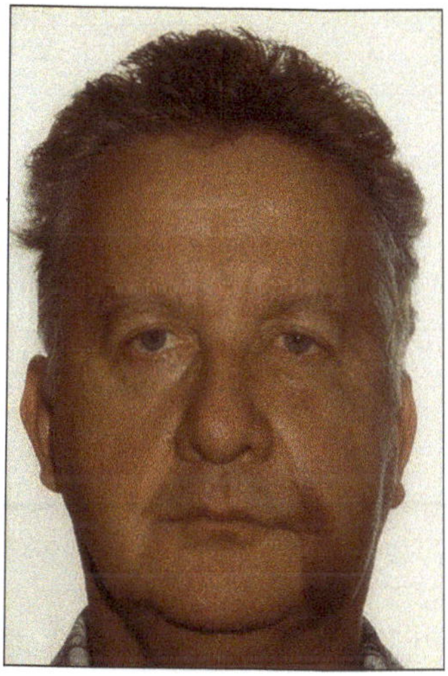

Abb. 15.3: Schwellung und Ecchymosis (kleinflächige Blutung).
(Mit freundlicher Genehmigung von Prof. Michael Hülsmann.)

- sekundäre Infektionen
- Emphyseme (in Kombination mit H_2O_2).

15

TIPP

Daher sollte die Spülung des Wurzelkanalsystems mit großer Vorsicht durchgeführt werden. Ein Verklemmen der Spülkanüle und das Spülen mit großem Druck gilt es zu verhindern.

Haltbarkeit

NaOCl-Lösungen sollten möglichst dunkel, kühl und mit luftdichtem Verschluss in einer nicht reagierenden (Kunststoff-)Flasche gelagert werden (Frais S. et al.; 2001).

15.2.2 CHX (Chlorhexidin)

Die gute Desinfektionswirkung von CHX ist seit langem bekannt und in verschiedenen Studien nachgewiesen (Kidd E.A.M.; 1991; Baqui A.A. et al.; 2001).

Zusammensetzung

1,1'-Hexamethylen bis(5-(p-chlorophenyl)biguanid) (Abk.: CHX).

Wirkung

Hohe Substantivität (reversible Bindung, ohne Aktivitätsverlust): Aufgrund dessen wirkt CHX nachhaltig antibakteriell (von 48 h bis 12 Tagen) (Leonardo M.R. et al.; 1999):

- bakteriostatisch und bakterizid gegen grampositive Bakterien
- in höheren Konzentrationen auch gegen gramnegative bakterizid (Rosenthal S. et al.; 2004).

Kein gewebeauflösender Effekt bei CHX.

Studienergebnisse

Konzentration

0,2 bis 2 %ige CHX-Lösung.
0,12 bis 0,2 %ige Lösungen (Mundspüllösungen) sind zur Spülung des Endodonts nicht geeignet.

Empfehlungen für die Spülung

VORTEIL

Selbst wenn beide Spülmedien, NaOCl und CHX, wirksam gegen spezielle Keime sind, scheint bei CHX in einer Konzentration von 2 % eine kürzere Kontaktzeit (2–5 Min.) zur Desinfektion ausreichend zu sein (Weber C. et al.; 2003). Grund hierfür ist möglicherweise die reversible Bindung ohne Aktivitätsverlust von CHX.

Abschlussspülung
Wegen der spezifischen Wirksamkeit ist eine abschließende Reinigung mit 2 %iger CHX-Lösung zu empfehlen.

Vorher sollten die Wurzelkanäle gut getrocknet werden, denn kommen CHX und NaOCl miteinander in Kontakt, kommt es zum Ausfällen von rötlich-braunem Niederschlag unklarer Zusammensetzung.

15

Völlig unklar ist bisher die Wirkung dieser Salze und ob es noch zu anderen Produkten aus der Wechselwirkung CHX und NaOCl kommt, die möglicherweise eine toxische Wirkung haben.

Vitalexstirpationen
CHX wird von manchen Autoren als Spüllösung empfohlen.

TIPP

Hiervon muss abgeraten werden, da CHX keinen gewebeauflösenden Effekt hat, der gerade bei der Vitalexstirpation wichtig ist. Das Risiko, Gewebsreste im Kanalsystem zu belassen, erscheint ohne die Verwendung von NaOCl doch sehr hoch.

Einzige Ausnahme: partielle Pulpektomie (z. B. nach traumatischer Pulpaeröffnung). In diesem Fall sollen die gesunden Pulpaanteile nicht geschädigt werden. Aus diesem Grund sollte hier CHX der Vorzug gegeben werden.

Effekt auf spezifische Keime

Die weiter oben bereits erwähnte bessere Wirkung von CHX (2 %ige Lösung) gegenüber NaOCl auf spezifische Keime ist nicht sicher belegt. Eine eindeutige Empfehlung ist daher nicht zu geben (Eddy R. et al.; 2005).

Allergische Reaktion

Kontakt-Urtikaria und auch verspätete Kontakt-Allergien sind in der Literatur beschrieben, scheinen jedoch selten aufzutreten (Lauerma A.I.; 2001).

Nebenwirkungen

Siehe Allergische Reaktion.

Haltbarkeit

Ist vor allem durch Lichtzutritt begrenzt (siehe Etikett).

15.2.3 EDTA (EthylenDiaminTetraAcetat)

Wie bereits beschrieben, ist ein Ziel der Spülungen die Entfernung des „Smear layer". Dafür eignet sich EDTA, wie schon 1957 von Nygaard-Østby beschrieben (Nygaard-Østby B.; 1957).

Bleibt die Schmierschicht bestehen, ist eine ausreichende Desinfektion des Wurzelkanalsystems nicht möglich.

EDTA findet in Gelform bereits während der maschinellen Wurzelkanalaufbereitung Anwendung und dient dabei zusätzlich als Gleitmittel für die Instrumente. Die Anwendung eines EDTA-Gels wird jedoch kontrovers diskutiert (☞ Kap. 17.4.3)

■ Zusammensetzung

EDTA ist ein Chelator (Ethylendiamintetraessigsäure). Chelatbildner sind großmolekulare Verbindungen, die mit Metallen ringförmige Komplexe bilden.
EDTA sollte in einem pH-neutralen Bereich vorliegen.

■ Wirkung

EDTA bindet als Sequestrierungsmittel Kalziumionen aus dem Dentin an sich:
- hierdurch wird zum einen das Dentin erweicht und
- zum anderen die Schmierschicht entfernt.

15

■ Studienergebnisse

Konzentration

8 bis 17 %ige EDTA-Lösung.

Empfehlungen für die Spülung

TIPP

Eine gute Entfernung des „Smear layer" wird bereits nach ca. 1 Minute erreicht (17 %ige EDTA).

Hierdurch wird eine vollständige Entfernung der Schmierschicht in allen Bereichen des Wurzelkanals erreicht (Mayer B.E. et al.; 2002; Gambarini G., Laszkiewicz J.; 2002).
Ein übermäßiges Spülen mit EDTA (gerade in der Kombination mit NaOCl) führt zu deutlichen Erosionen des Wurzelkanaldentins und zur Herabsetzung der Dentinhärte (Çalt S., Serper A.; 2002).
Auch wenn in Studien gezeigt wurde, dass EDTA die Wirkung von NaOCl hemmt, hat dies klinisch keine Relevanz.

Effekt auf spezifische Keime

Die direkte Wirkung auf Bakterien hängt vorwiegend von dem ph-Wert und der Konzentration ab, ist aber deutlich geringer als die antibakterielle Wirkung von NaOCl.

Allergische Reaktion

Ist nicht bekannt.

Nebenwirkungen

Auch wenn erste Studien von keiner Gewebereaktion ausgingen (Patterson S.; 1963), zeigen neuere Untersuchungen deutlich, dass es sehr wohl zu verschiedenen zytotoxischen Reaktionen kommt und somit ein Überpressen von EDTA vermieden werden muss (Serper A. et al.; 2001).

15.2.4 Zitronensäure

■ Zusammensetzung

Zitronensäure mit destilliertem Wasser.

■ Wirkung

Ähnlich wie EDTA entfernt Zitronensäure die Schmierschicht im Wurzelkanal. Deshalb wird sie von einigen Autoren als Alternative zu EDTA empfohlen. Weiterhin wird eine deutlich antibakterielle Wirkung sowie eine geringe irritierende Wirkung auf das umgebende Gewebe beschrieben (Sousa S. et al.; 2005).

Konzentration

In der Literatur werden Konzentrationen von 5 bis 50 % Zitronensäure beschrieben. Wichtiger als die Konzentration scheint jedoch der pH-Wert der Lösung zu sein. Hierbei zeigt sich eine bessere Entfernung des „Smear layer" durch Lösungen mit niedrigem pH-Wert (0,8 – 1,5) als durch gepufferte Zitronensäure-Lösungen (pH 6) (Haznedaroglu F.; 2003).

Empfehlungen für die Spülung

Zur Entfernung der Schmierschicht ein bis zwei Minuten Zitronensäure (6 – 20 %, pH 1 – 2), evtl. im Wechsel mit NaOCl (Gefahr von Erosionen, ☞ 15.2.3 EDTA).

15

15.2.5 H_2O_2 (Wasserstoffperoxid)

Über Jahrzehnte wurde eine Wechselspülung von NaOCl mit H_2O_2 (3 %) empfohlen. Davon muss aus heutiger Sicht abgeraten werden.

■ Wirkung

Kurzfristig bakterizide, Sauerstoff freisetzende, unbeständige Verbindung:

- desinfizierende Wirkung
- auch ein sehr geringer gewebeauflösender Effekt.

Beide Wirkungen sind jedoch erheblich geringer als bei NaOCl.

■ Studienergebnisse

Konzentration

Anwendung als 3 bis 5 %ige H_2O_2-Lösung.

Empfehlungen für die Spülung

Bei der Wechselspülung mit NaOCl entsteht Sauerstoff und es kommt zu einer heftigen Schaumbildung im Wurzelkanal. Durch diesen Aufschäum-Effekt sollen Dentinspäne und Gewebsreste besser aus dem Wurzelkanal gespült und ein „saubereres" Endodont erreicht werden.

In diversen Studien konnte jedoch gezeigt werden, dass mit dieser Wechselspülung behandelte Wurzelkanäle nicht besser gereinigt werden als Wurzelkanäle, die nur mit NaOCl gespült werden (Baumgartner J., Ibay A.C.; 1987).

! Die Wechselspülung von NaOCl mit H_2O_2 ist nicht sinnvoll, da sowohl die antimikrobielle als auch die gewebeauflösende Wirkung des NaOCl durch gegenseitige Neutralisation (H_2O_2 + NaOCl -> H_2O + NaCl + O_2) stark reduziert wird.

15.2.6 MTAD

Von Mahmoud Torabinejad entwickelte und 2003 vorgestellte Spüllösung, welche zum einen den „Smear layer" entfernen und gleichzeitig eine Desinfektion des Wurzelkanalsystems bewirken soll. Der Name MTAD leitet sich ab von M für Mixture, T für Tetracyclin (den Antibiotikaanteil), A für Zitronensäure (citric acid) und D für ein Detergens.

■ Zusammensetzung

Doxycyclin (Tetracyclin-Isomer), Zitronensäure und Tween 80 (Detergens).
Die Lösung weist einen pH-Wert von 2,15 auf.

■ Wirkung

Doxycyclin ist ein Breitbandantibiotikum mit hoher Substantivität.
Die Zitronensäure entfernt den „Smear layer", das Detergens soll die Oberflächenspannung reduzieren.

■ Studienergebnisse

Erste Studien zeigen sehr vielversprechende Ergebnisse im Hinblick auf Reinigung, Desinfektion und Biokompatibilität. Dies muss allerdings in weiteren klinischen Studien bestätigt werden. Auf die Verwendung von NaOCl kann nicht verzichtet werden.

15.2.7 Alkohol

Als Abschlussspülung wird eine hochkonzentrierte Alkohol-Spülung verwendet. Dies erleichtert die Trocknung des Wurzelkanalsystems und ermöglicht eine verbesserte Adhäsion der Wurzelfüllung (Engel G.T. et al.; 2005).

15.2.8 Andere Spüllösungen

Es gibt eine Vielzahl von Möglichkeiten, mit denen das Wurzelkanalsystem gespült werden kann.

! Viele verschiedene Lösungen werden für die Spülung des Wurzelkanalsystems von diversen Autoren vorgeschlagen. Sie scheinen aber keinen überlegenen Effekt im Vergleich zu den o.g. Möglichkeiten zu bieten.

■ Elektro-chemisch aktiviertes Wasser

Besonders interessant sind Studien aus der jüngeren Vergangenheit, die einen sehr guten reinigenden Effekt von **elektro-chemisch aktiviertem Wasser** zeigen.
Hauptvorteil dieser Spüllösung ist, dass es zu keinerlei Gewebsirritation im umliegenden periapikalen Gewebe kommt, sollte diese Flüssigkeit versehentlich überpresst werden (Solovyeva A., Dummer P.M.H.; 2000).
Jedoch müssen noch weitere Studien folgen, um zu klären, ob elektro-chemisch aktiviertes Wasser antibakterielle Eigenschaften aufweist, die es erlauben, es als Alternative zu NaOCl einzusetzen; dies scheint im Moment jedoch nicht der Fall zu sein (Marais J., Williams W.P.; 2001; Gulabivala K. et al.; 2004).

15.3 Ultraschallaktivierte Spülung

(☞ Kap. 7 Instrumente).

Studienergebnisse

Die unterstützende Wirkung von ultraschallaktivierter Spülung konnte eindrucksvoll nachgewiesen werden:

- die Keimfreiheit in Wurzelkanälen wurde nach einer Sitzung von 50 % (nur NaOCl) auf 70 % gesteigert (Sjögren U., Sundqvist G.; 1987)
- Ursache sind mehrere Faktoren:
  - die hochfrequent schwingende Feile transportiert das Spülmittel NaOCl effektiver in die Verästelungen des Wurzelkanalsystems
  - besserer Flüssigkeitsaustausch im Kanal
  - Erwärmung der Spüllösung.

Ungünstige Effekte

Der Einsatz von Ultraschall ist nicht ganz unproblematisch. Möglich sind

- insbesondere Stufenbildung und
- Instrumentenfrakturen.

Wellenbereich

Die Ultraschallfrequenzen der eingesetzten Geräte liegen in einem Bereich von 25 bis 40 kHz.

Wirkung

Beruht vermutlich vorwiegend auf den akustischen Strömungsphänomenen (engl. acoustic microstreaming).

Der direkte Einfluss auf Bakterien ist dagegen umstritten.

Während der Instrumentation wird die Energie hauptsächlich longitudinal ausgekoppelt. Nur ein geringer Teil wird in transversale Schwingungen umgesetzt. Bereits eine kleine Last verhindert das Oszillieren.

! Wichtige Ultraschallphänomene sind die Kavitation und das Microstreaming. Während Kavitationseffekte an der Spitze eines Ultraschallscalers gut nachweisbar sind, treten sie innerhalb des Wurzelkanals in geringerem Maße auf.

„Microstreaming"

Definition

Man versteht darunter die Erzeugung ständig in einer Richtung verlaufender Flüssigkeitszirkulationen in unmittelbarer Nachbarschaft eines kleinen schwingenden Objekts:

- es können zahlreiche Wirbel auftreten, deren schnellste an der Spitze des Wurzelkanalinstrumentes nachweisbar sind (☞ Abb. 7.14)
- dieser durch Wirbel erzeugte Effekt besteht in einem gerichteten Flüssigkeitsstrom
- Folge des akustischen „Microstreaming" kann die Zersetzung von Bakterien und von Enzymen sein.

Modellversuche

Es wurde nachgewiesen, dass während der Ultraschallanwendung die Spüllösung nur dann entlang der gesamten Länge des Wurzelkanals eindringen kann, wenn die Feile frei schwingt. Dagegen gelangt das Spülmittel nicht über den ersten Schwingungsknoten, wenn die Schwingungen durch Interferenzen mit der Kanalwand behindert werden.

TIPP

Nur K-Feilen der Größe 15–25 werden empfohlen und sollten durch Vorbiegen dem Kanalverlauf angepasst werden, wodurch eine Begradigung des Kanals mit Stufenbildung vermieden wird (Stock C.J.; 1991; Lee S. et al.; 2004).

Mit Verwendung von NaOCl

Wird NaOCl als Spülmittel ultraschallgestützt verwendet, ist damit eine Steigerung der gewebeauflösenden Wirkung auch im gekrümmten Wurzelkanal verbunden.

Dies ist umso wichtiger, da gekrümmte Kanäle in der ersten Sitzung mit keiner Aufbereitungsmethode in allen Bereichen frei von Gewebsresten sind.

Durch den Einsatz von Ultraschall lösen sich auch Debris und Teile der Schmierschicht auf.

! Teilweise werden sogar nicht-instrumentierte Kanalanteile auf diesem Wege von Auflagerungen und Debris befreit, so dass histologisch bei größeren Vergrößerungen Prädentinstrukturen zu erkennen waren.

Zu beachten ist: wird NaOCl durch ein Ultraschallgerät gespült, darf eine Konzentration von 1 % meist nicht überschritten werden, da dies die Dichtungen der Geräte zerstört. Aufgrund dessen wird von den meisten Autoren eine „passive" Spülung mit anschließender Ultraschallaktivierung empfohlen.

15

15.4 Praktisches Vorgehen

15.4.1 Spritzen

Verwendet werden:
- Einmalspritzen
- nicht zu großes Volumen: 5–10 ml
- mit Luer-Lock-Ansätzen.

TIPP

Silikonkolben verbessern das kontrollierte Austreiben der Flüssigkeit erheblich, müssen jedoch regelmäßig auf ihren korrekten Sitz geprüft werden.

15.4.2 Spülkanülen

Zum Einsatz kommt:
- eine Vielzahl verschiedener Spülkanülen bzw. -Spitzen (☞ Abb. 15.4)
- mögliche Eindringtiefe abhängig vom Durchmesser
- Durchmesser zwischen 0,3 und 0,4 mm.

Injektionskanülen mit scharfer Spitze dürfen nicht verwendet werden.

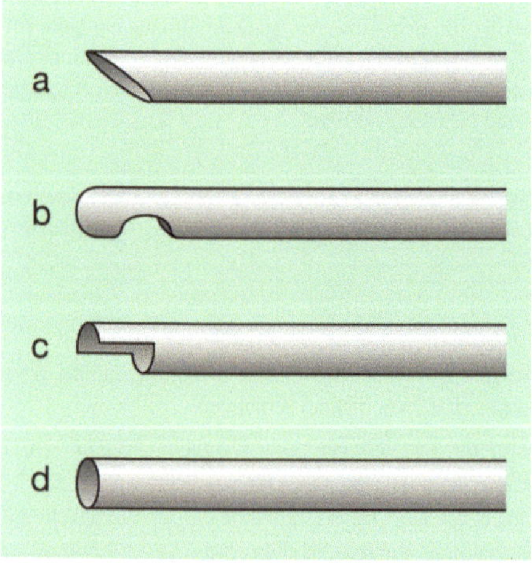

Abb. 15.4 a–d: Verschiedene Spitzen verwendeter Spülkanülen.
a) normale Injektionskanülen mit scharfer Spitze
b) Kanülen mit abgerundeter Spitze und seitlichem Austrittsfenster (Max-i-Probe®)
c) ein Verklemmen der Kanüle ist erschwert, dadurch wird dem Überpressen effektiv vorgebeugt. Auch bei dieser Geometrie wird in geringem Umfang effektive „Länge" verschenkt
d) gerade, stumpfe Kanüle.

15

Kanülen mit abgerundeter Spitze

- und seitlichem Austrittsfenster (Max-i-Probe®)
- erhältlich in Durchmessern unter 0,3 mm.

Vorteil

Die relativ hohe Sicherheit gegenüber dem Überpressen der Spülflüssigkeit.

Nachteil

Unvorteilhaft muss die Tatsache gewertet werden, dass insbesondere auf dem letzten Millimeter durch die „Sicherheitsspitze" Raum verschenkt wird und ein Austausch der apikal befindlichen Spülflüssigkeit erschwert ist.

Gerade, stumpfe Kanülen

Erhältlich bis zu einem Durchmesser von 0,3 mm.

Vorteil

Die direkte Applikation der Spülung in größtmöglicher Kanaltiefe.

Nachteil

- Möglichkeit, dass sich die Kanüle apikal verklemmt
- daher die Gefahr des massiven Überpressens von Spülflüssigkeit.

Ni-Ti-Kanülen

Neue Spülkanülen aus Nickel-Titan (VDW) erleichtern durch spezielle Materialeigenschaften und durch die besondere Geometrie der Austrittsöffnungen die effektive Reinigung der apikalen Region erheblich.

Vorteil

Es ist **auch in gekrümmten Kanälen** möglich, die **Spülflüssigkeit frühzeitig** und **drucklos** in die Region des apikalen Deltas zu bringen. Diese flexiblen Kanülen haben einen Durchmesser von ca. ISO-Größe 30.

15.4.3 Durchführung

Zugangskavität

- die Aufbereitung wird im Allgemeinen durch die koronale Erweiterung der Kanäle begonnen (☞ Kap. 12 Anatomie der Wurzelkanäle, Trepanation und Zugang)
- hierdurch wird ein frühzeitiges Spülen überhaupt erst möglich
- andernfalls klemmt die Spülkanüle bereits am Kanaleingang und verhindert einen effektiven Abtransport des Debris.

Es muss von der ersten Sekunde an gespült werden, zu keinem Zeitpunkt sollte „trocken" aufbereitet werden, und die Pulpakammer muss permanent mit Spülflüssigkeit geflutet sein – Ausnahme: trockenes Arbeiten mit Ultraschall unter direkter Sicht.

15

Einsatz der Spülkanülen

Druck der Spülflüssigkeit

Das Überpressen von Spülflüssigkeit führt zu erheblichen Gewebeirritationen bis hin zu Knochennekrosen.

Im Falle einer Wechselspüllösung von NaOCl und H_2O_2 kann es zu sehr schmerzhaften Emphysemen kommen.

Längenmarkierung

Zu jedem Zeitpunkt der Spülung muss die Position der Kanülenspitze bekannt sein, daher ist eine sichere Längenmarkierung erforderlich.

Die Anwendung von Silikonstoppern ist möglich, aber ausgesprochen fehleranfällig, weil ein Verrutschen des Stoppers über die Behandlungsdauer wahrscheinlich ist. Eine Markierung durch das gezielte Abknicken der Kanüle ist daher empfehlenswert (☞ Abb. 15.5).

Wurzelkanalaufbereitung

Die Spülung erfolgt während der gesamten Behandlung.

Nicht die Menge allein entscheidet über die Effektivität, sondern besonders die Einwirkzeit und der ständige Austausch der Flüssigkeiten.

Gespült wird mit minimalem Druck, so weit apikal wie möglich und unter ständiger, kleinstmöglicher Bewegung der Kanüle im Kanal.

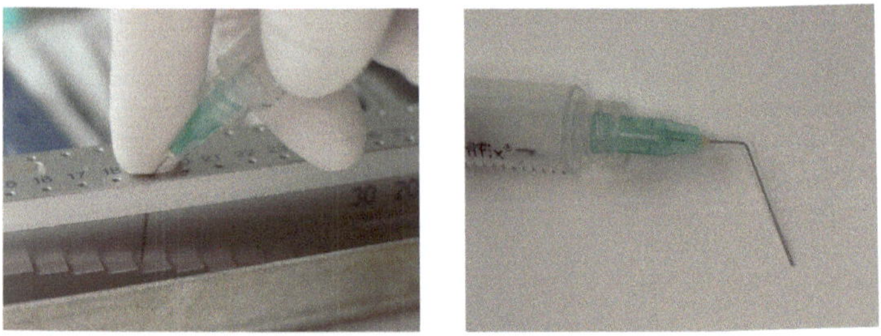

a b

Abb. 15.5: Eine Spülkanüle ist auf den Luer-Lock aufgeschraubt. Als Sicherheitsarbeitslänge wird 19 mm angenommen, daher wird die Kanüle im Längenmessblock gezielt auf 19 mm abgeknickt (a). Der Knick vermittelt über die gesamte Behandlung die Information über die absolute Position der Kanülenspitze (b).

15.4.4 Spülprotokoll

15

Aus dem bisher Besprochenen ergibt sich ein Procedere, das für die tägliche Praxis besonders geeignet erscheint (☞ Tab. 15.1).

Tab. 15.1: Spülprotokoll

Arbeitsschritt	Durchführung der Spülung
Trepanation	Pulpakammer mit NaOCl (2,5 – 5,25 %) fluten
Aufbereitung	mind. 10 ml NaOCl pro Kanal; insgesamt mind. 30 Min.
Zwischenspülung	EDTA (10 – 17 %, max. Gesamtspüldauer mit EDTA 1 Min.), anschließend wieder NaOCl
Abschlussspülung	Alkohol zum Trocknen Bei Revisionen evtl.: nach Trocknung CHX (2 %) mind. 2 Min.

15.5 Literatur

Baqui A.A. et al. (2001): In vitro effect of oral antiseptics on human immunodeficiency virus-1 and herpes simplex virus type 1. J Clin Periodontol 28, S. 610 – 616

Baumgartner J.C., Ibay A.C. (1987): The chemical reactions of irrigants used for root canal debridement. J Endod 13, S. 47 – 51

Çaliskan M.K., Türkün M., Alper S. (1994): Allergy to sodium hypochlorite during root canal therapy: a case report. Int Endod J 27, S. 163 – 167

Çalt S., Serper A. (2002): Time-dependent effects of EDTA on dentin structures. J Endod 28, S. 17 – 19

Dakin H.D. (1915): On the use of certain antiseptic substances in treatment of infected wounds. Br Med J 2, S. 318 – 320

Dunlap C.A., Remeikis N.A., BeGole E.A., Rauschenberger C.R. (1998): An in vivo evaluation of an electronic apex locator that uses the ratio method in vital and necrotic canals. J Endod 24, S. 48–50

Eddy R.S., Joyce A.P., Roberts S., Buxton T.B., Liewehr F. (2005): An in vitro evaluation of the antibacterial efficacy of chlorine dioxide on E. faecalis in bovine incisors. J Endod 31, S. 672–675

Engel G.T., Goodell G.G., McClanahan S.B. (2005): Sealer penetration and apical microleakage in smear-free dentin after a final rinse with either 70 % isopropyl alcohol or Peridex. J Endod 31, S. 620–623

Falbe J.; Regitz M. (Hrsg.) (1995): Römpp Lexikon Chemie. 9. Aufl., Stuttgart–New York: Thieme, S. 5314

Frais S., Ng Y-L., Gulabivala K. (2001): Some factors affecting the concentration of available chlorine in commercial sources of sodium hypochlorite. Int Endod J 34, S. 206–215

Gambarini G., Laszkiewicz J. (2002): A scanning electron microscopic study of debris and „Smear layer“ remaining following use of GT rotary instruments. Int Endod J 35, S. 422–427

Gulabivala K. et al. (2004): Effectiveness of electrochemically activated water as an irrigant in an infected tooth model. Int Endod J 37, S. 624–631

Haapasalo M., Ørstavik D. (1987): In vitro infection and disinfection of dentinal tubules. J Dent Res 66, S. 1375–1379

Haznedaroglu, F. (2003): Efficacy of various concentrations of citric acid at different pH values for „Smear layer“ removal. Oral Surg Oral Med Oral Pathol Oral Radiol Endod 96, S. 340–344

Hülsmann M., Hahn W. (2000): Complications during root canal irrigation – literature review and case reports. Int Endod J 33, S. 186–193

Kidd E.A.M. (1991): Role of chlorhexidine in the management of dental caries. Int Dent J 41, S. 279–286

Lauerma A.I. (2001): Simultaneous immediate and delayed hypersensitivity to chlorhexidine digluconate. Contact Dermatitis 44, S. 59

Lee S.-J., Wu M.-K., Wesselink P.R. (2004): The effectiveness of syringe irrigation and ultrasonics to remove debris from simulated irregularities within prepared root canal walls. Int Endod J 37, S. 672–678

Leonardo M.R. et al. (1999): In vivo antimicrobial activity of 2 % chlorhexidine used as a root canal irrigating solution. J Endod 25, S. 167–171

Marais J.T., Williams W.P. (2001): Antimicrobial effectiveness of electro-chemically activated water as an endodontic irrigation solution. Int Endod J 34, S. 237–243

Mayer B.E., Peters O.A., Barbakow F. (2002): Effects of rotary instruments and ultrasonic irrigation on debris and „Smear layer“ scores: a scanning electron microscopic study. Int Endod J 35, S. 582–589

Nygaard-Østby B. (1957): Chelation in root canal therapy. Odontologisk Tidskrift 65, S. 3–11

Pashley E.L., Birdsong N.L., Bowman K., Pashley D.H. (1985): Cytotoxic effects of NaOCl on vital tissue. J Endod 11, S. 525–528

Patterson S. (1963): In vivo and in vitro studies of the effect of disodium salt of ethylenediamine tetra-acetate on human dentine and its endodontic implications. Oral Surg Oral Med Oral Pathol 16, S. 83–103

Pinheiro E.T. et al. (2003): Microorganisms from canals of root-filled teeth with periapical lesions. Int Endod J 36, S. 1–11

Radcliffe C. et al. (2004): Antimicrobial activity of varying concentrations of sodium hypochlorite on the endodontic microorganisms Actinomyces israelii, A. naeslundii, Candida albicans and Enterococcus faecalis. Int Endod J 37, S. 438–446

Rosenthal S., Spangberg L., Safavi K. (2004): Chlorhexidine substantivity in root canal dentin. Oral Surg Oral Med Oral Pathol Oral Radiol Endod 98, S. 488–492

Serper A. et al. (2001): Comparison of the cytotoxic effects of „Smear layer“ removing capacity of oxidative potential water, NaOCl and EDTA. J Oral Sci 43, S. 233–238

Serper A., Özbek M., Çalt S. (2004): Accidental sodium hypochlorite-induced skin injury during endodontic treatment. J Endod 30, S. 180–181

Shabahang S., Goon W.W.Y., Gluskin A.H. (1996): An in vivo evaluation of Root ZX electronic apex locator. J Endod 22, S. 616–618

Shuping G.B., Ørstavik D., Sigurdsson A., Trope M. (2000): Reduction of intracanal bacteria using nickel-titanium rotary instrumentation and various medications. J Endod 26, S. 751–755

Siqueira J.F. Jr, Rocas I.N. (2004): Polymerase chain reaction-based analysis of microorganisms associated with failed endodontic treatment. Oral Surg Oral Med Oral Pathol Oral Radiol Endod 97, S. 85–94

Sjögren U., Sundqvist G. (1987): Bacteriologic evaluation of ultrasonic root canal instrumentation. Oral Surg Oral Med Oral Pathol 63, S. 366–370

Solovyeva A.M., Dummer P.M.H. (2000): Cleaning effectiveness of root canal irrigation with electrochemically activated anolyte and catholyte solutions: a pilot study. Int Endod J 33, S. 494–504

Sousa S.M., Bramante C.M., Taga E.M. (2005): Biocompatibility of EDTA, EGTA and citric acid. Braz Dent J 16, S. 3–8

Stock C.J. (1991): Current status of the use of ultrasound in endodontics. Int Dent J 41, S. 175–182

Sundqvist G., Figdor D., Persson S., Sjogren U. (1998): Microbiologic analysis of teeth with failed endodontic treatment and the outcome of conservative re-treatment. Oral Surg Oral Med Oral Pathol Oral Radiol Endod 85, S. 86–93

Waltimo T.M., Ørstavik D., Siren E.K., Haapasalo M.P. (1999): In vitro susceptibility of Candida albicans to four disinfectants and their combinations. Int Endod J 32, S. 421–429

Weber C.D. et al. (2003): The effect of passive ultrasonic activation of 2 % chlorhexidine or 5.25 % sodium hypochlorite irrigant on residual antimicrobial activity in root canals. J Endod 29, S. 262–264

16 Medizinische Zwischeneinlage

Hör und Beer

16.1 Ziele

Ist die initiale Wurzelkanalaufbereitung und -spülung bei infizierten und nekrotischen Wurzelkanälen abgeschlossen, soll danach eine medikamentöse Zwischeneinlage erfolgen, um:

- alle noch verbliebenen Bakterien zu eliminieren
- die durch Endotoxine aus dem Wurzelkanal verursachte Entzündung im periapikalen Gewebe zu unterbinden oder zu reduzieren
- Gewebsreste im Wurzelkanal aufzulösen
- eine Neubesiedelung („leakage") von koronal zu verhindern.

Eine antibakterielle Zwischeneinlage bei infizierten Wurzelkanälen sollte jedoch nur im Rahmen einer umfassenden Antisepsis eingesetzt werden.

Ohne mechanische Bearbeitung sowie ausreichende Spülung des Kanals kann auch mit einem antibakteriellen Medikament keine ausreichende Keimfreiheit im Wurzelkanal erzielt werden.

16.2 Mikrobiologischer Hintergrund

Bakterien, die nach der Wurzelkanalaufbereitung und -spülung im Wurzelkanalsystem verbleiben, vermehren sich zwischen zwei Behandlungssitzungen zahlenmäßig wieder schnell, wenn der Wurzelkanal ohne Einlage bleibt.

! Eine kontrollierte Asepsis und eine effektive Wurzelkanaldesinfektion müssen folglich – auch zwischen den einzelnen Sitzungen – als essenziell für eine erfolgreiche Ausheilung periapikaler Läsionen angesehen werden.

16

16.2.1 Bakterielle Besiedelung

! In einem infizierten Wurzelkanal können sich mehr als 10^8 Bakterien/ml Kanalinhalt befinden.

Reduktion der Bakterienzahl:

- um den Faktor 1000 durch die mechanische Aufbereitung des Wurzelkanals
- nochmals um 50 % durch die Spülung mit NaOCl (☞ Kap. 15 Spülung des Endodonts).

Medikamentöse Zwischeneinlagen sind lediglich in der Lage, den Rest der – auch nach sorgfältiger Instrumentation und Spülung verbliebenen – Mikroorganismen zu bekämpfen und eine Reinfektion zu verhindern.

16.2.2 Antibakterielle Therapie

Die Eigenschaften von Zwischeneinlagemedikamenten werden bis heute kontrovers diskutiert. In neueren Studien (Peters L.B., Wesselink P.R.; 2002) wird das einzeitige Vorgehen auch im infizierten Wurzelkanal propagiert.

Gerechtfertigt ist der Einsatz nur dann, wenn die antibakterielle Aktivität signifikant größer als die damit verbundene Zytotoxizität ist.

Da die Bakterien in den Dentinkanälchen nachweisbar sind, müssen Zwischeneinlagen direkten Wandkontakt aufweisen. Dies muss beim Einbringen und Verdichten in den Wurzelkanal beachtet werden.

! Effektive Wirksamkeit: Medikament in direktem Kontakt zu den Bakterien.

16.3 Wirkstoff Kalziumhydroxid

Eine Auswahl der Präparate ergibt sich aus den pharmakologischen Eigenschaften (☞ Kap. 8 Medikamente und Füllmaterialien).

$Ca(OH)_2$ wurde von Herrmann 1920 in die Zahnheilkunde eingeführt:

- stark alkalisch mit einem pH-Wert von 12,5
- in wässriger Lösung dissoziiert in Kalzium- und Hydroxyl-Ionen.

16.3.1 Biologische Eigenschaften

- antimikrobielle und gewebelösende Wirkung
- Hemmung der Wurzelresorption
- Induktion reparatorischer Hartgewebsleistungen.

■ Direktes Wirkprinzip

Freisetzung von Hydoxyl-Ionen in wässriger Umgebung:

- diese reagieren als stark oxidierend wirkende Radikale mit zahlreichen organischen Stoffen
- die Reaktion ist so unspezifisch und intensiv, dass die Radikale nur selten vom Applikationsort weg diffundieren, da sie bereits vorher schnell gebunden werden.

■ Indirektes Wirkprinzip

Kalziumhydroxid als Zwischeneinlage:

- Wirkung als Diffusionsbarriere im gesamten Kanalbereich
- hemmt die Proliferation überlebender Bakterien
- verhindert eine Reinfektion durch Keime aus der Mundhöhle.

16

Temporäre Füllungen mit Kalziumhydroxid können verbliebene Mikroorganismen abtöten, indem sie die Substratzufuhr unterbinden und den Raum zur Vermehrung begrenzen.

16.3.2 Antimikrobielle Wirkung

! Die Mehrzahl der endodontisch relevanten pathogenen Keime ist nicht in der Lage, in einem stark alkalischen Milieu zu überleben (Ausnahme z. B. Enterococcus faecalis). Sie werden nach kurzer Zeit in direktem Kontakt dazu eliminiert.

■ Hydroxyl-Ionen

Sie induzieren:

- die Lipoxidation
- die daraus resultierende Zerstörung der Phospholipide (Hauptstruktur der Zellmembran)
- freie Fettsäureradikale reagieren mit Sauerstoff und bilden Lipid-Peroxid-Radikale, die eine autokatalytische Kettenreaktion initiieren und extensive Membranschäden bewirken.

■ Letaler Effekt für Bakterien

durch:

- die Zerstörung der Zellmembran
- die Denaturierung struktureller Proteine und Enzyme
- eine Schädigung der DNA.

! Die Zellmembran spielt eine wichtige Rolle für das Überleben der Zelle.

Studienergebnisse

Byström et al. (1985) fanden nach Applikation einer phenolhaltigen Zwischeneinlage in 66 % einen bakterienfreien Wurzelkanal, nach Kalziumhydroxideinlage waren dagegen 97 % der Kanäle bakterienfrei.

16.3.3 Zubereitungen

Der Auswahl der Träger- und Lösungssubstanz für Kalziumhydroxidpulver kommt für die antimikrobielle und periapikal regenerative Wirkung besondere Bedeutung zu.

Mischung mit dem Phenolpräparat CMCP (camphorated paramonochlorphenol)

- im Vergleich mit destilliertem Wasser keine verbesserte Wirkung
- die Bildung von Kalzium-p-Chlorphenolat verhindert eine Dissoziation und Kalziumfreisetzung
- somit keine positiven Eigenschaften.

Mischung mit Propylenglykol

Langfristig bestes Lösungsmittel neben Wasser:
- mit langfristiger Freisetzung von OH-und Ca-Ionen
- mit Kontrolle und Stabilität der pH-Wert-Änderung.

16

Kalziumhydroxid als Paste

! Kalziumhydroxidpulver allein ist in stark gekrümmte Wurzelkanäle nur schwer und unvollständig einzubringen und muss deshalb mit einer Flüssigkeit angemischt werden.

$Ca(OH)_2$ gelöst in synthetischem Glyzerin ergibt eine Paste.

TIPP

Mittels Lentulo in gekrümmte Wurzelkanäle einrotiert, erzielt gegenüber Kalziumhydroxidmischungen mit sterilem Wasser eine homogenere und bessere Füllung.

Im apikalen Drittel waren 50 % der Kanäle mit dieser Glyzerinpaste dicht gefüllt, dagegen fand sich kein dicht gefüllter Kanal mit der wässrigen Mischung.

Mischung mit Chlorhexidin (CHX)

Bei Revisionen

Chlorhexidin ist Natriumhypochlorit (NaOCl) zwar nicht überlegen, hat auch keine gewebelösende Wirkung, ist aber bei Revisionen endodontischer Misserfolge neben NaOCl einzusetzen.

Die Zwischeneinlagen kann man in diesen Fällen mit Chlorhexidin anmischen.

Studienergebnisse

Es liegen teils widersprüchliche Angaben zur Steigerung der antibakteriellen Wirkung vor.

■ Mischung mit Paramonochlorphenol-Kampfer

☞ 16.5.4 Revisionen

■ Mischung mit NaOCl

☞ 16.5.4 Revisionen

16.3.4 Gewebelösende Wirkung

! Da gekrümmte Wurzelkanäle allein durch die chemo-mechanische Instrumentation nicht vollständig gewebsfrei sind, kommt der Zwischeneinlage eine ebenso wichtige Bedeutung zu wie der Wurzelkanalspülung.

- anaerobe Bedingungen innerhalb verschlossener Wurzelkanäle beeinflussen die gewebelösenden Eigenschaften nicht
- nach 7 Tagen weist Kalziumhydroxid eine sehr gute Gewebslösung auf, die im Gegensatz zur initial schnellen Lösung bei Natriumhypochlorit kontinuierlich und langsamer verläuft:
  - Pulpagewebe kann nach 3 Stunden in NaOCl 0,5 % aufgelöst werden, wenn die Lösung alle 30 Minuten erneuert wird
  - in Kalziumhydroxidsuspension trat nach 12 Tagen eine vollständige Gewebslösung auf
- wird das Gewebe für 7 Tage in $Ca(OH)_2$ vorbehandelt, löst NaOCl bereits nach 60 Minuten Pulpagewebe vollständig auf.

! Bereits eine einwöchige Kalziumhydroxideinlage löst die nicht-instrumentierte Odontoblastenschicht auf. Eine vierwöchige Einlage erodiert die Prädentinschicht.

Lichtmikroskopische Untersuchungen

Nachweis: Eine einwöchige Zwischeneinlage und die anschließende Spülung während der Instrumentation mit NaOCl reinigen den Isthmus mesialer Unterkieferwurzelkanäle vollständig; der zusätzliche Ultraschalleinsatz verbesserte die Reinigungswirkung nicht (Barthel-Zimmer C.R.; 2001).

16

■ pH-Messung

- Hydroxyl-Ionen diffundieren durch Dentin mit einem pH-Maximum, wenn die Zwischeneinlage wenigstens 3 Wochen liegt
- bereits nach 24 Stunden an der inneren Dentinkanalwand ein pH-Maximum mit 10,8.

TIPP

Je länger die Zwischeneinlage im Wurzelkanal wirken kann, desto günstiger ist die Regeneration des periapikal entzündeten Gewebes.

■ Studienergebnisse

Leonnardo et al. (1994) zeigen für die Verwendung von $Ca(OH)_2$:

Experimentell induzierte chronische apikale Parodontitis

- nach 1-wöchiger Einlage nur in ca. der Hälfte der Fälle knöcherne Regenerationen
- bei Erneuerung des Medikaments (jede Woche für einen Zeitraum von 12 Wochen) konnte in allen Fällen vollständige Geweberegeneration mit Zementapposition festgestellt werden.

Regeneration von Läsionen

Wird Kalziumhydroxid als Zwischeneinlage verwendet, sind die Resultate:

- ca. 80 % selbst der größeren periapikalen Läsionen zeigen nach 3 Jahren vollständige Regeneration
- bei 20 % ist röntgenologisch nur eine geringe Reduktion oder Persistenz der apikalen Parodontitis sichtbar
- die größte Reduktion der periapikalen Läsion tritt bereits im 1-Jahres-Zeitraum auf
- erste Regenerationszeichen im Röntgenbild frühestens nach 12 Wochen
- in digitalisierten Bildern bereits nach 3 bis 6 Wochen.

16.4 Antibiotika und entzündungshemmende Präparate

Weit verbreitet ist die Anwendung lokal wirksamer Antibiotika. Diese enthalten zusätzlich einen Entzündungshemmer, um die lokale Abwehrreaktion (Schmerzen) zu unterbinden (z. B. Ledermix®; Lederle).
Wirkdauer und -radius des Antibiotikums sind sehr begrenzt, zudem werden einige Zielkeime (z. B. Streptococcus viridans) nicht ausreichend erreicht (Hauman C.H.J., Love R.M.; 2002). Bei längerer Liegedauer werden zurückgebliebene Keime nicht mehr ausreichend kontrolliert und vermehren sich unter dem Schutz des Kortikoids (Immunsuppression).
Da die Beimischung von Kortikosteroiden eine lokale Abwehr zumindest behindert, besteht die Gefahr, durch das Medikament die natürlichen Symptome zu kupieren. Nach der Anwendung sollte vor der Wurzelfüllung eine neutrale Einlage (z. B. $Ca(OH)_2$) eingebracht werden.
Die Anwendung solcher Präparate ist daher auf Ausnahmefälle zu begrenzen (☞ Kap. 6 Notfallendodontie).

16.5 Vorgehen

Nach der vollständigen Aufbereitung und Spülung des Wurzelkanals erfolgt die medikamentöse Einlage.
Bei Zähnen mit periapikalen Läsionen müssen unterschieden werden:

- Primärinfektionen mit nekrotischem Pulpagewebe
- Sekundärinfektionen bei einem endodontischen Misserfolg (☞ Abschnitt 16.6.4 Revisionen).

Endodontische Primärinfektion: Hier besteht die Mikroflora vorwiegend aus obligat anaeroben Keimen.

In diesen Fällen ist Kalziumhydroxid als einziges Einlagemedikament dazu geeignet, alle relevanten Bakterien abzutöten.

16.5.1 Flüssige Substanzen

Das Einbringen in den Wurzelkanal geschieht z. B. mit Papierspitzen oder einer Spülkanüle.

TIPP

Die Verwendung von Papierspitzen macht, im Gegensatz zur Spülkanüle, einen unbeabsichtigten Transport der eingebrachten Flüssigkeit nach periapikal sehr unwahrscheinlich.

Allerdings wird mit einer Papierspitze wesentlich weniger Flüssigkeit in den Kanal eingebracht. Die Gefahr, dass es unbenetzte Kanalwandabschnitte gibt, ist somit höher.

16.5.2 Pastenförmige Einlagen

Möglich ist:

- Einrotieren mittels Füllspirale
- Applikation mit einem Spritzensystem.

Eine Verdichtung mit einem Plugger oder mit Papierspitzen wird empfohlen.

Vor der definitiven Wurzelfüllung müssen die Medikamente vollständig aus dem Wurzelkanal entfernt werden.

Dies gelingt bei flüssigen Präparaten einfacher als bei pastösen.

16.5.3 Instrumente für die Applikation

■ Flexible McSpadden-Compactoren und Lentulo-Förderspiralen

Empfohlen für bis auf ISO-Größe 25 aufbereitete und stark gekrümmte Wurzelkanäle, damit die Zwischeneinlagen bis in den apikalen Bereich befördert werden.

■ Calasept-Injektionstechnik

Nur selten ausreichend gefüllte Wurzelkanäle.

■ Linksdrehende K-Feilen

Nur selten exakte Platzierung der Zwischeneinlage.

16.5.4 Revisionen

■ Sekundärinfektion bei endodontischem Misserfolg

- Mikroflora unterscheidet sich von der bei Primärinfektion
- es dominieren fakultativ anaerobe Keime.

Keimbestimmung

Bei endodontischen Misserfolgen:

- deutlich weniger Bakterienspezies als bei einem Primärinfekt
- in mehr als 1/3 der Fälle war nur ein Einzelkeim nachweisbar
- insgesamt durchschnittlich 1,7 Keimarten pro Wurzelkanal.

Es dominieren auch grampositive Keime in Fällen einer persistierenden periapikalen Läsion. Enterococcus faecalis war der am häufigsten auftretende Keim bei Misserfolg. Dieser Keim ist schwer mit herkömmlichen Mitteln zu behandeln.

Weitere Studienergebnisse (Byström A. et al.; 1985)

- die mechanische Instrumentation kombiniert mit einer Spülung mit NaOCl bewirkt **keine** Bakterienfreiheit bei endodontischen Misserfolgen
- auch Kalziumhydroxid als Zwischeneinlage übt **keine** ausreichende antibakterielle Wirkung gegenüber Enterococcus faecalis im Wurzelkanal aus.

Es kann diskutiert werden, dass erst die Zwischeneinlage mit Kalziumhydroxid die Grundlage für das Überleben dieses Einzelkeimes schafft, da alle anderen endodontisch spezifischen Keime abgetötet werden. Enterokokken können auch im Gegensatz zu anderen Keimen als Einzelspezies im Kanal überleben.

Therapeutische Maßnahmen

Spüllösung

Sowohl Chlorhexidin 0,2 % – 2% als auch NaOCl 5 % sind bei einer Einwirkzeit von 5 Minuten gleichermaßen antibakteriell wirksam gegen Enterococcus faecalis.

Zwischeneinlage

Lösungsmittel für Kalziumhydroxid
Chlorhexidin und Paramonochlorphenol-Kampfer erweisen sich bei der Revision als effizient, wenn die Zwischeneinlage nicht mit Kochsalzlösung oder sterilem Wasser, sondern mit einer der beiden erstgenannten Lösungen angemischt wird. NaOCl wirkt effizient gegen fakultative Anaerobier und Hefen.

Chlorhexidin-Gel
Als Einlagemedikament bei 7-tägiger Einwirkzeit der alleinigen NaOCl-Spülung deutlich überlegen.

! Den besten antibakteriellen Effekt gegen Enterococcus faecalis übt eine Mischung aus Kalziumhydroxid mit Glyzerin und Paramonochlorphenol-Kampfer aus.

Abschlussspülung vor WF

Wurde nach abschließender Chlorhexidinspülung abgefüllt, so konnten nur in diesen Proben noch nach 35 Tagen keimfreie Kanäle festgestellt werden, während die mit NaOCl behandelten Wurzelkanäle bereits nach 24 Stunden eine bakterielle Passage aufwiesen (☞ Jung S. et al.; 1999).

Verwendete Konzentrationen

Die meisten Studien konnten keinen konzentrationsabhängigen Unterschied der antimikrobiellen Wirkung beim Einsatz von CHX-Lösungen mit einer Konzentration von 0,2 % oder 2 % ermitteln.

16

Allerdings scheint die Keimelimination bei einer 2 %igen Lösung schneller abzulaufen. Bei einer Einwirkzeit von über 1 Stunde kann sogar ein fungizider Effekt beobachtet werden.

Es muss nochmals daran erinnert werden, dass vor Kalziumhydroxid-Einlagen (nicht vor der Wurzelkanalfüllung!) mit Zitronensäure zur Inaktivierung der Dentinmatrix zu spülen ist (☞ 15.2.4).

16.6 Literatur

Barthel-Zimmer C.R. (2001): Untersuchungen zur Keimreduktion im Wurzelkanal. Berlin, Habil.-Schrift

Byström A., Claesson R., Sundqvist G. (1985): The antibacterial effect of camphorated paramonochlorophenol, camphorated phenol and calcium hydroxide in the treatment of infected root canals. Endod Dent Traumatol 1, S. 170 – 175

Hauman C.H.J., Love R.M. (2002): Biocompatibility of dental materials used in contemporary endodontic therapy: a review. Part 1. Intracanal drugs and substances. Int endodont J 36, S. 75 – 85

Jung S., Safavi K., Spangberg L. (1999): The effectiveness of chlorhexidine in the prevention of root canal reinfection. J Endod 25, S. 288

Leonardo M.R., Almeida W.A., Ito I.Y., da Silva L.A.B. (1994): Radiographic and microbiological evaluation of posttreatment apical and periapical repair of dogs' teeth with experimentally induced chronic lesion. Oral Surg Oral Med Oral Pathol 78, S. 232 – 238

Peters L.B., Wesselink P.R. (2002): Periapical healing of endodontically treated teeth in one and two visits obturated in the presence or absence of detectable microorganisms. Int Endod J 35, S. 660 – 667

17 Wurzelkanalfüllung

Bargholz

17.1 Entwicklung

In der Vergangenheit wurde die Bedeutung der Wurzelkanalfüllung bisweilen relativiert. Es erschien wichtiger, was aus dem Kanalsystem entfernt wird, als das, was hineingefüllt wird. Dennoch wurde in einer Vielzahl von Studien (Sjögren U. et al.; 1990; Hülsmann M.; 1998) untersucht, welche Abhängigkeit vorliegt zwischen:
- Endpunkt der Wurzelfüllung (Überextension, Unterfüllung)
- Homogenität der Wurzelfüllungen und Behandlungserfolg.

17.1.1 Behandlungserfolg

Der Behandlungserfolg ist gleichermaßen abhängig von:
- **Reinigung**
- **Formgebung**
- **Füllung**
- **bakteriendichter, postendodontischer Versorgung.**

Bisher verwendete Wurzelfüllmaterialien und -techniken bieten gegenüber oralen Keimen keinen dichten Verschluss (☞ Kap. 21 Postendodontische Versorgung).

17.1.2 Anforderungen

Folgende Anforderungen wurden bereits 1927 von Edgar D. Coolidge aufgestellt und sind bis heute gültig. Das Füllmaterial sollte:
- verformbar sein, um es in alle Anteile des Kanalsystems einzubringen
- das periapikale Gewebe nicht irritieren
- keine Flüssigkeit aufnehmen
- kein Temperaturleiter sein
- unlösbar in Körperflüssigkeiten sein
- nach dem Einbringen nicht die Form ändern oder schrumpfen
- den Zahn nicht verfärben
- röntgenopak sein
- ggf. einfach wieder zu entfernen sein.

17

Als weitere Anforderung ist heute die Sterilisierbarkeit hinzuzufügen.

Da bisher kein Material bekannt ist, welches all diesen Ansprüchen genügt, wird eine Wurzelfüllung mit einer Kombination verschiedener Materialien durchgeführt.

17.2 Ziele

- Therapieziel nach der chemo-mechanischen Reinigung und Formgebung der Wurzelkanalsysteme ist der **möglichst vollständige Verschluss** der Hohlräume
- die Füllung des Wurzelkanals wirkt einer **apikalen Perkolation** entgegen, da das Eindringen von Sekret in das gefüllte Wurzelkanalsystem als Mitursache für den Misserfolg verantwortlich gemacht wird
- mit den heutigen Methoden ist eine sichere **Keimeliminierung** aus dem gesamten Kanalsystem nebst Dentintubuli nicht zu 100 % erreichbar.

! Die Wurzelfüllung muss daher die eventuell im Kanalsystem bzw. den Dentintubuli verbliebenen Bakterien von jeglicher Substratzufuhr abschneiden, um eine erneute Vermehrung und Entzündung des periradikulären Gewebes zu verhindern.

Einige Sealer verhindern das Überleben von Keimen in den Dentintubuli und/oder Seitenkanälen der Wurzel (Saleh I.M. et al.; 2004).

17.3 Materialien

Die früher oft gebräuchliche Anwendung von Metallstiften entspricht in keiner Weise den heutigen Anforderungen an ein Füllmaterial (nicht adaptierbar, Korrosion).

17.3.1 Guttapercha

Als solides Füllmaterial wird heute in der Hauptsache Guttapercha verwendet (☞ Kap. 8 Medikamente und Füllmaterialien).

■ Herstellung

Aus dem eingetrockneten Saft des Guttapercha-Baumes unter Zusatz von ZnO (ca. 60 %), Wachsen und Harzen (1–4 %) sowie röntgensichtbaren Metallsalzen (ca. 15 % als Röntgenkontrastmittel) hergestellt.

■ Eigenschaften

Biologisch inert, sterilisierbar und verformbar. Die drei Isomere der Guttapercha kommen temperaturabhängig vor:

- alpha-Form (42–49 °C)
- beta-Form (Raumtemperatur; 53–59 °C)
- gamma-Form (56–62 °C).

Die einzelnen Isomere entstehen durch Erwärmung und langsames Abkühlen.

17

Sterilisation

Guttapercha selbst inhibiert das Wachstum aerober und anaerober Keime signifikant (Attin T. et al.; 2001). Dies wird in erster Linie dem enthaltenen Zink zugeschrieben.

Guttapercha-Stifte können direkt vor der Anwendung durch das Einlegen in NaOCl 5,25 % (3 Min.) keimfrei gemacht werden (Senia E.S. et al.; 1975):

- nach der Trocknung sind auf den Stiften Kristalle von NaOCl nachweisbar
- sicheres Entfernen durch Abspülen mit sterilem Wasser oder besser Alkohol und anschließender Trocknung (Short R.D. et al.; 2003).

17.3.2 Wurzelfüllzemente (Sealer)

Um eine gute Adaptation der Guttapercha an Dentinwände und Unregelmäßigkeiten der Wurzelkanalsysteme zu erreichen, werden ergänzend Wurzelfüllzemente, sog. Sealer, eingesetzt (☞ Kap. 8 Medikamente und Füllmaterialien).

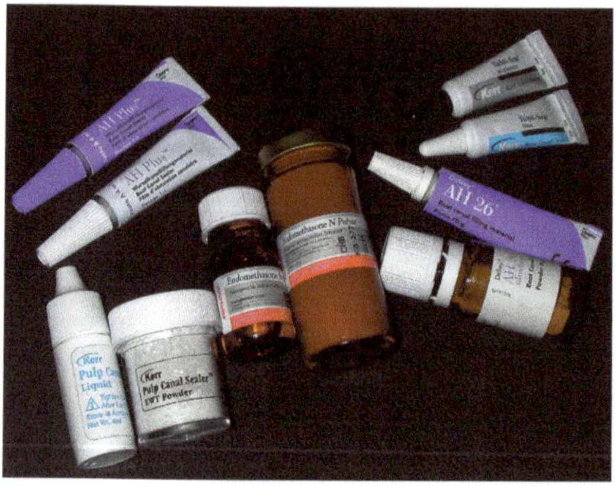

Abb. 17.1: Einige gebräuchliche Sealer: AH Plus™, Pulp Canal Sealer™ EWT, Endométhasone N, AH 26®, Tubli-Seal.

Sealer können in verschiedene Gruppen eingeteilt werden (☞ Tab 17.1). Weit verbreitet sind Sealer auf ZnO-Basis:

- relativ gute Gewebeverträglichkeit
- dünne Sealer-Schichtdicke
- Konsistenz modifizierbar.

Sealer auf Kunstharzbasis kommen aus sehr unterschiedlichen Stoffgruppen:

- geringe Resorbierbarkeit
- z. T. sehr lange Erfahrung
- z. T. fragliche Gewebeverträglichkeit
- gute Verarbeitung.

Alle Sealer enthalten Metallsalze als Röntgenkontrastmittel. Die Röntgenopazität spielt eine entscheidende Rolle bei der postoperativen Beurteilung einer eingebrachten Wurzelfüllung. Daher sollte für eine objektive Beurteilung der Sealer eher schwach röntgenopak sein, um eine Differenzierung zur Guttapercha und zu Hohlräumen zu ermöglichen.

Wärme kann die Dichtigkeit der Sealer erheblich beeinflussen. AH 26® scheint hier durch Wärme wenig beeinflusst zu werden (Wu M.-K. et al., 2004). Diese Eigenschaften sind für die Auswahl eines geeigneten Sealers bei thermoplastischen Fülltechniken von erheblicher Bedeutung.

Einige Sealer beinhalten Medikamente (Kortikoide), welche im Sinne einer Dauermedikation freigesetzt werden (N2, Endométhasone N). Diese Präparate werden trotz ihrer teilweise hervorragenden physikalischen Eigenschaften als Sealer abgelehnt.

Tab. 17.1: Eine mögliche Einteilung gebräuchlicher Sealer

Sealer auf ZnO-Basis	Sealer auf Kunstharzbasis	Pasten
Hermetic®	AH 26®	Jodoformpaste
Endométhasone N	Diaket®	Chloropercha
Tubli-Seal	RoekoSeal	Gangraena-Merz® N
Pulp Canal Sealer™	Sealapex	
	AH Plus™	

17.3.3 Resilon™

In der Vergangenheit entwickelte Alternativen auf der Basis von adhäsiv verarbeiteten Kunststoffen konnten sich noch nicht durchsetzen.

- das Polyestermaterial Resilon™ (Epiphany®, Pentron, CT, USA) wird in Verbindung mit einem dualhärtenden Kompositsealer verarbeitet
- hier wird eine dentinadhäsive Verbindung zwischen Dentin und Wurzelfüllmaterial angestrebt
- erste Studien zeigen eine bessere Abdichtung des Kanalsystems.

Bei der Verarbeitung kommen weitgehend die unten beschriebenen klassischen Techniken (☞ 17.5.3 Laterale Kondensation; 17.5.6 Vertikale Kondensationstechnik) zum Einsatz.

17.4 Vorgehen

17.4.1 Zeitpunkt der Wurzelfüllung

■ Vorbereitung

Die Wurzelfüllung kann durchgeführt werden, wenn

- das oberste Ziel – **die Eliminierung der vorhandenen Keime** – erreicht wurde
- vorhandenes Restgewebe bzw. altes Füllmaterial entfernt ist
- die Formgebung der Kanalsysteme erfolgt ist.

■ Weitere Erfordernisse

- die Wurzelkanalsysteme müssen **frei von Rückständen** einer eventuell zuvor eingebrachten medikamentösen Einlage sein
- die präparierten Dentinwände sollen **trocken** sein
- es darf **kein Sekret** über den Apex **in das Kanalsystem** eindringen
- der Zahn sollte **schmerzfrei** sein.

Das Abdichtvermögen eingesetzter Sealer verschlechtert sich rapide, wenn die Dentinwände Feuchtigkeit aufweisen; insofern kann bei apikal einsickerndem Sekret nicht von einer optimalen Abdichtung ausgegangen werden (Hosoya N. et al.; 2000).

17

17.4.2 Anpassen des Hauptstiftes (Mastercone)

Nach abgeschlossener Aufbereitung werden die Guttapercha-Stifte angepasst:

- entsprechend der vorab erreichten Aufbereitungsgeometrie
- an jedes Kanalsystem individuell.

■ Auswahl

Der jeweilige Mastercone wird bestimmt durch

- den apikalen Durchmesser (Masterfeile)
- die individuelle Konizität im apikalen Drittel.

Der Mastercone muss in Form, Länge und Enddurchmesser dem jeweiligen Hauptkanalsystem entsprechen.

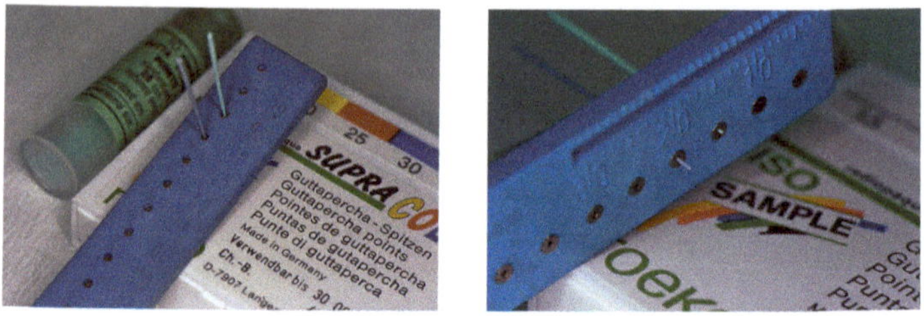

a b

Abb. 17.2: ISO-genormte, farbcodierte Guttapercha-Stifte werden in einer Messlehre in die entsprechenden Öffnungen gesteckt (a), der rückseitige Überstand (b) wird mit einem sterilen Skalpell getrimmt.

Guttapercha-Stifte werden genormt hergestellt, weisen aber erhebliche Toleranzen auf.

! Die präparierte Form des Wurzelkanals und die geplante Fülltechnik bestimmen die Wahl eines passenden Hauptstiftes (Mastercone).

Guttapercha-Stifte sind verfügbar:

- ISO-genormt (2 %-Konus)
- als nicht-standardisierter Guttapercha-Stift – 4 % bis 12 % oder FF bis ML (☞ Abkürzungsverzeichnis).

■ Vorbereitung

Trimmen

Der Enddurchmesser wird anhand einer Guttapercha-Lehre überprüft und der Guttapercha-Stift mit einem sterilen Skalpell entsprechend getrimmt (☞ Abb. 17.2).

Markieren und Überprüfen

17

Danach wird der ausgesuchte Guttapercha-Stift mit Hilfe von Pinzette und Längenmessblock in der gewünschten Länge markiert und in das jeweilige, noch feuchte Kanalsystem zur Überprüfung eingebracht.

TIPP

Bei ausreichender Kongruenz zwischen Kanallumen und Mastercone wird bei Erreichen der Arbeitslänge eine leichte „Klemmpassung" erreicht, der sog. „Tug-back": Der Guttapercha-Stift lässt sich nur gegen einen minimalen, spürbaren Widerstand wieder aus dem Wurzelkanal ziehen.

17.4.3 Spülung und Trocknung

■ Spülprotokoll

Durchführung direkt vor der Wurzelkanalfüllung (☞ auch Kap. 15 Spülung des Endodonts).
Mögliches Spülprotokoll bei Wurzelfüllung mit Guttapercha und Sealer:

- NaOCl
- EDTA für eine Minute (Entfernung des Smear layer)
- NaOCl
- Alkohol (bessere Trocknung).

Als letzte Spülung sollte dabei nicht EDTA oder H_2O_2 verwendet werden, da Reste dieser Spülflüssigkeiten mit einigen Sealern interagieren und damit die Qualität der Wurzelfüllung negativ beeinflussen können.

EDTA

Inwieweit EDTA und damit die Entfernung des Smear layers als letzte Spülung erforderlich ist, wird in der Literatur kontrovers diskutiert:

- in Farbstoffpenetrationsversuchen konnte bei EDTA-Spülung sowohl eine höhere, geringere oder auch gleich bleibende Penetration mit Farbstoffen nachgewiesen werden
- die verwendeten Sealer scheinen einen Einfluss auf die Dichtigkeit zu haben:
  - bei ZnO-Eugenol-basierten Sealern (z. B. Roth's 811) scheint eine EDTA-Spülung keinen Einfluss zu haben (Taylor J.K. et al; 1997)
  - bei kunstharzbasierten Sealern (z. B. AH 26®) kann die Dichtigkeit verbessert werden (Gettleman B.H. et al.; 1991).

Trocknung

- zuletzt wird das Kanalsystem mit hochprozentigem Alkohol gespült
- die Flüssigkeit wird mit einem Mikrosauger abgesaugt (☞ Abb. 17.3)
- der Kanal wird mit Papierspitzen getrocknet (☞ Abb. 17.4).

Auf diesem Weg erfolgt eine relativ gute Trocknung des präparierten Hauptkanalsystems, aber Seitenkanäle und/oder Isthmen können so nur ungenügend erreicht werden.

Mit dem Stropko-Irrigator® und einem entsprechenden Aufsatz ist es möglich, auch diese Bereiche effektiv zu trocknen (☞ Abb. 17.5).

TIPP

Bei der Verwendung von Resilon™ (☞ Kap. 8 Medikamente und Füllmaterialien) zur Wurzelfüllung wird hingegen EDTA bzw. Chlorhexidin als letzte Spülung empfohlen! Natriumhypochlorit oder Alkohol beeinflussen die adhäsive Verankerung des Sealers negativ.

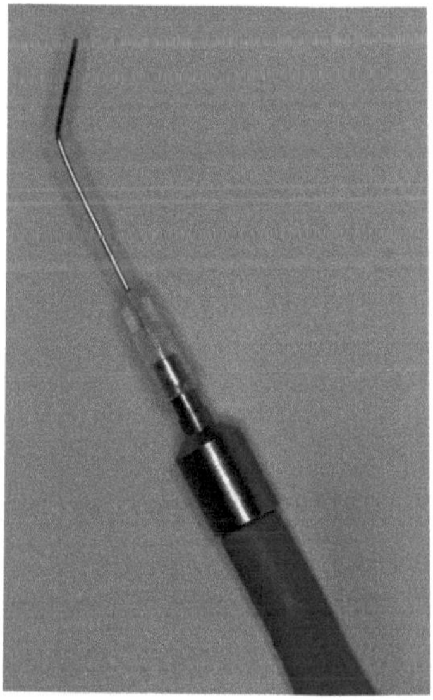

Abb. 17.3: Der Mikrosauger ist im Prinzip nur ein Adapter, der den Gebrauch sehr langer, stumpfer Kanülen auf dem Saugschlauch ermöglicht.

17

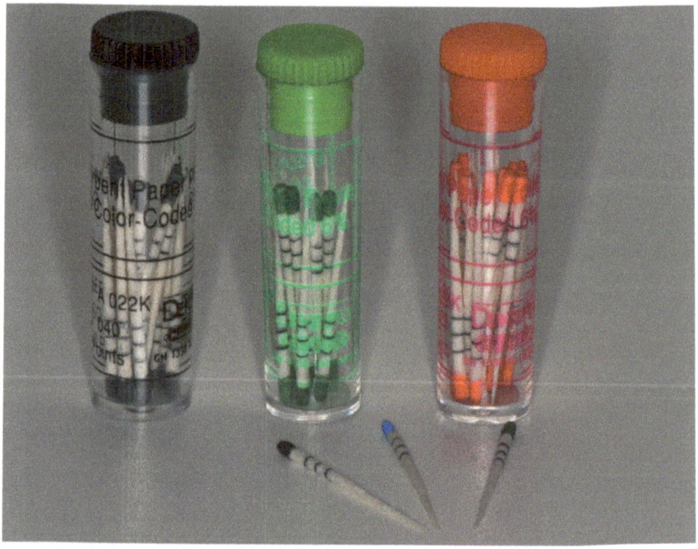

Abb. 17.4: Das Trocknen erfolgt mit Papierspitzen. Papierspitzen mit einem 6 %-Konus eignen sich aufgrund des stärkeren Saugvolumens sehr gut.

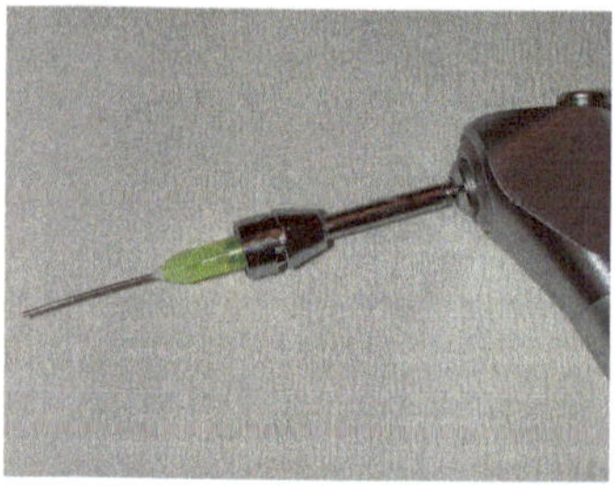

17

Abb. 17.5: Der Stropko-Irrigator® ermöglicht den Einsatz biegbarer, feiner Kanülen zur gezielten Trocknung. Der Luftdruck ist hierbei deutlich reduziert.

17.5 Wurzelfülltechniken

17.5.1 Einstifttechnik

■ Beschreibung

Füllung des Wurzelkanals mit einem Sealer und Verdrängung durch einen Guttapercha-Stift (single-cone technique, ☞ Abb. 17.6).

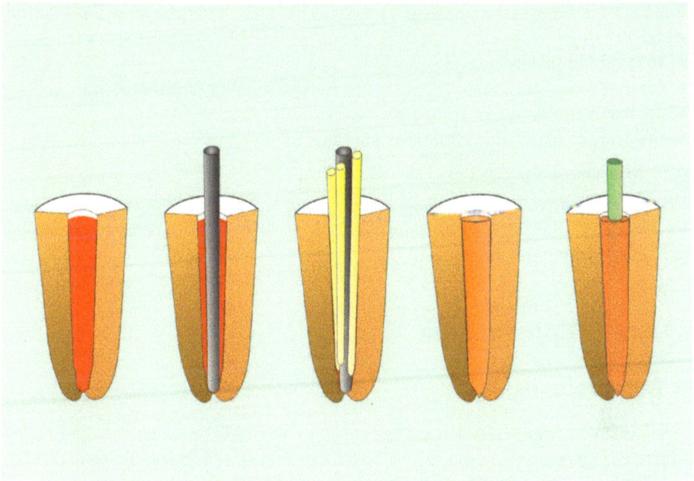

Abb. 17.6: Grundsätzlich mögliche Fülltechniken (v.l.n.r.): Reine Pastenfüllung (muss heute als obsolet angesehen werden), die Einstifttechnik, die laterale Kondensation, thermoplastische Techniken (VC, CWT, etc.) und Hybrid-Techniken (MicroSeal®, Thermafil®).

Weiterentwicklung

Bei der zunehmenden Verbreitung rotierender Aufbereitung und der Realisierung entsprechend gleichmäßiger Aufbereitungsformen werden formkongruente Guttapercha-Stifte angeboten (4%-, 6%- und 8%-Konus, wie auch Stifte mit variablem Konus für Aufbereitung mit dem ProTaper™-System; ☞ Kap. 7 Instrumente).

Bei der Anwendung werden Unzulänglichkeiten der Aufbereitung nur unzureichend berücksichtigt (☞ unten).

17

Indikation

Einfachste Form der Wurzelfüllung, Indikation bei weitgehender Formkongruenz von Aufbereitung und Guttapercha-Stift, wenn keine Füllung von Seitenbereichen erforderlich ist.

Beurteilung

Der Guttapercha-Stift:

- minimiert eigentlich nur die normale Schrumpfung des Sealers
- ermöglicht die Revision als „Führungsschiene“
- sitzt im Idealfall aufbereitungskongruent am Foramen physiologicum bzw. am präparierten apikalen Stopp
- füllt alle anderen Abschnitte des gereinigten Kanals nicht aus.

Führt zu einem großen Sealer-Anteil in der fertigen Wurzelfüllung.

Rund um den Guttapercha-Stift weist die Sealer-Schicht eine unterschiedliche Dicke auf aufgrund

- von lateralen Lakunen
- der unterschiedlichen Konizitäten von Guttapercha-Stift und Wurzelkanal
- des erweiterten koronalen Drittels des Kanals
- weil Lufteinschlüsse nicht entweichen können.

Kein zuverlässiger Verschluss des Kanalsystems!

Neuere Sealer versprechen eine geringere Schrumpfung und sollen durch bessere Fließfähigkeit eine ausreichende Auffüllung aller Hohlräume (z. B. GuttaFlow®) bei Anwendung der Einstifttechnik erreichen.

17.5.2 Dipp-Technik

Beschreibung

Individuelle Anpassung eines Mastercones an die Unregelmäßigkeiten des apikalen Kanalabschnitts einschließlich des Foramens. Die Dipp-Technik ist keine alleinige Fülltechnik, sondern wird ergänzend zu anderen Techniken (vertikale oder laterale Kondensation) eingesetzt.

Indikation

- wenn eine regelrechte, annähernd runde Ausformung des apikalen Endpunktes (Foramen) nicht möglich ist (z. B. wegen Resorptionen der Wurzelspitze)
- wenn die Abdichtung bei sehr großen, unregelmäßigen Foramina durch einen runden Guttapercha-Stift nicht ausführbar ist.

! In diesen Fällen ist – unabhängig von der Fülltechnik – die genaue Anpassung eines Mastercones erschwert.

Durchführung

17

Nach Abschluss der mechanischen Präparation ist der kleinste Durchmesser des apikalen Endpunktes der Aufbereitung sowie der entsprechende Konus bekannt.

Ablauf der Dipp-Technik

- ein im Konus passender, aber im apikalen Durchmesser zu großer Guttapercha-Stift wird ausgesucht
- er sollte 1–2 mm vor dem Erreichen der Arbeitslänge klemmen
- er wird mit der Spitze für ein bis zwei Sekunden einige Millimeter in Chloroform getaucht und dann im feuchten Kanal auf Arbeitslänge gebracht (Keane K.M., Harrington G.W.; 1984)
- er wird anschließend wieder entfernt und in Natriumhypochlorit gelagert.

! Durch die oberflächliche Erweichung der Guttapercha wird eine Anpassung des Stiftes an die apikalen Unregelmäßigkeiten ermöglicht. Dabei muss die Orientierung im Zahn markiert werden (Abknicken). Durch die Flüssigkeit im Kanal wird ein Anhaften der angelösten Guttapercha am Dentin verhindert.

Passung

Überprüfung durch Inspektion der Spitze des Guttapercha-Stiftes erforderlich (☞ Abb. 17.7).

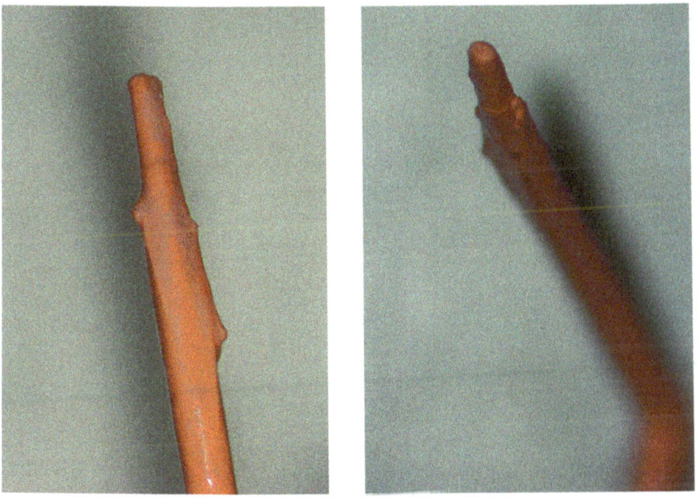

Abb. 17.7: Durch Anpassen des Mastercones an das apikale Kanallumen entsteht ein allseitig verformter, individueller Guttapercha-Stift, der den Apikalbereich vollständig verschließt.

TIPP

Ein individuell angepasster Stift weist in seinem vollständigen Umfang Verformungsspuren auf und verbessert so die primäre apikale Abdichtung.

■ Beurteilung

Hervorragend als ergänzende Maßnahme zur Herstellung eines individuellen Mastercones. Gerade bei Anwendung thermoplastischer Guttapercha-Techniken wird die Entstehung unkontrollierter, apikaler Überpressungen (pufs) erheblich verringert.

17.5.3 Laterale Kondensation (laterale Verdichtung)

Dies ist das heute am weitesten verbreitete Standardverfahren zur Wurzelfüllung.

■ Beschreibung

Eine weitgehend aus Guttapercha bestehende Wurzelfüllung, um die Nachteile der verwendeten Sealer (Schrumpfung, Resorption, Inhomogenität) zu minimieren (☞ auch 17.5.1).

■ Vorbereitung

- als Aufbereitungsprofil wird die klassische Box-Präparation angestrebt
- entsprechend der Masterfile (der größten auf voller Länge eingesetzten Aufbereitungsfeile) wird ein ISO-genormter Guttapercha-Stift ausgewählt und apikal mit Hilfe einer Messlehre auf den entsprechenden Durchmesser gebracht (☞ Abb. 17.2)
- dieser Mastercone wird leicht apikal klemmend (Tug-back) platziert und eine Röntgenaufnahme (Mastercone-Aufnahme) angefertigt.

Durchführung

- wird der korrekte apikale Sitz röntgenologisch bestätigt, wird dieser Mastercone mit Sealer beschickt und erneut appliziert.

Ablauf der lateralen Kondensation

- mit Hilfe eines Fingerspreaders wird der Hauptstift anschließend an die Kanalwand gepresst und somit Platz für einen nachfolgenden Guttapercha-Stift geschaffen
- nach dem Entfernen des Spreaders wird ein akzessorischer Guttapercha-Stift an der Spitze mit Sealer benetzt und in den geschaffenen Hohlraum auf die gleiche Länge wie der Spreader gebracht

Die akzessorischen Guttapercha-Stifte werden eine ISO-Größe kleiner als der verwendete Spreader gewählt.

Reichweite der Kondensation

Die Verdichtung sollte so weit wie möglich in die Apikalregion ausgedehnt werden.

TIPP

Der zuerst verwendete Spreader sollte daher mindestens 1,5 bis 2 mm an die Arbeitslänge heranreichen.

Kaltverformung

Ein vergleichsweise langwieriger Prozess:
- durch den ersten Verdichtungsvorgang wird die Guttapercha langsam verformt
- falls die erforderliche Tiefe des Spreaders nicht erreicht wurde, wird dieser belassen
- nach kurzer Wartezeit wird der Spreader dann unter drehenden Bewegungen etwas tiefer in den Kanal eingebracht.

TIPP

Dieser Vorgang muss unter Umständen mehrfach wiederholt werden, um ohne erhöhten Druck auf die Kanalwände den entsprechenden Spreader auf die gewünschte Tiefe einbringen zu können. Andernfalls Überprüfung des Aufbereitungsprofils.

17

Auf diesem Wege wird sukzessive der gesamte Kanal mit Guttapercha nahezu homogen gefüllt und der Sealer teilweise in kleine Seitenkanäle gepresst.
- vom Grundsatz her sollten ISO-genormte Spreader und Guttapercha-Stifte verwendet werden
- die Auswahl des geeigneten Spreaders muss mit viel Sorgfalt erfolgen, um eine tatsächliche Adaptation der Guttapercha, insbesondere im apikalen Bereich, sicherzustellen.

NiTi-Spreader können bei gleichem Druck signifikant tiefer in die Kanalsysteme eindringen, passen sich vorhandenen Krümmungen besser an und üben einen geringen Stress auf die Kanalwände aus (Berry K.A. et al.; 1998; Joyce A.P. et al.; 1998).

Beurteilung

Die laterale Kondensation ist eine relativ schwierige und zeitintensive Fülltechnik. Um die regelmäßig zitierten guten klinischen Ergebnisse zu erreichen, wird vom Behandler viel Übung gefordert.

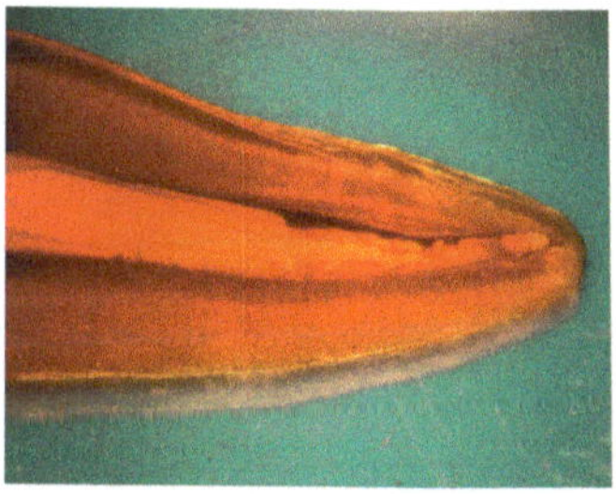

Abb. 17.8: Ein in lateraler Kondensationstechnik gefüllter einwurzeliger Zahn. Aufgrund zu geringer Sealermengen sind erhebliche Hohlräume verblieben.

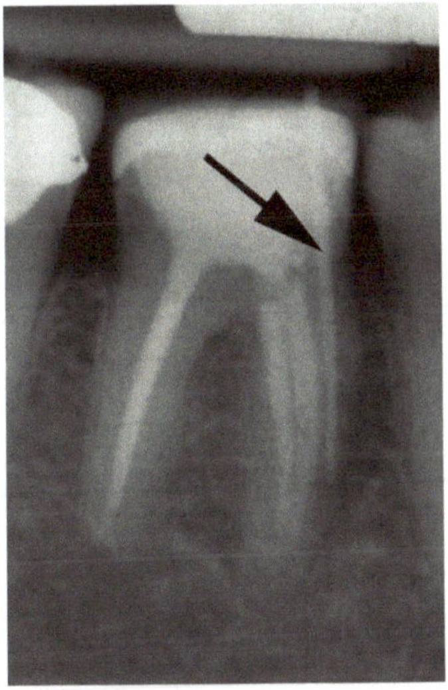

Abb. 17.9: Zahn 46 nach Durchführung einer Revision und Wurzelfüllung in lateraler Kondensation. In der Nachkontrolle zeigte sich eine Vertikalfraktur der mesialen Wurzel. In den Fistelgang wurde ein Guttapercha-Stift eingebracht (Pfeil).

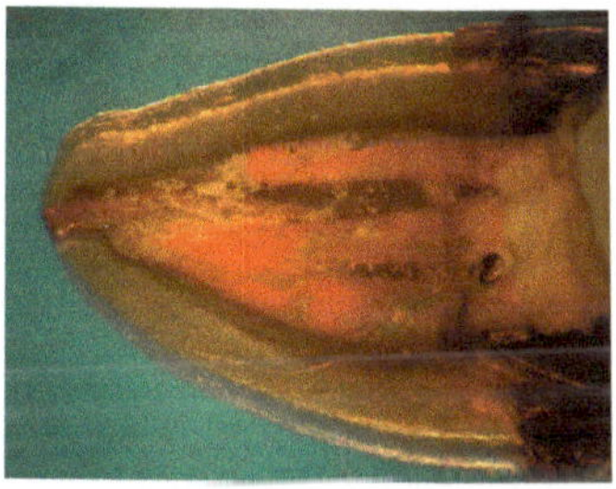

Abb. 17.10: Komplexe Kanalsysteme wie in der distalen Wurzel von Abb. 17.9 können durch kaltverformte Guttapercha nur sehr unzureichend gefüllt werden.

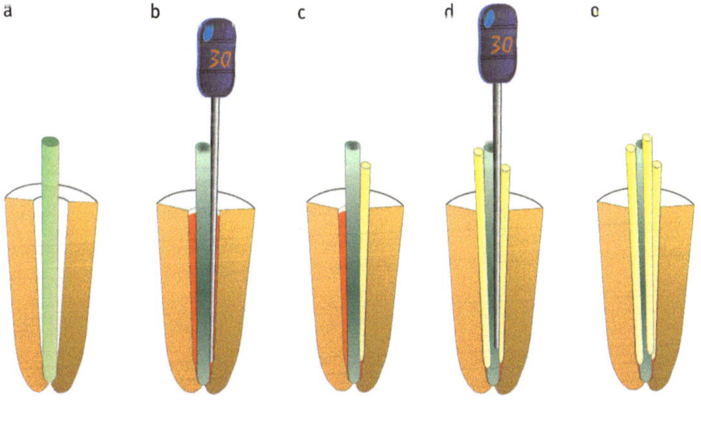

Abb. 17.11: Nach Anpassen des Mastercones (a) wird die Guttapercha mit einem NiTi-Spreader kaltverformt (b). In den geschaffenen Hohlraum wird auf gleiche Länge ein Guttapercha-Stift eingebracht (c). Nach und nach wird der Hauptkanal so mit Guttapercha-Stiften gefüllt (d + e).

17

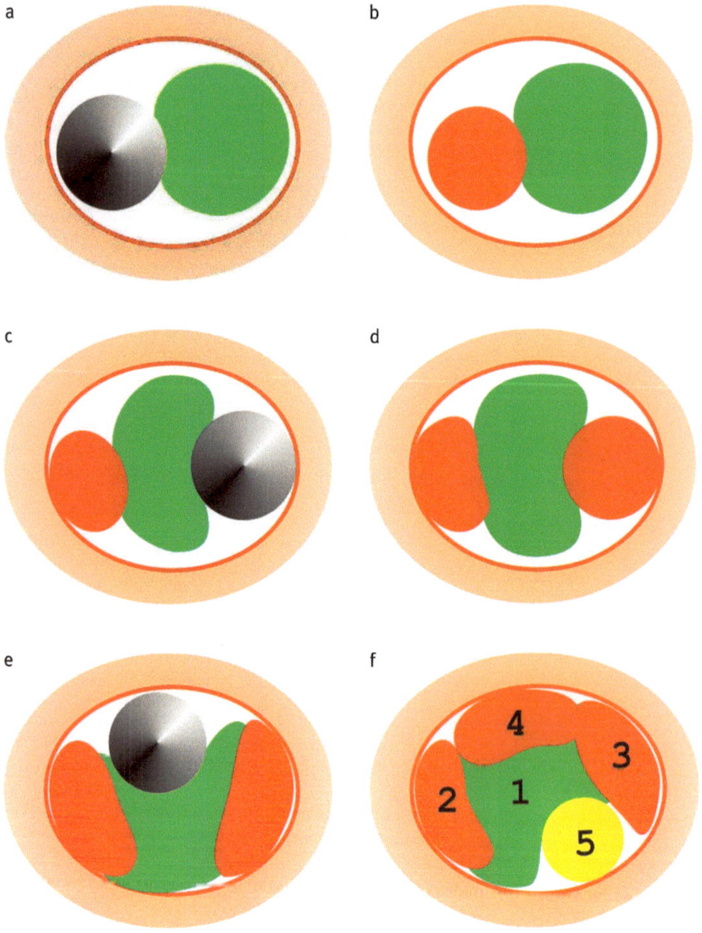

Abb. 17.12 a–f: Durch Kaltverformung der Guttapercha wird der Hohlraum nach und nach mit dem Mastercone (grün) und den Ergänzungsstiften (rot und gelb) gefüllt.

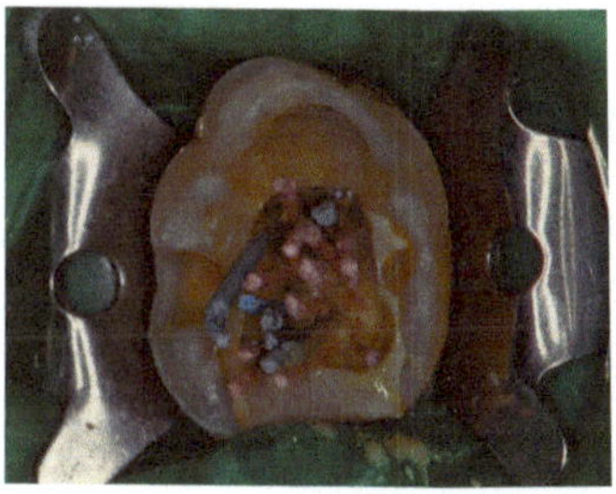

a

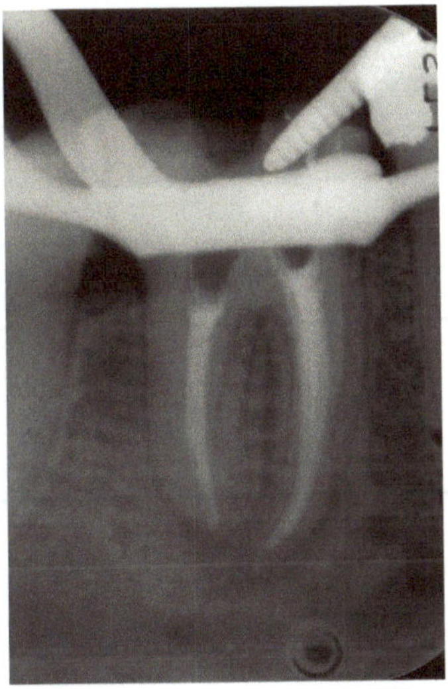

b

Abb 17.13 a + b: Klinischer Fall: Zahn 46 nach Durchführung der lateralen Kondensation. Die farbigen Guttapercha-Stifte sind gut zu erkennen (a). Das orthoradiale Kontrollröntgenbild zeigt eine homogene Wurzelfüllung (b).

17.5.4 Thermafil®

Beschreibung

Bei diesem System handelt es sich um ein thermoplastisches Füllverfahren, das von B. Johnson vorgestellt wurde.

Die Füllstifte bestehen aus einem mit Guttapercha ummantelten Kunststoffträger.

Vorbereitung

Als Aufbereitungsform wird eine Box-Präparation mit einem auf das Aufbereitungssystem abgestimmten Konus angestrebt.

Nach abgeschlossener Aufbereitung wird mit einem „Verifier" (genormtes Prüfinstrument) die gewünschte Aufbereitung überprüft und ein zum „Verifier" passender „Füllstift" („Obturator") ausgesucht.

17

Durchführung

Nach abschließender Spülung und Trocknung:

- Applikation einer dünnen Sealer-Schicht im getrockneten Wurzelkanal
- Erwärmung des auf Arbeitslänge markierten Obturators in einem speziellen Ofen für wenige Sekunden
- dieser wird anschließend mit einer kontinuierlichen Bewegung in den Kanal eingebracht, ohne die erwärmte Guttapercha am Kanaleingang von dem Träger abzuscheren

Die Einhaltung der Arbeitslänge und das Einbringen im Kanalzentrum sind hierbei besonders wichtig!

- der Kunststoffträger reicht nicht an das Ende des Obturators. Auf den letzten Millimetern befindet sich kein Träger, sondern nur erwärmte Guttapercha
- durch die ausgeprägt konische Form des Trägers wird ein gewisser apikaler und lateraler Druck auf die erwärmte, fließfähige Guttapercha ausgeübt

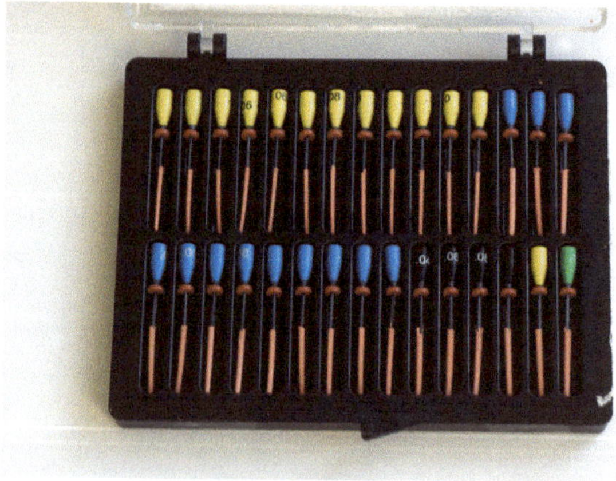

Abb. 17.14: Ein Satz Thermafil®-Obturatoren, passend zum GT-System (☞ 14.3.6).

- **Abschluss:** der aus dem Wurzelkanal herausragende Trägerstift und die überschüssige Guttapercha werden mit einem heißen Exkavator oder speziellen, rotierenden Instrumenten (Thermacut®) abgetrennt.

Beurteilung

Das Überpressen von Guttapercha und/oder Sealer ist nicht sicher zu vermeiden.

TIPP

Durch präzises Einhalten der angestrebten Aufbereitungsgeometrie kann diese Gefahr stark verringert werden.

Es findet keine wirkliche Kondensation der Guttapercha im apikalen Bereich statt. Eine Kompensation der Schrumpfung beim Abkühlen kann also nicht erreicht werden.

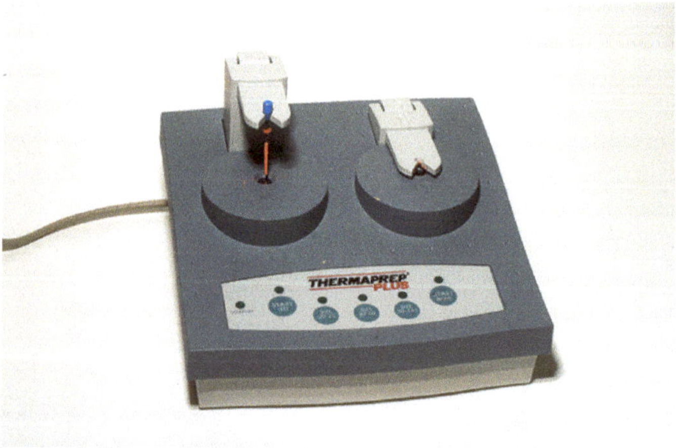

Abb. 17.15: Der Thermaprep®-Ofen zur kontrollierten Erwärmung der Obturatoren.

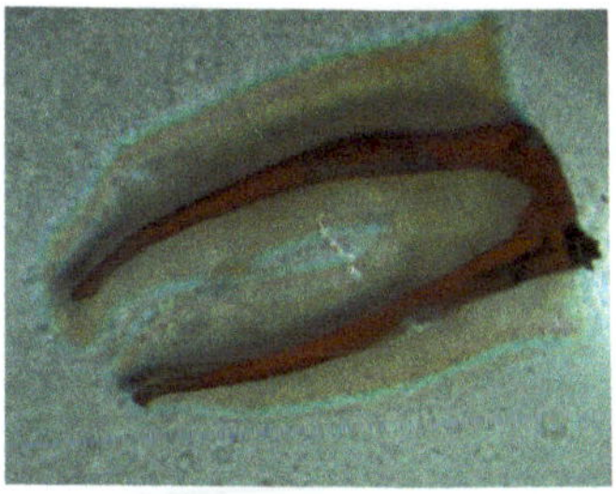

Abb. 17.16: Am transparenten Zahn wurde eine homogene Füllung mit Thermafil® erreicht. Bis nach apikal wurden der Sealer verdrängt und apikale Ausbuchtungen (obere Wurzel) gefüllt.

Weitere Füllsysteme

Die folgenden WF-Techniken sind Thermafil® vom Grundsatz her ähnlich:
- Densfil® (Dentsply Maillefer)
- HEROfill® (Micro-Mega)
- One-Step (CMS Dental)
- Soft-Core® (CMS Dental).

17.5.5 MicroSeal

Beschreibung

Das System wurde 1996 durch J. T. McSpadden eingeführt und verbindet die klassische laterale Kondensation mit den Vorteilen einer thermoplastischen Fülltechnik. Damit kann eine annähernd dreidimensionale Füllung des Wurzelkanalhohlraums erreicht werden (Cathro P.R., Love R.M.; 2003).

Für das MicroSeal-System werden spezielle Guttapercha-Stifte angeboten (ISO 25 bis ISO 60, Microflow® Guttapercha). Sie weisen bereits bei Raumtemperatur eine β-Guttapercha-Struktur auf.

VORTEIL

Dies verringert Dimensionsveränderungen bei Erwärmung über 42–44 °C und anschließender Abkühlung des Materials.

17

Vorbereitung

- bei der Aufbereitung wird eine klassische Box-Präparation angestrebt
- die mechanische Kanalpräparation endet daher mit einem apikalen Stopp
- ein Konus von 5–6 % ist ausreichend
- der Mastercone für das jeweilige Kanalsystem wird angepasst (Tug-back).

Durchführung

Ablauf beim MicroSeal-System

Der Mastercone wird
- vollständig mit einer ausreichend starken, gleichmäßigen Sealer-Schicht beschickt
- unter oszillierenden Bewegungen in den Kanal eingebracht
- wieder entfernt.

Anschließend werden die gleichmäßige Benetzung der Kanalwände und des Guttapercha-Stiftes mit Sealer überprüft.

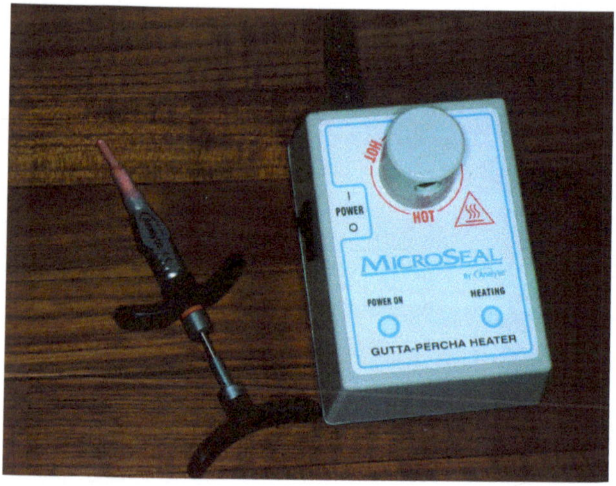

Abb. 17.17: MicroSeal-Heater (rechts) und Applikationspistole (links) mit der aufgeschraubten Guttapercha-Kartusche.

Durch wiederholtes Einbringen und Entfernen des Mastercones wird die vollständige Benetzung der Oberflächen mit Sealer-Überschuss sichergestellt.

Spreader

- der eingesetzte Masterpoint wird durch einen NiTi-Fingerspreader – ähnlich der lateralen Kondensation – an die Kanalwand gedrückt
- so wird Platz für die erwärmte Guttapercha geschaffen.

Verwendung finden spezielle NiTi-Fingerspreader mit unterschiedlichen Spitzendurchmessern und Konizitäten (☞ Abb. 17.18).

17

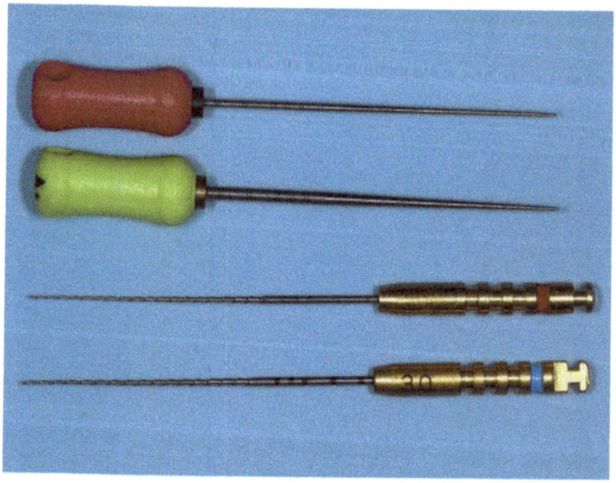

Abb. 17.18: Zwei MicroSeal-Spreader (oben) In ISO 25 mit 2 % (rot) und 4 % (gelb) Konus. Zwei Condenser in ISO 25 und 30, jeweils mit 2 % Konus zum Einrotieren der erwärmten Guttapercha.

TIPP

Bei engen und normalweiten Kanälen kommt im Regelfall ein Spreader der Größe ISO 25 mit einem 4 %-Konus zum Einsatz. Er wird auf 1,5 – 2,5 mm kürzer als die Arbeitslänge eingebracht.

Kondensation

MicroSeal-Heater

Guttapercha wird währenddessen in einem speziellen Gerät innerhalb weniger Sekunden erwärmt (☞ Abb. 17.17).

Aus hygienischen Gründen kommen für jeden Patienten die Guttapercha-Kartuschen nur einmalig zum Einsatz.

MicroSeal-Condenser

Der in das Winkelstück eingespannte „Condenser" (☞ Abb. 17.18) nimmt die erwärmte Guttapercha auf und wird sofort in den zuvor geschaffenen Hohlraum eingebracht.

Erst nach Erreichen der gewünschten Einbringtiefe wird das Winkelstück aktiviert und die warme Guttapercha bei 5000 – 7000 U/min einrotiert (☞ Abb. 17.19).

- die Durchmischung der Guttapercha mit dem Sealer ist relativ homogen
- durch die unterschiedlichen Schneidekantenwinkel wird die erwärmte Guttapercha im apikalen Bereich eher nach lateral und im koronalen Bereich nach apikal gedrückt (Maggiore F; 2004).

Die Gefahr einer Überpressung von Füllmaterial wird durch einen angepassten Mastercone und die Anordnung der Arbeitskanten vermieden.

Abschluss

Für zwei Sekunden wird die Position des **Condensers** im Kanal auf der gewünschten Position gehalten und erst danach langsam mit einem gegen die Kanalwand gerichteten „Abstreichen" aus dem Kanal entfernt.

Mit einem **Plugger** wird die noch warme plastische Guttapercha zusätzlich vertikal kondensiert.

17

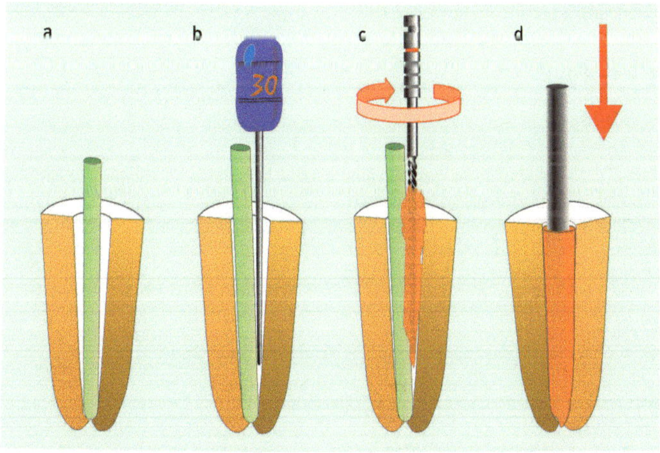

Abb. 17.19 a – d: Anpassung des Mastercones (a), einmaliges Spreadern (b). Der Condenser wird in den gespreaderten Hohlraum eingeführt und die erwärmte Guttapercha einrotiert (c). Abschließend wird die noch warme Füllung von koronal kondensiert (d).

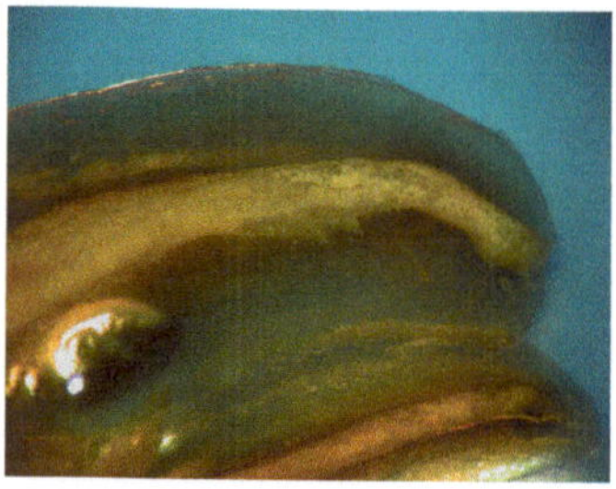

Abb. 17.20: Eine Wurzelfüllung mit dem MicroSeal-System in der palatinalen Wurzel eines Molaren. Die feinen Verästelungen konnten durch den Druck vollständig gefüllt werden.

Beurteilung

Ohne nennenswerten Druck auf die Kanalwände wird eine homogene, dreidimensionale Wurzelfüllung erreicht (☞ Abb. 17.20). Das MicroSeal-Verfahren ist außerdem zeitsparend.

17.5.6 Vertikale Kondensationstechnik (VC)

Beschreibung

Diese Technik wurde 1967 von Schilder als Teil eines Aufbereitungskonzepts in die Zahnheilkunde eingeführt (Schilder H.; 1967):

- eine entsprechende Aufbereitungsgeometrie ist Voraussetzung
- Guttapercha:
  - wird in Inkrementen erwärmt und plastifiziert
  - durch Druck gezielt verformt und
  - bis in den Apikalbereich des Wurzelkanalsystems kondensiert;
  - ein Überpressen soll dabei vermieden werden.

Die stark konische Kanalgeometrie setzt dem Kondensationsdruck hierbei einen Widerstand entgegen.

17

Vorbereitung

Aufbereitung

Folgende Kriterien sind zu beachten:

- apikal soll das **kleinstmögliche Foramen** resultieren, d. h. es werden Form und Ausdehnung des Foramens nicht verändert oder verlagert
- aus Gründen einer optimalen Spülung sollte die apikale Aufbereitung ISO 25 nicht unterschreiten
- die Präparation sollte **auf den letzten 5 mm:**
  - mindestens einen 8 %-Konus,
  - besser einen 10 %-Konus aufweisen;
  - diese Widerstandsform erlaubt die sichere vertikale Kondensation!
- die **„Ein-Drittel-Regel“** wird aus statischen Überlegungen eingehalten; d. h. bei maximalem Substanzverlust muss im Querschnitt zurückbleiben:
  - ein Drittel Wurzel
  - ein Drittel Kanalhohlraum
  - ein Drittel Wurzel.

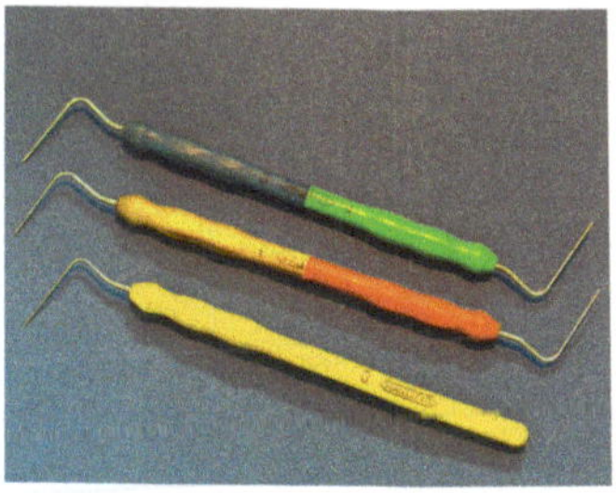

Abb. 17.21: Zwei doppelendige Plugger (nach Machtou) und ein kleinerer, hochflexibler NiTi-Plugger. Die Plugger haben Längenmarkierungen, damit eine Längenkontrolle auch ohne Silikon-Stopps möglich ist.

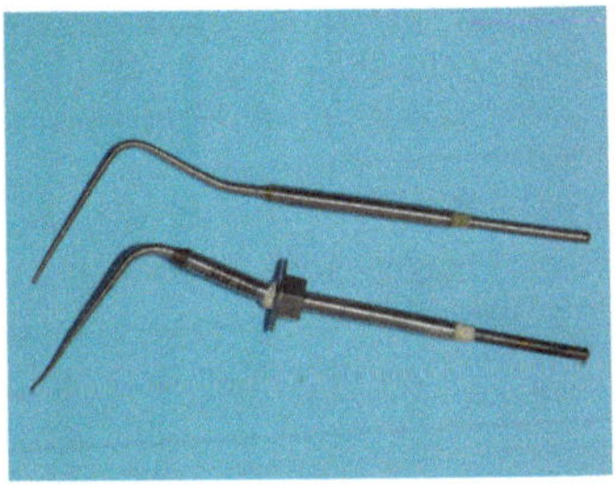

Abb. 17.22: Heat-Carrier des Touch 'n Heat-Systems (oben) und von System B (unten).

Guttapercha-Spitzen

Der Mastercone wird passend zum erreichten Aufbereitungskonus ausgesucht und angepasst. Bei einer ebenmäßigen Präparation von 8 %, 10 % oder 12 % eignen sich die GT-Guttapercha-Spitzen (Autofit GT).

! Abgestimmt auf das GT-Aufbereitungssystem weisen diese Guttapercha-Spitzen einen Enddurchmesser von ISO 20 und einen definierten Konus (4 % bis 12 %) ansteigend bis ISO 100 auf.

Nicht-standardisiert

Spezielle Spitzen (fein, fein-medium, medium etc.) sind auf der gesamten Länge gleich bleibend konisch ausgeformt, so dass im koronalen Bereich durchaus Durchmesser von 1,5 mm (ISO 150) oder mehr erreicht werden.
Diese Guttapercha-Spitzen müssen manchmal im koronalen Bereich angepasst werden. Dazu werden sie zwischen zwei Glasplatten gerollt.

Trimmen

Entsprechend des apikal präparierten Durchmessers wird der Masterpoint mit einem Skalpell auf den gewünschten Durchmesser gebracht.

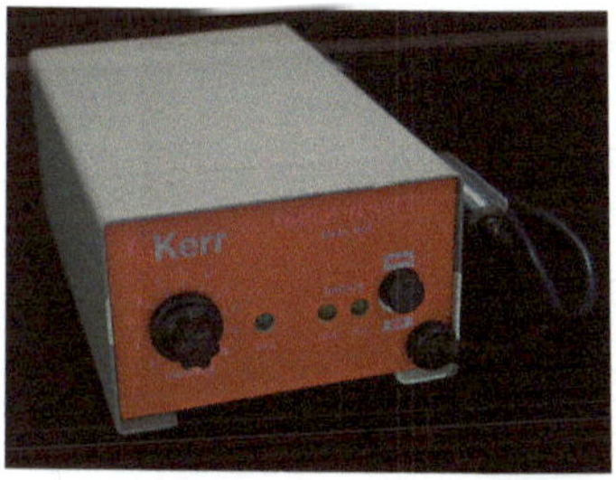

Abb. 17.23: Das Touch 'n Heat-Gerät. Die Intensität der Erwärmung kann über den Regler eingestellt werden.

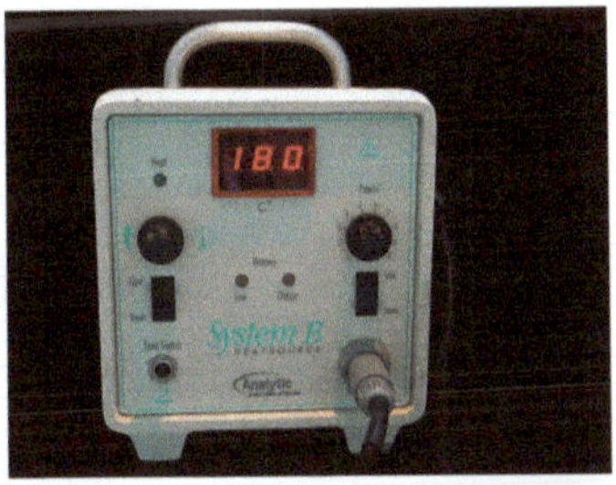

Abb. 17.24: Das System B-Gerät wird sowohl für die klassische VC als auch für die CWT eingesetzt.

TIPP

Wenn die Arbeitslänge trotz Übereinstimmung des apikalen Durchmessers nicht erreicht wird, kann mit Hilfe zweier Glasplatten die Form des Masterpoints noch leicht korrigiert und angepasst werden.

Hand-Plugger

Für jeden 4-mm-Abschnitt des Kanals wird ein eigener Plugger benötigt.

Zur Kanalgeometrie passende Plugger in entsprechenden Durchmessern werden ausgesucht. Kriterien (jeder Plugger „bearbeitet" einen Bereich von 3–4 mm erwärmter Guttapercha):

- der kleinste Plugger muss, ohne zu klemmen, auf 3–4 mm vor den Apex gebracht werden können
- die nachfolgenden Größen müssen – auch ohne Wandkontakt – auf die entsprechende Tiefe eingeführt werden können
- im Regelfall werden für einen Kanal daher drei bis vier unterschiedliche Plugger benötigt – feinere Plugger aus NiTi sind insbesondere bei relativ schlanken, stärker gekrümmten Kanalsystemen sehr empfehlenswert.

Bei mehreren Kanalsystemen, die sich innerhalb derselben Wurzel befinden, müssen die Hauptkanäle gemeinsam gefüllt werden. Durch den Kondensationsdruck besteht sonst die Gefahr, dass die erwärmte Guttapercha über Isthmen von dem bearbeiteten Kanal in den benachbarten gepresst wird und dort eine erneute Instrumentierung erforderlich macht.

Durchführung

Apikale Wurzelfüllung (Down-pack)

Das „Down-pack" beinhaltet folgende Schritte (☞ Abb. 17.28):

- Der mit Sealer bestrichene Masterpoint wird eingebracht und mit einem Heizinstrument (Touch 'n Heat, E & Q Plus oder System B) knapp unterhalb des Pulpakammerbodens abgetrennt
- die erwärmte Guttapercha wird mit dem ersten Plugger kondensiert
- in drei bis vier Einzelschritten wird immer ein kleines Stück des Guttapercha-Stiftes erhitzt und das am Instrument haftende Material entfernt („bit") (☞ Abb. 17.25)
- anschließend wird mit dem entsprechenden Plugger die erwärmte und damit plastisch verformbare Guttapercha nach apikal kondensiert
- der dabei aufgebaute hydrostatische Druck bewirkt ein „Fließen" der erwärmten Guttapercha und des Sealers in alle Nebenbereiche und Verästelungen des Kanalsystems und kompensiert die unvermeidliche Schrumpfung der sich wieder abkühlenden Guttapercha.

17

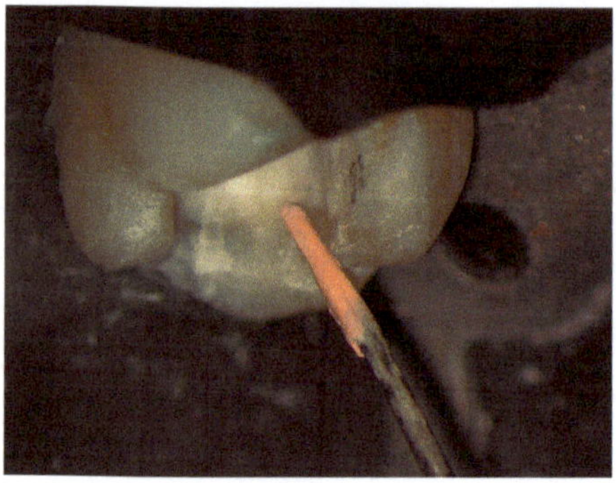

Abb. 17.25: Das an dem Heat-Carrier haftende Stückchen Guttapercha („bit") wird beim Down-pack entfernt.

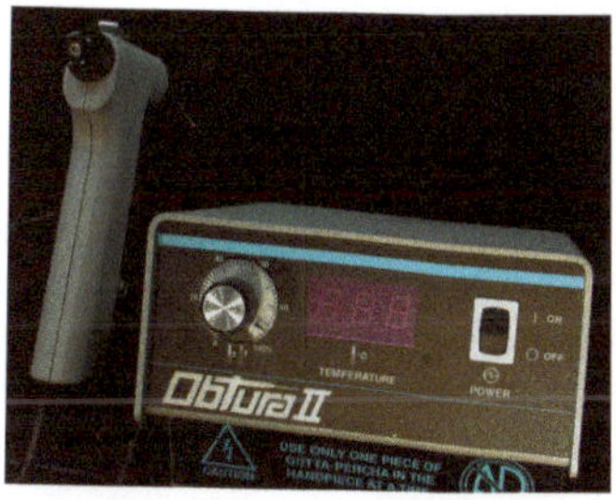

Abb. 17.26: Das Obtura II-Gerät.

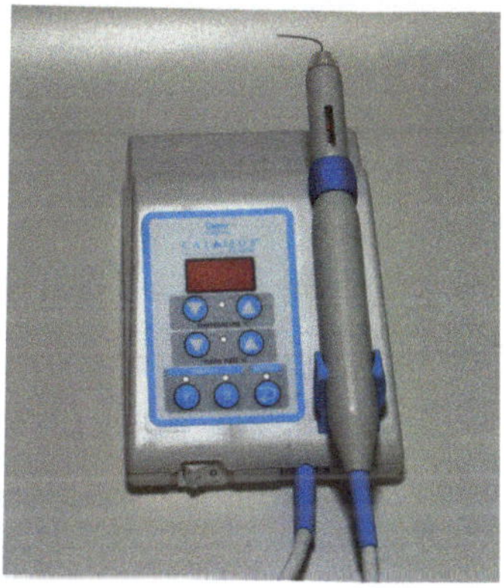

Abb. 17.27: Das Calamus™-Gerät (baugleich mit BeeFill™) für die motorbetriebene Applikation erwärmter Guttapercha.

TIPP

Bei diesem und jedem folgenden Kondensationsvorgang wird der Druck auf die Guttapercha für 10 Sek. gehalten. Dieses Vorgehen wird drei bis vier Mal wiederholt, bis man die apikalen 4–5 mm dicht mit Guttapercha verschlossen hat.

Zur Kontrolle des apikalen Verschlusses wird eine Röntgenaufnahme angefertigt.

Koronale Füllung (Back-fill)

Im Anschluss wird das „Back-fill" durchgeführt (☞ Abb. 17.28):

- mit der Guttapercha-Injektionstechnik (Obtura II, E & Q, BeeFill™) wird auf den apikalen Guttapercha-Verschluss eine kleine Portion erwärmte Guttapercha aufgebracht
- dann wird sie mit dem entsprechenden Plugger kondensiert
- das Auffüllen des Kanals erfolgt synchron zum Down-pack in mehreren Schritten, wobei die eingebrachte Guttapercha jeweils portionsweise kondensiert wird.

TIPP

Beim Back-fill wird jedes Kanalsystems bis auf Höhe des Limbus alveolaris aufgefüllt.

Der bakteriendichte Verschluss und die abschließende Röntgenkontrolle in zwei Ebenen bilden den Abschluss der Wurzelfüllung.

■ Beurteilung

Die VC stellt gegenwärtig die bestmögliche Methode zur dreidimensionalen Füllung von Wurzelkanalsystemen dar. Mit keiner anderen Technik werden Hauptkanäle, Seitenbereiche, Isthmen und laterale Kanäle besser oder/und vollständiger gefüllt.

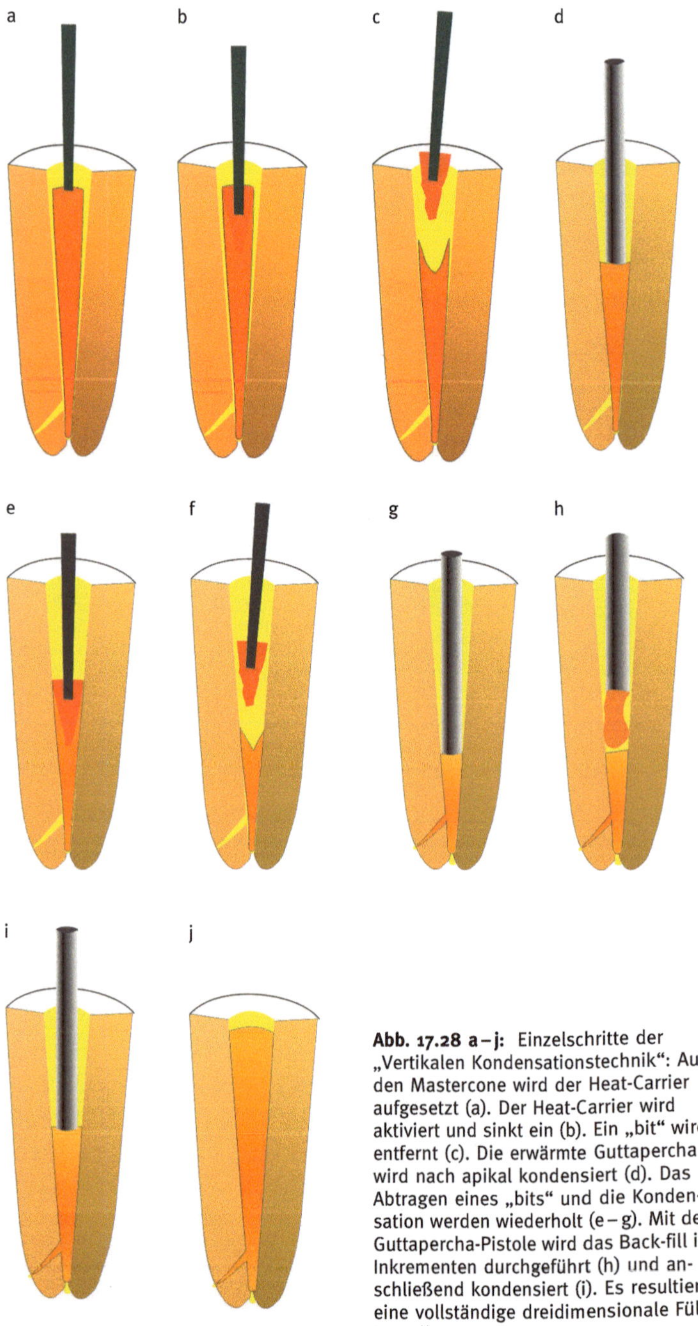

Abb. 17.28 a – j: Einzelschritte der „Vertikalen Kondensationstechnik“: Auf den Mastercone wird der Heat-Carrier aufgesetzt (a). Der Heat-Carrier wird aktiviert und sinkt ein (b). Ein „bit“ wird entfernt (c). Die erwärmte Guttapercha wird nach apikal kondensiert (d). Das Abtragen eines „bits“ und die Kondensation werden wiederholt (e – g). Mit der Guttapercha-Pistole wird das Back-fill in Inkrementen durchgeführt (h) und anschließend kondensiert (i). Es resultiert eine vollständige dreidimensionale Füllung (j).

17.5.7 Continuous wave technique (CWT)

Beschreibung

Die CWT ist eine vereinfachte Technik der vertikalen Kondensation: Die einzelnen Arbeitsschritte des Down-pack sind in einem einzigen Vorgang zusammengeführt (Buchanan L.S.; 1994).

Vorbereitung

Anpassung des **Mastercones** (☞ 17.5.6 Vertikale Kondensationstechnik – VC).
Entsprechend des zu füllenden Kanallumens wird ein **Heat-Carrier** des System B-Gerätes ausgesucht (F, FM, M, L; alle sind am Ende 0,55 mm stark. Ergänzend dazu wird ein Heat-Carrier mit einem 4 %-Konus und einem Durchmesser von 0,3 mm angeboten) (☞ Abb. 17.22).

Der Heat-Carrier wird in den Kanal einprobiert. Er muss bis auf 5 mm, ohne apikal zu klemmen, einzuführen sein.

Anschließend werden die passenden **Hand-Plugger** (☞ Abb. 17.21) ausgesucht.

Durchführung

Apikale Wurzelfüllung

Down-pack:

- der mit Sealer benetzte Masterpoint wird unter leicht pumpenden Bewegungen auf Arbeitslänge gebracht
- der Heat-Carrier wird am Kanalzugang angesetzt und aktiviert
- mit leichtem apikalen Druck sinkt der Heat-Carrier in die erwärmte Guttapercha ein
- kurz vor Erreichen der geplanten Länge (AL minus 5,5 mm) wird die Stromzufuhr unterbrochen
- der apikalwärts gerichtete Druck wird für mind. 15 Sek. beibehalten

Der Heat-Carrier sinkt während des Abkühlens noch bis zur gewünschten Länge ein. Um die Schrumpfung der Guttapercha beim Abkühlen zu kompensieren, wird der Druck bis zum vollständigen Abkühlen gehalten.

- anschließend wird der Heat-carrier erneut aktiviert und mit der an ihm haftenden Guttapercha aus dem Kanal entfernt. Der apikale „Plug“ von Guttapercha verbleibt am Apex und wird mit passenden Pluggern kondensiert.

Weitere Füllung

Mit dem Back-fill (☞ 17.5.6 Vertikale Kondensationstechnik – VC) wird die Obturation abgeschlossen.

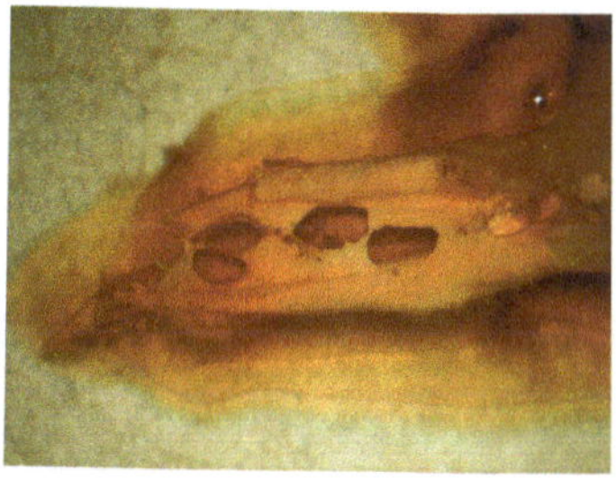

Abb. 17.29: Eine mesiobukkale Wurzel eines Oberkiefermolaren wurde in VC gefüllt. Die dreidimensionale Füllung der Isthmen und apikalen Verzweigungen zeigen eindrucksvoll die Möglichkeiten der VC.

Beurteilung

Die CWT stellt eine einfache Methode zum dreidimensionalen Verschluss von Wurzelkanalsystemen dar.

17.5.8 Injektionstechnik

Beschreibung

Beschreibung durch Yee et al. (1977). Bei den Injektionstechniken werden sog. Pistolen mit erwärmter Guttapercha (☞ 17.5.6 Vertikale Kondensationstechnik – VC; Obtura II, Ultrafil-System, BeeFill™) verwendet.

Vorbereitung

Das Aufbereitungsprofil folgt den gleichen Regeln wie bei der vertikalen Kondensation (☞ 17.5.6).

Die **Auswahl der benötigten Plugger** ist auch hier von besonderer Wichtigkeit.

Der kleinste Plugger sollte – ohne zu klemmen – bis auf 3 mm an den geplanten Endpunkt heranreichen.

Durchführung

- die Applikationsspitze der Guttapercha-Pistole wird passend zum Wurzelkanal vorgebogen, so dass eine Applikation von Guttapercha unter direkter Sicht möglich ist
- nach der Trocknung werden die Kanalwände mit Hilfe einer Papierspitze mit Sealer benetzt
- mit der Guttapercha-Pistole wird direkt apikal ein Depot von erwärmter Guttapercha appliziert, welches sofort mit dem Plugger kondensiert wird.

! Die Bestimmung der erforderlichen Menge für den ersten „Plug" ist ausgesprochen schwierig. Dennoch kann diese Technik insbesondere bei offenen und/oder unregelmäßig geformten Foramina erfolgreich angewendet werden (z. B. nach Resorptionen und bei nicht abgeschlossenem Wurzelwachstum).

17

Vor dem sich anschließenden Back-fill wird der apikale Verschluss röntgenologisch überprüft.

Beurteilung

Für den sehr geübten Anwender stellt die Injektionstechnik eine sehr gute und kontrollierbare Methode zum dreidimensionalen Verschluss von komplexen Wurzelkanalsystemen dar.

17.6 Literatur

Attin T., Zirkel C., Pelz K. (2001): Antibacterial properties of electron beam-sterilized gutta-percha cones. J Endod 27, S. 172–174

Berry K.A. et al. (1998): Nickel-titanium versus stainless-steel finger spreaders in curved canals. J Endod 11, S. 752–754

Buchanan L.S. (1994): The continuous wave of condensation technique: a convergence of conceptual and procedural advances in obturation. Dent Today 13, S. 80–85

Budd C.S., Weller R.N., Kulid J.C. (1991): A comparison of thermoplasticized injectable gutta-percha obturation techniques. J Endod 17, S. 260–264

Cathro P.R., Love R.M. (2003): Comparison of MicroSeal and SystemB/Obtura II obturation techniques. Int Endodont J 36, S. 876–882

Coolidge E. (1927): A discussion of clinical results of root-canal treatment and filling. Dent Cosmos 69, S. 1280–1288

Gettleman B.H., Messer H.H., el Deeb M.E. (1991): Adhesion of sealer cements to dentin with and without the smear layer. J Endod 17, S. 15–20

Hosoya N. et al. (2000): Effect of canal drying methods on the apical seal. J Endod 26, S. 292–294

Hülsmann M., Snezna S. (1998): Veränderungen in bezug auf Häufigkeit und Qualität der endodontischen Versorgung 1976–1993. Dtsch Zahnärztl Z 53, S. 392–397

Joyce A.P. et al. (1998): Photoelastic comparison of stress induced by stainless-steel versus nickel-titanium spreaders in vitro. J Endod 24, S. 714–715

Keane K.M., Harrington G.W. (1984): The use of a chloroform-softened gutta-percha master cone and its effect of the apical seal. J Endod 10, S. 57–63

Maggiore F. (2004): MicroSeal systems and modified technique. Dent Clin North Am 48, S. 217–264

Saleh I.M. et al. (2004): Survival of Enterococcus faecalis in infected dentinal tubules after root canal filling with different root canal sealers in vitro. Int Endod J 37, S. 193–198

Schilder H. (1967): Filling root canals in three dimensions. Dent Clin North Am 1, S. 723–744

Senia E.S. et al. (1975): Rapid sterilization of gutta percha cones with 5.25 % sodium hypochlorite. J Endod 1, S. 136–140

Short R.D., Dorn S.O., Kuttler S. (2003): The Crystallization of sodium hypochlorite on gutta-percha cones after the rapid-sterilization technique: an SEM study. J Endod 29, S. 670–673

Sjögren U., Figdor D., Persson S., Sundquist G. (1997): Influence of infection at the time of root filling on the outcome of endodontic treatment of teeth with periapical periodontitis. Int Endod J 30, S. 297–306. Erratum in: Int Endod J 31 (1998), S. 148

Sjögren U., Hägglund B., Sundquist G., Wing K. (1990): Factors affecting the long-term results of endodontic treatment. J Endod 16, S. 498–504

Taylor J.K., Jeansonne B.G., Lemon R.R. (1997): Coronal Leakage: Effects of smear layer, obturation technique, and sealer. J Endod 23, S. 508–512

Wu M.-K., van der Sluis L.W., Wesselink P.R. (2004): Fluid transport along gutta-percha backfills with and without sealer materials. Oral Surg Oral Med Oral Pathol Oral Radiol Endod 97, S. 257–262

Yee F.S., Marlin J., Krakow A.A., Gron P. (1977): Three-dimensional obturation of the root canal using injection-molded, thermoplasticized dental gutta-percha. J Endod 3, S. 168–174

18 Revisionen

Bargholz

18.1 Ziele

Revisionsbehandlungen werden bei nachweislich oder mutmaßlich infizierten Zähnen durchgeführt. Grundlage der Entscheidung sind Anamnese sowie klinischer und radiologischer Befund.
Bei der Revision werden im Grundsatz die gleichen Ziele wie bei der primären endodontischen Therapie verfolgt (☞ Kap. 14 Wurzelkanalaufbereitung):

- Entfernung aller Materialien (i.e.S. Füllungsbestandteile)
- vollständige Desinfektion aller Kanalsysteme (☞ Kap. 15 Spülung des Endodonts)
- Formgebung der Hauptkanäle (☞ Kap. 14 Wurzelkanalaufbereitung)
- Obturation aller Kanalsysteme (☞ Kap. 17 Wurzelkanalfüllung)
- Verhinderung einer koronalen Reinfektion (Kap. 21 Postendodontische Versorgung).

! Darüber hinaus ist eine Vielzahl von Besonderheiten und möglichen Komplikationen zu berücksichtigen.

Sobald sich **im diagnostischen Röntgenbild** Anhaltspunkte für technische Unzulänglichkeiten der vorangegangenen Wurzelfüllung darstellen, muss eine Keimbesiedelung des Kanalsystems und in logischer Konsequenz eine körpereigene Abwehrreaktion in Betracht gezogen werden, auch wenn sich diese (noch) nicht radiologisch darstellen lässt.

Eine unvollständige Füllung nicht-steriler Hohlräume bietet zurückgebliebenen Keimen die Möglichkeit zur erneuten Vermehrung und/oder weiteren Unterhaltung einer bestehenden Infektion.

Endodontische Revisionen

- stellen aufgrund der im Vorfeld nicht sicher erkennbaren Schwierigkeiten diagnostisch und therapeutisch sehr komplexe Anforderungen an den Behandler
- häufig ist auch die Korrektur von vorangegangenen Behandlungsfehlern erforderlich
- für die erfolgreiche, gezielte Behandlung sind heute stark vergrößernde Sehhilfen mit zentraler Lichtquelle oder Operationsmikroskope (☞ Kap. 11) unverzichtbar.

18.2 Mängel bei der Wurzelkanalbehandlung

18

Bei technisch korrekt durchgeführten Wurzelkanalbehandlungen kann in Abhängigkeit vom Anfangsbefund eine Erfolgsquote zwischen 65 % bis über 90 % erzielt werden, bei Vitalexstirpationen sind annähernd 100 % der Zähne langfristig zu erhalten.
Epidemiologische Studien weisen darauf hin, dass durchgeführte Wurzelkanalbehandlungen häufig mängelbehaftet sind (Hülsmann M., Snezna S.; 1998).
Bei den Untersuchungen zeigte sich an den wurzelgefüllten Zähnen in

- 39,4 % das Vorliegen einer apikalen Parodontitis (☞ Abb. 18.1)
- 61,3 % insuffiziente Wurzelfüllungen (z.B. inhomogen)
- 55,5 % der untersuchten Wurzelfüllungen waren zu kurz (☞ Abb. 18.2).

! Ungenügende Reinigung und Desinfektion oder auch die iatrogene Infektion bei der Vitalexstirpation stellen die Hauptursachen eines Misserfolgs dar.

Im Falle einer persistierenden oder Entstehung einer LEO (Lesion of Endodontic Origin, ☞ 5.2.4) sprechen wir daher auch von **postendodontischen Erkrankungen.** Ein Leitkeim bei Misserfolgen: Enterococcus faecalis kann bei endodontischen Primärinfektionen sehr selten nachgewiesen werden (☞ Kap. 2).

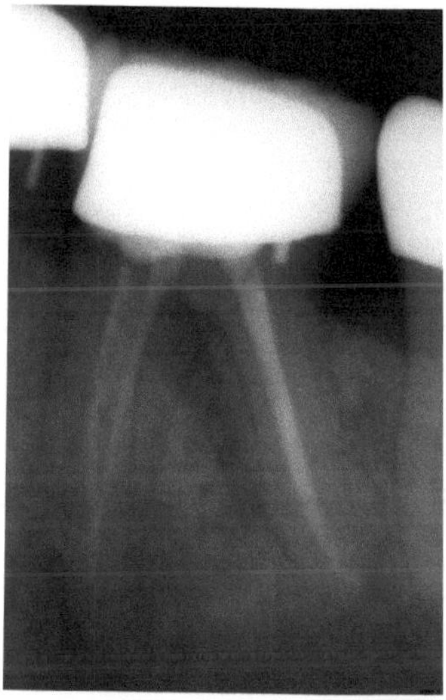

Abb. 18.1: In der exzentrischen diagnostischen Röntgenaufnahme ist die unvollständige Füllung der Wurzelkanalhohlräume zu erkennen. Als Zeichen einer Infektionsabwehr stellt sich eine ausgeprägte apikale Aufhellung dar. Aufgrund der sichtbaren Wurzelfüllungen ist nicht mit Stufen in den Kanälen zu rechnen. Die Doppelkontur der distalen Wurzel deutet auf ein weiteres, unbehandeltes Kanalsystem hin.

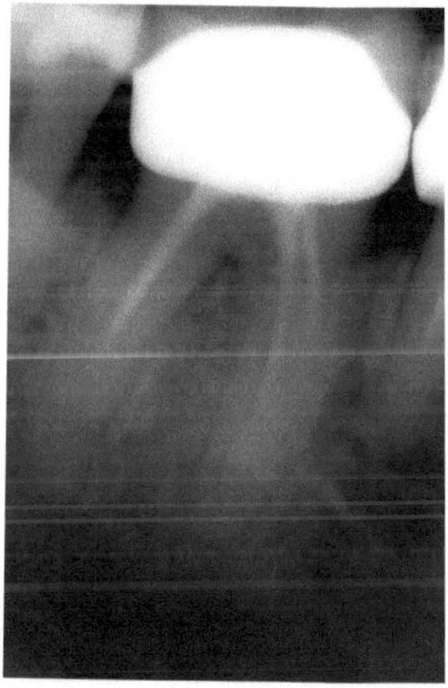

Abb. 18.2: In der exzentrischen Röntgenaufnahme sind unvollständige Wurzelfüllungen in allen Kanalsystemen zu erkennen. Das abrupte Ende der Füllungen, teilweise innerhalb der Wurzelkrümmungen, legt den Verdacht auf Stufenbildungen nahe. Die Revision erscheint schwieriger als in Abb. 18.1.

Bei der Infektion eines Wurzelkanalsystems dringen pathogene Keime weit in die Dentintubuli vor. Die perfekte Sterilisation eines bereits infizierten Wurzelkanalsystems ist daher, auch aufgrund von Isthmen und Seitenkanälen, kaum erreichbar.

18.3 Ursachen des endodontischen Misserfolgs

18.3.1 Infektion des Kanalsystems

- durch Keime oder deren Abbauprodukte (Endotoxine), die während der Primärbehandlung in das Kanalsystem gelangt sind (z. B. Behandlung ohne Kofferdam) oder nicht ausreichend eliminiert wurden
- eine mögliche Reinfektion des Kanalsystems durch einen gegenüber den Keimen der Mundhöhle nicht dichten Verschluss (☞ Kap. 21 Postendodontische Versorgung)
- persistierende Infektionen mit resistenten Keimen (Candida und Actinomyces) im periapikalen Gewebe oder auf der Wurzeloberfläche (Waltimo T. et al.; 2003; Xia T., Baumgartner J.C.; 2003).

Mögliche Ursachen für eine Infektion des Wurzelkanalsystems mit entsprechender Wirtsantwort werden im Folgenden beschrieben. Sie stellen allein keine kausale Ursache für eine postendodontische Erkrankung dar, diese wird ursächlich durch eine Infektion verursacht.

18.3.2 Technische Defizite

- inhomogene Wurzelfüllungen mit Hohlräumen
- ungenügende mechanische Erweiterung der Kanalsysteme mit unzureichender Länge und/oder Durchmesser der Wurzelfüllungen
- dauerhafte Irritation des periapikalen Gewebes mit Fremdkörperreaktionen und chronischen Entzündungszeichen durch überextendierte, infizierte Füllmaterialien (Sealer und/oder Guttapercha, Talkum etc.) ohne apikal dichten Verschluss.

! Gezielte, zeitlich begrenzte Unterdrückung der körpereigenen Abwehr im periapikalen Bereich durch entzündungshemmende Medikamente (kortikoidhaltige Sealer) führt, sofern nicht alle Keime durch die Therapie selbst beseitigt wurden, langfristig zum Misserfolg.

18.3.3 Nicht gereinigte Kanalsysteme

18

- Hauptkanalsysteme werden bei der Behandlung übersehen: Die jeweils zweiten Kanalsysteme, bei Oberkiefermolaren in der mesiobukkalen und bei Unterkiefermolaren in der distalen Wurzel (☞ Kap. 12 Anatomie der Wurzelkanäle), werden oft nicht erkannt und bleiben daher unbehandelt (☞ Abb. 18.1)
- ein scheinbarer Behandlungserfolg ist trotz eines nicht gereinigten Kanalsystems möglich, wenn dieses kein eigenes Foramen aufweist: Verbleibende Keime vermehren sich langsam und können zeitversetzt zur LEO führen.

! Hinweise auf nicht behandelte Kanalsysteme können exzentrische Röntgenaufnahmen der wurzelgefüllten Zähne liefern.

18.3.4 Frakturierte Instrumente

Wenn im Verlauf des Hauptkanals Instrumente frakturieren und verbleiben, ist eine Reinigung und wandständige Wurzelfüllung kaum zu erreichen. Auch wenn im weiteren Verlauf das

Fragment passiert werden kann, werden Kanalanteile nicht gereinigt. Bei einem Versuch, das Bruchstück zu passieren, steigt die Gefahr

- einer internen Verlagerung des Hauptkanals bzw. des Foramens oder
- einer Via falsa.

Eine abschließende Wurzelfüllung bis an das Bruchstück heran ist – unabhängig von der Lage – in keinem Fall eine Option, da im Bereich des Fragments und jenseits davon keine Infektionskontrolle stattfinden kann.

Bei der geplanten Entfernung muss der zu erwartende überdurchschnittlich hohe Verlust an Hartsubstanz in die Therapieplanung mit einfließen (Suter B. et al.; 2005).
Dieser ist umso größer, je weiter apikal sich das Fragment befindet (Souter N.J., Messer A.H.; 2005).

! Heute stellt sich bis auf wenige Ausnahmen nicht mehr die Frage, ob ein Fragment entfernt werden kann, sondern wie viel Zahnsubstanz und damit Stabilität dabei geopfert werden muss.

18.3.5 Perforationen

An folgenden Lokalisationen:

- Via falsa im apikalen Wurzeldrittel (☞ 14.4.6)
- laterale Perforation beim Anlegen einer Stiftbohrung (☞ Kap. 22 Postendodontische Versorgung)
- Perforation im Pulpenkammerboden beim Aufsuchen obliterierter Kanalsysteme oder bei Kariesexkavierung (Zugang, ☞ Kap. 12)
- Strip-Perforation durch Feilen oder Bohrer (☞ 14.4.2).

! Neben dem eigentlichen Perforationsverschluss entscheiden in erster Linie die durchgeführten Maßnahmen zur Infektionskontrolle über die Prognose derartiger Zwischenfälle. Eine Therapie sollte so schnell wie möglich erfolgen.

18.3.6 Zahnfrakturen

Diese Zwischenfälle müssen den endodontischen Misserfolgen zugerechnet werden.
Die Frakturrate ist bei devitalen Zähnen erheblich höher als bei vitalen Zähnen.

Höckerfrakturen

Mit und ohne parodontale Beteiligung; Erhalt zumeist möglich (chirurgische Kronenverlängerung, kieferorthopädische Extrusion).

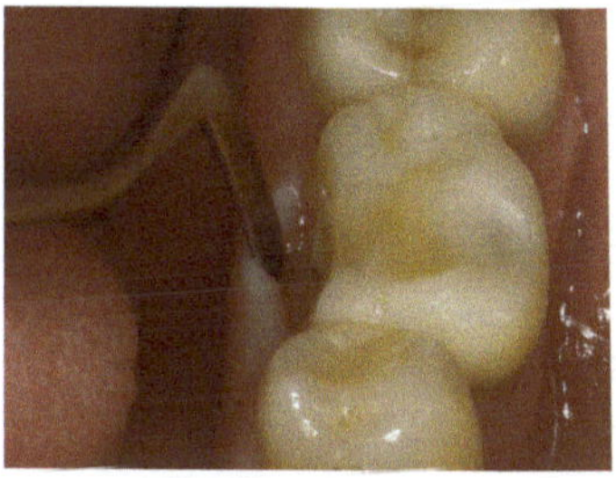

Abb. 18.3: Trotz der relativ kleinen Zugangskavität ist die gesamte linguale Wand des Zahnes 46 frakturiert. Subgingival ist der Bruchverlauf auf Höhe der knöchernen Alveolenwand gut zu erkennen. Eine prothetische Rekonstruktion ist ohne chirurgische Kronenverlängerung nicht möglich.

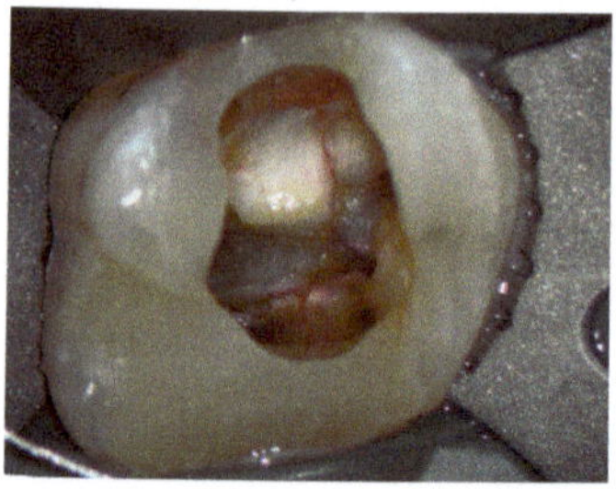

Abb. 18.4: Zahn 16 wurde während der Schwangerschaft trepaniert und ohne weitere Maßnahmen (adhäsiver Aufbau/Höckerkürzung) mit einer medikamentösen Einlage versorgt. Bei dem geplanten Behandlungstermin nach der Niederkunft zeigte sich eine Fraktur in der Trifurkation mit Dislokation der beiden Fragmente.

■ Frakturen im Bereich der Furkation

Verlust des Zahnes oder einer bzw. mehrerer Wurzeln; bei unvollständigen Frakturen ohne Dislokation mittelfristiger Erhalt durch adhäsiven Verbund möglich (☞ Abb. 18.4) (☞ Kap. 21).

■ Vertikale Wurzelfrakturen

Schwerwiegendste Komplikation; führt zum Verlust des Zahnes oder der betroffenen Wurzel.

Ursachen

Angenommen wird heute ein multikausales Geschehen; Hauptfaktor: der durch die Wurzelbehandlung bedingte Substanzverlust.

! Nicht nur der Substanzverlust durch die mechanische Erweiterung selbst, sondern bereits die Anlage der Zugangskavität schwächt den Zahn in einem erheblichen Umfang (Howe C.A., McKendry D.J.; 1990) (☞ Kap. 21.1.2).

Cvek konnte zeigen, dass eine erhebliche Anzahl durch Trauma geschädigter Frontzähne noch während der endodontischen Therapie frakturierte (Cvek M.; 1992).

Weitere Faktoren

- funktionelle Überlastung
- zusätzliche Substanzschwächung durch Insertion von Stiften
- ungenügende Umfassung gesunder Restzahnsubstanz durch die prothetische Versorgung (fehlender ferrule effect)
- diskutiert wird auch der Einfluss verschiedener Fülltechniken, insbesondere der lateralen Kondensation, auf die Frakturrate.

18

! Obwohl mehrfach bestätigt werden konnte, dass die Anwendung von Stahl- oder NiTi-Spreadern eine erhebliche Belastung auf die Zahnwurzel ausüben kann, konnte bisher kein Zusammenhang zwischen vermehrt auftretenden Wurzelfrakturen und lateraler Kondensation nachgewiesen werden.

18.4 Indikation zur Revision

Die Indikation zur orthograden Revision wird nach wie vor kontrovers diskutiert.

18.4.1 Beurteilung

Trotz klarer Definitionen scheinen noch immer Unterschiede zwischen „Praktiker“ und „Hochschule“ in der Entscheidung über Notwendigkeit und/oder Möglichkeit einer Revision im Vordergrund zu stehen. Die Indikation zur Revision ergibt sich primär aus dem Vorhandensein oder der Prävention einer LEO (**L**esion of **E**ndodontic **O**rigin, ☞ 5.2.4).
Die Prävention einer LEO nimmt heute einen zunehmend wichtiger werdenden Stellenwert ein. Bei der Beurteilung von Zähnen mit einer LEO und technisch einwandfrei erscheinender Wurzelfüllung erschließt sich ein wirkliches Dilemma.

> ! Nur durch eine genaue Anamnese und die Beurteilung der vorangegangenen Röntgenaufnahmen ist hier überhaupt eine Entscheidungsfindung möglich!

18.4.2 Röntgenaufnahme

Die Beurteilung von Zähnen mit einer LEO und technisch einwandfrei erscheinender Wurzelfüllung ist nur im Vergleich zu vorangegangenen Aufnahmen möglich. Zeigen diese Aufnahmen

- direkt nach der eingebrachten Wurzelfüllung **keine Anzeichen einer apikalen Osteolyse,**

kann von einer postendodontischen Infektion und damit von der Notwendigkeit einer Revision ausgegangen werden

- bereits zum Zeitpunkt der Wurzelfüllung **einen apikalen Befund,** muss die Tatsache in die Beurteilung mit einbezogen werden, dass die Ausheilung apikaler Prozesse eventuell mehrere Jahre in Anspruch nimmt. Anhand radiologischer und klinischer Kriterien haben wir keine Möglichkeiten, eine Infektion nachzuweisen.

> Die sichtbare Läsion kann sich also seit dem Einbringen der Wurzelfüllung in einer Rückbildungsphase befinden, daher ist möglicherweise ein weiteres Abwarten sinnvoll.

Sonderfall

> ! Eine absolut entzündungsfreie bindegewebige Ausheilung eines apikalen Prozesses kann sich im Röntgenbild als persistierende Aufhellung darstellen (Nair P.N.R. et al.; 1999).

In dem beschriebenen Fall wurde bei ausgeprägter apikaler Parodontitis eine Wurzelbehandlung an einem unteren Eckzahn durchgeführt und über vier Jahre nachuntersucht. Nach anfänglicher Verkleinerung des Befundes stagnierte der Heilungsprozess, so dass aufgrund des röntgenologischen Befundes eine Wurzelspitzenresektion durchgeführt wurde. Das Biopsiematerial der Resektion zeigte im histologischen Bild keinerlei Anzeichen einer Entzündung, sondern nur eine kollagenreiches Bindegewebe und azelluläre Zementbildung.

18.4.3 Eindeutige klinische Hinweise

Anzeichen für eine **nicht ausheilende LEO** sind auch bei einem „verkleinerten“ Apikalbefund:

- Fistel endodontischen Ursprungs
- apikale Druckdolenz
- Perkussionsempfindlichkeit

- Spontanschmerzen.

! Aus dem Vorliegen einer oder mehrer dieser klinischen Befunde leitet sich unabhängig vom radiologischen Befund die Indikation zur Revision ab!

Abhängig von den weiteren klinischen und röntgenologischen Befunden wird dann die **Entscheidung** getroffen **zwischen:**
- Extraktion
- orthograder Revision
- oder/und Wurzelspitzenresektion.

TIPP

Liegt die Indikation zur Revision vor, muss diese möglichst frühzeitig erfolgen.

Kontamination der Wurzelfüllung mit Speichel

Bei klinisch oder/und radiologisch nicht bakteriendichten Versorgungen muss von einer teilweisen oder vollständigen Kontamination der vorhandenen Wurzelfüllung und somit des endodontischen Systems ausgegangen werden.

Wenn die röntgenologisch einwandfrei erscheinende Wurzelfüllung aufgrund einer undichten oder fehlenden koronalen Versorgung Kontakt zum Mundhöhlenmilieu hatte, ist von einer Reinfektion des Wurzelkanalsystems und damit von der Notwendigkeit zur orthograden Revision auszugehen (Ray H.A., Trope M.; 1995).

Gegenwärtig gebräuchliche Wurzelfülltechniken und -materialien sind gegenüber den Keimen der Mundhöhle nicht absolut dicht, so dass bereits nach Tagen bis wenigen Wochen eine Reinfektion bis in den apikalen Bereich wahrscheinlich ist (☞ Kap. 21 Postendodontische Versorgung).

18.5 Anamnese und Befund

18.5.1 Anamnese/Befund

Neben der aktuellen Symptomatik ist möglichst die gesamte Historie des betroffenen Zahnes zu erfassen.

18

TIPP

Soweit vorhanden, sollten ältere Röntgenbilder des Zahnes mitbewertet werden. Auf diese Weise lässt sich der Verlauf besser einschätzen.

Wertvolle Hinweise auf die Progredienz des pathologischen Geschehens geben:
- Ausdehnung und Röntgendichte der apikalen Läsion
- deren zeitlicher Verlauf
- apikale resorptive Prozesse
- die Darstellung benachbarter Strukturen (z. B. Kieferhöhlenboden).

TIPP

Aktuelle Röntgenaufnahmen sollten in zwei Ebenen angefertigt werden!

Aktuelle Röntgenaufnahmen zur Analyse von:
- Zustand der prothetischen/konservierenden Versorgung
- Qualität einer vorhandenen Wurzelfüllung (homogen, vollständig, wandständig)

- weiteren, unbehandelten Kanalsystemen
- Stiftversorgungen
- frakturierten Instrumente
- möglichen Perforationen
- internen und/oder externen Verlagerungen des Foramens
- vorhandenen Präparationsfehlern (Strip-Perforationen, Stufenbildungen, Verblockungen).

Bisweilen wird empfohlen, für jede einzelne Wurzel eine differenzierte Indikation zur Revision zu stellen. Aus den o.g. Gründen einer Reinfektion und aus ergonomischen Überlegungen kann dies nicht befürwortet werden.

Eine fehlgeschlagene Wurzelbehandlung sollte immer die Revision aller Kanalsysteme zur Folge haben!

18.5.2 Keimspektrum

Da Revisionsbehandlungen bei nachweislich oder mutmaßlich infizierten Zähnen durchgeführt werden, weisen sie gegenüber der Primärbehandlung eine deutlich schlechtere Prognose auf (☞ 18.7). Das vorhandene Keimspektrum unterscheidet sich gravierend von devitalen Zähnen (z. B. infizierte Pulpanekrose).

Im Gegensatz zu einer bei der infizierten Pulpanekrose vorhandenen Mischinfektion mit bis zu 20 Keimen können bei Revisionen oft nur sehr wenige Keime, in Einzelfällen sogar reine Monoinfektionen, nachgewiesen werden (Pinheiro I.E. et al.; 2003).

Es scheinen auch wesentliche Unterschiede zwischen Zähnen mit röntgenologisch vollständiger und unvollständiger/schlechter Wurzelfüllung zu bestehen:

- **vollständige WF:** Keimbesiedelung mit wenigen verschiedenen Keimen
- **unvollständige WF:** normale Mischinfektion mehrerer Keime mit erheblicher Streuung.

Einige der vorhandenen Keime sind gegenüber den eingesetzten Spüllösungen und/oder Medikamenten extrem resistent (☞ 15.1.2)

18.6 Therapie

18.6.1 Trepanation und Zugangskavität

Anlage der primären Zugangskavität

Die Grundlagen (☞ Kap. 12) gelten auch für orthograde Revisionsbehandlungen.

! Weil bei Revisionen die anatomischen Zeichnungen des Pulpakammerbodens häufig nur schwer zu erkennen sind, wird für eine optimale Übersicht die primäre Zugangskavität größer angelegt.

Wenn Wurzelstifte entfernt oder nicht behandelte Kanalsysteme aufgesucht werden müssen, ist die Entfernung einer vorhandenen prothetischen Versorgung im Regelfall unvermeidbar.

Insbesondere für Revisionen gilt die Aussage, dass der Zugang zum Zahn über den Erfolg der Behandlung entscheidet.

■ Anlage der sekundären Zugangskavität

Bei diesen Zugängen zu den einzelnen Hauptkanälen muss immer die Möglichkeit bedacht werden, dass durch die vorangegangene Behandlung bereits eine (ungewollte) **Verlagerung des Kanaleingangs** (z. B. durch ein Strippen aufgrund des intensiven Gebrauchs von Hedström-Feilen) **in Richtung auf die Furkation** stattgefunden hat.

Die verbliebene Wurzelwand kann bereits geschwächt sein!

18.6.2 Entfernung von Stiftaufbauten

■ Stabilitätsverlust des Zahnes

Durch die inserierten Stifte, gleich welchen Materials, wurde die Substanz der betroffenen Wurzel im Regelfall über die eigentliche Wurzelbehandlung hinaus erheblich geschwächt.

Bei der notwendigen Entfernung des Stiftes muss daher in verstärktem Maße das Risiko einer Wurzelfraktur bedacht werden.

Unter Umständen zeigt sich nach dem Entfernen der Krone bereits eine Fraktur der Wurzeln (☞ Abb. 18.5).

■ Systeme zur Stiftentfernung

Die Vorgehensweise zur Stiftentfernung ist vom Grundsatz für die Mehrheit der Systeme identisch.
Auf dem Markt befindliche Systeme zur Stiftentfernung **eignen sich nur bedingt:**

- Ruddle Post Removal System (Gonon System)
- Masserann-Kit (☞ Abb. 18.6)
- Post-Puller.

Bei diesen Systemen wird oft **unnötig viel Zahnsubstanz entfernt** (z. B. Masserann-Kit), oder die Entfernung wird durch eine nur schwierig zu dosierende Zugkraft (z. B. Gonon System) erreicht.

Daher hat sich die Entfernung unter Einsatz von **Ultraschall** durchgesetzt.

18

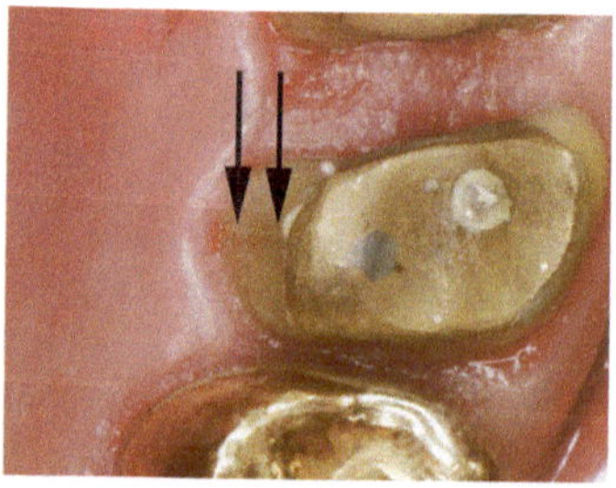

Abb. 18.5 a: Zahn 27 stellt sich nach Entfernung der Krone mit einem geteilten individuell gegossenen Stiftaufbau dar. Palatinal deutet sich bereits eine feine Linie als Hinweis auf eine Fraktur im Dentin dar.

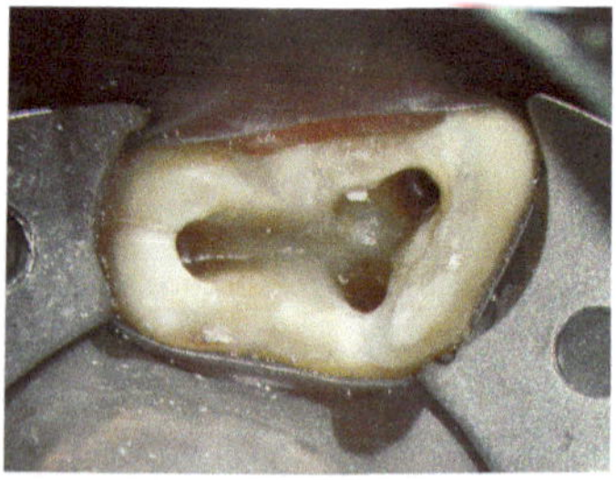

Abb. 18.5 b: Nach der Entfernung des Stiftaufbaus kann der Riss weit in die palatinale Wurzel hinein und auf dem Pulpakammerboden verfolgt werden. Der Zahn ist nicht erhaltungsfähig.

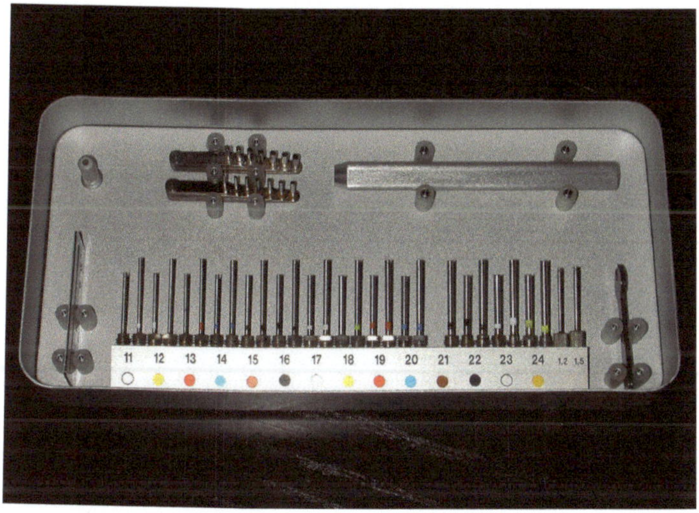

Abb. 18.6: Masserann-Kit (Micro-Mega, Oberursel) mit den verschiedenen Trepanbohrern und den beiden Greifinstrumenten (unten rechts) in 1,2 und 1,5 mm Durchmesser.

Konfektionierte, metallische Stiftsysteme

Der überwiegende Teil der konfektionierten Stiftsysteme weist ein mehr oder weniger passives Gewinde im Wurzelkanal auf.

Vorgehen

Aufbaumaterial

Vollständige Entfernung, so dass die Zementfuge am Eingang zum Wurzelkanal bzw. der Stiftpräparation sichtbar wird.

Instrumente: kombiniert; sehr feine rotierende Instrumente und schlanke Ultraschallansätze.

Befestigungszement

Um den Stift wieder herausdrehen zu können, wird der zur Befestigung verwendete Zement gelöst.

Instrumente: kontrollierte Anwendung von Ultraschall mit Arbeitsspitze zur Zahnsteinentfernung.

Das Arbeiten mit dem Ultraschall während dieses Lösungsvorgangs muss zwingend unter ausreichender Wasserkühlung erfolgen, um eine Überhitzung des Stiftes, des Zahnes und damit des Parodonts sicher zu verhindern!

Dafür wird die Ultraschall-Arbeitspitze unter sehr leichtem Kontakt an den Stift angesetzt. Ein Umfahren des Stiftes gegen den Uhrzeigersinn unterstützt das Herausdrehen des Stiftes.

TIPP

Die durch Ultraschall übertragenen Kräfte sollen kein Verkanten oder Herausheben des Stiftes bewirken, sondern zur Desintegration des Befestigungszements führen. Deswegen bewirkt ein Ansetzen der Arbeitsspitze an das Kopfende des Stiftes nur ein erhöhtes Risiko der Wurzelfraktur und sollte vermieden werden.

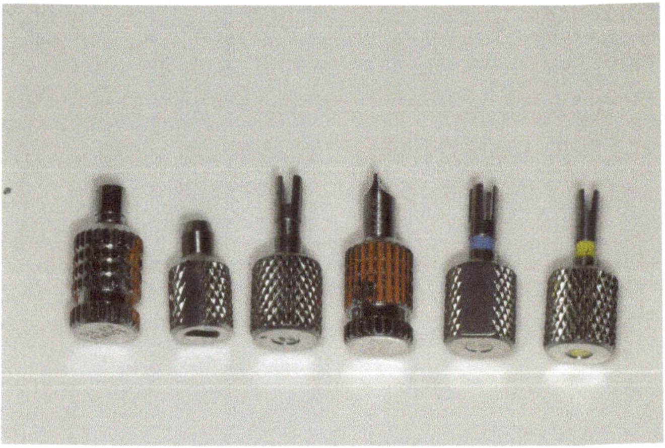

Abb. 18.7: Eine Auswahl verschiedener Einbringhilfen ist bei der Entfernung konfektionierter Stiftsysteme erforderlich. Die Mehrzahl der gebräuchlichen Systeme kann so ohne große Schwierigkeiten entfernt werden.

Nach der Zerstörung des Zementgefüges kann der Stift relativ einfach mit Hilfe verschiedener Kopfaufsätze aus dem Wurzelkanal gedreht werden.
Instrumente: eine Auswahl verschiedener Eindrehhilfen für konfektionierte Stifte (☞ Abb. 18.7).

■ Adhäsiv verankerte, metallische Stiftsysteme

Die adhäsive Verankerung, auch metallischer Systeme, nimmt stetig zu (Rocatec™). Bei der Entfernung muss bei einem funktionierenden adhäsiven Verbund mit einem weiteren erheblichen Substanzverlust gerechnet werden.

Vorgehen

Bei adhäsiv zementierten Stiften funktioniert das Lösen mittels Ultraschall (☞ Konfektionierte, metallische Stiftsysteme) nur sehr bedingt.
Instrumente: Ultraschallgeräte und in diesen Ausnahmefällen ggf. ein nur minimal größerer Trepanbohrer (Masserann-Kit) zur Freilegung des koronalen Stiftanteils.

18

Diese Methode führt aber unweigerlich zu einem erheblich höheren Substanzverlust und muss entsprechend abgewogen werden.

■ Individuell gegossene, metallische Stiftaufbauten

Unterscheidung der Stiftaufbauten:
- einteilige
- mehrteilige, zusammengesetzte (☞ Abb. 18.5 + 18.9).

Vorgehen

Prothetische Versorgung
Muss entfernt werden.

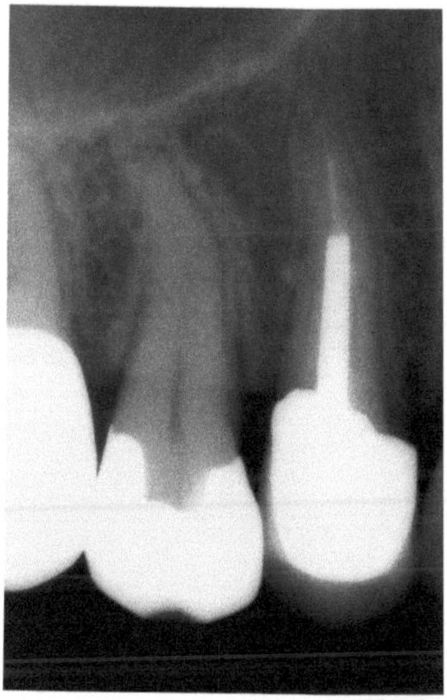

a

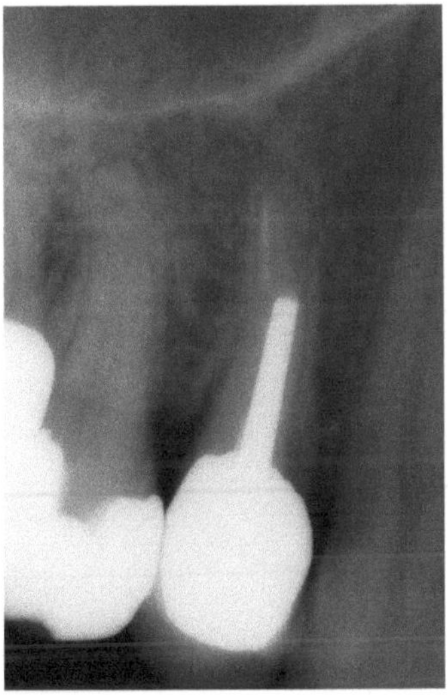

b

Abb. 18.8: Orthoradiale (a) und mesial exzentrische (b) Röntgenaufnahmen zur besseren Lagebestimmung des Wurzelstiftes in Zahn 14. In beiden Aufnahmen projiziert sich der Stift noch in die Kontur der palatinalen Wurzel. Eine Perforation kann dennoch nicht ausgeschlossen werden.

Lage und Richtung der Wurzelstifte

Wird möglichst genau bestimmt (☞ Abb. 18.8)
Bei mehrteiligen Stiften (z. B. in einem Molaren) wird der Aufbau gleich zu Beginn geteilt, damit die Teile getrennt bearbeitet werden können (☞ Abb. 18.9).
Instrumente: mit feinen Hartmetallbohrern wird der gegossene Aufbau in direkter Verlängerung des Stiftes so reduziert, dass im Idealfall ein aus dem Wurzelkanal herausragender Stift übrig bleibt.

Kanal-Inlay

Die Entfernung eines vorhandenen Inlays (Rotationsschutz) ermöglicht ein passives Herausdrehen.

Befestigungszement

Der frei geschliffene Stift wird (☞ wie bei „Konfektionierte, metallische Stiftsysteme" beschrieben) so lange mit Ultraschall bearbeitet, bis der Zement gelöst wurde. Dies erfolgt immer **unter ausreichender Wasserkühlung** und kann in Ausnahmefällen auch 30 Minuten dauern.

Wenn der Querschnitt des im Kanal verankerten Stiftes nicht bekannt ist (oval oder rund), darf keine Rotation versucht werden. Das Drehen eines nicht runden Stiftes würde zur Sprengung der Wurzel führen.

18

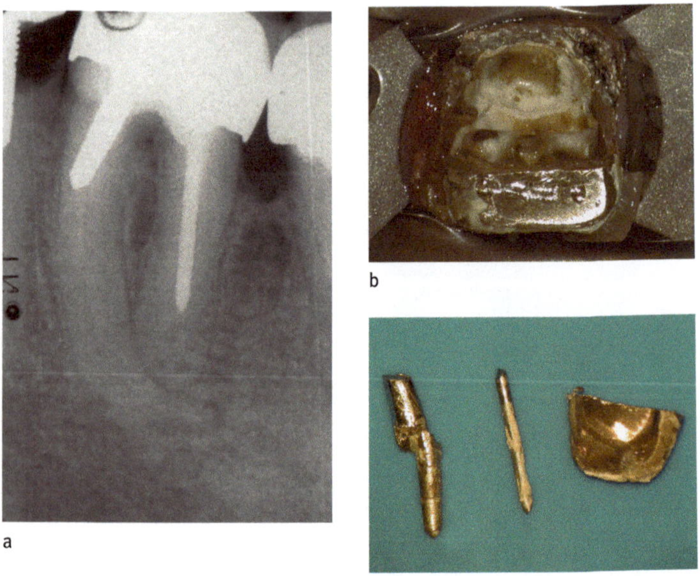

a b c

Abb. 18.9: a) Zahn 36 ist mit einem mehrteiligen Stiftaufbau versorgt und soll durch Revision erhalten werden. b) Der zusammengesetzte, gegossene Stiftaufbau wurde geteilt. Die distale Verankerung ist bereits entfernt, jetzt kann der mesiale Anteil nach Freilegung entfernt werden. c) Die beiden Wurzelstifte und ein Stück des geteilten, koronalen Aufbaus.

Stifte aus Zirkonoxydkeramik

! Dieses Stiftmaterial ist ausgesprochen hart und kaum kontrolliert mit rotierenden Instrumenten zu bearbeiten. Die Entfernung stellt daher ein beträchtliches Problem dar.

Vorgehen

18

- Bei korrekter adhäsiver Befestigung ausgesprochen langwierige bzw. oft unmögliche Desintegration des Befestigungszements
- Lösung von kürzeren Stiften durch zirkumferentes Freiarbeiten mit Ultraschall bei ausreichend vorhandener Zahnsubstanz
- zur Ergänzung: unter ausreichender Wasserkühlung wiederholtes Umfahren des Stiftes an der Basis, um den Befestigungszement so weit wie möglich aufzulockern.

Instrumente: Ultraschall mit feinen Arbeitsspitzen, in Ausnahmefällen auch Trepanbohrer. Hierbei muss die fehlende Kongruenz zwischen zylindrischem Bohrer und konischem Stift bedacht werden.

Weil diese Materialien sehr spröde sind, besteht die Gefahr, dass der Stift auf Höhe des Pulpakammerbodens oder sogar im Wurzelkanal selbst bricht. Eine Entfernung ist dann nur unter erheblichem Substanzverlust mit Trepanbohrern (Masserann-Kit, ☞ Abb. 18.6) möglich.

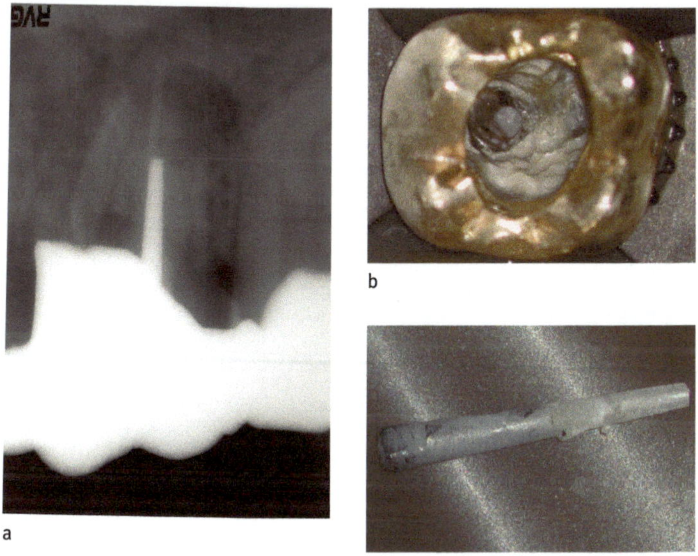

a b c

Abb. 18.10: a) Im Röntgenbild stellt sich deutlich ein Wurzelstift dar. b) Nach Trepanation wurde ein keramischer Stift in der palatinalen Wurzel freigearbeitet. c) Nach sehr intensiver Bearbeitung mit Ultraschall konnte der Stift in toto entfernt werden.

Individuell gefertigte Stifte aus Presskeramik (Empress)

Entfernung in toto: nicht möglich; bei diesen Materialien besteht neben dem mikromechanischen noch ein chemischer Verbund zwischen Stiftmaterial und Zahnsubstanz.

Vorgehen

Presskeramiken sind relativ weich:

- daher gut zu bearbeiten
- eine aktive Entfernung unter direkter Sichtkontrolle ist durchführbar.

Instrumente: rotierende Diamanten.

TIPP

Aufgrund der zahnähnlichen Farbe des Stiftmaterials wird während der Entfernung regelmäßig überprüft, ob noch der Stift oder bereits die Wurzelkanalwand bearbeitet wird.

18

Karbonfaser-, Glasfaser- und Quarzfaserstifte

Diese Stifte werden aufgrund ihrer zahnähnlichen physikalischen Eigenschaften und der relativ einfachen Verarbeitung zunehmend eingesetzt.

Entfernung in toto: durch den adhäsiven Verbund nicht möglich.

Vorgehen

Die Entfernung ist vergleichsweise sicher und schnell durchführbar (Gesi A. et al.; 2003). Die Anwendung von Ultraschall ist nicht zu empfehlen.

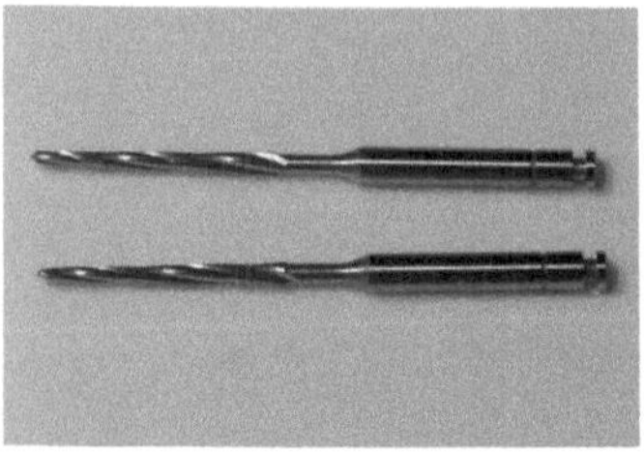

Abb. 18.11: Mit derart geformten Spezialbohrern ist die Entfernung von Faserstiften „von innen heraus“ in sehr kurzer Zeit und risikolos möglich.

Die Mehrzahl der Stifte beinhaltet in Längsrichtung verlaufende Faserbündel:

- Entfernung „von innen“, entlang dieser Faserbündel mit entsprechenden Spezialbohrern (☞ Abb. 18.11)
- nach Körnung mit einem Pilotbohrer Reduktion des Stiftes durch größere Bohrer von innen nach außen.

Instrumente:

- Spezialbohrer-Set von VDW
- Rotierende Diamanten und HM-Bohrer.

18.6.3 Entfernung von Pasten- und Guttapercha-Füllungen

■ Wurzelfüllpasten

Zeichnen sich durch ihre weich bleibende Konsistenz aus.

Vorgehen

Eine Entfernung ist durch Handinstrumente oder/und rotierende Feilensysteme im Regelfall ohne größere Probleme möglich.

TIPP

Lösungsmittel sollten so weit wie möglich vermieden werden, weil ein Verschmieren des Füllmaterials in laterale Kanalanteile nur zu einer später notwendigen extensiveren Bearbeitung des Wurzelkanals führt.

Instrumente:

- hochtourig rotierende Ni-Ti-Instrumente bei 1000 U/min bis 3000 U/min
- im Idealfall: ein drehmomentkontrollierter Endodontiemotor (Endo-Stepper®, S.E.T.; ☞ 7.2.1).

18

■ Guttapercha-Füllungen

Instrumente:

- kleine Gates-Bohrer: für die initiale Entfernung; durch die hohe Drehzahl wird die Guttapercha regelrecht angeweicht und aus dem Wurzelkanal herausgezogen
- Hedström- oder Kerr-Feilen (ISO 25 bis 30) werden in oder direkt neben die Guttapercha in den Kanal hineingedreht und regelrecht in der Füllung verkeilt. Häufig gelingt so in wenigen Schritten die Entfernung großer Füllungsanteile bzw. der gesamten Guttapercha-Füllung (☞ Abb. 18.12).
- Ultraschall: noch vorhandene Füllungsanteile werden unter direkter Sicht mit feinen Ultraschallspitzen trocken gelockert und anschließend mit ultraschallaktivierter Spülung entfernt.

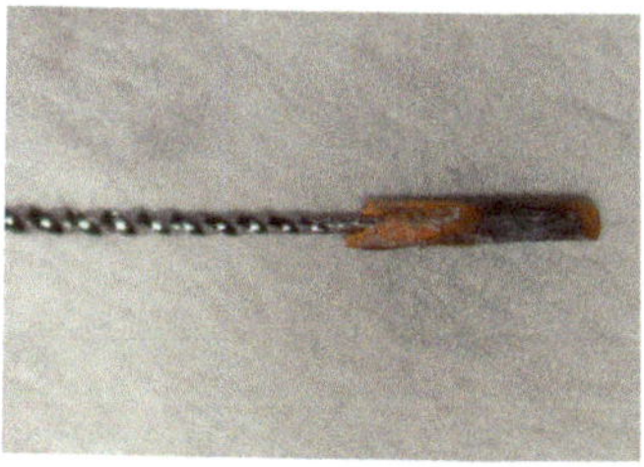

Abb. 18.12: Mit einer in die Füllung eingedrehten Kerr-Feile konnte die Guttapercha in toto entfernt werden. Die Verfärbungen deuten auf massive Undichtigkeiten hin.

Lösungsmittel

! Nach längerer Liegezeit wird Guttapercha spröde und hart, so dass Instrumente das Füllungsmaterial kaum oder überhaupt nicht penetrieren können. In diesem Fall ist die unterstützende Anwendung von Lösungsmitteln sinnvoll.

Chloroform
ist das effektivste Lösungsmittel, gegen welches aufgrund seiner potenziellen Kanzerogenität aber Bedenken geäußert werden.

Inwieweit dieser Einwand bei den geringen Mengen gerechtfertigt ist, wird nach wie vor kontrovers diskutiert.

Alternative Lösungsmittel
Eukalyptusöl, Xylol oder Bergamottöl haben schlechtere Lösungseigenschaften.

Vorgehen

Das Lösungsmittel wird unter Sichtkontrolle mit Hilfe einer Einmalspritze punktuell direkt auf die Wurzelfüllung aufgebracht. Die Oberfläche der Guttapercha wird leicht benetzt. Nach kurzer Wartezeit ist es dann im Regelfall möglich, die angelöste Guttapercha mit den oben beschriebenen Instrumenten zu penetrieren und anschließend zu entfernen.

Im apikalen Bereich werden keine Lösungsmittel angewendet, um ein Überpressen von Füllungsmaterial und/oder Lösungsmittel über den Apex hinaus zu vermeiden.

Erwärmung
Bei sehr soliden Guttapercha-Füllungen:
- Aufbereitungsinstrumente werden über einer Flamme erwärmt oder
- Einsatz von Geräten zur thermoplastischen Verformung von Guttapercha (z. B. „Touch ’n Heat“, System B; ☞ Abb. 17.23 + 17.24).

■ Guttapercha-Träger

18

Bei Wurzelfüllungen mit Thermafil® etc. ist der Einsatz von hochtourig rotierenden Feilensystemen nur bedingt zu empfehlen.

Es besteht die Gefahr, dass Teile des Trägers in der Tiefe des Kanals abgetrennt und verformt an die Kanalwand gepresst werden. Diese müssen unter erheblichem Zeitaufwand über das OPM lokalisiert und mit Hilfe feiner Ultraschallansätze vollständig entfernt werden.

Die Entfernung der Kunststoffträger mit Hedström-Feilen ist die Methode der Wahl. Eine Einkerbung im Kunststoffträger erleichtert die Führung der Feile bzw. eines **langsam** rotierenden Bohrers.

18.6.4 Entfernung von Silberstiften

Obwohl Silberstifte heute nicht mehr als Füllmaterial Verwendung finden, müssen sie dennoch im Rahmen von Revisionen häufiger entfernt werden.

Aufgrund der zumeist sehr losen „Passung" der Stifte findet an solchen Wurzelfüllungen eine deutliche Korrosion durch apikale (oder/und koronale) Perkolation statt.

■ Vorgehen

Anlage der Zugangskavität

Die aus den Kanälen herausragenden Silberstifte dürfen nicht beschädigt werden.

Freilegen der Stifte

In Nähe des Kavitätenbodens sollte ein Ultraschallgerät ohne Wasserkühlung verwendet werden. Unter diesen Bedingungen kann sehr präzise der Aufbauzement entfernt werden, ohne die Silberstifte zu beschädigen.

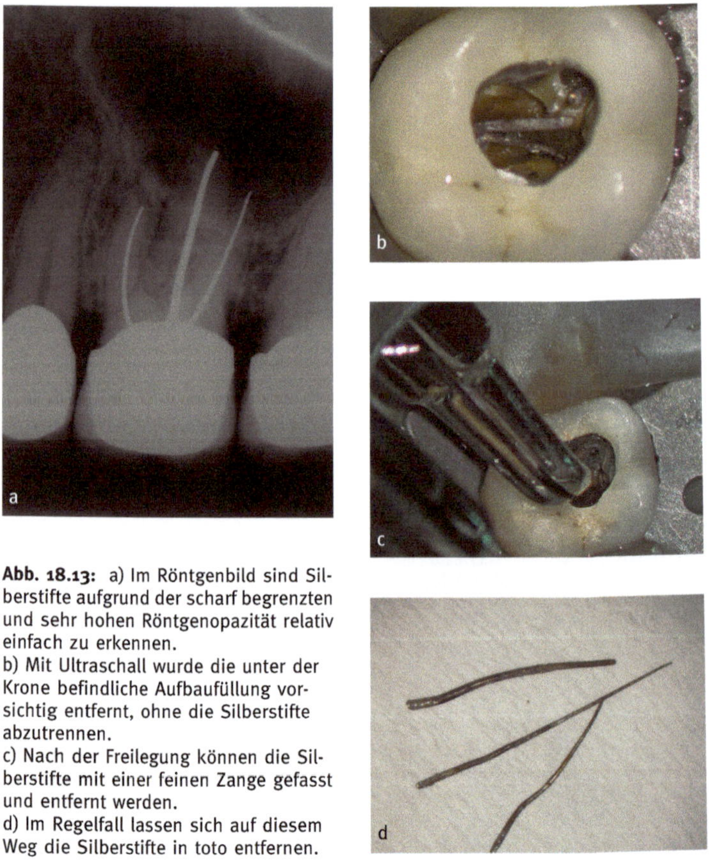

Abb. 18.13: a) Im Röntgenbild sind Silberstifte aufgrund der scharf begrenzten und sehr hohen Röntgenopazität relativ einfach zu erkennen.
b) Mit Ultraschall wurde die unter der Krone befindliche Aufbaufüllung vorsichtig entfernt, ohne die Silberstifte abzutrennen.
c) Nach der Freilegung können die Silberstifte mit einer feinen Zange gefasst und entfernt werden.
d) Im Regelfall lassen sich auf diesem Weg die Silberstifte in toto entfernen.

Entfernung

Der Silberstift wird mit einer Zange, Gefäßklemme oder diamantierten Pinzette gefasst und in toto entfernt (☞ Abb. 18.13).

TIPP

Wenn der Silberstift fest im Kanal klemmt, wird er mit feinen Ultraschallansätzen vorsichtig umfahren, um koronal vorhandenen Zement zu entfernen und ein Herausziehen zu ermöglichen.

Bei einem Abriss des koronalen Anteils muss wie bei frakturierten Instrumenten vorgegangen werden (☞ 18.6.5).

18.6.5 Entfernung frakturierter Instrumente

■ Materialermüdung

Im Verlauf der mechanischen Aufbereitung kann es zu Frakturen der Instrumente kommen:
- nach erheblicher mechanischer Beanspruchung
- und plastischer Verformung oberhalb der Ermüdungsgrenze des Materials.

■ Häufigste Lokalisierung

Instrumente frakturieren vorrangig bei der Behandlung von Molaren, hier insbesondere im mesiobukkalen Wurzelkanal unterer Molaren:
- der geradlinige Zugang zu diesem Kanalsystem befindet sich aufgrund der Kronenflucht unterhalb der Spitze des mesiobukkalen, tragenden Höckers
- aus Gründen der Substanzschonung wird in diesem Bereich oft zu wenig auf den geraden Zugang zum Kanalsystem geachtet.

Wichtig ist ein geradliniger Zugang! Andernfalls führt dies insbesondere bei der rotierenden Aufbereitung zu einer erheblichen Überlastung der Instrumente und somit zu einem stark erhöhten Bruchrisiko.

■ Vorgehen

Die Entfernung frakturierter Instrumente stellt eine der schwierigsten Aufgaben im Rahmen der Revisionsbehandlung dar (☞ auch 19.5.1).

Lokalisation des Fragments

Wichtig dabei ist:
- das Fragment möglichst **genau lokalisieren**
- anschließend die **Chancen beurteilen**
- die Anfertigung von **zwei exzentrischen Röntgenaufnahmen** ist eine diagnostische Minimalanforderung, um die absolute Lage in der jeweiligen Wurzel und auch die relative Lage zur Wurzelkrümmung beurteilen zu können.

Um Fragmente gezielt entfernen zu können, ist es erforderlich, diese direkt zu sehen! Die Anwendung eines Operationsmikroskops ist daher eine Grundvoraussetzung für diesen Arbeitsschritt.

Planung

Verschiedene Instrumente müssen unterschieden werden:

- Stahlinstrumente:
  - weniger elastische (Kerr- oder Hedström-Feilen)
  - hochelastische, dünne (Lentulos).

Stahlinstrumente können im Regelfall nach der Darstellung des Fragments gut entfernt werden.

- NiTi-Instrumente.

NiTi-Fragmente weisen die Besonderheit der hohen Elastizität auf. Sie werden sich nach einer Freilegung des koronalen Teils immer wieder „aufrichten".

Primäre Zugangskavität

Die Einschätzung der relativen Lage des Fragments zur Kanalkrümmung ist notwendig.

TIPP

Für die Entfernung muss ein primärer Zugang in der direkten Verlängerung des Fragments angelegt werden. Nur unter direkter Sichtkontrolle (OPM) ist eine gezielte Entfernung möglich.

Dies kann zu dem fast vollständigen Verlust des Höckers führen.

Sekundäre Zugangskavität

Der Wurzelkanal wird anschließend mit Gates-Bohrern (Größe 2 und 3) erweitert, bis das Fragment in vollem Umfang in der Tiefe zu erkennen ist.

Mit abgeschliffenen Gates-Bohrern wird hinterher ein Plateau in Höhe des Fragments geschaffen (☞ Abb. 18.14).

Masserann-Kit: Einsatz nur bei ausreichend vorhandener Zahnsubstanz, da beim Umbohren des Stiftes sehr viel Substanzverlust in Kauf genommen werden muss (☞ Abb. 18.15).

Freilegen und Spülen

- das Fragment wird zirkumferent mit feinen Ultraschallspitzen gegen den Uhrzeigersinn umfahren und freigearbeitet
- das freigelegte Fragment wird unter reichlicher Flüssigkeitszufuhr mit Ultraschallansätzen weiter gelockert und schließlich entfernt.

TIPP

Auch beim Spülen umfährt die Ultraschallspitze das Fragment gegen den Uhrzeigersinn.

Bis zur Entfernung müssen beide Arbeitsschritte u.U. sehr oft wiederholt werden.

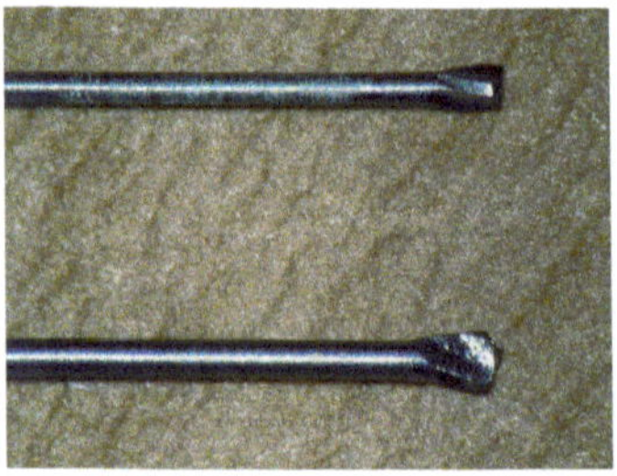

Abb. 18.14: Der Kopf handelsüblicher Gates-Bohrer wird mit einer Trennscheibe hälftig abgetrennt. Auf diesem Weg entsteht eine Art Plan-Bohrer, mit dem oberhalb des frakturierten Instruments ein Plateau geschaffen werden kann.

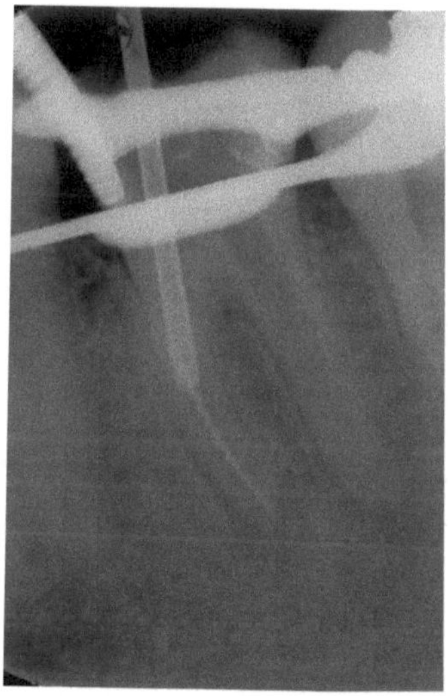

Abb. 18.15: Bei dem Freilegen des frakturierten Instruments mit dem Masserann-Trepanbohrer musste sehr viel Zahnsubstanz geopfert werden. Die Gefahr von Wurzelperforationen steht neben dem Stabilitätsverlust im Vordergrund.

18.6.6 Reshaping

Ein Reshaping im Rahmen der Revisionsbehandlung wird durchgeführt nach
- der **Entfernung** einer vorhandenen Wurzelfüllung und etwaiger Stifte, Instrumente etc.
- vollständiger **Katheterisierung** aller Kanalsysteme
- **Arbeitslängenbestimmung** (☞ Kap. 13 Längenbestimmung).

■ Ziel

Ziel ist es, unter **größtmöglichem Erhalt von Wurzelsubstanz** eine **gleichmäßig konische Form** zu präparieren (☞ Kap. 14 Wurzelkanalaufbereitung). Dadurch werden möglichst ideale Bedingungen für die Spülung und das Einbringen der Wurzelfüllung erreicht.

TIPP

Die exakte Ausformung der apikalen 3 mm sollte erst direkt vor der Wurzelfüllung erfolgen!

■ Planung

Wenn eine Revision in zwei Terminen geplant ist, endet die erste Behandlung nach der primären Aufbereitung auf voller Arbeitslänge (☞ Kap. 14), aber leicht reduzierter apikaler Ausformung.

Die Entfernung einer medikamentösen Einlage führt unweigerlich zu einem weiteren Substanzabtrag und somit zu einer Veränderung der vorangegangenen apikalen Präparation.

18.6.7 Umgang mit apikalen Resorptionen

! Bei Zähnen mit lang andauernden apikalen Parodontitiden kann durch die Resorption apikalen Zahnhartgewebes der anatomische Apex und damit auch das Foramen physiologicum zerstört worden sein.

Prognostisch ungünstige Voraussetzungen

Aus diesen Veränderungen resultieren Erschwernisse der Behandlung:

- Asymmetrische Veränderungen des Apex
- apikales Granulationsgewebe mit der Fähigkeit zur Hartgeweberesorption
- fehlender physiologischer Übergang von Wurzelkanal zum Wurzelzement (☞ Kap. 13 Längenbestimmung)
- fehlende Verengung am natürlichen Foramen
- es entstehen große, unregelmäßig begrenzte Öffnungen ohne klare Bezugspunkte für eine reproduzierbare mechanische Aufbereitung oder Wurzelfüllung.

Da für die Spülung und Füllung ein konisches Profil der Wurzelkanäle erforderlich ist und der geringste Durchmesser am Apex lokalisiert sein muss, führen apikale Durchmesser von ISO 60 und größer zu Problemen beim Reshaping.

Vorgehen

Aufbereitung

- Bestimmung des (kleinsten) apikalen Durchmessers mit LightSpeed®-Instrumenten als Messlehre (☞ Kap. 14 Wurzelkanalaufbereitung)
- Präparation eines so genannten künstlichen Stopps über eine Distanz von 2 mm, ganz gezielt in einem ausgeprägten Konus (> 10 %)
- hinterher erneute Überprüfung der Einhaltung der Durchmesser mit LightSpeed®-Instrumenten.

Medikamentöse Einlage

Das Einbringen einer Kalziumhydroxid-Einlage (☞ Kap. 16 Medizinische Zwischeneinlage) ermöglicht die weitgehende Kontrolle einer möglichen apikalen Sekretbildung.

Wurzelfülltechnik

Bei ausgeprägten Resorptionen stehen drei Methoden zur Auswahl (☞ Kap. 17 Wurzelkanalfüllung):

- die „dip technique" (☞ Kap. 17.5.2)
- Injektionstechnik (squirting technique ☞ 17.5.8)
- der Verschluss mit einem apikalen MTA-Plug (☞ 20.3.2).

18

18.6.8 Versorgung von Perforationen

! Jede Perforation stellt eine Verletzung der Wurzelintegrität und des parodontalen Gewebes dar. Eine Infektion der parodontalen Wunde kann zu erheblichen entzündlichen Osteolysen und nachfolgend zum Verlust des betroffenen Zahnes führen.

Ziel

Perforationsverschluss, um

- die Wurzelintegrität wiederherzustellen und
- eine Regeneration des zerstörten parodontalen Gewebes zu ermöglichen.

Primäre Wundversorgung

Eine Perforation sollte schnellstmöglich versorgt werden.

Wenn dies nicht möglich ist, wird der Zahn mit einer wässrigen Kalziumhydroxid-Einlage versorgt und bakteriendicht verschlossen (☞ Kap. 16 Medizinische Zwischeneinlage).

Verschluss frischer Perforationen

Inspektion

Es wird sichergestellt, dass kein Fremdmaterial (z. B. Guttapercha, Zementreste, Dentinsplitter) in der Perforation liegt.

! Da sich noch keine Entzündung etabliert hat, findet normalerweise keine ausgeprägte Blutung statt.

Vorgehen

Alle Kanalzugänge müssen frei vom Verschlussmaterial gehalten werden können. Bei sehr enger Lagebeziehung von Perforation und Kanalzugang erfolgt dies entweder durch die Abdeckung mit z. B. Cavit® oder durch das Einbringen von Guttapercha-Spitzen als Platzhalter. Ein kontrollierter Verschluss ist nur unter optimalen Sichtbedingungen möglich, im Regelfall erfolgt diese Behandlung daher unter Einsatz des OPMs.

Material
Mineral Trioxide Aggregate (MTA) (ProRoot™, Maillefer/Dentsply).

Perforationsverschluss

- nach dem Anmischen wird das Material direkt auf die Wunde aufgetragen und mit kleinen Spateln und Pluggern an den Zahn adaptiert. Die Verarbeitungszeit ist relativ kurz (2–4 Min.) und darf **nicht** durch nachträgliches Zumischen von Flüssigkeit verlängert werden

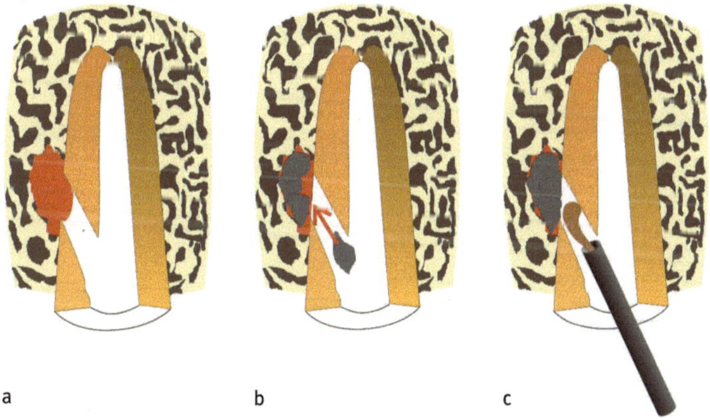

a b c

Abb. 18.16 a–c: Perforationsverschluss.
a) Eine Stiftbohrung hat eine laterale Perforation verursacht. Granulationsgewebe ist in den Defekt eingewuchert.
b) Mit kleinen Kollagen-Stückchen (z. B. Kollagen-resorb, Resorba®) wird das Granulationsgewebe verdrängt und ein Widerlager für das Verschlussmaterial geschaffen.
c) Die Perforation wird unter direkter Sichtkontrolle über das OPM mit MTA schichtweise verschlossen.

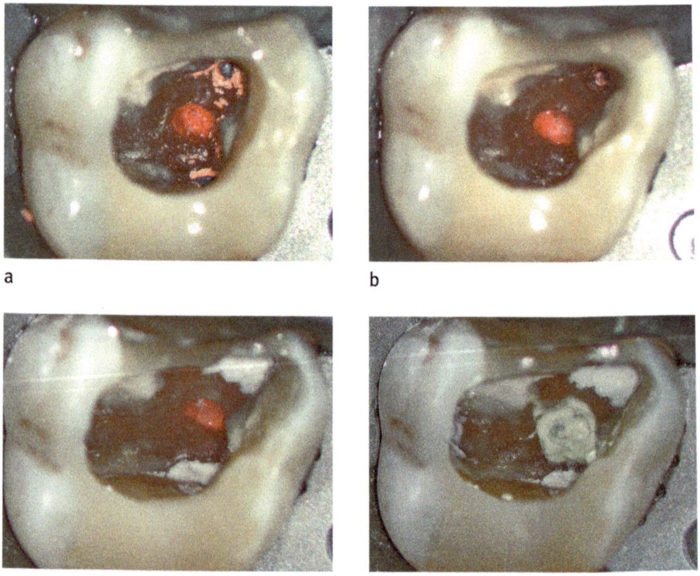

a b c d

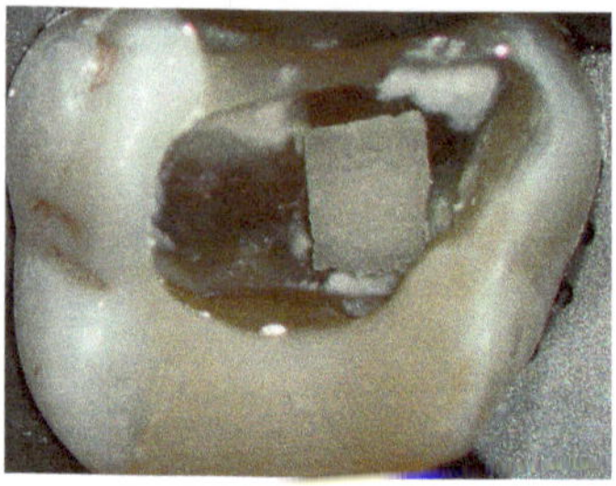

e

Abb. 18.17: Im Pulpakammerboden eines oberen Molaren stellt sich eine große Perforation dar (a). Zuerst wird die Perforation sorgfältig von Fremdmaterial gereinigt (b). Nach primärer Aufbereitung wird eine medikamentöse Einlage in die Kanalsysteme eingebracht (c). Die Perforation wird jetzt mit ProRoot™ abgedeckt (d) und ein angefeuchteter Zellulosetupfer aufgelegt (e), bevor der Zahn für 7 Stunden dicht verschlossen wird.

- ein kleiner, feuchter Zellulose-Tupfer (Sugi® steril, Kettenbach) wird feucht auf das MTA aufgelegt
- der Zahn wird drucklos **für mindestens 7 Stunden** verschlossen.

Im nächsten Termin wird nach Entfernung der Füllung die Aushärtung überprüft und die Wurzelkanalbehandlung abgeschlossen.

■ Verschluss älterer Perforationen

Bei vor längerer Zeit – häufig unbemerkt aufgetretenen – Perforationen ist von einer Infektion des Gewebes auszugehen!

Vorgehen

Spülung

Eine ausreichende Einwirkzeit geeigneter Spülflüssigkeiten (☞ 15.2) ist eine Grundvoraussetzung für einen entzündungsfreien Verschluss.

Freilegung
Häufig findet sich in die Perforation eingewachsenes Granulationsgewebe. Dieses muss zuerst bis zur äußeren Wurzelkontur verdrängt werden. Dafür werden kleine Stückchen resorbierbares Kollagenmaterial mit einem Hand-Plugger durch die Perforation hindurchgeschoben, so dass für das Verschlussmaterial eine Art Widerlager entsteht (Bargholz C.; 2005).

Perforationsverschluss
MTA wird ohne Druck in die Perforation geschichtet (☞ Abb. 18.16). Das weitere Vorgehen wurde oben beschrieben.

18.6.9 Revisionen bei resezierten Zähnen

! Zu oft wird an Zähnen eine Wurzelspitzenresektion ohne Berücksichtigung der Ursache einer endodontischen Erkrankung durchgeführt.

Eine LEO ist keine „Chirurgie-Mangelerkrankung“, sondern eine bakterielle Infektion des betreffenden Wurzelkanalsystems mit entsprechender Wirtsantwort.

Eine nicht erfolgreiche Resektion deutet daher auf eine weiterhin bestehende oder erneute Infektion des Wurzelkanals mit einer entsprechenden Wirtsantwort hin.

Die kausale Therapie besteht in der Eliminierung der Keime. Daher sollte eine orthograde Revision durchgeführt werden.

■ Vorgehen

Revision

An bereits resezierten Zähnen mit oder ohne retrograder Füllung muss die Wurzelfüllung orthograd entfernt werden. Das Vorgehen folgt den Kriterien der oben beschriebenen Keimeliminierung.

Resezierte Zähne ohne retrograde Füllung

Das nach der Reinigung verbleibende Lumen ist „apikal“ weit offen und nicht durch eine Verengung begrenzt.
Die Wurzelfüllung erfolgt mit den Techniken, die auch bei resorbierten Apices zum Einsatz kommen (☞ 18.6.7).

Resezierte Zähne mit retrograder Füllung

Nach der chemo-mechanischen Aufbereitung wird der apikale Verschluss auf seine Festigkeit überprüft.
Das Wurzelkanalsystem kann mit klassischen Techniken gefüllt werden und ggf. eine apikale Ausheilung abgewartet werden. Da der apikale Verschluss aber ein potenzielles Reservoir für Keime darstellt, sollte im Anschluss an die Revision eine korrektive Resektion durchgeführt werden.

18.7 Prognose

Bei Revisionsbehandlungen ist die erreichbare Prognose schlechter als bei Erstbehandlungen und hängt entscheidend vom Anfangsbefund (☞ Tab. 18.1) ab. In der Literatur wird sie zwischen 65 % und über 90 % angegeben (Hepworth M.J.; 1997).

Zudem ist eine optimale Formgebung und die Desinfektion lateral gelegener Kanalsystembereiche durch eventuelle Verblockungen, Stufenbildungen oder fixiertes, nekrotisches Gewebe (Aldehyde ☞ Kap. 14) nur eingeschränkt möglich.

Tab. 18.1: Einflussfaktoren für den Behandlungserfolg bei Revisionen

ohne signifikanten Einfluss	mit signifikantem Einfluss
• Schmerzen • Fistelbildung • Abszedierung • Zeit nach Erstbehandlung • medikamentöse Einlage • Position des Zahnes (OK/UK, Front/Molar) • Alter des Patienten • Qualität und Material der Wurzelfüllung	• apikale Aufhellungen (ja/nein) • Perforationen • prothetische Versorgung (ja/nein)

TIPP

Als wichtigstes prognostisches Merkmal ist das Vorhandensein einer apikalen Aufhellung zu werten! Die langfristige Erfolgsprognose an Zähnen ohne eine Aufhellung ist mit über 90 % hervorragend.

Daraus muss geschlussfolgert werden, dass einer **Revision zur Prävention einer LEO,** z. B. bei technisch nicht einwandfreier Wurzelfüllung, ein sehr hoher Stellenwert zukommt.

18.8 Literatur

Bargholz C. (2005): Perforation repair with mineral trioxide aggregate – a modified matrix concept. Int Endod J 38, S. 59–69

Cvek M. (1992): Prognosis of luxated non-vital maxillary incisors treated with calcium hydroxide and filled with gutta-percha. A retrospective clinical study. Endod Dent Traumatol 8, S. 45–55

Gesi A., Magnolfi S., Goracci C., Ferrari M. (2003): Comparison of two techniques for removing fiber posts. J Endod 29, S. 580–582

18 Hülsmann M., Snezna S. (1998): Veränderungen in bezug auf Häufigkeit und Qualität der endodontischen Versorgung 1976–1993. Dtsch Zahnärztl Z 53, S. 392–397

Hepworth M.J., Friedman S. (1997): Treatment outcome of surgical and non-surgical management of endodontic failures. J Can Dent Assoc 63, S. 364–371

Howe C.A., McKendry D.J. (1990): Effect of endodontic access preparation on resistance to crown-root fracture. J Am Dent Assoc 121, S. 712–715

Nair P.N.R., Sjögren U., Krey G., Kahnberg K.E., Sundqvist G. (1990): Intraradicular bacteria and fungi in root-filled, asymptomatic human teeth with therapy-resistant periapical lesions: a long-term light and electron microscopic follow-up study. J Endod 16, S. 580–588

Nair P.N.R., Sjögren U., Figdor D., Sundqvist G. (1999): Persistent apical radiolucencies of root-filled human teeth, failed endodontic treatments, and periapical scars. Oral Surg Oral Med Oral Pathol Oral Radiol Endod 87, S. 617–627

Pinheiro E.T., Gomes B.P.F.A., Ferraz C.C.R., Sousa E.L.R., Teixeira F.B., Souza-Filho F.J. (2003): Microorganisms from canals of root-filled teeth with periapical lesions. Int Endod J 36, S. 1–11

Ray H.A., Trope M. (1995): Periapical status of endodontically treated teeth in relation to the technical quality of the root filling and the coronal restauration. Int Endod J 28, S. 12–18

Souter N.J., Messer H.H. (2005): Complications associated with fractured file removal using an ultrasonic technique. J Endod 31, S. 450–452

Suter B., Lussi A., Sequeira P. (2005): Probability of removing fractured instruments from root canals. Int Endod J 38, S. 112–123

Waltimo T. et al. (2003): Examination on Candida spp. in refractory periapical granulomas. Int Endodont J 36, S. 643–647

Xia T., Baumgartner J.C. (2003): Occurrence of Actinomyces in infections of endodontic origin. J Endod 29, S. 549–552

19 Chirurgische Endodontie

Zirkel

19.1 Definition

Chirurgische Endodontie umfasst sowohl chirurgische als auch endodontische Therapiemaßnahmen:

- Wurzelspitzenresektionen, eventuell in Verbindung mit Zystektomien
- Hemisektionen
- Replantationen (☞ Kap. 20.2.2 Totalluxation)
- transdentale Fixationen (heute ohne Bedeutung)
- chirurgische Perforationsdeckungen.

19.2 Wurzelspitzenresektion (WSR)

Den **Schwachpunkt in der endodontischen Therapie** stellt sowohl bei der Reinigung als auch bei der Obturation das apikale Delta bzw. die apikale Ramifikation dar (☞ Kap. 14 Wurzelkanalaufbereitung).

Das apikale Delta ist nicht oder nur selten perfekt zu reinigen. Bei Misserfolg einer optimal durchgeführten endodontischen Therapie sind meist zu viele Bakterien im Wurzelkanalsystem verblieben!

19.2.1 Ziele

Stellt sich im Verlauf der endodontischen Therapie (zu Beginn der Therapie oder auch bei Kontrolluntersuchungen) kein Erfolg ein, wird auf chirurgischem Wege versucht, eine deutliche Keimreduktion in der apikalen Region zu erreichen.

! Ziel der Resektion ist die Entfernung der apikalen Wurzelanteile (apikales Delta) und der anschließende Verschluss des Wurzelkanalsystems.

Operative Entfernung des apikalen Deltas – nach entsprechender Indikation (☞ 19.2.3.) – durch Resektion von ca. 2–3 mm apikal. Basierend auf der komplexen anatomischen Situation in der apikalen Region wird zusätzlich eine retrograde Reinigung und Füllung des Wurzelkanalsystems durchgeführt.

19.2.2 Pathogenese und Klinik

Apikale Parodontitiden (AP)

Primäre Ursache

Keime und/oder deren Abbauprodukte innerhalb des Wurzelkanalsystems (☞ Kap. 2 Histologie, Pathohistologie und Mikrobiologie; Kap. 14 WK-Aufbereitung; Kap. 15 Spülung des Endodonts).

Kausale Therapie: Entfernung der Noxe.

! Eine chirurgische Intervention als primäre endodontische Therapie muss daher in jedem Fall abgelehnt werden.

Sekundäre Ursache

Trotz Aufbereitung, Reinigung und Obturation des Wurzelkanalsystems kommt es zur

- Ausbildung, Vergrößerung oder Stagnation einer AP
- oder persistierenden Schmerzen,

so ist im Regelfall eine orthograde Revision (☞ Abb. 19.1) als kausale Therapie zu erwägen.

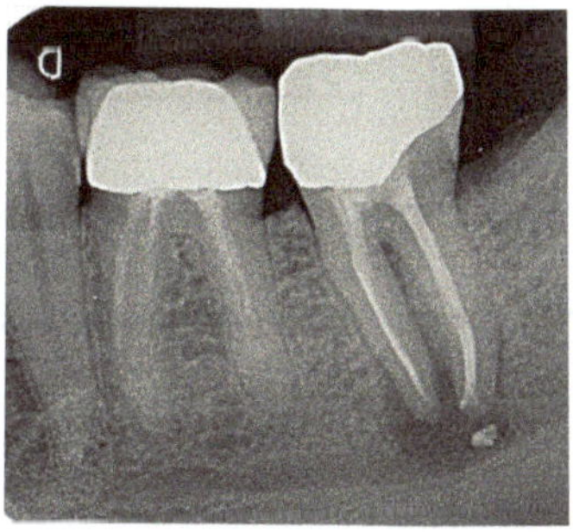
a

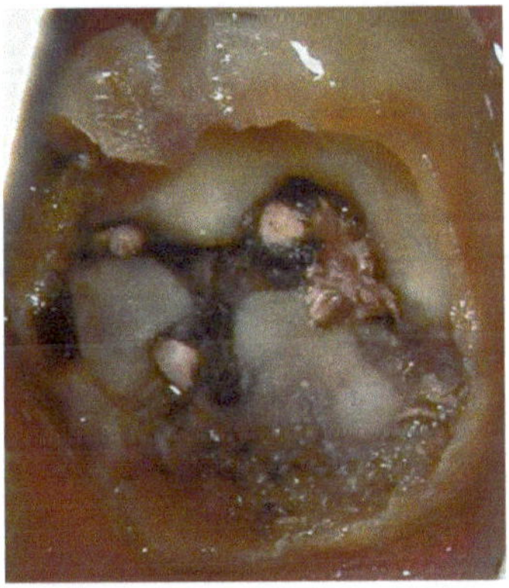
b

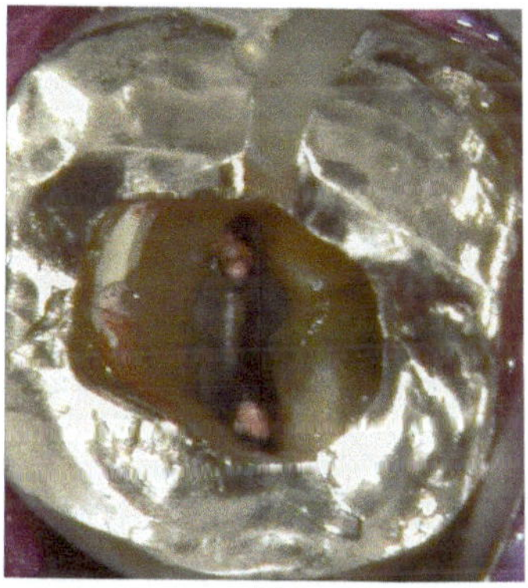
c

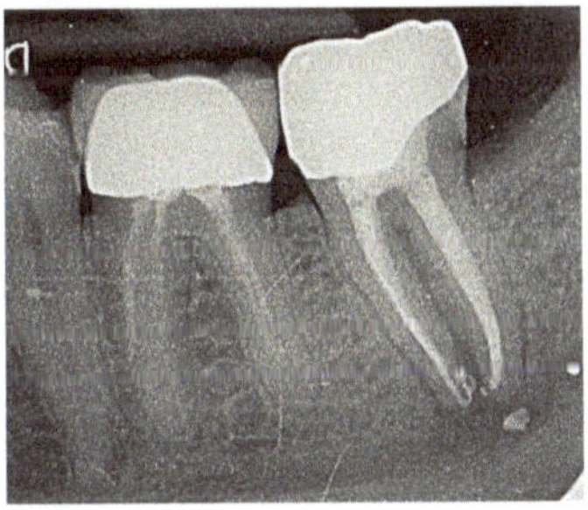
d

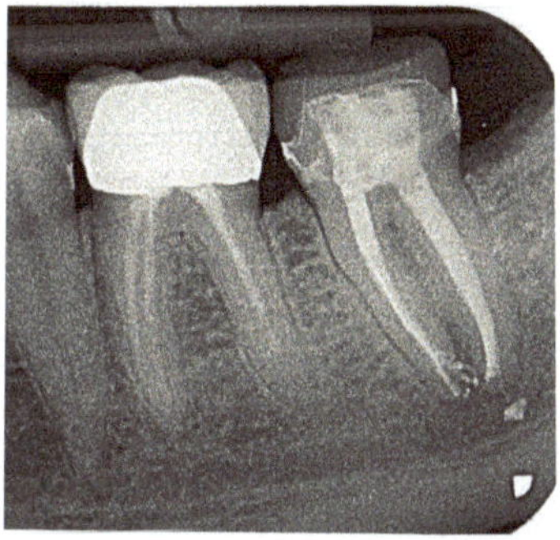
e

Abb. 19.1 a–e: Falldarstellung zur orthograden Revision. Röntgenaufnahme der Ausgangssituation (a). Zustand nach Entfernen der Krone (b), nach Kariesexkavation, Rekonstruktion mit Komposit und Reentrance (c), nach der Wurzelkanalfüllung (d), nach 6 Monaten (e).

Nach Revision weiterhin kein Behandlungserfolg

- führt auch die Revision nicht zu einem Behandlungserfolg (Ausheilung der AP), muss davon ausgegangen werden, dass die Keimeliminierung unzureichend war oder orthograd nur unzureichend möglich ist
- in diesen Fällen kann die WSR eine **kausale Therapie** darstellen.

Eine WSR ohne vorangegangene orthograde Revision ist im Regelfall kontraindiziert! Das Einbringen von Guttapercha in die apikale Region bedeutet nicht, dass das Wurzelkanalsystem suffizient gereinigt wurde!

! Bei optimal – vom Behandler selbst – durchgeführter Wurzelkanalbehandlung und wenn keine Verbesserung durch eine Revision erwartet werden kann, ist der zweite Therapieschritt die WSR – nicht die Revision!

Dentale radikuläre Zysten vs. andere Läsionen

Echte Zysten liegen nur bei ca. 15 % der röntgenologisch sichtbaren Läsionen vor und sind röntgenologisch nicht von einem apikalen Granulom zu unterscheiden (Nair P.N.R.; 2003). Differenziert werden:

- echte Zysten (radikuläre odontogene Zyste)
- Pseudozysten (Einziehungen am Unterkieferrand)
- Knochenzysten.

! Nur die echten Zysten sind epithelial ausgekleidet.

Echte Zysten

Odontogene Zyste

Ein in sich geschlossener ephitelial ausgekleideter Hohlraum.

Taschenzyste

Auch mit einer ephitelialen Auskleidung, die jedoch zum Wurzelkanalforamen hin geöffnet ist (☞ Abb. 19.2). Taschenzysten heilen durch eine WK-Behandlung aus.

Die Vorstellung, dass es sich bei jeder röntgenologisch scharf umgrenzten Aufhellung um eine Zyste handelt und diese nur durch eine Wurzelspitzenresektion zu therapieren ist, wurde widerlegt.

TIPP

Selbst wenn es sich um eine echte dentale radikuläre Zyste handelt, kommt es nach einer lege artis durchgeführten Wurzelkanalbehandlung bei einem Großteil dieser Zysten zu einer vollständigen Heilung (80–90 %) – und dies völlig ohne chirurgischen Eingriff (Nair P.N.R.; 2003).

19

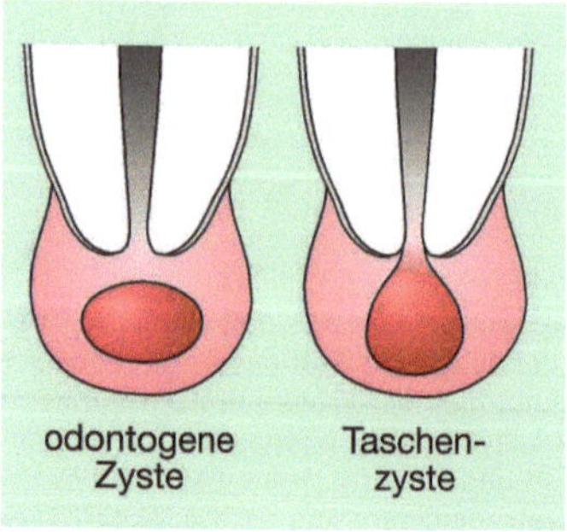

Abb. 19.2: Odontogene und Taschenzyste.

19.2.3 Indikationen und Kontraindikationen

Indikationen

WSR ist indiziert bei:
- persistierender oder zunehmender apikaler Läsion
  - nach klinisch optimaler Wurzelkanalbehandlung
  - nach klinisch optimaler Revisionsbehandlung
- apikalen Parodontitiden an mit einem Stift versorgten Zähnen, wenn sich der Stift trotz großer Bemühungen nicht entfernen lässt oder aufgrund der prothetischen Gesamtkonstruktion eine orthograde Revision nicht durchführbar ist
- persistierenden und neu entstandenen Beschwerden trotz optimaler orthograder endodontischer Therapie.

! Die Indikation zur Resektion unterliegt seit einigen Jahren einem starken Wandel. So ist die Indikation zur WSR weder von der Größe der Läsion noch von einer scharf begrenzten Aufhellung auf dem Röntgenbild abzuleiten.

Kontraindikationen

Relative Kontraindikation

- Regio 35/45 – Austrittspunkte des N. mandibularis am Foramen mentale
- Regio zweiter UK-Molar – Mandibularkanal
- Regio OK-Molaren – Sinus maxillaris.

Diese stellen **keine Kontraindikation für den geübten Operateur** dar, welcher mit entsprechenden optischen Vergrößerungen arbeitet.

Jedoch sollte man sein eigenes Können gut einschätzen, sich über die Komplikationen im Klaren sein und den Patienten darüber aufklären!

Absolute Kontraindikationen

- parodontale Situation des Zahnes (fraglicher Zahnerhalt)
- besonderes Augenmerk: vertikale Frakturen (☞ 20.2.2)
- allgemeiner Gesundheitszustand des Patienten
- nicht ausreichendes chirurgisches Können des Behandlers
- Zahn nicht erhaltungswürdig
- prothetische Versorgbarkeit.

19.2.4 Präoperative Anamnese und Inspektion

Präoperative Anamnese

Besonderheiten für eine Anästhesie sind gegeben, wenn der Patient allergisch auf bestimmte Anästhetika oder deren Inhaltsstoffe reagiert.
Präoperative Antibiotikagabe: bei Patienten, bei denen eine antibiotische Abschirmung im Vorfeld einer Operation gefordert wird (z. B. Endokarditisrisiko) (☞ 3.2.1, 8.2.1.).

Präoperative Inspektion

Bei deutlicher **extraoraler Schwellung:**
- operativen Eingriff verschieben (möglicherweise nur Inzision)!
- Rückgang der Schwellung nach Gabe oraler Antibiotika abwarten.

19.2.5 Präoperative Diagnostik

Röntgen

Optimal: zwei Röntgenbilder des zu operierenden Zahnes aus verschiedenen Winkeln zur Beurteilung von

- ungefährer Wurzellänge, WF-Länge
- Anzahl der Wurzeln
- Achse des Zahnes und ungefährer Lage des Apex
- Beziehung des Apex zu wichtigen anatomischen Punkten (z. B. Sinus maxillaris, Alevolaris inferior, Nervus mentalis)
- Entfernung des Apex zu Nachbarzähnen.

19.2.6 Durchführung der WSR

Voraussetzung

Anwendung eines optischen Hilfsmittels: Lupenbrille mit Lichtquelle, Mikroskop.

Nach Meinung der Autoren ist eine WSR ohne optische Vergrößerung zu ungenau und führt nur zu mäßigen Erfolgen.

Nachteile beim Vorgehen ohne optische Vergrößerung

- schwierige Identifikation des Apex
- größerer knöcherner Zugang
- erschwerte Beurteilung des apikalen Wurzelkanalsystems
- ungenaue retrograde Wurzelkanalpräparation und Füllung.

Anästhesie

Wenn es die allgemeine Anamnese des Patienten zulässt, Verwendung von **Lokalanästhetika mit vasokonstrikorischem Zusatz** für eine gute Blutstillung, d. h. Sicht, im OP-Gebiet (☞ Kap. 9 Anästhesie).

Vorgehen

Schnittführung

- Papillenbasisschnitt (☞ Abb. 19.7 b)
- nach Partsch (☞ Abb. 19.3)
- nach Pichler (☞ Abb. 19.4)
- Paramarginalschnitt (☞ Abb. 19.5)
- Dreiecksschnitt (☞ Abb. 19.6).

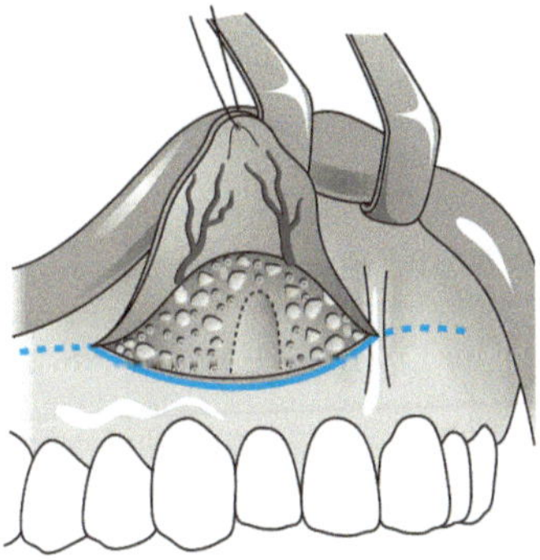

Abb. 19.3: Schnittführung nach Partsch (Bogenschnitt mit vestibulärer Basis).

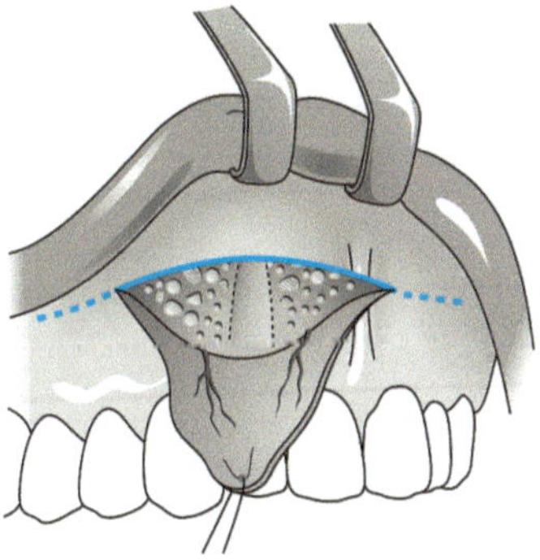

Abb. 19.4: Schnittführung nach Pichler (Bogenschnitt mit gingivaler Basis).

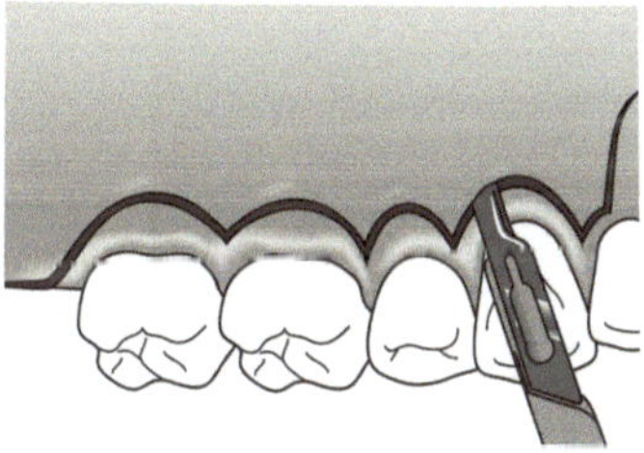

Abb. 19.5: Paramarginalschnitt.

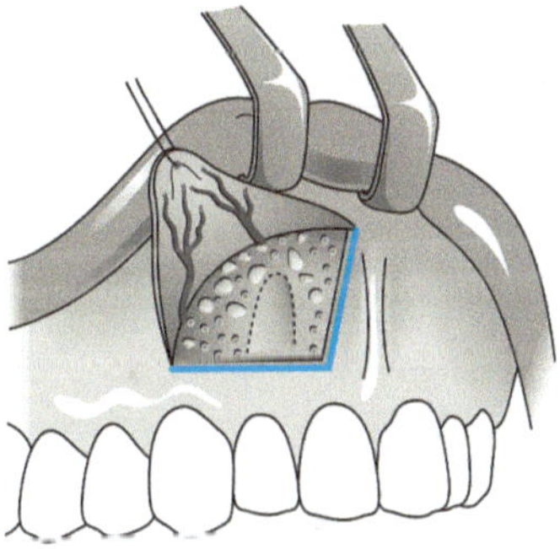

Abb. 19.6: Dreiecksschnitt.

Lappenbildung

Präparation

In Abhängigkeit von den Gegebenheiten wird ein **Papillenbasis-Lappen** (papilla base flap; s.a. Velvart P.; 2002) präpariert.

Vorteil: nur sehr geringer Verlust des marginalen „Attachments" (ca. 0,10 mm ± 0,15 mm) gegenüber einem klassisch vollmobilisierten Mukoperiostlappen (full flap).

Darauf achten, dass der Lappen nicht zu klein dimensioniert wird (☞ Abb. 19.7).

Wundheilung

- spätere Wundränder **müssen** eine knöcherne Auflage haben
- Abschlussnaht **nicht** über der Knochenhöhle.

Da der knöcherne Defekt präoperativ in seinen Dimensionen schlecht zu erkennen ist und häufig unterschätzt wird, kommt diesen Punkten eine große Bedeutung zu.

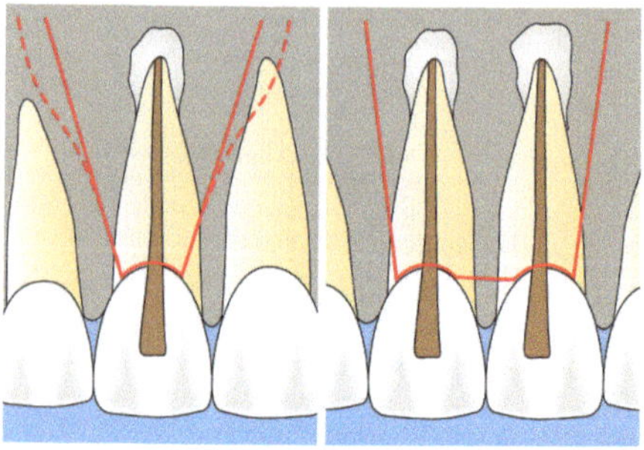

Abb. 19.7: a) Schnittführung für kleine Läsionen am Einzelzahn. b) Papillenbasisschnitt bei großflächigem Zugang.

Präparation der Knochenkavität

Darstellung der Wurzelspitze:

- Verfolgen der Wurzelkontur bis zum Apex
- vorsichtiges Ausdünnen der Knochenlamelle in der Region, in der die Wurzelspitze zu erwarten ist
- die knöcherne Zugangskavität so zierlich wie möglich!

TIPP

Der Zugang muss jedoch so groß sein, dass eine visuelle Inspektion des knöchernen Defekts sowie der apikalen Wurzelregion möglich ist.

Resektion

Wurzelspitze

- zweifelsfreie, deutliche Darstellung
- keine schräge Resektion
- besonders geeignete Instrumente: **Lindemann-Fräsen**
- leicht sägende Bewegungen und permanente Kühlung zur Erleichterung des Abtrennens
- kein schräges Abtrennen der Wurzelspitzen, da dies zu einer unvollständigen Resektion führen kann (☞ Abb. 19.8).

19

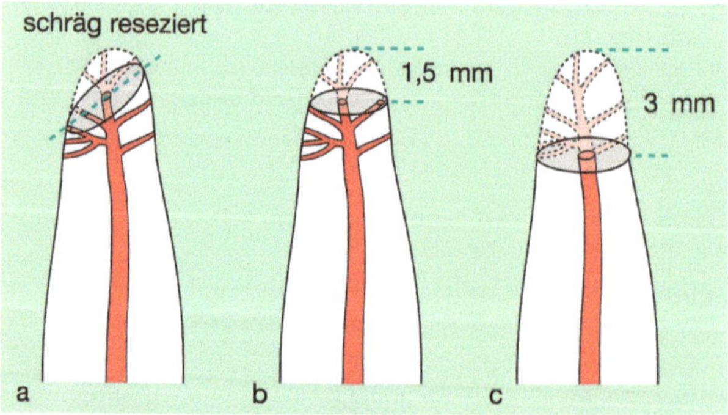

Abb. 19.8: Darstellung der Ergebnisse verschiedener Resektionen.

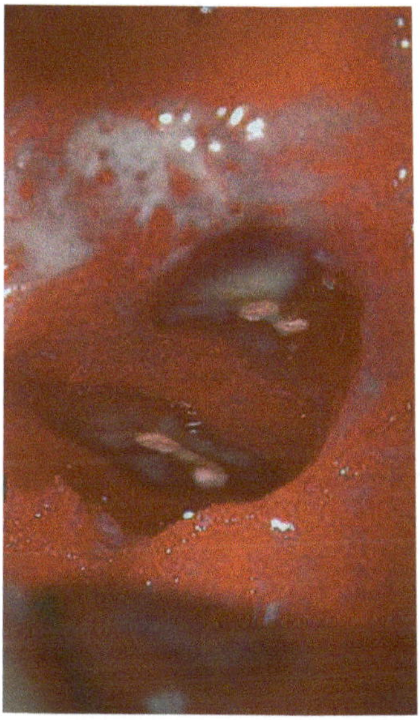

Abb. 19.9: Blick auf die resezierte Wurzel.

Ramifikationen

- 98 % aller Ramifikationen und 93 % aller Seitenkanäle befinden sich in den apikalen 3 mm. Werden nur 2 mm reseziert, verbleiben statistisch 22 % der Ramifikationen und 14 % der lateralen Kanäle. Aufgrund dessen sollen mindestens 3 mm reseziert werden.

Inspektion und Darstellung des Parodonts

- ggf. Anfärben der apikalen Region mit sterilem Methylenblau
- Spülen der Knochenhöhle mit steriler Ringer- oder Kochsalzlösung
- anschließend bläuliche Darstellung des Parodontalspalts.

! Ist der Parodontalspalt ohne Unterbrechung um die Resektionsfläche herum zu sehen, kann man sicher sein, die Wurzel in toto reseziert zu haben.
Färbt man den apikalen Wurzelquerschnitt nicht an, ist es häufig schwierig, die Wurzelspitze vom umliegenden Knochen klar abzugrenzen.

Korrektur der Resektionsstelle

- Ausräumen des Granulations- bzw. Zystengewebes
- rechtwinklige Korrektur der Resektionsstelle
- Inspektion der apikalen Region mit Hilfe eines Mikrospiegels (☞ Abb. 19.9)
- Aufsuchen der Ausgänge der Wurzelkanäle sowie möglicher Isthmen.

■ Blutstillung

Große Bedeutung für eine gute Sicht!

Bewährte Hilfsmittel

- Epinephrin-Pellets
- Eisensulfat-Lösung
- Calciumsulfat-Paste.

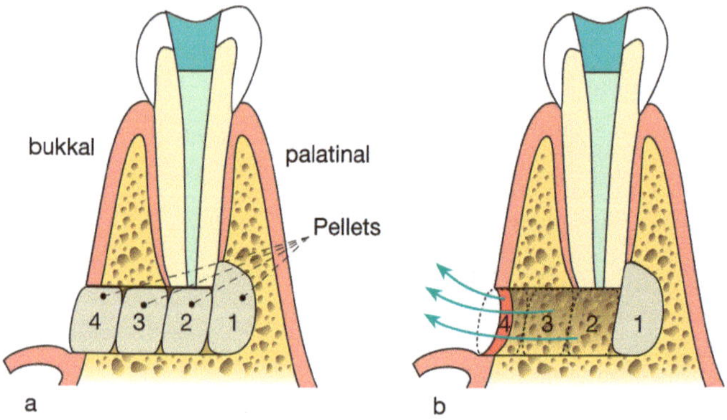

Abb. 19.10: Mehrschicht-Pellet-Technik.

TIPP

Bewährt hat sich eine Mehrschicht-Pellet-Technik (☞ Abb. 19.10), wobei das erste Pellet bis nach der retrograden Füllung in der Knochenhöhle verbleibt.

Andere Möglichkeiten der Blutstillung

- mechanisch: Knochenwachs
- biologisch: Thrombin
- resorbierbar: Kollagen.

TIPP

Intraoperativ nicht so wirkungsvoll wie o.g. bewährte Hilfsmittel.

■ Retrograde Aufbereitung

TIPP

Von der retrograden Präparation mittels Mikrowinkelstück und rotierenden Instrumenten muss abgeraten werden, da hierfür die Dimension des knöchernen Zugangs meist zu groß gestaltet werden müsste.
Zudem: das Arbeiten unter Sicht ist fast unmöglich, da der Kopf des Winkelstückes die Sicht auf die Wurzeloberfläche verhindert.

Retrograde Präparation der Wurzeln

19

- erfolgt unter Sicht (Operationsmikroskop ☞ Kap. 11 Vergrößerungshilfen)
- über Mikrospiegel
- unter Einsatz von Ultraschallinstrumenten (☞ Abb. 19.11; Kap 7.7.3) und
- Kühlung mit isotonischer Kochsalzlösung

Eventuelle Isthmen oder auch C-förmige Kanalanteile müssen in ihrer ganzen Ausdehnung dargestellt und präpariert werden.

- verschiedene **abgewinkelte Instrumente** stehen zur Verfügung (☞ 7.7.5)

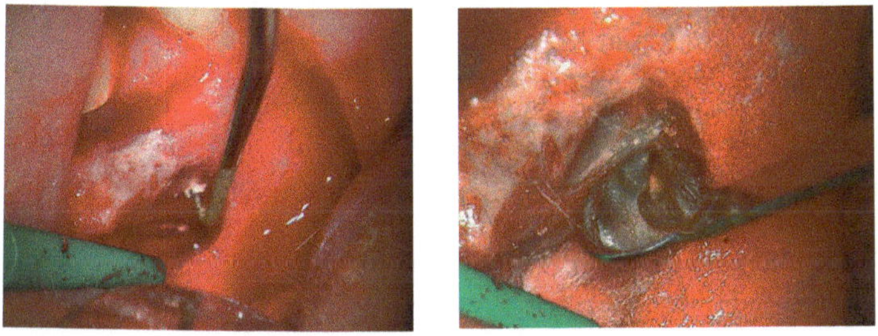

a b

Abb. 19.11: a) Retrograde Aufbereitung. b) Kontrolle der Aufbereitung.

TIPP

Diamantierte Instrumente erscheinen im Vergleich zu undiamantierten besser geeignet. Außerdem ist die Präparation mit diamantierten Spitzen schneller, präziser und substanzschonender durchzuführen (Peters C.I. et al.; 2001).

- beim Einsatz glatter US-Spitzen treten scheinbar verstärkt Mikrofrakturen im apikalen Bereich der Wurzel auf
- **wiederholte Kontrolle** der Wurzel- und Präparationsachse während der Präparation
- **wiederholtes Spülen** mit CHX (2 %ig)
- weitere **visuelle Kontrolle** und ggf. Fortsetzen **der Präparation,** bis ein optimales Ergebnis erzielt ist.

Die retrograde Präparationstiefe soll 3 mm betragen!

Retrograde Wurzelfüllung

Vorgehen

- Spülung der Kavität mit abgewinkelter Kanüle (zunächst CHX 2 %ig, dann Alkohol zur Trocknung) oder
- Reinigen mit einem speziellen Luft-Wasserbläser (z. B. Stropko-Luftbläser) und anschließende Trocknung
- Kontrolle der Kavität mit dem Mikrospiegel.

Die Kavitäten dürfen vor dem retrograden Verschluss nicht mit Blut oder anderen Flüssigkeiten kontaminiert werden.

Füllmaterialien

- MTA-Zement
- Super-EBA-Zement
- Diaket
- GIZ.

In der Literatur finden sich diverse Studien zu den jeweiligen Materialien, wobei jedes Material Vor- und Nachteile bietet. In diesem Zusammenhang kann keine eindeutige Empfehlung gegeben werden, da aber die meisten wissenschaftlichen Studien MTA hervorragende Eigenschaften bescheinigen, geben die Autoren MTA den Vorzug.

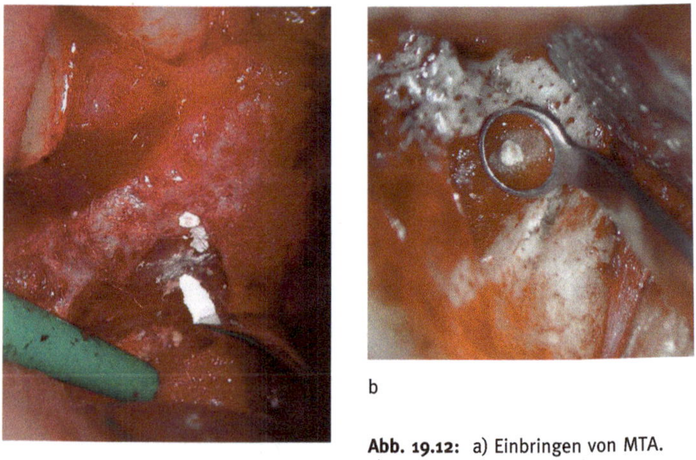

a b

Abb. 19.12: a) Einbringen von MTA. b) Kontrolle der Wurzelfüllung.

Füllung

Das Material wird mit speziell gewinkelten Pluggern retrograd in den Kanal eingebracht und verdichtet (☞ Abb. 19.12 a).

Hilfsmittel:

- Spatel
- Pistole
- Plugger
- Mikrospiegel (3–5 mm Durchmesser, rund oder länglich, polierter Stahl oder rhodiumbeschichtet, entspiegelt) (☞ Abb. 19.12 b).

■ Naht

TIPP

Im Anschluss werden die Epinephrinpellets entfernt; der Knochen wird „angefrischt", um ein Einbluten in die Knochenhöhle zu gewährleisten. Das Zählen der Pellets garantiert, dass keines vergessen wird!

Naht der Gingiva:

- besonders geeignet: monofile synthetische Nähte (Größe 5-0 oder 6-0; geringere Bakterienanhaftung, kein Weicherwerden der Naht)
- weniger geeignet: Seide oder resorbierbare Nähte.

19.2.7 Prognose

Die Erfolgsquote der WSR mit retrograder Wurzelkanalfüllung – wird sich an oben beschriebenes Procedere gehalten – liegt je nach Studie zwischen 74 % und 90 %, in Abhängigkeit von der Läsionsgröße und der Länge der primären Wurzelkanalfüllung (Rubinstein R.A., Kim S.; 2002; Maddalone M., Gagliani M.; 2003; Wang Q. et al.; 2004).

19.3 Hemisektion und Wurzelamputation

Bei der Hemisektion sowie bei der Wurzelamputation müssen aufgrund eines endodontischen und/oder parodontalen Misserfolges eine oder mehrere Wurzeln entfernt werden.

19.3.1 Hemisektion

Bei diesen Eingriffen muss die Wurzelkanalbehandlung in den zu belassenden Wurzeln präoperativ abgeschlossen und die Pulpakammer bereits mit einem Komposit verschlossen sein.

Vorgehen

(☞ Abb. 19.13).
Nach Abschluss der endodontischen Behandlung in den zu erhaltenden Wurzelanteilen wird
- die Kavität mit Komposit verschlossen
- mit einem feinen Diamantbohrer die Furkation durchtrennt
- der zu entfernende Wurzelanteil extrahiert
- der verbliebene Anteil prothetisch versorgt.

! Vorausschauende Behandlungsplanung! Wird vor Abschluss der endodontischen Behandlung deutlich, dass eine weiterführende chirurgische Intervention notwendig ist, müssen vorab Überlegungen zur verbleibenden Hartsubstanz nach dem chirurgischen Eingriff angestellt werden.

Beispiel vorausschauender Behandlungsplanung:
ist abzusehen, dass nach der Hemisektion eine der verbliebenen Wurzeln nur eine sehr geringe Resthartsubstanz aufweist, sollte rechtzeitig ein adhäsiver Stift in der Wurzel verankert werden.

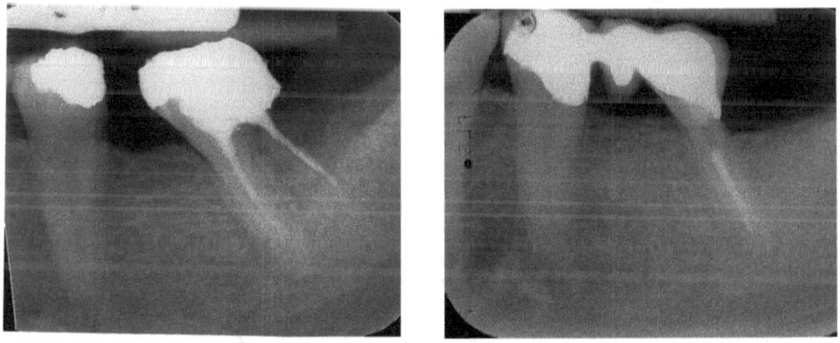

a b

Abb. 19.13 a + b: Teilerhalt durch Revision und eine Hemisektion. a) Ausgangsbefund. b) Zustand nach abgeschlossener Behandlung (3-Jahres-Kontrolle).

19

19.3.2 Wurzelamputation

! Im Fall der Wurzelamputation muss der Kompositverschluss bis in den Wurzelkanal der zu amputierenden Wurzel reichen. Somit ist sichergestellt, dass nach erfolgter Amputation der Wurzel keine Undichtigkeit zur Pulpakammer hin entsteht.

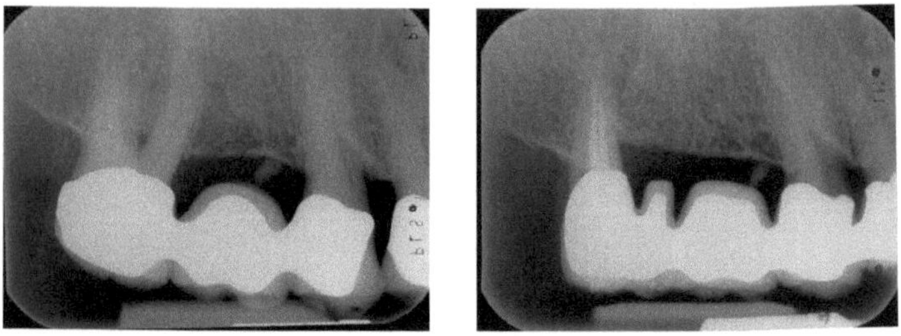

a b

Abb. 19.14 a + b: Röntgenaufnahme einer Wurzelamputation. a) Ausgangsbefund. b) Nach abgeschlossener Behandlung.

Vorgehen

(☞ Abb. 19.14).

- analog zur Hemisektion
- besondere Beachtung gilt der möglichst konvexen Gestaltung der Amputationsfläche, um eine gute Reinigung zu ermöglichen.

19.4 Chirurgische Perforationsdeckung

Procedere einer Perforationsdeckung im Wesentlichen entsprechend dem Vorgehen einer WSR.

Primär sollte versucht werden, die Perforation von orthograd zu versorgen.

Ist eine orthograde Versorgung nicht möglich oder erscheint die Erfolgsaussicht in Kombination mit einem chirurgischen Eingriff prognostizierbarer, sollte eine Perforation chirurgisch angegangen werden.

19.5 Chirurgische Bruchstückentfernung

19.5.1 Vorgehen

! Nach Möglichkeit nicht mehr als 3 mm apikal resezieren. Dementsprechend sollte die Wurzel nicht koronal des Bruchstückes abgetrennt werden (☞ Abb. 19.15).

- Entfernung von Fremdmaterial – meist überpresstes Wurzelfüllmaterial

! Entfernung von Fremdmaterial möglichst mit einer WSR mit retrograder Wurzelfüllung kombinieren.

- in Kombination mit WSR, da häufig nicht eindeutig feststellbar ist, ob die Problematik nur durch das Fremdmaterial ausgelöst wird
- chirurgische Maßnahmen analog zur WSR (☞ 19.2.6).

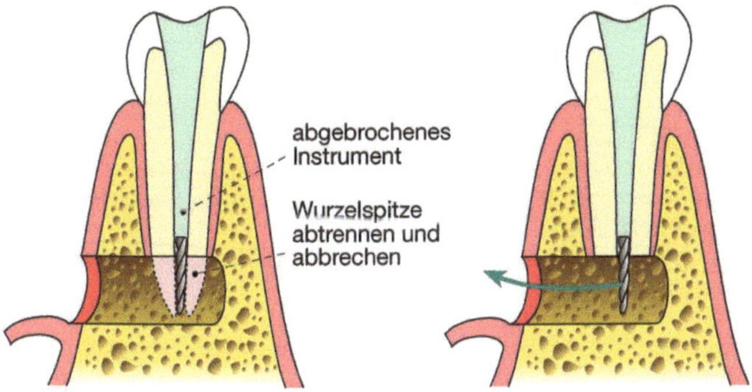

a b

Abb. 19.15: Grafik: Abtrennen der Wurzelspitze, Bruchstück frei in Knochenhöhle.

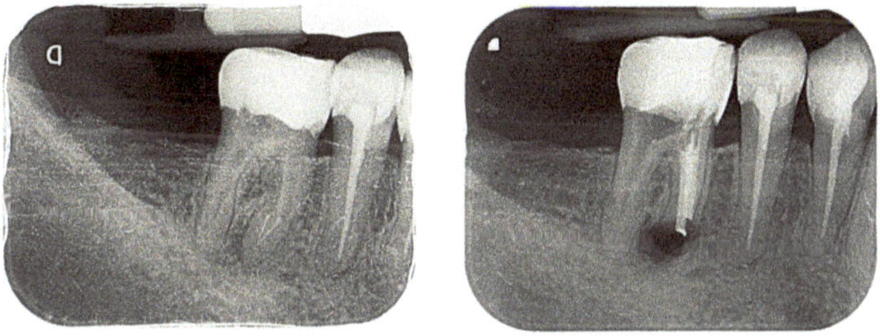

a b

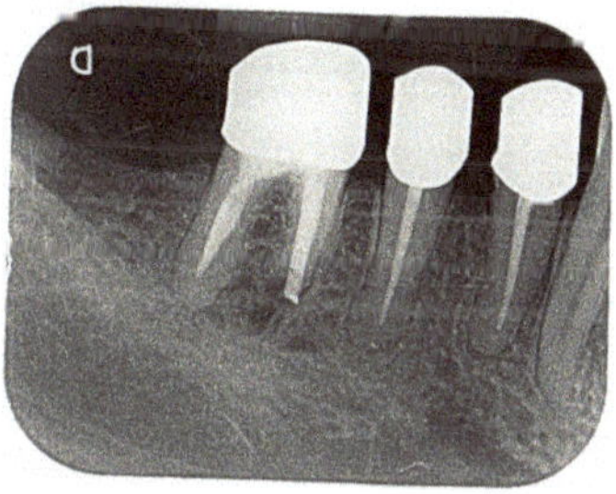

c

Abb. 19.16 a – c: Bruchstückentfernung durch WSR. a) Ausgangssituation. b) Zustand nach WSR. c) Zustand nach abgeschlossener Wurzelkanalbehandlung.

19.6 Literatur

Maddalone M., Gagliani M. (2003): Periapical endodontic surgery: a 3-year follow-up study. Int Endod J 36, S. 193–198

Nair P.N.R. (1998): New perspectives on radicular cysts: do they heal? Int Endod J 31, S. 155–160

Nair P.N.R. (2003): Non-microbial etiology: periapical cysts sustain post-treatment apical periodontitis. Endodontic Topics 6, S. 96–113

Peters C.I., Peters O.A., Barbakow F. (2001): An in vitro study comparing root-end cavities prepared by diamond-coated and stainless steel ultrasonic retrotips. Int Endod J 34, S. 142–148

Rubinstein R.A., Kim S. (2002): Long-term follow-up of cases considered healed one year after apical microsurgery. J Endod 28, S. 378–383

Velvart, P. (2002): Papilla base incision: a new approach to recession-free healing of the interdental papilla after endodontic surgery. Int Endod J 35, S. 453–460

Wang Q., Cheung G.S.P., Ng R.P.Y. (2004): Survival of surgical endodontic treatment performed in a dental teaching hospital: a cohort study. Int Endod J 37, S. 764–775

20 Traumatologie

Zirkel

Eine Traumatisierung der Zähne kann in jedem Alter und in verschiedenen Schweregraden auftreten. Eine deutlich **höhere Inzidenz** ist bei **Kindern im Alter zwischen 8 und 12 Jahren** zu verzeichnen. In diesem Alter haben die Kinder eine sehr hohe Aktivität, so dass es häufiger zu Verletzungen kommt. Ebenso treten Traumata vermehrt bei Kleinkindern auf, die gerade laufen lernen.
Aufgrund der Komplexität der verschiedenen Formen eines Traumas ist ein klarer Behandlungsleitfaden nur schwierig zu erstellen. Festzustellen ist aber, dass es sich bei der überwiegenden Mehrheit der Traumata um Frontzahntraumata (FZT) handelt, auf deren Therapie in diesem Leitfaden der Focus gerichtet ist.

20.1 Klinische Untersuchung

20.1.1 Begleiterscheinungen

Da ein FZT meist durch einen Unfall (Sturz, Schlag, etc.) entsteht, darf dass Augenmerk nicht nur der dentalen Situation gelten. Zu achten ist auch auf:

- normale Reaktion und Ansprechbarkeit
- Kreislaufsituation (Puls, Blutdruck)
- Augenreflexe (Pupillenreflexe, Nystagmus etc.)
- Amnesie
- Frakturen (Knochen, Wirbel etc.)
- Parästhesien im Areal der Verletzung
- offene Wunden.

Sollten Verdachtsmomente vorliegen, dass es zu Verletzungen außerhalb der zahnmedizinischen Versorgungsmöglichkeiten gekommen ist, sind weitere Maßnahmen einzuleiten (evtl. Kontaktieren des Hausarztes oder Einweisung in eine Klinik).

20.1.2 Übergeordnete Frage

! Passen die Zähne noch zusammen?

Sollte dies nicht der Fall sein, muss nicht nur an eine Dislokation eines oder mehrer Zähne gedacht werden, sondern auch die Möglichkeit einer knöchernen Fraktur in Betracht gezogen werden.

20.1.3 Extraorale Untersuchung

- visuelle Inspektion (Asymmetrien)
- offenen Wunden (speziell Lippen und Wangenbereich)
- Schwellungen
- Palpation von Jochbeinstrukturen
- Palpation des Unterkiefers
- Palpation der Kiefergelenkköpfchen
- Kontrolle der Unterkieferbewegung beim Öffnen und Schließen (Limitation, Deviation).

20.1.4 Intraorale Untersuchung

- offene Wunden im Bereich Lippe und Wange
- Verletzungen der Zunge
- Abnormitäten im Bereich des Ramus und des aufsteigenden Astes.

Dentale Untersuchungen

- Lokalisation von Hartsubstanzdefekten
- Lockerung (Luxationen)
- Sensibilität
- Blutung (parodontaler Sulcus)
- Perkussion
- Hartsubstanzdefekte
- Okklusion.

Radiologische Untersuchung

- Zahnfilm des betreffenden Zahnes
- wenn möglich, Orthopanthomogramm zum Aufschluss über die knöcherne Situation.

Sollten Anhaltspunkte für eine Verletzung knöcherner Strukturen vorliegen oder die Verletzungen den Bereich des dentalen Traumas übersteigen, sollte keine Therapie in der Praxis stattfinden, sondern der Patient an die entsprechenden Stellen überwiesen werden (Kieferchirurg, Klinik).

20.2 Dentale Verletzungen

- Traumata der ersten Dentition (Milchzähne)
- Traumata der zweiten Dentition
  - ohne abgeschlossenes Wurzelwachstum
  - mit abgeschlossenem Wurzelwachstum.

20.2.1 Traumata der ersten Dentition

Verstärkt treten die Verletzungen zwischen dem zweiten und vierten Lebensjahr auf. In diesem Zeitraum lernen die Kinder laufen und es kommt wiederholt zu Stürzen. Häufig sind die mittleren oberen Schneidzähne betroffen. Im Vordergrund stehen die Luxationsverletzungen, Kronen oder Wurzelfrakturen treten aufgrund des weichen Alveolarknochens relativ selten auf. Die Problematik entsteht durch Intrusionen oder Lateralluxationen, da es hierbei zu einer Schädigung des bleibenden Zahnkeimes kommen kann. Der verlagerte Milchzahn kann das Zahnsäckchen des bleibenden Zahnes verletzen, woraus später Schmelzverfärbungen bis hin zu Formanomalien des bleibenden Zahnes resultieren können. Der Schweregrad der Verletzung und die daraus entstehenden Folgen für die zweite Dentition lassen sich im Voraus meist nur vage abschätzen.

Zur Therapie der Milchzahnverletzungen ☞ Tab. 20.1.

Tab. 20.1: Versorgung von Milchzahnverletzungen (Mit freundlicher Genehmigung v. Prof. W. H.-M. Raab)

Ort der Fraktur	Lage	Therapie
Kronenfraktur	Schmelzfraktur	Glätten der Schneidekanten; Fluoridtouchierung
	Schmelz-Dentin-Fraktur mit P	direkte Überkappung (Calxyl®, GIZ, Provi) als provisorische Versorgung Pulpaamputation (Calxyl®, GIZ, CMP) als definitive Versorgung
	Schmelz-Dentin-Fraktur ohne P	indirekte Überkappung (Calxyl®, GIZ) als provisorische Maßnahme SÄT und Füllungstherapie (Kompomer) als definitive Versorgung
Kronen-Wurzelfraktur	einfache K-W-Fraktur	Extraktion
	komplizierte K-W-Fraktur	Extraktion
Wurzelfraktur	Querfraktur im ersten Drittel	Extraktion
	Querfraktur: mittleres und apikales Drittel	physiologische Resorption abwarten (Cave: Infektion!)
	Längsfraktur	Extraktion
Avulsion (Luxationen)	Subluxation	Nahrungsumstellung auf weiche Kost für 1–2 Wochen
	laterale Luxation mit – Okklusionshindernis	Einschleifen oder Extraktion
	– MZ-Kronenluxation nach oral	keine manuelle Reposition!, physiologische Reposition abwarten
	– MZ-Kronenluxation nach vestibulär	Extraktion
	Extrusion mit – leichtem Okklusionshindernis	Einschleifen
	– starkem Okklusionshindernis	keine manuelle Reposition!, Extraktion
	Intrusion	Verdacht auf Keimschädigung: Extraktion kein Anhalt auf Keimschädigung: physiologische Extrusion abwarten
	Totalluxation	Replantation ist kontraindiziert

20.2.2 Traumata der zweiten Dentition

Kronenfrakturen

- einfache Kronenfraktur
- komplizierte Kronenfraktur
- Kronen-Wurzelfraktur
- Wurzelfraktur (horizontal und vertikal).

Luxationen

- Kontusion
- Subluxation

- Lateralluxation
- Totalluxation (Avulsion)
- Intrusion
- Extrusion.

Kronenfrakturen

Einfache Kronenfraktur

Es handelt sich um eine Verletzung der dentalen Hartsubstanz ohne Pulpabeteiligung. Diese Verletzung geht meist mit einer moderaten Kontusion (☞ unten) einher.

Diagnostik
Verletzung betrifft nur die die Zahnhartsubstanz ohne Pulpabeteiligung.

Therapie
Adhäsive Rekonstruktion.

Komplizierte Kronenfraktur

Hartsubstanzverletzung mit Pulpabeteiligung.
Auch in Verbindung mit Kontusion möglich (☞ unten).

Diagnostik:
Hartsubstanzdefekt mit Pulpabeteiligung, freiliegende Pulpa (☞ Abb. 20.2 a).

Therapie
Je nach Zeitspanne und Wundfläche:
- direkte Überkappung (kleinflächig, direkt nach dem Trauma)
- partielle Pulpotomie (großflächig, innerhalb der ersten zwei Tage)
- Vitalexstirpation (nach mehreren Tagen, infizierte Pulpanekrose).

Der Infektionsgrad der Pulpa ist erfolgsbestimmend. Innerhalb der ersten Tage reicht die bakterielle Infektion in der Regel nicht weiter als 2–3 mm tief in die Pulpa (Cvek M. et al.; 1982; De Blanco L.P.; 1996).
Im Sinne einer primären Wundversorgung wird die **partielle Pulpotomie** durchgeführt:
1. Kofferdamisolierung
2. Entfernung des als infiziert geltenden Pulpagewebes (sterile Kautele) (☞ Abb. 20.2 b)
3. Blutstillung mit isotonischer Kochsalzlösung bzw. wässriger $Ca(OH)_2$-Suspension
4. Abdecken der Pulpa mit $Ca(OH)_2$-Suspension oder auch weißem MTA (Cave: kein Blutkoagulum zwischen Gewebe und Abdeckmaterial) (☞ Abb. 20.2 c)
5. Bakteriendichter Verschluss.

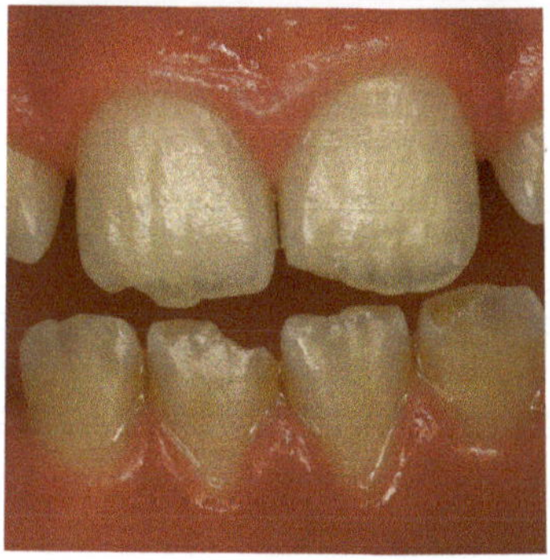

Abb. 20.1: Einfache (unkomplizierte) Kronenfraktur an Zahn 32 und 41.

20

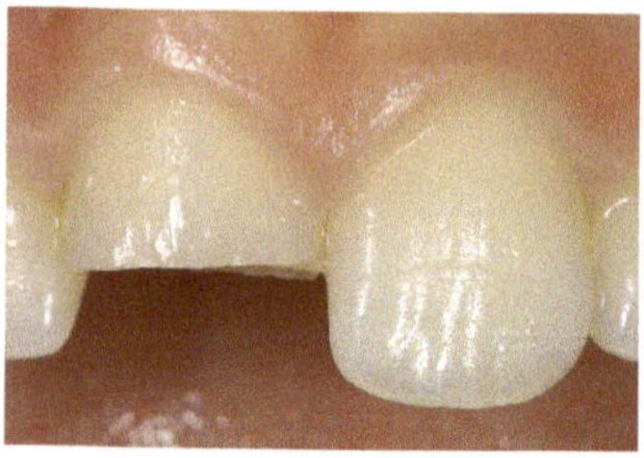

a

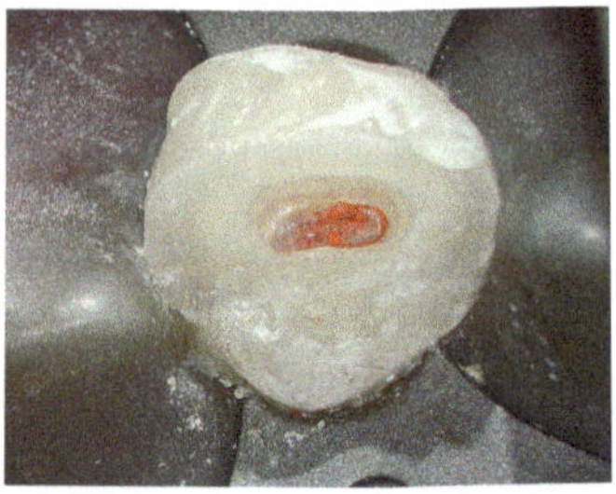

b

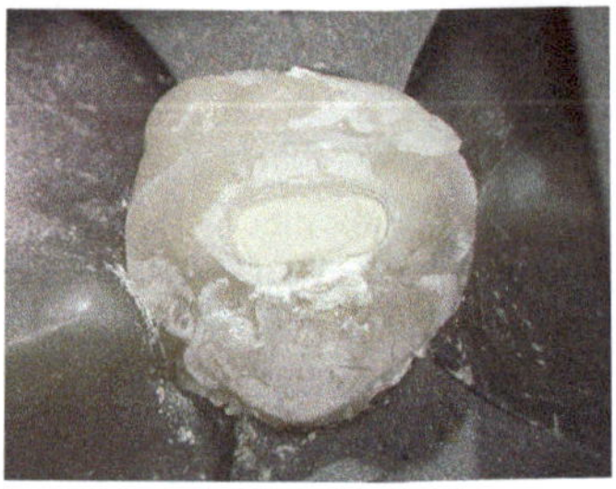

c

Abb. 20.2 a–c: Komplizierte Kronenfraktur.
a) Klinische Situation.
b) Entfernung des infizierten Pulpagewebes.
c) Abdeckung der Pulpa mit MTA (auch mit $Ca(OH)_2$-Suspension möglich).

Heilungspotenzial bei der partiellen Pulpotomie ist unabhängig vom Alter des Patienten, der Zahngruppe oder dem Stadium des Wurzelwachstums sehr gut (De Blanco L.P.; 1996).

Kronen-Wurzelfraktur

Es handelt sich um Hartsubstanzdefekte, die sowohl die Krone als auch die Wurzel betreffen. Sie verlaufen meist schräg axial und weisen meist eine verletzte Pulpa (ca. 95 %) auf.

Diagnostik

Meist durch klinische Inspektion zu erkennen. Bei leichter Dislokation der Bruchstücke ist die Kronen-Wurzelfraktur auch röntgenologisch zu diagnostizieren (☞ Abb. 20.3).

Therapie

Im Falle der **einfachen** Kronen-Wurzelfraktur (nur ca. 5 %) beschränkt sich die Therapie auf eine adhäsive Rekonstruktion.
Handelt es sich um eine **komplizierte** Kronen-Wurzelfraktur, muss entweder eine partielle Pulpotomie, Pulpaamputation oder Vitalexstirpation mit vollständiger endodontischer Behandlung folgen.
In schweren Fällen (Frakturlinie bis weit subostal) kann es zum Verlust des Zahnes kommen, wenn alternative Methoden wie chirurgische Kronenverlängerung oder kieferorthopädische Extrusion nicht in Betracht kommen.

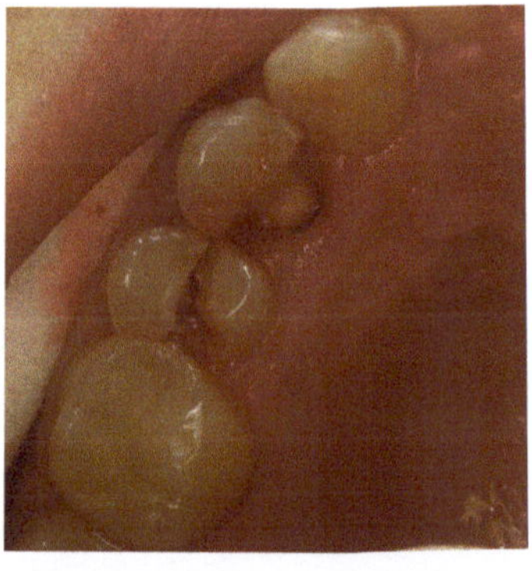

Abb. 20.3: Kronen-Wurzelfraktur nach Sturz.

Horizontale Wurzelfraktur

Die horizontale Wurzelfraktur bleibt manchmal zunächst unbemerkt, da die Lockerung des koronalen Fragmentes als Lockerung des Zahnes interpretiert wird.

Fälle einer vermeintlichen Zahnlockerung werden mit einer dentalen Schienung therapiert, in deren Folge das marginale Parodontium in den Bruchspalt einwachsen kann. Die Fehldiagnose wird dann erst auf einer später angefertigten Kontrollröntgenaufnahme sichtbar.
Fälle wie diese sind nicht immer auf einem Ausgangsröntgenbild zu erkennen, da eine Frakturlinie (wenn keine Dislokation vorliegt) nur schwer oder gar nicht zu diagnostizieren ist.

Diagnostik
Röntgen: Evtl. Frakturlinie erkennbar.
Klinik: Lockerung der Zahnkrone
Sensibilität: nicht eindeutig.

Therapie
richtet sich nach der Lokalisation:
- Koronales Drittel:
  - koronales Fragment entfernen
  - WK/WF des apikalen Anteils
  - Stiftaufbau
  - Krone
  - evtl. kieferorthopädische Extrusion oder chirurgische Kronenverlängerung
- Mittleres Drittel:
  - abwarten, möglicherweise bleiben beide Wurzelanteile vital
  - sonst bei guter Stabilität: WK/WF nur koronales Fragment
  - Extraktion
- Unteres Drittel:
  - koronaler Anteil WK/WF, apikaler Anteil WSR (Extraktion)

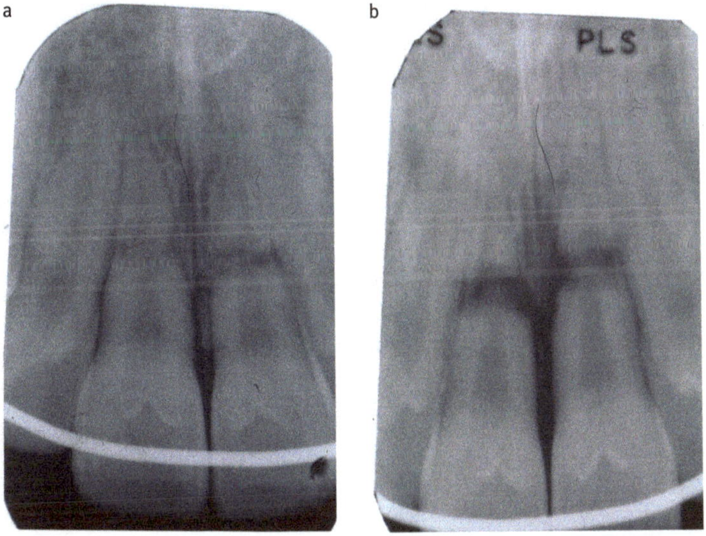

Abb. 20.4 a + b: Horizontale Wurzelfraktur.
a) Ausgangsröntgenbild mit erkennbaren Frakturlinien.
b) Zustand nach 6 Wochen ohne Behandlung.

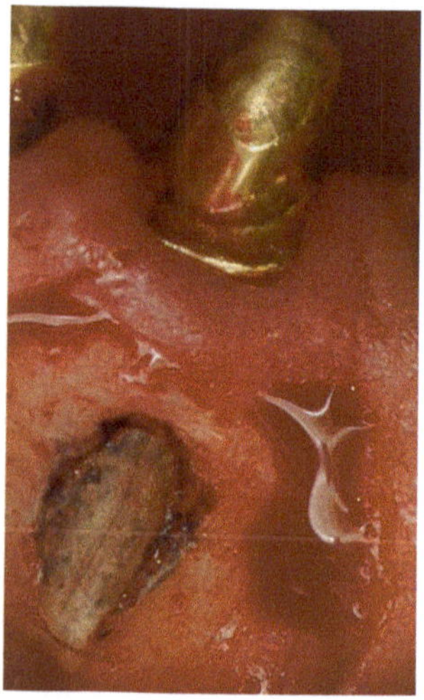

Abb. 20.5: Angefärbter Frakturspalt, der sich bei persistierenden Beschwerden erst im Rahmen einer WSR darstellte.

Vertikale Wurzelfraktur

Die Wurzellängsfraktur ist röntgenologisch meist nicht zu diagnostizieren, außer wenn die Bruchstücke disloziert sind. Klinisch ist der Frakturspalt durch Anfärben (z. B. Methylenblau) sichtbar zu machen (☞ Abb. 20.5 + 6.1).
Bleibt die Längsfraktur zunächst undiagnostiziert, stellt sich nach kurzer Zeit klinisch ein lokalisierter Knocheneinbruch im Verlauf des Frakturspaltes dar. Aufgrund dessen gehört zu einem endodontischen Befund auch immer eine parodontale Befunderhebung.
Eine Fraktur, die subostal (unter Knochenniveau) beginnt und somit keine Verbindung zur Mundhöhle hat, kann über einen langen Zeitraum unbemerkt und klinisch unauffällig bleiben.

! Die Wurzellängsfraktur hat immer die Extraktion des Zahnes zur Folge.

Luxationen

Kontusion

Durch eine mäßige Krafteinwirkung (vorwiegend vertikal) wird der Zahn in seinem Zahnbett gestaucht. Aufgrund dessen kommt es zur Dehnung der desmodontalen Fasern und zur Ödembildung im Parodontalspalt. Klinisch tritt **keine Blutung** auf.

Diagnostik

- der röntgenologische Befund weist keine Besonderheiten auf
- der Patient gibt eine verstärkte Sensibilität an.

Therapie
Die Therapie beschränkt sich auf regelmäßige Kontrollen der Vitalität (1–3 Monate).

Prognose
Sehr gut.

Subluxation

Ist die Krafteinwirkung größer, reißen die Fasern des parodontalen Ligamentes. In diesen Fällen spricht man von einer Subluxation. Klinisch zeigt sich eine **leichte Blutung** aus dem Parodontalspalt (☞ Abb. 20.6).

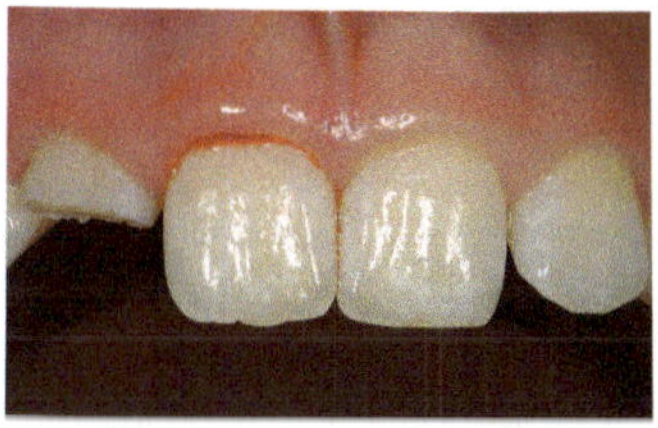

Abb. 20.6: Subluxation.

Diagnostik

- der Zahn weist eine Lockerung von Grad I–II auf, ist aber in seiner Lage nicht verändert
- röntgenologisch ist keine Besonderheit zu erkennen
- der Patient gibt eine gesteigerte Sensibilität an.

Therapie

Eine Schienung ist nicht notwendig. Nur die Vitalität soll mehrfach kontrolliert werden (s.o.).

Prognose

Gut – Vitalitätsverlust, Ankylosen oder Resorptionen sind eher selten.

Lateralluxation

Diese Form der Luxation liegt vor, wenn der Zahn in bukko-oraler oder mesio-distaler Richtung eine Lageveränderung erfährt. Der häufigste Fall ist sicherlich, dass die Oberkieferfrontzähne aufgrund der Krafteinwirkung nach oral luxiert werden. Die bukkalen Fasern zerreißen, die palatinalen Strukturen des Parodontiums werden komprimiert.
Unabhängig von der oft massiven Okklusionsstörung kommt es häufig zu Kronen- oder Wurzelfrakturen. Auch muss die knöcherne Struktur auf mögliche Frakturen untersucht werden. Eine erhöhte Lockerung muss nicht vorliegen, die Sensibilitätsprobe ist aufgrund des Verlustes der neurovaskulären Anbindung verzögert positiv oder auch negativ.

Diagnostik

- klinische und röntgenologische Lageveränderung
- Lockerung kann vorliegen
- Sensibilität verzögert oder negativ.

Therapie

Zunächst wird der Zahn durch einen gleichmäßigen Druck wieder in seine ursprüngliche Lage gebracht. Nach der Repositionierung erfolgt die Schienung der Zähne für zehn Tage bis drei Wochen.

Prognose

Ungünstig – aufgrund der starken Verletzungen parodontaler Strukturen ist eine Vitalerhaltung meist nicht möglich. Auch Resorptionen und Ankylosen kommen vor. Die Chance, einen Zahn mit nicht abgeschlossenem Wurzelwachstum vital zu erhalten, ist ca. dreimal höher als bei Zähnen mit abgeschlossenem Wurzelwachstum.

Avulsion (Totalluxation)

Wird der Zahn vollständig aus seinem Alveolarfach herausgelöst, hängt die Therapie von folgenden Faktoren ab:

- Bei **erwachsenen Patienten** mit abgeschlossenem Knochen- und Wurzelwachstum macht die Replantation meist wenig Sinn, da es im Verlauf der nächsten Jahre häufig zu Ankylose und/oder Resorption kommt. In diesem Fall ist eine prothetische Lösung (Brücke, Implantat u.a.) vorzuziehen.

20

- Beim **jugendlichen Patienten** mit abgeschlossenem Wurzelwachstum, aber noch nicht abgeschlossenem knöchernen Wachstum ist eine Implantation noch nicht möglich. Hier muss eine prothetische Lösung mit den Risiken einer Replantation abgewogen werden. Die Replantation bietet zumindest für einige Jahre durchaus eine gute Therapiemöglichkeit. Wird eine Replantation ausgeschlossen, sollte in Abhängigkeit des Alters eine Interimsversorgung bis zur Implantation in Erwägung gezogen werden.
- Bei Patienten im **Wechselgebiss** ist die Replantation besonders sinnvoll, weil
  - eine klassische Brückenversorgung schwierig ist, da es nach dem Beschleifen als Folge der ausgedehnten Pulpakammern häufig zu pulpitischen Beschwerden der behandelten Zähne kommt (Alternative: Klebebrücke)
  - bis zu einer möglichen Implantation noch Jahre zu warten sind; daher sollte versucht werden, diesen Zeitraum zu überbrücken bzw. die zahnlose Phase so kurz wie möglich zu halten. Auch die Möglichkeit, den Zahn vital zu erhalten, ist aufgrund des nicht abgeschlossenen Wurzelwachstums (Revaskulation erleichtert) günstig (40–50 %) (Ebeleseder K. et al.; 1998).

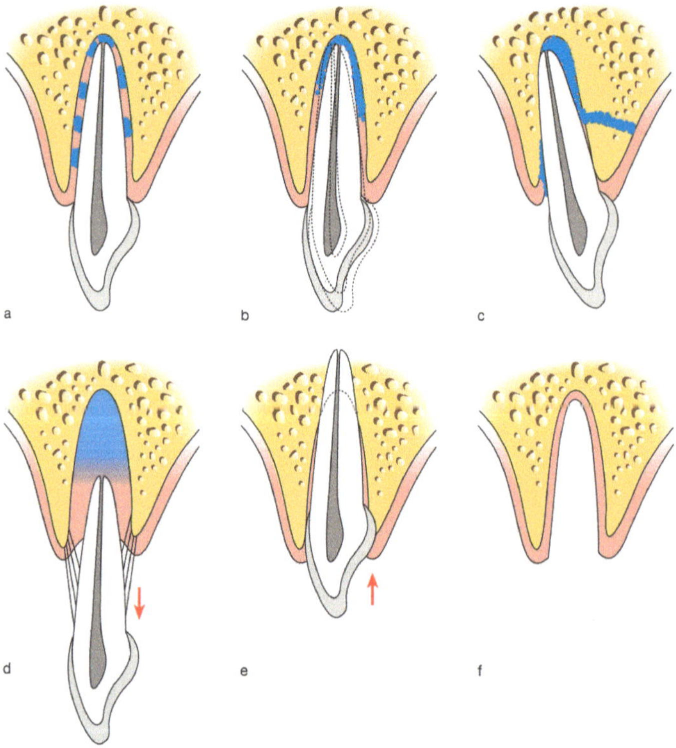

20

Abb. 20.7: Formen der Zahnluxation.
a) Kontusion.
b) Lockerung.
c) Laterale Dislokation.
d) Extrusion.
e) Intrusion.
f) Avulsion.

Intrusion

Die Verlagerung des Zahnes in sein Zahnbett (axiale Krafteinwirkung) kann so stark sein, dass die Zahnkrone vollständig in der Gingiva verschwindet.

Diagnostik

- Im **Wechselgebiss** ist der Grad der Intrusion häufig nur schwer zu beurteilen, da die Zähne **unterschiedliche Eruptionsgrade** aufweisen. Hilfe bietet hier der Klopfschall während der Perkussion am entsprechenden Zahn. Physiologisch durchbrechende Zähne weisen einen dumpfen Klang, intrudierte Zähne einen hellen Klang auf.
- Besonders schwer wiegt die Intrusion, weil die apikalen Strukturen einschließlich des knöchernen Alveolarbodens vollständig zerstört werden. Dies ist auch auf dem **Röntgenbild** zu erkennen: **Parodontalspalt** verkleinert oder fehlend.

Therapie

- Ist das **Wurzelwachstum abgeschlossen,** kann der Zahn bereits während der Notfallbehandlung chirurgisch extrudiert werden, da eine Reeruption nicht zu erwarten ist. Wird dies nicht durchgeführt, kann nach 10–14 Tagen eine sekundäre kieferorthopädische Extrusion eingeleitet werden. In diesen Fällen ist eine Wurzelkanalbehandlung Voraussetzung.
- Bei nicht abgeschlossenem Wurzelwachstum: abwarten und in kurzen Abständen kontrollieren (Monatsrhythmus).

Prognose

Sehr ungünstig – eine Heilung ist lediglich bei Zähnen mit nicht abgeschlossenem Wurzelwachstum zu erhoffen. Nach Monaten kann es zu einer Reeruption kommen. Häufig kommt es aber zur Pulpanekrose und/oder Wurzelresorption.
Mögliche Komplikationen: Resorptionen, Ankylosen.

Extrusion

Wird der Zahn durch schräg auftreffende Kräfte axial aus seinem Zahnfach geschoben, handelt es sich um eine Extrusion. Diese Form der Luxation wird ebenso therapiert wie die Lateralluxation.

Therapie

Repositionierung, Schienung zehn Tage bis drei Wochen.

Prognose

Gut – in Abhängigkeit vom Stadium des Wurzelwachstums. Je weiter fortgeschritten, desto höher die Chance der Revaskulation.

20.3 Therapie des avulsierten Zahnes (Totalluxation)

20.3.1 Replantation

Kommt es zur Totalluxation, wird das Desmodont bei trockener Lagerung nach ca. 30 Minuten zerstört und die Chance auf eine langfristig erfolgreiche Replantation verringert sich deutlich (Erfolgsquote einer parodontalen Heilung sinkt um 20–30 %; Ashkenazi M. et al.; 1999; Pettiette M. et al.; 1997). Der Zahn sollte unbedingt feucht gelagert werde. Hierzu eignen sich besonders:

- spezielle Rescue-Boxen (Dentosafe®, Medice, Iserlohn)
- physiologische Kochsalzlösung
- Speichel
- Milch.

Wird der Zahn so aufbewahrt, ist eine Replantation innerhalb von zwei Stunden möglich.

Vorgehen bei nekrotischem Desmodont

- Reinigung des Zahnes in physiologischer Kochsalzlösung, die mit Nebacetin®-Puder angereichert ist
- Trepanation und Aufbereitung des Wurzelkanals
- Entfernung des nekrotischen Desmodonts (Scaler, Diamanten)

30 Min. Lagerung in 2 %iger angesäuerter Natriumfluoridlösung (NaF^- 0,1 Molare H_3PO_4, pH 5,5) vermindert die Resorptionrate.

- Ledermix®-Einlage (Wong K.S., Sae-Lim V.; 2002; Thong Y.L. et al.; 2001)
- Repositionierung in die gereinigte Alveole
- Schienung für 7–10 Tage
- Wurzelkanalfüllung
- Röntgenkontrolle nach 3 Monaten, 6 Monaten, 1 Jahr, 3 Jahren, 5 Jahren.

Prognose

Mäßig. Meist ankylosiert der Zahn und es kann zu Ersatzresorptionen kommen. **Vorteil beim jugendlichen Patienten** ist, dass es zu einem „normalen" knöchernen Wachstum kommt und im Falle eines langfristigen Misserfolges eine Implantation gut möglich ist.

Vorgehen bei vitalem Desmodont

- Reinigung des Zahnes (Kochsalzlösung und 5 % Tetracyclinlösung) und der Alveole (Kochsalz)
- Replantation in das Alveolarfach
- Trepanation, Aufbereitung und Reinigung
- Schienung für 7–10 Tage
- ggf. Kalziumhydroxid-Einlage und Wurzelfüllung
- Röntgenkontrollen nach 3, 5 und 12 Monaten
- bei nicht abgeschlossenem Wurzelwachstum kann auf eine endodontische Behandlung zunächst verzichtet werden (☞ unten) oder ☞ 20.3.2 Apexifikation.

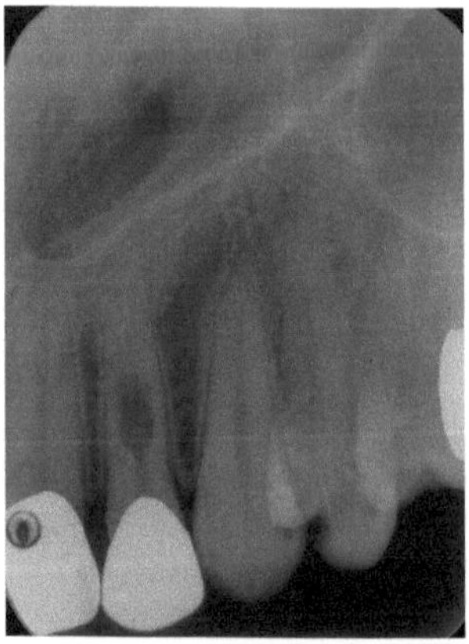

Abb.20.8: Röntgenologische Situation einer internen Resorption an einem oberen, seitlichen Schneidezahn.

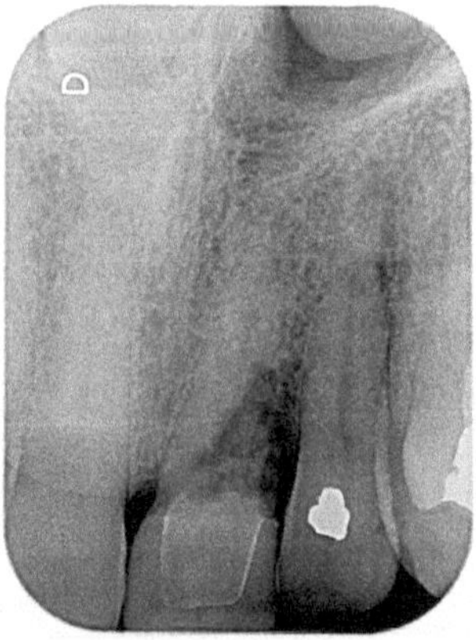

Abb. 20.9: Röntgenologische Situation einer externen Resorption.

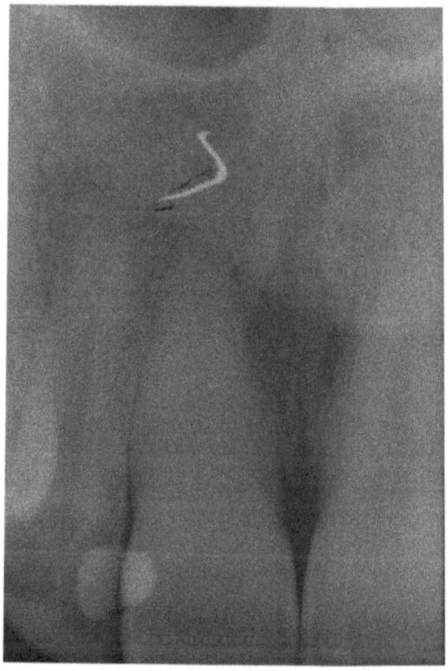

Abb. 20.10: Sklerosierung an Zahn 11, 5 Jahre nach Trauma. Im Vergleich zu 21 ist die Pulpakammer nicht mehr erkennbar.

Prognose

Mäßig – in Abhängigkeit vom Wurzelwachstum (schlechter bei Apex < 1 mm).

Spätfolgen

- Ankylose
- interne Resorption (in der Krone als „pink spot" zu erkennen) (☞ Abb. 20.8)
  - Therapie: sofortige WKB
- externe Resorption (in 45–75 % der Fälle) (Andreasen J.O. et al.; 1995; Donaldson M., Kinirons M.J.; 2001)
  - Therapie: durch Ausschleifen der Resorptionslakune kann die Resorption zum Stillstand kommen (☞ Abb. 20.9)
- Hartsubstanzbildung (Sklerosierung) (☞ Abb. 20.10)
  - Therapie: keine.

Ergänzende therapeutische Möglichkeiten

- Die Applikation einer Schmelzmatrix (Emdogain®; Straumann Biologics, Basel, Schweiz) in die Alveole soll den Heilungsverlauf positiv beeinflussen und Folgen wie Resorptionen vermindern. Die Anwendung wird in Studien sehr unterschiedlich bewertet, aufgrund dessen ist eine abschließende Beurteilung nicht möglich (Araujo M. et al.; 2003; Lam K., Sae-Lim V.; 2004; Chappuis V., von Arx T.; 2005).
- Die medikamentöse Einlage von Ledermix® zeigt in Studien signifikant bessere Heilungsverläufe als die Einlage von $Ca(OH_2)$. Möglicher Grund hierfür ist ein synergistischer Effekt des Tetracyclins in Ledermix® und des Tetracyclins in der Reinigungslösung für das Desmodont (Wong K.S., Sae-Lim V.; 2002; Thong Y.L. et al.; 2001).
- Bei jugendlichen Patienten, die acht Jahre oder jünger sind, kann eine Replantation ohne vorherige endodontische Behandlung des betreffenden Zahnes erfolgen (Erfolgsquote 40–50 %). Wichtig ist eine engmaschige Kontrolle der Situation in den nächsten Monaten, um bei Bedarf den Zahn doch noch endodontisch zu behandeln (Ebeleseder K. et al.; 1998).

Zusätzlich sollte jeder Patient eine systemische Antibiotikagabe (Doxycyclin oder Penicillin) für 8–10 Tage erhalten.

Tab. 20.2: Dentoalveoläre Verletzungen und die zur Schienung empfohlenen Rigiditätsparameter und Scheinungszeiten

Verletzungsart	Rigidität der Schiene	Beispiel	Schienungsdauer*
Kontusion	keine Schienung oder flexibel	D-K-S (flexibel) TTS	1–3 Wochen
Lockerung	flexibel	D-K-S (flexibel) TTS BS (flexibler Draht)	1–3 Wochen
Laterale Dislokation	flexibel	D-K-S (flexibel) TTS BS (flexibler Draht)	1–3 Wochen
Extrusive Dislokation	flexibel	D-K-S (flexibel) TTS BS (flexibler Draht)	1–3 Wochen
Intrusive Dislokation	flexibel; bei ausgeprägten Alveolarfortsatzverletzungen rigide	D-K-S (flexibel) TTS BS (flexibler Draht) D-K-S (rigide) TTS BS (rigider Draht)	1–3 Wochen 4–6 Wochen
Avulsion	flexibel		7–10 Tage
Milchzahntrauma	keine Schienung oder ggf. flexibel wenn möglich; Cave: Retentionsprobleme	D-K-S (flexibel) TTS Miniplastschiene	1–3 Wochen
Wurzelfraktur	rigide	D-K-S (rigide) TRS BS (rigider Draht)	1–3 Monate
Alveolarfortsatzfraktur	rigide	D-K-S (rigide) TRS BS (rigider Draht) (Drahtschiene)	4–6 Wochen

D-K-S: Draht-Komposit-Schiene
TTS: Titanium Trauma Splint
TRS: Titanium-Ring-Splint
BS: Bracket-Schiene

* Die dargestellten Schienungszeiten orientieren sich an Empfehlungen in der Literatur und sind als Anhaltspunkt zu werten. In jedem Fall sollte jedoch die Immobilisationsdauer individuell, entsprechend dem Schweregrad der Haupt- und Nebenverletzungen sowie der Schmerzsituation zum Zeitpunkt der Schienenentfernung, angepasst werden.

Schienentherapie

Die Schienung dient der
- Stabilisation der Zähne in der anatomischen Position
- Verbesserung der Heilung
- Infektionsprophylaxe
- Gewährleistung von Ernährung und Hygiene.

Art der Schienung
- reine Kompositschienen sind aufgrund der mangelhaften Hygienemöglichkeiten abzulehnen
- besser eigenen sich verschiedene Drähte (Stahl, Titan, Nickel-Titan je nach Rigidität), die mit Komposit kleinflächig an den Zähnen verankert werden
- auch eine Bracketschienung ist eine sinnvolle Alternative.

Generell sollte die Periode der Schienung kurz gehalten werden, da bei längerer Schienungsdauer signifikant häufiger externe Resorptionen auftreten (Kinirons M.J. et al.; 1999).
Tabelle 20.2 zeigt die Schienungsempfehlungen der DGZMK, gegliedert nach Art der Verletzung (aus: DGZMK; 2004).

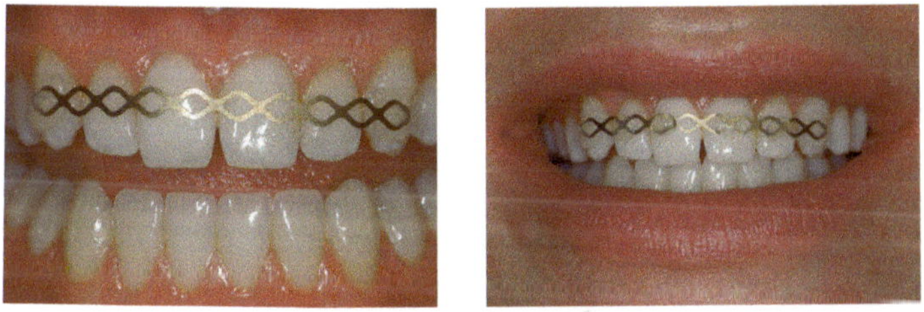

a b

Abb. 20.11 a + b: Durchbrochene Titansplinte erleichtern das Anlegen einer starren Schienung der Zähne nach Trauma.
a) Der gekürzte Splint (Titanium Trauma Splint, Medartis) wird dem Zahnbogen angepasst und an den Enden mit Komposit fixiert.
b) Abschließend werden alle einbezogenen Zähne punktuell geätzt und mittels Komposit-Klebepunkten mit dem Splint geschient.

20.3.2 Apexifikation

Indikation

Zahnerhalt nach einer Pulpanekrose (Trauma, Karies) oder nach einer Vitalexstirpation an Zähnen mit nicht abgeschlossenem Wurzelwachstum.
Da in diesen Fällen die Epithelscheide zerstört ist, kann die regelrechte Ausbildung eines physiologischen Apex nicht erwartet werden. In einem noch recht frühen Stadium der Wurzelbildung divergieren die Kanalwände apikal (Donnerbüchsen-Form). Daher ist das Erreichen eines vom apikalen Endpunkt sich kontinuierlich vergrößernden Durchmessers nicht möglich, ein apikaler Stopp ist nicht erreichbar.

Ziel

Die Bildung eines apikalen Widerlagers aus Hartgewebe zu induzieren, um nach Desinfektion des Wurzelkanals eine in der apikalen Ausdehnung definierte, randdichte Wurzelfüllung einbringen zu können.
Gegenwärtig werden zwei verschiedene Strategien verfolgt.

■ Klassische Apexifikation – Kalziumhydroxid-Einlage

Das primäre Behandlungsziel besteht in der Schaffung reizarmer apikaler Gewebeverhältnissc und ggf. in einer möglichst weitgehenden Keimreduktion des Wurzelkanals.

Vorgehen

(☞ Abb. 20.12–20.15)

- die initiale Sicherheitsarbeitslänge deutlich verkürzt wählen, um ein Überinstrumentieren zu vermeiden

Keine mechanische Aufbereitung mit exzessivem Dentinabtrag!

- insbesondere bei infizierten Zähnen sehr streng darauf achten, **von koronal nach apikal zu instrumentieren** – die Verschleppung von größeren Mengen infizierten Materials/Gewebes kann sonst bei einem weit offenen Foramen nicht sicher vermieden werden
- Reinigung unter **intensiver, andauernder Spülung** (in Abhängigkeit von dem gewünschten Effek mit CHX oder NaOCl)
- nach der Trocknung des Hohlraumes apikal offene Wurzelkanäle für 6–18 Monate mit wässriger Kalziumhydroxid-Paste füllen
- die Einlage alle 4–6 Wochen wechseln; so kommt es zur Regeneration der periapikalen Entzündung mit **Bildung einer zementoiden Hartsubstanz.**

Vorteil

Diese Hartsubstanz ist im Regelfall ausreichend stabil, um eine orthograde Wurzelfüllung einbringen zu können, wobei nicht von einer regelrechten Dentinbildung ausgegangen werden kann.

Nachteil

Langer Therapiezeitraum.

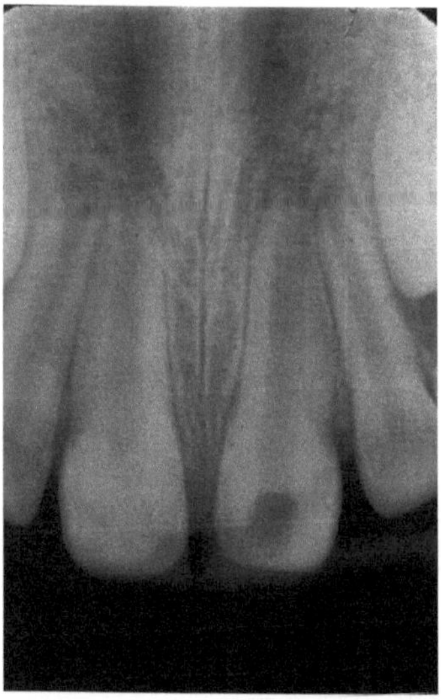

Abb. 20.12: Ausgangsröntgenbild nach Frontzahntrauma an Zahn 21 (Trepanationsöffnung).

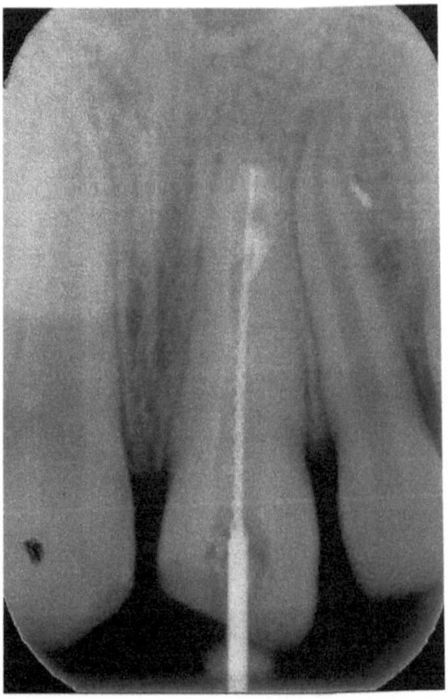

Abb. 20.13: Über 16 Monate erfolgte alle 6 Wochen der Wechsel einer Einlage mit wässriger Kalziumhydroxid-Paste.

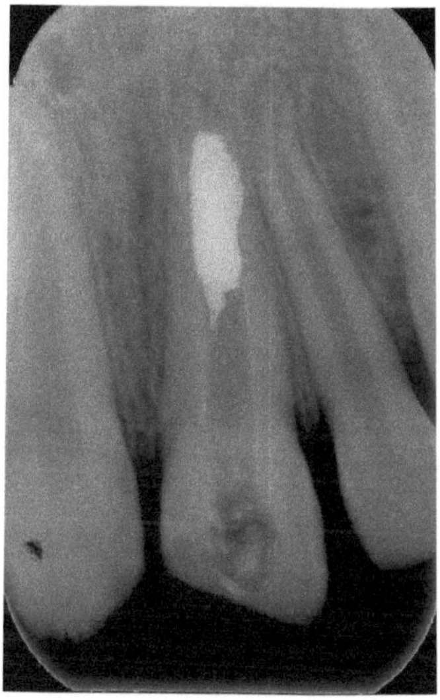

Abb. 20.14: Zur Wurzelfüllung wird direkt erwärmte, plastische Guttapercha mit der Obtura® Gun injiziert. An den Nachbarzähnen ist das Wurzelwachstum weiter fortgeschritten.

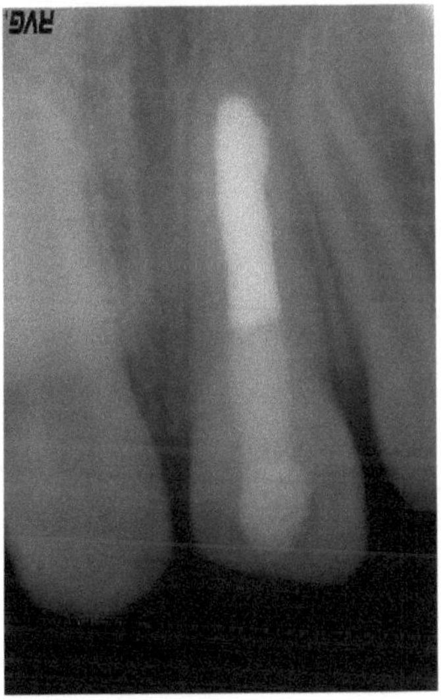

Abb. 20.15: Die Nachkontrolle nach 3 Jahren mit einwandfreien apikalen Verhältnissen. Das Wurzelwachstum an beiden Nachbarzähnen ist abgeschlossen.

■ Direkte Apexifikation – MTA

Ein apikaler Verschluss mit Mineral-Trioxid-Aggregat (MTA) scheint nach experimentellen und ersten klinischen Ergebnissen der klassischen Apexifikation mittels Kalziumhydroxid-Einlagen mindestens ebenbürtig zu sein.

Vorgehen

(☞ Abb. 20.16–20.18)

- intensive Reinigung und Spülung
- einmaliges Einbringen einer medikamentösen Einlage aus wässriger Kalziumhydroxid-Paste. Im periapikalen Gewebe wird hierdurch eine limitierte Ätznekrose verursacht
- Entfernen der Einlage nach einwöchiger Liegezeit
- Applizieren eines Plugs aus MTA als Barriere, unter direkter Sicht auf das apikale Gewebe

TIPP

Zur sicheren Applikation und besseren Übersicht die Zugangskavität gegebenenfalls mehr als üblich erweitern!

- Platzierung einer feuchten Papierspitze auf das MTA, um für die Dauer der Aushärtung genügend Feuchtigkeit für das Material bereitzustellen
- nach Überprüfung des MTA Überschichtung mit 3–4 mm Guttapercha und Sealer
- dentinadhäsive Versorgung der verbleibenden Wurzel und Zahnkrone.

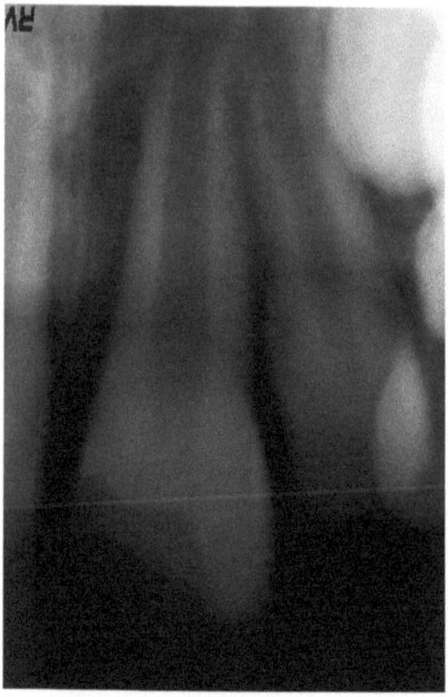

Abb. 20.16: Pulpaavitaler Zahn 21 nach komplizierter Kronenfraktur.

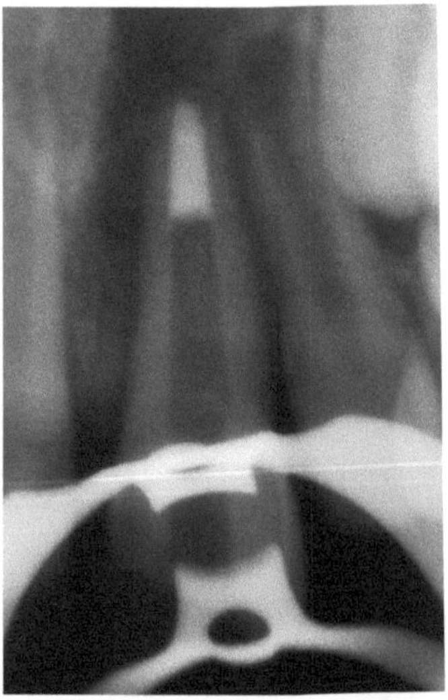

Abb. 20.17: Nach chemischer Aufbereitung und einmaliger medikamentöser Einlage mit Kalziumhydroxid wurde ein 3 mm starker Plug aus MTA eingebracht. Einlage einer feuchten Papierspitze für einen Tag, am Folgetag Überschichtung des ausgehärteten apikalen Plugs mit Guttapercha. Adhäsive Rekonstruktion.

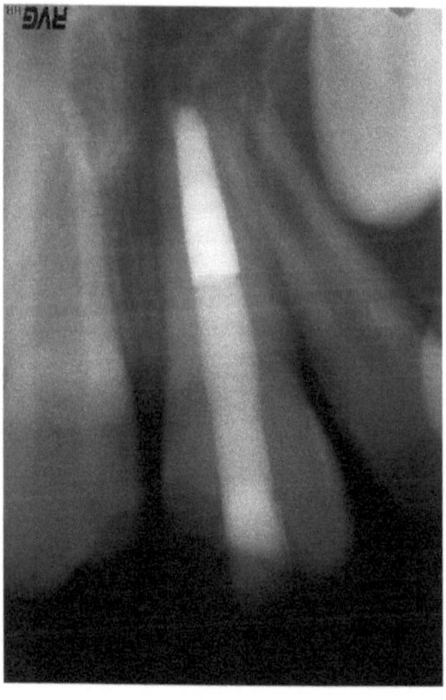

Abb. 20.18: In der Röntgenkontrolle des Zahnes 21 nach einem Jahr zeigen sich unauffällige Verhältnisse.

Vorteile

- bessere Kontrollierbarkeit
- kurze Dauer der Therapie.

Der anschließenden Versorgung kommt eine besondere Bedeutung zu. Ein Großteil der in Behandlung befindlichen Zähne mit nicht abgeschlossenem Wurzelwachstum frakturiert noch während der Behandlung.

! Eine zeitnahe, stabilisierende Versorgung ist für die abschließende Versorgung hier besonders wichtig.

Darüber hinaus wird ein erneutes Eindringen von Mikroorganismen verhindert.

20.4 Literatur

Andreasen J.O., Borum M.K., Jacobsen H.L., Andreasen F.M. (1995): Replantation of 400 avulsed permanent incisors. 4. Factors related to periodontal ligament healing. Endod Dent Traumatol 11, S. 76–89

Araujo M. et al. (2003): Effect of enamel matrix proteins (Emdogain) on healing after re-implantation of „periodontally compromised" roots. An experimental study in the dog. J Clin Periodontol 30, S. 855–861

Ashkenazi M., Sarnat H., Keila S. (1999): In vitro viability, mitogenicity and clonogenic capacity of periodontal ligament cells after storage in six different media. Endod Dent Traumatol 15, S. 149–156

Chappuis V., von Arx T. (2005): Replantation of 45 avulsed permanent teeth: a 1-year follow-up study. Dent Traumatol 21, S. 289–296

Cvek M., Cleaton-Jones P.E., Austin J.C., Andreasen J.O. (1982): Pulp reactions to exposure after experimental crown fractures or grinding in adult monkeys. J Endod 8, S. 391–397

De Blanco L.P. (1996): Treatment of crown fractures with pulp exposure. Oral Surg Oral Med Oral Pathol Oral Radiol Endod 82, S. 564–568

Donaldson M., Kinirons M.J. (2001): Factors affecting the time of onset of resorption in avulsed and replanted incisor teeth in children. Dent Traumatol 17, S. 205–209

DGZMK (2004): Schienentherapie nach dentoalveolärem Trauma. Gemeinsame Stellungnahme der Deutschen Gesellschaft für Zahn-, Mund- und Kieferheilkunde (DGZMK) und der Deutschen Gesellschaft für Zahnerhaltung (DGZ) 7/2004. In: Dtsch Zahnärztl Z (60) 2005

Ebeleseder K.A. et al. (1998): A study of replanted permanent teeth in different age groups. Endod Dent Traumatol 14, S. 274–278

Kinirons M.J., Boyd D.H., Gregg T.A. (1999): Inflammatory and replacement resorption in reimplanted permanent incisor teeth: a study of the characteristics of 84 teeth. Endod Dent Traumatol 15, S. 269–272

Lam K., Sae-Lim V. (2004): The effect of Emdogain gel on periodontal healing in replanted monkeys' teeth. Oral Surg Oral Med Oral Pathol Oral Radiol Endod 97, S. 100–107

Pettiette M., Hupp J., Mesaros S., Trope M. (1997): Periodontal healing of extracted dogs' teeth air-dried for extended periods and soaked in various media. Endod Dent Traumatol 13, S. 113–118

Thong Y.L., Messer H.H., Siar C.H., Saw L.H. (2001): Periodontal response to two intracanal medicaments in replanted monkey incisors. Dent Traumatol 17, S. 254–259

Weiger R. (1995): Die partielle Pulpotomie als alternative Therapie traumatisch exponierter Pulpaanteile. Endodontie 4, S. 281–288

Wong K.S., Sae-Lim V. (2002): The effect of intracanal Ledermix on root reorption of delayed-replanted monkey teeth. Dent Traumatol 18, S. 309–315

21
Postendodontische Versorgung

Zirkel und Bargholz

21

Der postendodontischen Versorgung kommt eine große Bedeutung zu, denn

- 59 % aller wurzelkanalbehandelten, prothetisch unversorgten Zähne frakturieren (Vire D.E.; 1991)
- über 50 % Misserfolg bei undichter koronaler Versorgung (Ray M., Trope H.A.; 1995).

21.1 Fraktur nach endodontischer Behandlung

21.1.1 Ursache

- Hartsubstanzverlust des behandelten Zahnes
- das Aufbereiten der Wurzelkanäle
- durch vorangegangene Füllungen und/oder Karies
- **Hartsubstanz** ist bereits reduziert und der Zahn infolgedessen **geschwächt**
- für die endodontische Behandlung wird bei der Trepanation das Pulpakammerdach entfernt, wodurch eine wichtige Stabilisation für den Zahn entfernt wird.

21.1.2 Krafteinwirkung

Bei Molaren gibt es einen eindeutigen Zusammenhang von Zahnhartsubstanzverlust und Frakturanfälligkeit.

Untersuchung von Molaren

Einteilung in vier Gruppen

Nach Howe (Howe C.A., McKendry D.J.; 1990; ☞ Abb. 21.1):

- Zähne mit intakter Zahnkrone (A)
- Zähne mit alleiniger endodontischer Zugangskavität (B)
- Zähne mit einer mod-Kavität (C) und
- die Kombination aus beidem (D).

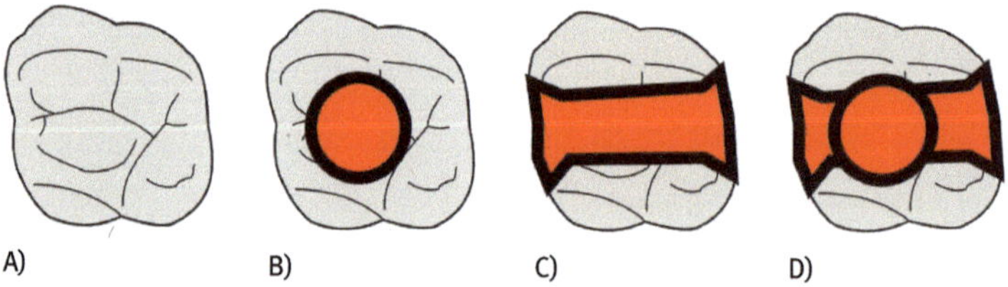

Abb. 21.1 a–d: Obere Molaren zeigen entsprechend ihres Substanzverlustes bei schräg auf die Höcker gerichteten Kräften eine unterschiedliche Versagenslast. A) unverletzter Zahn. B) Zahn mit alleiniger Zugangskavität. C) Zahn mit ausgedehnter mod-Kavität. D) Zahn mit mod-Kavität und endodontischem Zugang.

Belastungstest

Die Versagenslast fällt von Probengruppe zu Probengruppe nach Verletzung der Zahnkrone durch verschiedene Kavitäten stark ab (☞ Abb. 21.1):

- von 341,4 kg (A)
- auf 225,5 kg (B)
- auf 222,4 kg (C)
- bei Zähnen mit mod- und Zugangskavität nochmals um annähernd die Hälfte auf 121,7 kg (D).

Dem entsprechend sollten Zähne mit einer mod-Kavität nach erfolgter Wurzelkanalbehandlung mit einer höckerübergreifenden Restauration versorgt werden.

■ Untersuchung von Prämolaren

Vorgehen

Reeh E.S. (1989) prüft den Zusammenhang von Substanzverlust und nachfolgender endodontischer Behandlung oberer Prämolaren:

- zuerst wird der unverletzte Zahn belastet und
- anschließend an denselben Zähnen unter weitergehender Präparation der Abfall der Steifigkeit bei erneuter Belastung ermittelt.

Belastungstest

Relativer Steifigkeitsabfall ausgehend vom unverletzten Zahn:

- Zugangskavität und nachfolgende endodontische Behandlung: 4–6 %
- zusätzliche Präparation einer mod-Kavität: weitere 65 %
- durch eine zweiflächige Kavität: annähernd 50 %.

! Die Erweiterung zu einer mod-Kavität lässt die relative Steifigkeit um insgesamt 63 %, bezogen auf den unverletzten Zahn, fallen, wobei eine sich hieran anschließende endodontische Behandlung keinen deutlichen Abfall der Stabilität mehr bewirkt.

Dies gilt nicht für Frontzähne, welche nur trepaniert wurden; in diesen Fällen ist eine adhäsive Füllung ausreichend (Sorensen J.A., Martinoff J.T.; 1984).

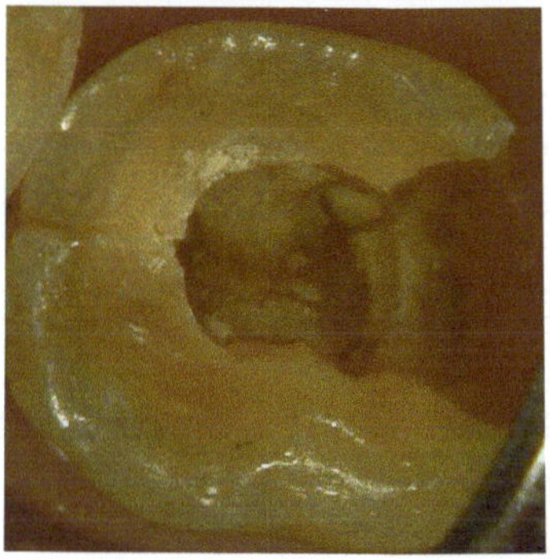

Abb. 21.2: Frakturierter, endodontisch behandelter Zahn.

21.1.3 Zahnsprödigkeit

■ Theorie der Dehydratisierung

Wasserentzug

Bis in die Gegenwart wird die Auffassung vertreten, endodontisch behandelte Zähne würden austrocknen und dadurch spröde werden. Auch Gutmann zeigt 1992 eine 14 %ige Reduktion in der Festigkeit durch Dehydration und Änderung der kollagenen Vernetzung bei wurzelbehandelten Zähnen. Diese Thesen werden durch aktuelle Studien eindrucksvoll widerlegt.

Studienergebnisse

Nach Wurzelkanalbehandlung
Die Zähne (Sedgley C.M., Messer H.H.; 1992; Papa J. et al.; 1994):
- trocknen nicht aus und
- werden nicht spröde.

Gegenüberstellung der Härte
Vergleich von endodontisch behandelten und vitalen Molaren (Lewinstein I., Grajower R.; 1981; Carter J.M. et al.; 1983; Huang T.J. et al.; 1991):
- kein oder nur ein schwach signifikanter Unterschied
- auch, wenn die endodontische Behandlung bis zu 10 Jahre zurücklag.

Der Zähigkeitsverlust des Dentins durch eine Wurzelkanalbehandlung ist mit 11 % gering und wird durch die großen Unterschiede in den Werten einzelner Zahntypen weiterhin relativiert (Carter J.M. et al.; 1983).

Sedgley (1992) verglich Zähigkeit, Härte, Bruchlast und Scherwiderstand an extrahierten Zahnpaaren desselben Patienten, wobei jeweils ein Zahn wurzelbehandelt und der andere vital war. Die Wurzelbehandlung lag im Mittel 10,1 Jahre zurück. Das Dentin der vitalen Zähne war um 3,5 % härter. Bei den anderen Parametern fanden sich ähnlich geringe Unterschiede.

Die erhöhte Frakturgefahr endodontisch behandelter Zähne ist fast ausschließlich auf den Hartsubstanzverlust zurückzuführen. Aufgrund dessen muss Hartsubstanz, wo nur möglich, geschont werden! (Panitvisai P., Messer H.H.; 1995; Gutmann J.L.; 1992).

21.2 Koronales „Leakage“

■ Bedeutung für die Erfolgsrate

In verschiedenen Studien konnte der Einfluss eines dauerhaft dichten koronalen Verschlusses auf die Prognose nachgewiesen werden.
So sinkt die Erfolgsrate bei guter Wurzelkanalbehandlung und undichtem Verschluss von über 90 % auf 44 % (Ray H.A., Trope M.; 1995).

■ Undichtigkeit

Bakterien bzw. deren Endotoxine sind in der Lage, eine bestehende Wurzelfüllung innerhalb von 7–42 Tagen (je nach Studie; De Moor R., Hommez G.M.; 2002; Economides N.; 2005) komplett zu penetrieren.

Die Wurzelfüllung ist also nicht geeignet, Bakterien langfristig an der erneuten Kontamination des Endodonts zu hindern (☞ Kap. 17 Wurzelkanalfüllung).

Vorgehen

Einem koronal dichten Verschluss kommt die gleiche Bedeutung zu wie der Reinigung des Endodonts.

Ist die Wurzelfüllung aufgrund einer undichten Füllung und/oder Verlust der Füllung zur Mundhöhle exponiert, muss vor der Neuversorgung des Zahnes die Revision durchgeführt werden (☞ Tab. 21.1, Abb. 21.3 + 21.4).

Tab. 21.1: Einfluss der koronalen Restauration auf den Erfolg – Maßstab dafür ist der API-Wert (Ray H.A., Trope M.; 1995)

Endo	Restauration	Zähne	PPI	API	% API
gut	gut	330,5	28,5	302,0	91,4
gut	schlecht	164,5	92,0	72,5	44,1
schlecht	gut	302,5	98,0	204,5	67,6
schlecht	schlecht	188,0	154,0	34,0	18,1

Die Wurzelkanalbehandlung ist nicht mit der Wurzelkanalfüllung abgeschlossen! Die Wurzelkanalbehandlung muss mit einer adhäsiven koronalen Restauration – in der gleichen Sitzung wie die WF – beendet werden. Andernfalls ist eine Reinfektion über die koronale Eintrittspforte nicht zu verhindern.

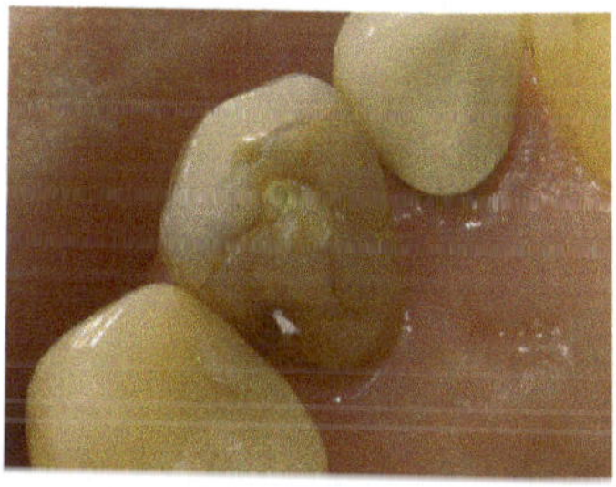

Abb. 21. 3: Wurzelbehandelter Zahn 13 weist eine insuffiziente koronale Versorgung mit Sekundärkaries und einen fehlenden Abschluss der Guttapercha-Füllung auf. Bereits klinisch muss daher von einer vollständigen Reinfektion des Kanalsystems ausgegangen werden.

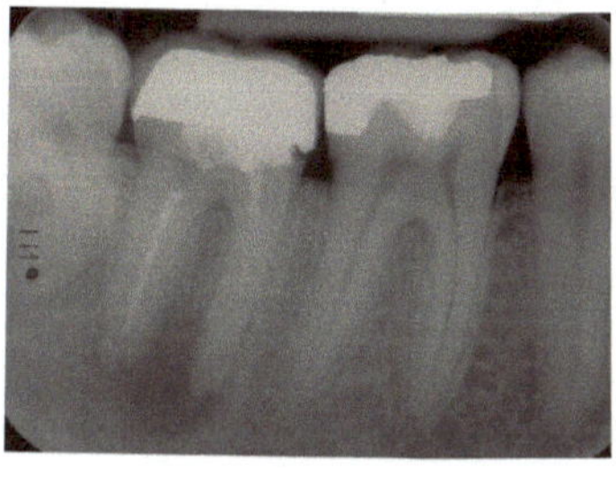

Abb. 21.4: Röntgenologische Darstellung einer insuffizienten Versorgung.

21

21.3 Versorgung endodontisch behandelter Zähne

Wie oben besprochen, abhängig vom entstandenen Hartsubstanzdefekt:
- bei einer reinen Trepanationsöffnung, ohne Verlust der umgebenen Wände (z. B. OK/UK-Frontzähne), ist ein dentinadhäsiv verankerter Kompositverschluss im Regelfall ausreichend
- schwieriger ist die Situation im Seitenzahnbereich, wenn eine oder mehrere Wände fehlen.

Die Aufstellung eindeutiger Richtlinien ist daher nicht immer möglich.

21.3.1 Materialien

Zemente

Zinkphosphatzement, provisorische Füllungsmaterialien und Glasionomere stabilisieren den Zahn nicht. Sie sind nicht geeignet, einen dauerhaften, dichten Verschluss zu gewährleisten.

! Sie dienen häufig als Unterfüllung oder Verschluss der Kanaleingänge, um diese bei einer eventuellen Revision leichter wieder zu finden. Jedoch ist die Anwendung aufgrund der reduzierten Adhäsionsfläche für das Komposit nicht zu empfehlen.

Amalgam

Diese Legierungen sind in den mechanischen Eigenschaften – aufgrund des mangelnden Haftverbundes zum Dentin – Kompomeren und Kompositen unterlegen.

Kompomere

Im Vergleich zu Kompositen zeichnen sich Kompomere aus
- durch ein höheres Elastizitätsmodul
- eine geringere Empfindlichkeit gegen Feuchtigkeit.

Der Haftverbund zum Dentin ist aufgrund der Haftvermittler schlechter als der der Komposite.

! Als Aufbaumaterial erscheinen Kompomere bedingt geeignet.

Komposite

Die guten Materialeigenschaften sowie der gute Haftverbund zwischen Komposit und Dentin sind hinreichend bekannt.

! Daher stellen die Komposite (licht-, chemisch- oder dualhärtend) das Aufbaumaterial der Wahl dar.

21.3.2 Verankerungsmethoden für den Aufbau

Verankerung

- einfache Aufbaufüllung (GIZ oder ZnO)
- parapulpäre Stifte mit Aufbaufüllung (aktuell ohne Bedeutung)
- konfektionierte metallische Wurzelankersysteme
- individuell gegossene Ankersysteme
- adhäsiv verankerte individuell gepresste oder konfektionierte keramische Stiftsysteme

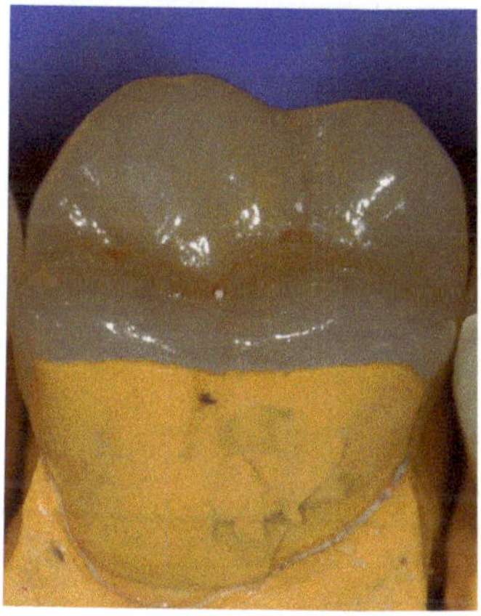

Abb. 21.5: Höckerübergreifende Restauration (Keramik-TK).

- adhäsiv verankerte Fiberglas-, Karbonfaser- oder Quarzfaserstifte
- adhäsiv verankerte Kompositaufbauten.

! Unabhängig von der weiteren prothetischen Versorgung ist zu empfehlen, die Aufbaufüllung stets mittels dentinadhäsiver Technik und entsprechendem Füllungsmaterial anzufertigen.

Versorgung und Prognose

Sorensen zeigt schon 1984, dass es keinen signifikanten Unterschied bei mit Kronen versorgten endodontisch behandelten Zähnen mit und ohne Stift gibt. Dementsprechend ist eine Stiftinsertion mit den bekannten Problemen und Schwierigkeiten gut abzuwägen.
Unstrittig wird in derselben Studie aber gezeigt, dass es einen signifikanten Unterschied bei der Versorgung mit und ohne Kronen gibt. So war die Erfolgsquote der mit Kronen versorgten Seitenzähne signifikant höher, als wenn diese nur mit Aufbauten versorgt wurden.

Deutlich wird, dass die Versorgung mit einer höckerübergreifenden Restauration (z. B. Teilkrone, Krone etc.; ☞ Abb. 21. 5) nach wie vor vorhersagbar gute Ergebnisse liefert.

21.4 Versorgung von Zähnen mit stark reduzierter Hartsubstanz

21.4.1 Allgemeines zur Stiftversorgung

Traditionell wird der individuell gegossene Stiftaufbau als der Goldstandard der postendodontischen Versorgung angesehen.

Theorie

Zähne mit deutlich reduzierter Hartsubstanz wurden noch vor wenigen Jahren vorschnell mit einem Stift oder auch einem Stiftkernaufbau „stabilisiert", um im Anschluss mit einer Krone prothetisch versorgt zu werden. Grundlage dieser Art der Versorgung ist die Ansicht, dass ein Stift den Zahn bzw. die Wurzel stabilisieren würde.

21

Beurteilung

Das Gegenteil ist der Fall:
- Metall- oder auch Keramikstifte sind zu rigide für die „elastische" Wurzel
- jeder Hartsubstanzverlust – speziell der beim Bohren des Stiftkanals oder auch des Kanal-Inlays – führt zur Schwächung des Zahnes.

Vorgehen

Richtlinie

Zähne, die eine vertikale Resthöhe der Dentinwand von 2 mm oder mehr aufweisen, werden ausschließlich mit einem adhäsiven Aufbau und anschließender Krone versorgt!

In diesem Fall fasst die Krone den Stumpf zirkulär um 2 mm („ferrule effect"; ☞ Abb. 21.6).

! Die mechanischen Eigenschaften eines so versorgten Zahnes können durch zusätzlich eingebrachte Stifte nicht verbessert werden, sondern der Zahn wird unnötig geschwächt.

Studienlage

In den meisten Studien werden Stumpfhöhen zwischen 0,5 und 2 mm untersucht:
- schon bei einer Stumpfhöhe von 1–2 mm kommen verschiedene Autoren zu gleichen Ergebnissen
- kein Unterschied im Frakturverhalten mit und ohne Stift (Zähne wurden mit einer Krone versorgt und dann belastet; Sorensen J.A., Engelman M.J.; 1990; Cathro P.R. et al.; 1996; Isador F. et al.; 1999; Libman W.J., Nicholls J.I.; 1995; Mezzomo E. et al.; 2003; Stankiewicz N.R., Wilson P.R.; 2002).

Stifte – speziell Metallstifte – schwächen den Zahn! Wenn möglich, auf Stifte verzichten!

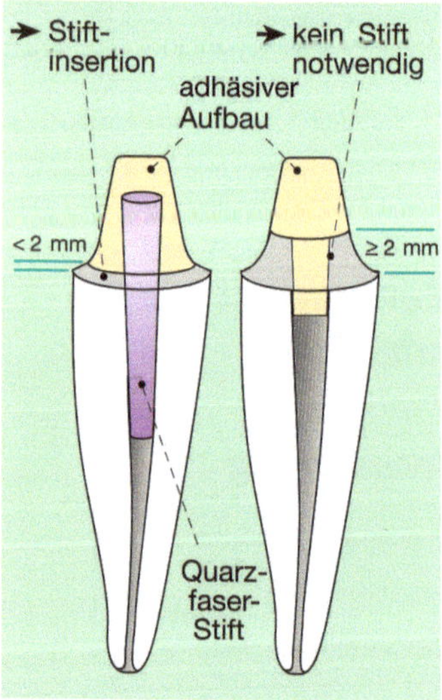

Abb. 21.6: Schematische Darstellung des „ferrule effect".

21.4.2 Dentinadhäsive Aufbauten

In der überwiegenden Mehrzahl der zu versorgenden endodontisch behandelten Zähne wird im direkten Anschluss an die Wurzelbehandlung ein dentinadhäsiver Aufbau angefertigt.

■ Vorteile

- einzeitiges Vorgehen
- sicherer bakteriendichter Verschluss
- sofort belastbare Interimsversorgung
- größtmögliche Substanzschonung
- Stabilisierung des geschwächten Zahnes
- geringer Zeitaufwand.

■ Vorgehen

Im Detail muss nach Abschluss der Behandlung die Entscheidung für oder gegen die Notwendigkeit einer adhäsiven Stiftverankerung gefällt werden.

TIPP

Durch die Einbeziehung der koronalen Kanalanteile in den (gepinnten) Aufbau (☞ Abb. 21.7 + 21.8) wird die Retentionsfläche weiter vergrößert. Zusätzlich wird eine verbesserte Sicherung gegenüber Scherbelastungen erreicht.

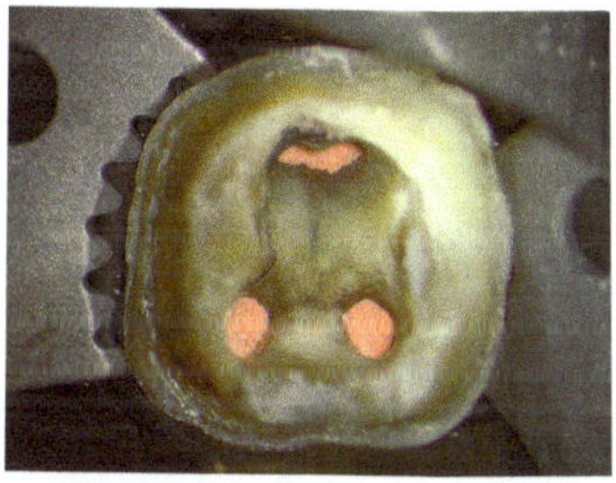

Abb. 21.7: a) Blick in die Pulpakammer nach dem Ätzen. Cave: keine Sealer-Rückstände!

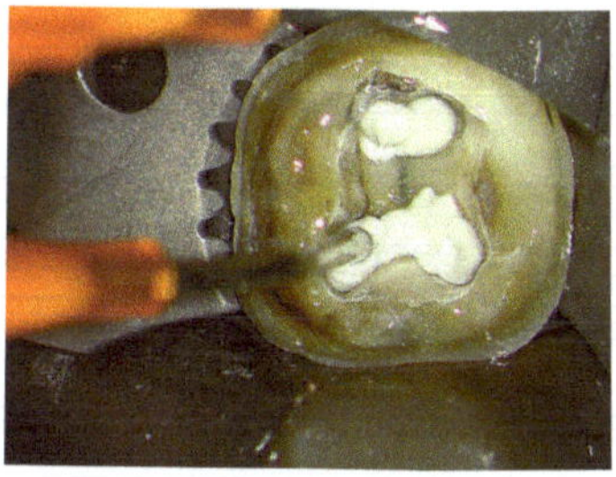

b) Einbringen des Komposites.

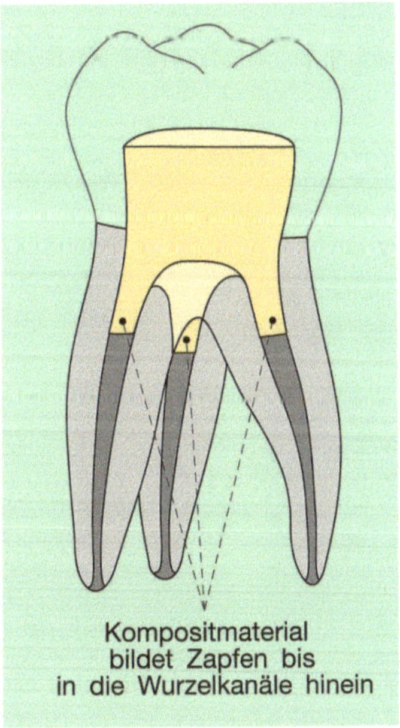

Abb. 21.8: Gepinnter Kompositaufbau.

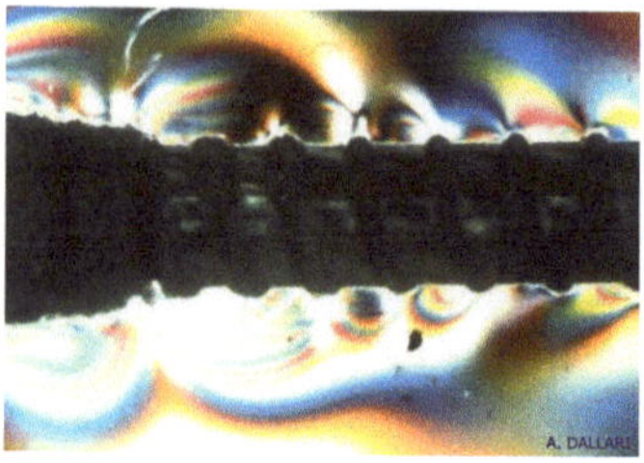

Abb. 21.9: Spannungsspitzen am Gewinde.

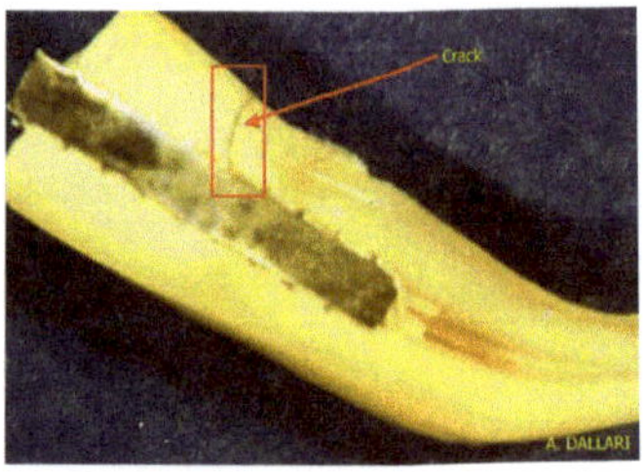

Abb. 21.10: „Crack"-Fraktur.

(21.9 + 21.10 mit freundlicher Genehmigung von Dr. A. Dallari.)

21.4.3 Schrauben

Aus heutiger Sicht gibt es keine Indikation für Schrauben oder geschraubte Stiftsysteme (☞ Abb. 21.9 + 21.10).

Aufgrund der Spannungsspitzen an Gewindegängen treten zunächst Mikrorisse auf, welche nach Jahren eine Fraktur zur Folge haben können.

21.5 Stifte

21.5.1 Bisherige Probleme und Risiken

Stifte oder Stiftkernaufbauten weisen diverse Probleme auf (Fuss Z. et al.; 2001; Rosentritt M.; 1989) – unabhängig

- vom Herstellungsverfahren (konfektioniert, halbkonfektioniert)
- vom Design (zylindrisch, konisch)
- von der Funktionalität (aktiv, passiv).

So zeigte Fuss 2001 in einer Nachuntersuchung, dass von 154 vertikal frakturierten Zähnen 95 mit Schraube oder Stift versorgt waren (64 Schrauben, 31 Stifte). Dies zeigt deutlich die Gefahr einer Schrauben- oder Stiftinsertion.

■ Risiko der Materialien

- Rigidität von metallischen und keramischen Stiften
- unterschiedliche Elastizität zwischen Dentin und Stiftmaterial; dadurch entstehen Spannungen, die zu Frakturen (☞ Abb. 21.11), Dezementierungen oder Undichtigkeiten führen können
- „wedge effect": ein Stift wirkt wie ein Splint im Wurzelkanal (☞ Abb. 21.12).

■ Risiko in der Anwendung und im Vorgehen

- unnötig großer Hartsubstanzverlust durch Kanalerweiterung und Kanal-Inlay
- unnötige Schwächung der Wurzel durch zu langen und breiten Stiftkanal
- Risiko der Perforation (☞ Abb. 21.13 + 21.14):
  - durch vorgeschriebene Verankerungslängen und mangelnde Kenntnis der Wurzelanatomie
  - auch seitlich (z. B. bei Prämolaren mit Einziehung).

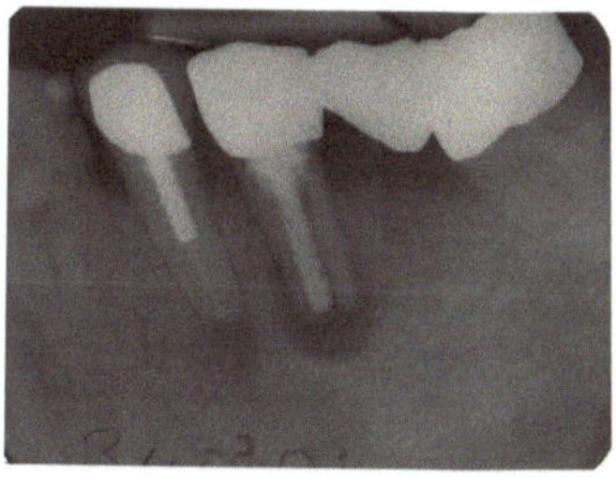

a

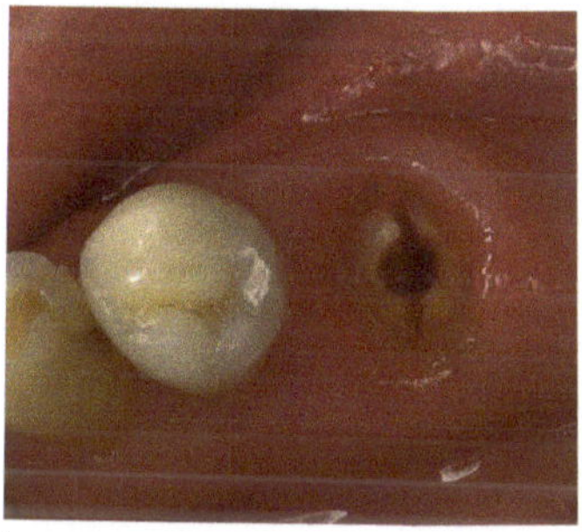

b

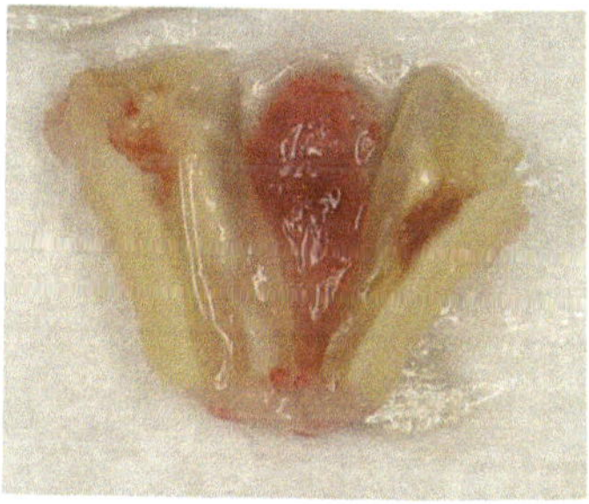

c

Abb. 21.11 a – c: Fraktur durch Schraube. a) Ausgangsröntgenaufnahme. Deutlich zu erkennen ist der Spalt zwischen Schraube und Dentinwand. Dies ist immer ein Hinweis auf eine Fraktur. b) Klinische Situation. c) Extrahierter Zahn 35.

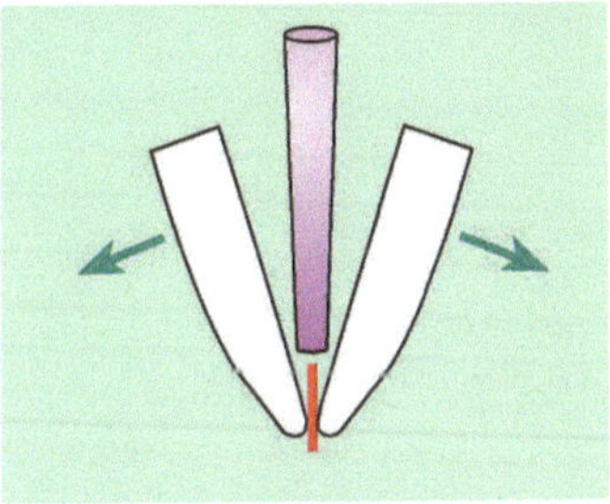

Abb. 21.12: „wedge effect“.

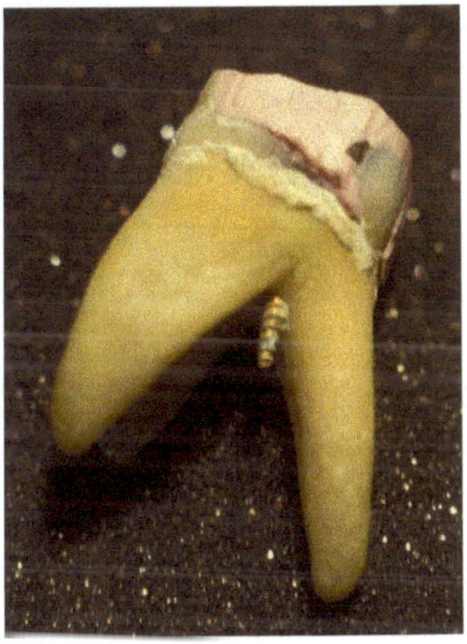

Abb. 21.13: Stiftperforation: OK Molar mit einer in der Furkation eingedrehten Schraubenverankerung.

21

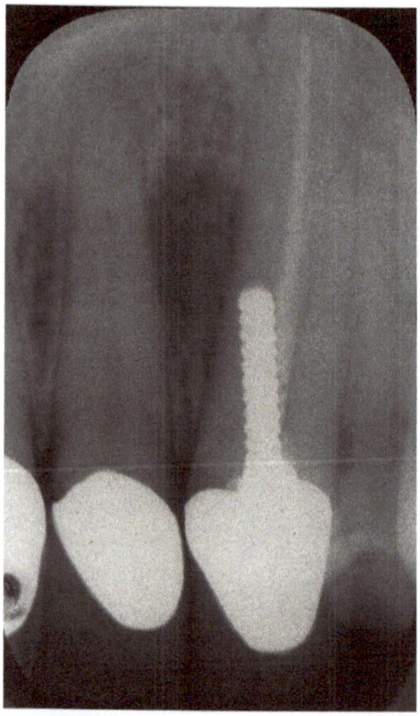

Abb. 21.14: Laterale Perforation.

Probleme der Metallrekonstruktionen

- ästhetisch suboptimale Gegebenheiten (vollkeramische Versorgungen im Frontzahnbereich; ☞ Abb. 21.15)
- überkronte Zähne, die mit einem Stift versorgt wurden, gehen häufiger verloren bzw. weisen häufiger eine apikale Parodontitis auf als Zähne ohne Stiftversorgung (Eckerbom M. et al.; 1991)
- trotz Studien, die Zähnen mit gegossenen Stiftkernaufbauten „Überlebensraten" von 91 % nach 6 Jahren bescheinigen (Creugers N.H. et al.; 1993), muss aus heutiger Sicht die Verwendung metallischer oder auch keramischer Stiftsysteme kritisch betrachtet werden.

Ihre Anwendung sollte im Einzelfall sorgfältig abgewogen werden.

Falsche Annahmen:
- jeder wurzelkanalbehandelte Zahn muss mit einem Stift versorgt werden
- ein Metallstift stabilisiert den Zahn.

☞ auch 21.1

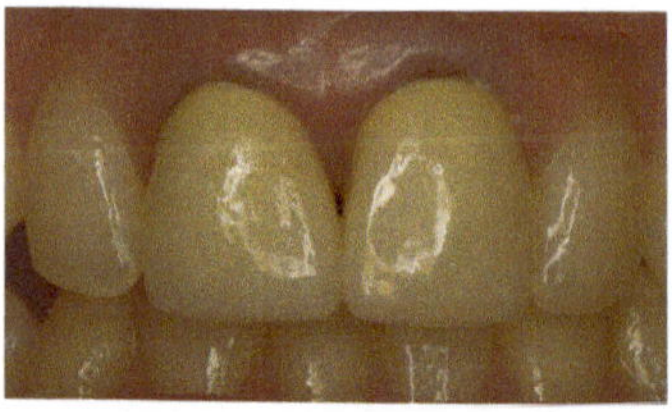

Abb. 21.15: Problematische Ästhetik bei einem stiftversorgten Zahn 21 mit gräulicher Verfärbung der Gingiva.

21.5.2 Stifte aus heutiger Sicht

Soll ein Stift gesetzt werden (< 2 mm zirkuläre Stumpfhöhe), eignen sich aus heutiger Sicht
- primär Stifte mit einem **dentinähnlichen Elastizitätsmodul** (8–20 GPa)
- mit einer **adhäsiven Verankerung** im Wurzelkanal.

! Diese Eigenschaften werden von Stiften aus Glas- oder Quarzfasern, die in einer Kompositmatrix eingebettet sind, erfüllt. Sie eignen sich daher besser als metallische oder keramische Stiftsysteme.

■ Aufbau der Stifte

Matrix

Besteht meist aus **Epoxidharz:** Die Polymere besitzen freie Radikale, um an Komponenten wie BIS-GMA (Komponente der Adhäsivsysteme) zu binden.

Wichtig bei der Herstellung ist, dass es nicht zu Lufteinschlüssen in der Matrix kommt und die Fasern gleichmäßig auf den Stiftquerschnitt verteilt sind.

- **Lufteinschlüsse** führen zu einer Reduktion der mechanischen Belastbarkeit, besonders wenn sie zwischen Matrix und Faser entstehen
- für eine **Röntgensichtbarkeit** werden der Matrix röntgenopake Partikel zugesetzt (z. B. Bariumsalze oder andere Schwermetallsalze):
  - trotz dieser Zusätze wird keine bemerkenswerte Röntgenopazität erzielt
  - Grund ist, dass der Anteil an Bariumsalzen stark begrenzt ist, da sonst schlechtere Materialeigenschaften resultieren.

Möglicherweise fördern diese Zusätze die Bildung von Lufteinschlüssen (Mannocci F. et al.; 2001).

Fasern

Unterschieden werden Fasern aus:
- Karbon
- Glas
- Quarz
- Kevlar
- Polyethylen.

Karbonfasern
Stifte aus Karbonfasern sind nicht nur aufgrund ihrer Farbe (schwarz) in ästhetisch sichtbaren Bereichen nur eingeschränkt zu empfehlen, sondern weisen auch nur einen reduzierten adhäsiven Verbund auf.

Glas- und Quarzfasern
Der Unterschied in Stiften aus diesen Materialien liegt vorwiegend im Anteil an SiO_2.

! Auch wenn die Eigenschaften eines Stiftes von mehreren Faktoren beeinflusst werden (Elastizität der Matrix, Faseranzahl und -durchmesser, Verlaufsrichtung der Fasern im Stift etc.), kann man sagen, je mehr Fasern ein Stift enthält, umso stabiler ist er.

■ Materialfaktoren der Stifte

Verbund

Besonderes Augenmerk gilt dem Verbund zwischen Faser und Matrix (☞ Abb. 21.16).

Bei einigen Stiftsystemen ist dies eine deutliche Schwachstelle, aus der eine schlechtere Stabilität des Stiftes resultiert.

21

Oberfläche

! Die Oberfläche des Stiftes sollte Mikroretentionen (d. h. eine angeraute Oberfläche) aufweisen, um einen verbesserten Verbund zwischen Komposit und Stift zu gewährleisten.

Besonderes Augenmerk gilt der Retention des Stiftes; hier werden unterschiedliche Beobachtungen gemacht. Die Verbindung zwischen Stift und Wurzeldentin scheint aber nicht signifikant besser zu sein als die Retention eines Metallstifts, der mit Zement eingesetzt wurde. Aufgrund dessen sind Dezementierungen nicht ungewöhnlich (☞ Abb. 21.17; Purton D.G., Love R.M.; 1996; Gallo J.R. et al.; 2002; Drummond J.L.; 2000).
Neuere Stifte sind bereits mit einer Silan- und einer Kompositschicht überzogen (sog. SC- (Silicate coated) oder SL- (Safety lock) Stifte; VDW), dies scheint den Verbund zwischen Stift und Komposit zu verbessern.

Form des Stiftes

Zylindrisch

Zu Beginn entwickelt, weist klare Nachteile auf:

- der Stiftkanal entspricht nicht der anatomischen Grundform einer Zahnwurzel
- zudem schlechtere mechanische Eigenschaften als konische Stifte.

Konisch

Solche Stifte würden koronal u.U. die Entfernung gesunder Zahnsubstanz erfordern.

Daher sind zylindrische Stifte mit einer konischen Spitze eine sinnvolle Synthese.

Passung

TIPP

Entscheidend ist: der Stift soll optimal zur anatomischen Situation des Wurzelkanals passen!

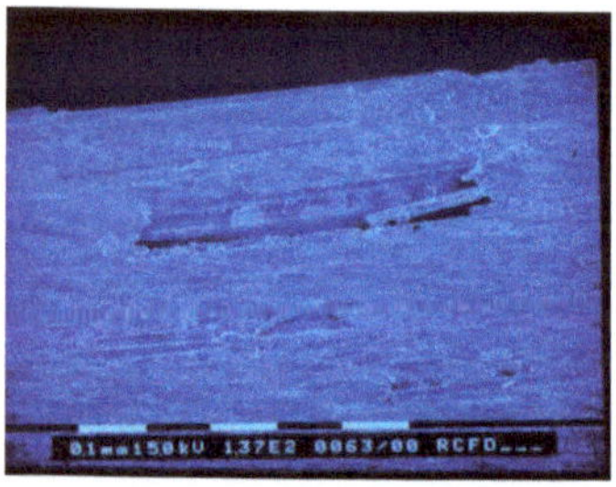

Abb. 21.16: Schlechter Verbund zwischen Faser und Matrix. (Mit freundlicher Genehmigung von Prof. Marco Ferrari.)

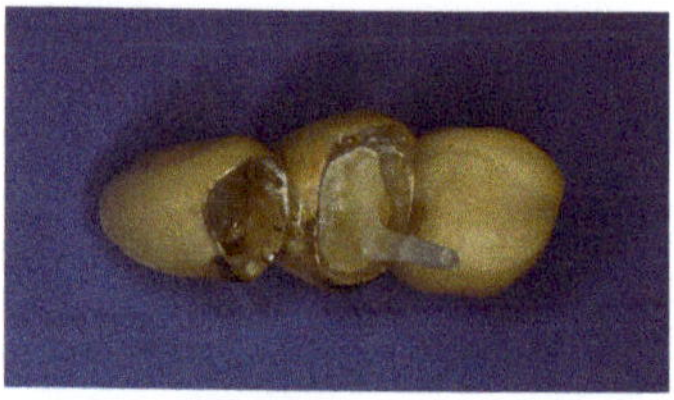

Abb. 21.17: Dezementierter Stift.

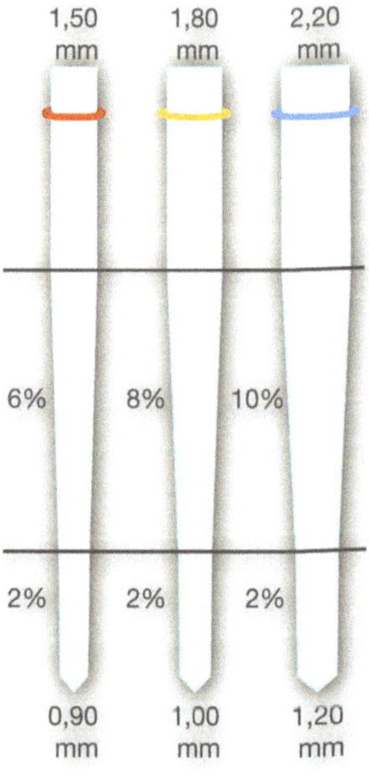

(Mit freundlicher Genehmigung von VDW.)

Abb. 21.18: Doppelkonus-Form.

Aus diesem Grund wurden von Prof. Sakkal Stifte mit einem doppelten Konus (☞ Abb. 21.18) entwickelt, z. B.:

- apikales Drittel Konizität 2 %
- mittleres Drittel Konizität 6 %.

! Weiterhin resultiert daraus eine gleich bleibend dünne Kompositfuge zwischen Stift und Dentinwand, was einen Vorteil ergeben soll (Ferrari M., Scotti R.; 2002). Somit wird eine minimal-invasive Stiftkanalpräparation mit guten mechanischen Eigenschaften kombiniert.

Es ist darauf zu achten, dass der Stift im Kanal nicht klemmt, weil dann nicht genügend Platzt für eine umlaufende Kompostifuge vorhanden ist. Der Stift sollte etwas mehr Platz haben als der Normbohrer schafft (Hagge M. et al.; 2002).

■ Entscheidungskriterien

Zurzeit ist eine unübersehbare Vielfalt von nicht-metallischen Stiften auf dem Markt erhältlich, daher fällt es schwer, Vor- und Nachteile herauszustellen. Deshalb sollte, bevor neue Materialien zum Einsatz kommen, der Behandler sich über aktuelle Studien zum Thema

- Haltbarkeit des Verbundes zwischen Faser und Matrix (häufig mangelhaft)
- Testung der Scherbelastung des Stiftes (manche Stifte werden schnell „weich")

informieren.

21.5.3 Vorteile adhäsiver Stiftverankerung

Bei der Verwendung von Glas- oder Quarzfaserstiften gilt:

- keine Schwächung des Zahnes durch unnötiges Aufbereiten, daher geringere Perforationsgefahr
- kein Warten auf einen laborgefertigten Stiftaufbau, dadurch keine Gefahr einer erneuten Kontamination des Wurzelkanalsystems durch eine provisorische Versorgung
- adhäsiver Verbund zwischen Stift–Komposit–Dentin
- die Stifte passen sich aufgrund des Elastizitätsmoduls der physiologischen Verformung des Zahnes während der Belastung an (☞ Abb. 21.19)

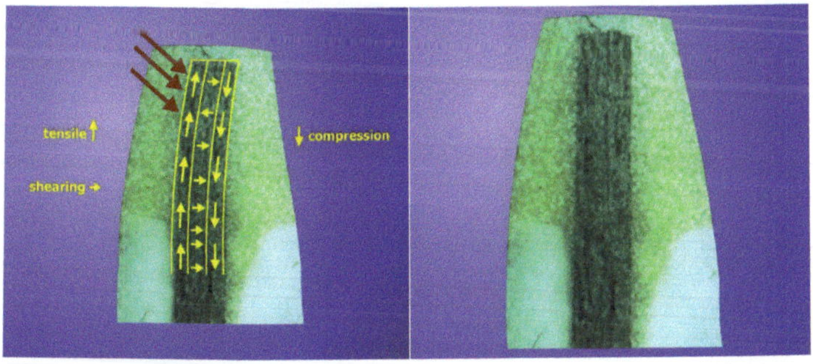

Abb. 21.19: Verhalten des Quarzfaserstiftes mit Kompositaufbau bei Belastung. Vorteile des Elastizitätsmoduls: Kraft wird im Gegensatz zur Metallrekonstruktion an die Wurzel weitergegeben. (Mit freundlicher Genehmigung von Dr. B. Duret und Dr. M. Reynaud.)

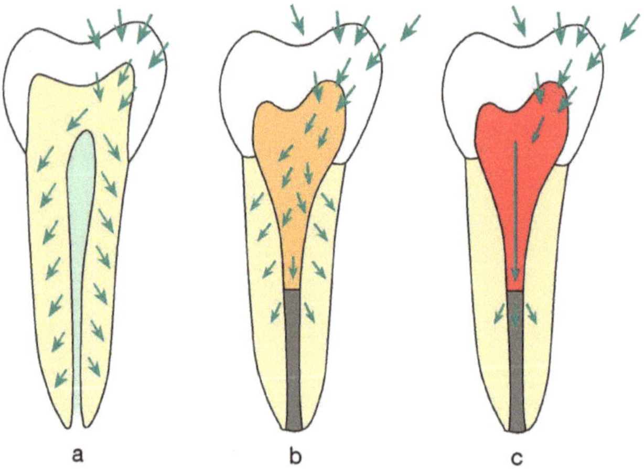

Abb. 21.20 a–c: Kraftverteilung. a) Am unbehandelten Zahn. b) Nach Quarzfaserrekonstruktion (Low modulus reconstitution). c) Nach Metallstiftrekonstruktion (High modulus reconstitution).

- die schwächste Stelle in dem Verbund Stift–Zement–Wurzel ist nicht mehr die Wurzel, sondern der Stift (☞ Abb. 21.20)
- bessere Ästhetik als bei metallischen Stiften (☞ Abb. 21.21; nicht bei Karbonfaserstiften)
- deutlich reduzierte Gefahr einer Wurzelfraktur
- Stifte lassen sich mit speziellen Bohrern schnell wieder entfernen (☞ Abb. 18.11).

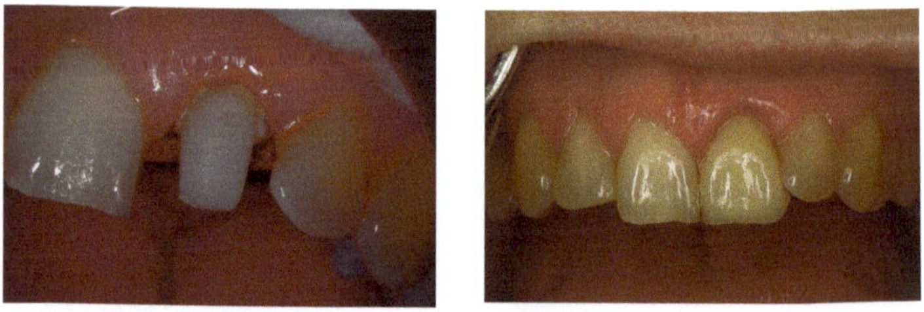

a b

Abb. 21.21: a) Gute ästhetische Voraussetzungen für eine vollkeramische Restauration. b) Klinische Situation mit vollkeramischer Restauration.

21

21.5.4 Prinzipien der Stiftinsertion

Vorgehen

- minimale Verankerungslänge des Stiftes im Wurzelkanal: 3 mm subcrestal (☞ Abb. 21.22)
- kein unnötiges Aufbereiten, weder in der Länge noch in der Breite
- Auswahl der Stiftgröße passend zur anatomischen Situation.

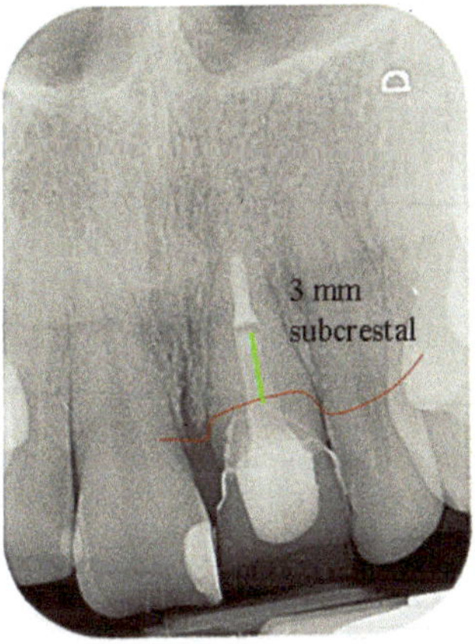

Abb. 21.22: Minimale Verankerungslänge des Stifts 3 mm subcrestal.

Adhäsive Verankerung

Die technische Umsetzung der dentinadhäsiven Verankerung sollte aus dem Bereich der Kompositfüllungen hinreichend bekannt sein. Dennoch gibt es, da das Wurzelkanaldentin kein reguläres Dentin ist, folgende Besonderheiten zu beachten.

Wurzelkanaldentin

- besteht zu großen Teilen aus intertubulärem Dentin
- die Anzahl der Dentintubuli pro Fläche, die zur mikromechanischen Retention zur Verfügung stehen, nimmt nach apikal deutlich ab (☞ Tab. 21.2).

Tab. 21.2: Anzahl der Tubuli sowie Zunahme der Oberfläche, die zur Retention – nach dem Ätzen – in Abhängigkeit von der Region zur Verfügung stehen (Ferrari M. et al.; 2002)

Region	n/mm²	Zunahme der Oberfläche in %
koronales Drittel	36 350,5	202,59
mittleres Drittel	28 130,5	156,78
apikales Drittel	22 630,8	113,69

Kollagenstruktur des Dentins

Für bereits endodontisch behandelte Zähne gilt (z.B. bei Revisionen):

- 2 Jahre nach einer Wurzelkanalbehandlung hat sich die Kollagenstruktur so geändert, dass der Haftverbund zum Dentin um 8–10 % reduziert ist
- 10 Jahre nach einer Wurzelkanalbehandlung ist der Haftverbund bis zu 20 % schlechter als bei frischem Wurzelkanaldentin.

Natriumhypochlorit

bedingt Veränderungen der Dentinstruktur mit dem Resultat eines schlechteren Haftverbunds zwischen Adhäsivsystem und Dentin.

TIPP

Aus diesem Grund wird das oberflächlich liegende Pulpakammerdentin nach der endodontischen Behandlung mit einem Rosenbohrer „angefrischt“. Dabei wird keine nennenswerte Dentinsubstanz abgetragen.

Bonding

Einbringen von Ätzgel, Primer und Bonding

Verwendet werden spezielle „Microbrushes“, weil sie die Tiefe des Stiftkanals zuverlässiger erreichen können und eine gleichmäßige Verteilung der Substanzen gewährleisten (☞ Abb. 21.23).

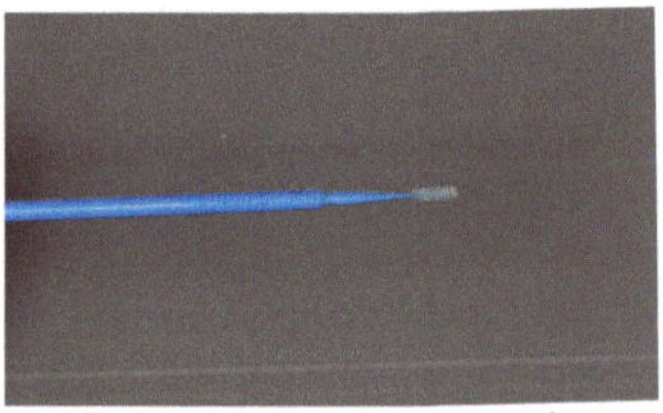

Abb. 21.23: Vorteilhafte Verwendung eines „Microbrush“.

Ätzen/Primer

Aufgrund der anatomischen Situation des Wurzelkanals ist nach wie vor eine Konditionierung mit Orthophosphorsäure (H_3PO_4) zu empfehlen.

Von der Verwendung selbstätzender Primer im Wurzelkanal ist aufgrund der nicht ausreichenden Wurzelkanaldentin-Ätzung abzuraten.

Mehrflaschensysteme

Bei dentinadhäsiven Verankerungen haben sich bis heute diese klassischen Systeme behauptet, da mit ihnen noch immer die besten Ergebnisse erzielt werden können.

Besonders zu beachten ist, dass ein selbsthärtendes Bonding-System (chemisch- oder dualhärtend) verwendet wird, weil eine Lichthärtung im Wurzelkanal nur ungenügende Ergebnisse liefert. Das Licht gelangt nicht ausreichend in die Tiefe des Wurzelkanals und es verbleiben nicht-gehärtete Restmonomere.

Sealer

Welcher Sealer für die Wurzelfüllung verwendet wurde, spielt eine wichtige Rolle.

Unbedingt sollte auf die Verwendung eugenolhaltiger Sealer verzichtet werden, da diese einen ungünstigen Einfluss auf Adhäsivsysteme und somit auf den Haftverbund haben (Schwartz R.S. et al.; 1998).

Vorbehandlung des Stiftes

TIPP

Der Stift muss frei von Verunreinigungen und Fett (Fingerabdruck) sein. Hierzu wird der Stift mit Alkohol oder während der Konditionierung mit Orthophosphorsäure gereinigt.

Silanschicht

Studien zeigen unterschiedliche Ergebnisse bezogen auf die Notwendigkeit einer Silanschicht. Dabei bleibt unklar, ob ein alleiniges „bonden“ (Auftragen eines Adhäsivsystems auf den Stift) für einen optimalen Haftverbund ausreichend ist.

Betrachtet man die Oberfläche der Stifte, auf der auch Fasern (Hauptbestandteil SiO_2, d. h. Glas) zu liegen kommen, zeigt sich, warum eine Silanisierung vermutlich von Vorteil ist:

- Silane sind bei Luftkontakt nur kurze Zeit aktiv
- daher wird der Stift direkt vor der Verarbeitung am Stuhl silanisiert
- aufgrund der eingeschränkten Lagerfähigkeit angebrochener Einkomponenten-Silane sollten hier Zweiflaschen-Systeme zum Einsatz kommen (☞ Abb. 21.24)
- diese werden frisch für jeden Einsatz zu gleichen Teilen angemischt.

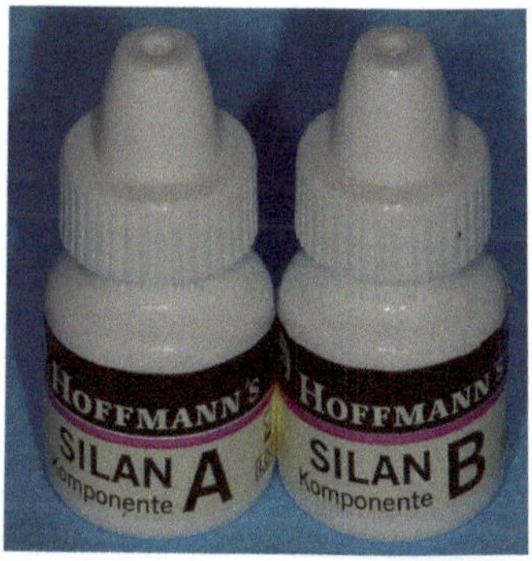

Abb. 21.24: Zweikomponenten-Systeme zur Silanisierung.

Komposit

Das Komposit zum Einsetzen des Stiftes sollte eine niedrige Viskosität aufweisen. So ist eine drucklose Insertion des Stiftes ohne Lufteinschlüsse möglich. Gut geeignet sind dünnflüssige dualhärtende Feinpartikel-Hybridkomposite.

Die Stiftoberfläche wird
- direkt vor dem Einbringen in den vorbereiteten Wurzelkanal mit dem entsprechenden Adhäsivsystem für einen chemischen Haftverbund mit dem Komposit vorbereitet
- zum Einsetzen wird chemisch- oder dualhärtendes Komposit verwendet.

Eine alleinige Lichtpolymerisation durch den Stift reicht in keinem Fall aus, um eine vollständige Durchhärtung des Komposits in allen Bereichen zu gewährleisten.

21.5.5 Klinisches Vorgehen

TIPP

Nach Möglichkeit sollte der Stift in der gleichen Sitzung, in der die Wurzelfüllung gelegt wird, in den Kanal eingebracht werden. Nur so ist eine permanente Infektionskontrolle zu gewährleisten!

Auswahl des Stiftes

- der Stift sollte mit der Größe des Kanallumens (nach dem Aufbereiten) korrespondieren
- die Verankerungslänge im Wurzelkanal richtet sich nach anatomischen Gegebenheiten wie Krümmungen oder möglichen Einziehungen
- die Verankerung bis zur halben Wurzellänge ist im Regelfall ausreichend.

Die minimale Verankerungslänge von 3 mm subcrestal darf nicht unterschritten werden.

Vorbereitung des Wurzelkanals

- Reduktion der Wurzelkanalfüllung (WF) mit schnell laufendem Vorbohrer (nur im geraden Kanalanteil)

TIPP

Besteht Sorge, die WF durch die Kanalpräparation in ihrer Lage zu verändern, kann das Abschlussröntgenbild der WF angefertigt werden, nachdem der Stiftkanal präpariert wurde. So besteht Gewissheit über die Lage der WF vor dem Einbringen des Stiftes.

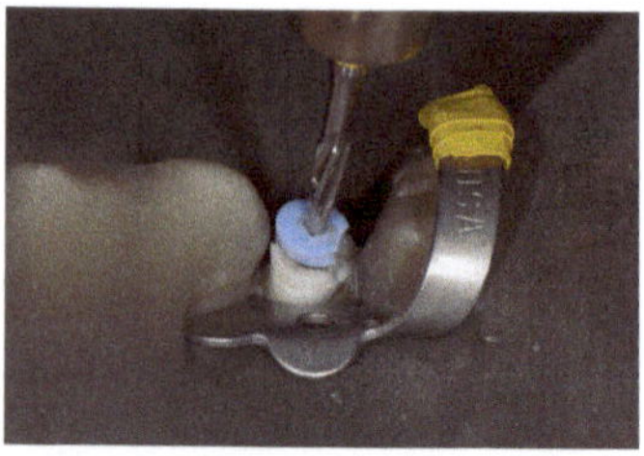

Abb. 21.25: Ausformen des Wurzelkanals.

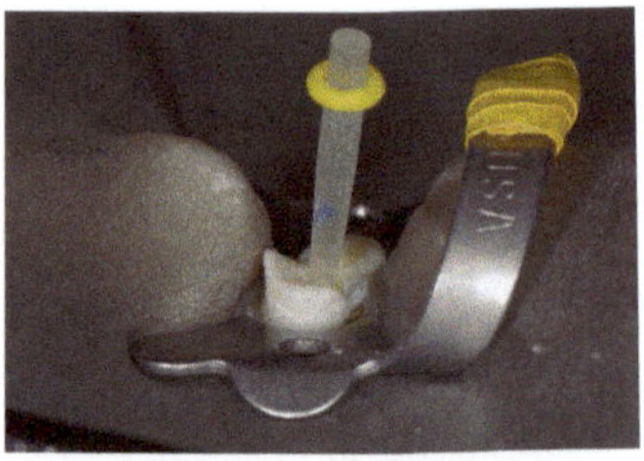

Abb. 21.26: Passung des Stiftes.

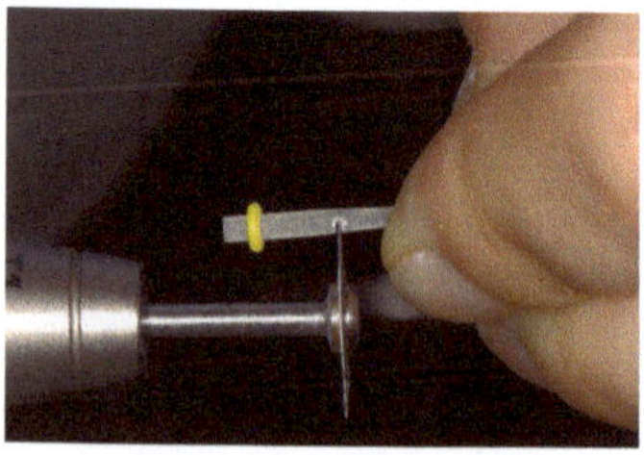

Abb. 21.27: Kürzen mit einer Diamanttrennscheibe.

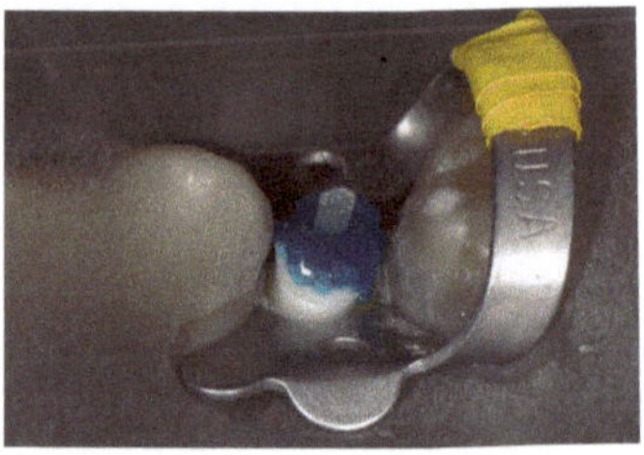

Abb. 21.28: Konditionierung des Wurzelkanals.

- Ausformen des Wurzelkanals mit korrespondierendem Stiftbohrer (☞ Abb. 21.25)
- Überprüfen der Passung: Stift soll drucklos bis zur aufbereiteten Länge eingebracht werden können (☞ 21.26).

Vorbereitung des Stiftes

- Kürzen mit einer Diamanttrennscheibe (☞ Abb. 21.27)
  - damit das Komposit koronal ca.1 mm den Stift bedecken kann
  - der Stift darf zur Mundhöhle hin nicht exponiert sein – Feuchtigkeitsaufnahme!

Keine Zange verwenden! Das Matrix-Fasergefüge würde zerstört werden.

Durchführung der Insertion

Konditionierung des Wurzelkanaldentins

- mit Phosphorsäure (15–20 Sek.)
- und dem Einbringen des Stiftes in den Kanal (☞ Abb. 21.28).

TIPP

Dies gewährleistet, dass die Phosphorsäure an alle Bereiche der Kanalwand gelangt.

Ausspülen des Wurzelkanals

- gründlich – evtl. mit Spülkanüle
- anschließendes Trocknen mit Papierspitzen (☞ Abb. 21.29)
- keine vollständige Trocknung mittels Luftbläser!

Gefahr von zu trockenem Dentin. „Wetbonding“ ist notwendig!

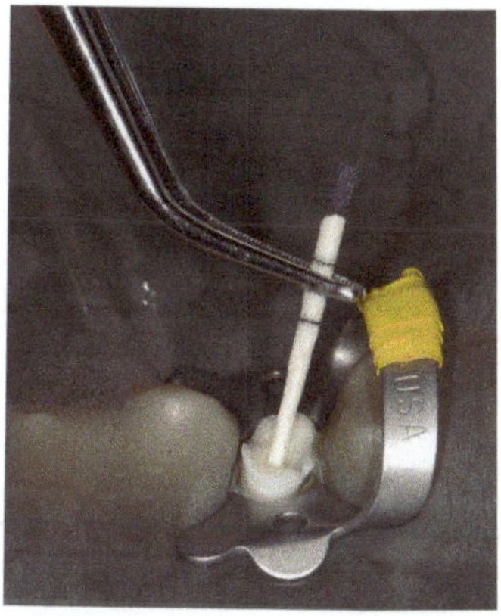

Abb. 21.29: Trocknen mit Papierspitzen.

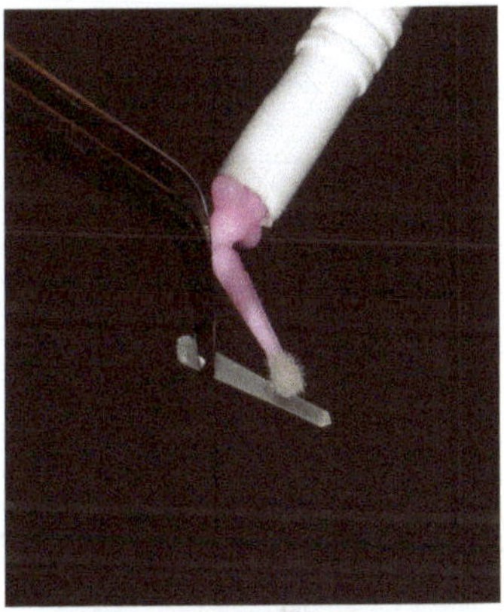

Abb. 21.30: Zunächst wird der Stift silanisiert, anschließend wird das jeweilige Bonding aufgebracht.

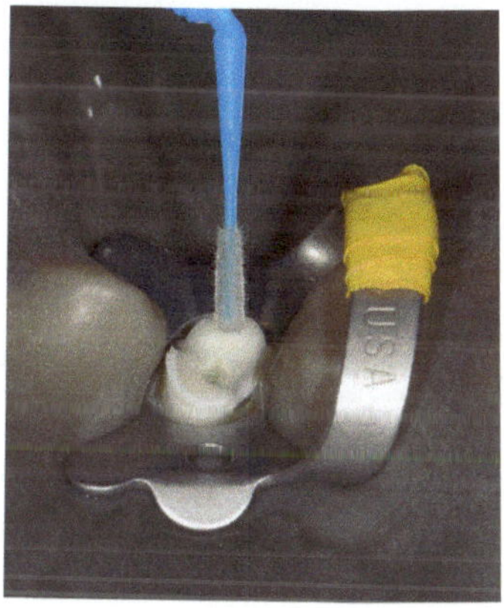

Abb. 21.31: Einbringen von Primer und Bonding in den Wurzelkanal mit Hilfe von „Microbrushes".

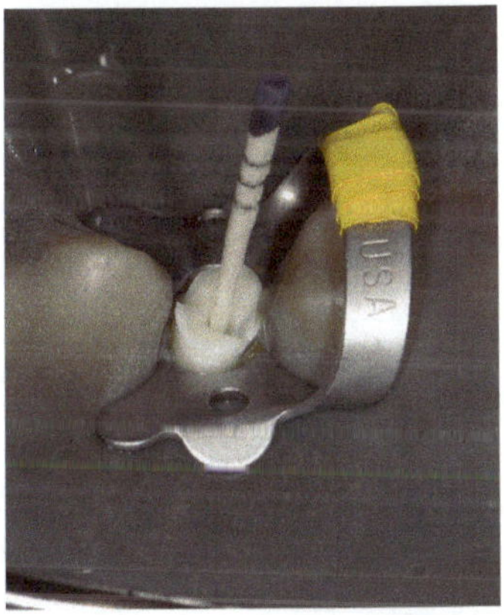

Abb. 21.32: Überschüssiges Bonding im Wurzelkanal mit Papierspitzen trocknen.

Einbringen des Stiftes

- Stift reinigen (Alkohol, Phosphorsäure)
- Stift silanisieren (☞ Abb. 21.30)
- Stift mit Bonding benetzen:
- Primer und Bonding mit „Mircobrushes" in den Wurzelkanal einbringen (☞ Abb. 21.31)
- überschüssiges Bonding im Wurzelkanal mit Papierspitzen trocknen (☞ Abb. 21.32).

⚡ Sonst sehr schnelles Härten des Komposits; der Stift kann dann nicht bis zur vollen Länge in den Kanal eingebracht werden.

- Komposit auf den Stift aufbringen (☞ Abb. 21.33)
- Komposit mit Kanüle in den Wurzelkanal einbringen (☞ Abb. 21.34)

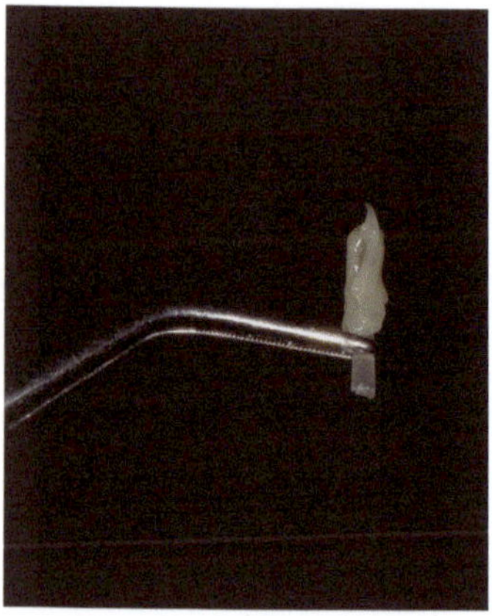

Abb. 21.33: Aufbringen von Komposit auf den Stift.

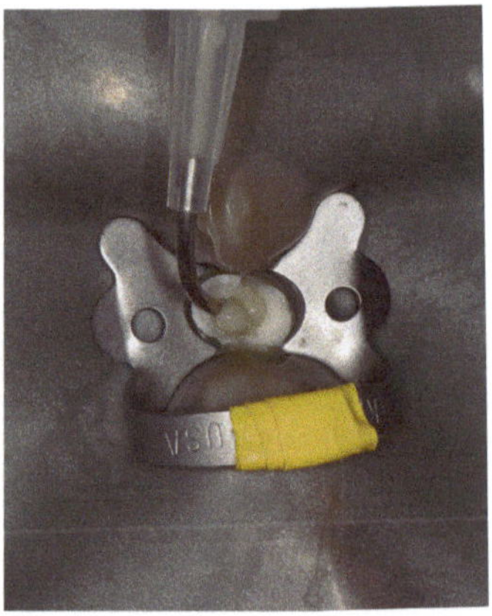

Abb. 21.34: Einbringen von Komposit in den Wurzelkanal mit einer Kanüle.

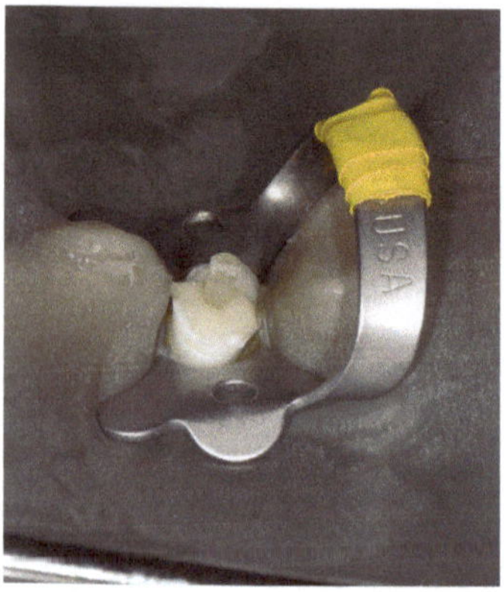

Abb. 21.35: Einbringen des Stiftes.

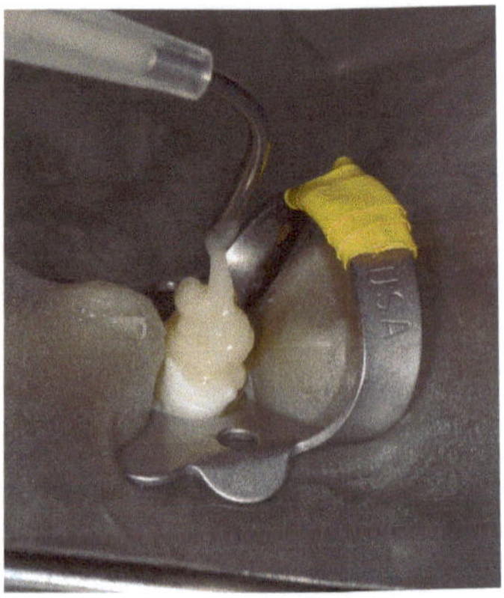

Abb. 21.36: Anfertigung des Kompositaufbaus.

- Stift in den Kanal einbringen ☞ (Abb. 21.35)
- mit leichten Auf- und Abbewegungen das Komposit gleichmäßig im Kanal verteilen.

Das Einbringen des Komposits mit einem Lentulo bringt keine Vorteile! Im Gegenteil, es führt zum schnellen Härten und zu Lufteinschlüssen.

„One-step"-Vorgehen

Hierbei wird im gleichen Arbeitschritt mit dem Einsetzen des Stiftes auch der koronale Kompositaufbau angefertigt (☞ Abb. 21.36).
Trotz initialer Lichthärtung sollte die chemische Aushärtung des Komposits abgewartet werden (☞ Abb. 21.37).
Vorteil: alles „aus einem Guss".

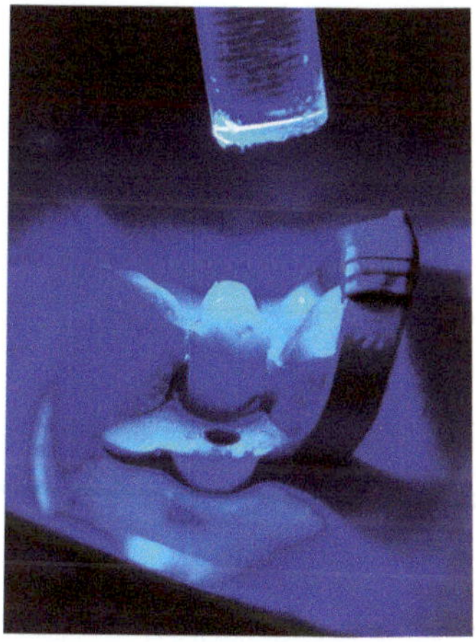

Abb. 21.37: Initiale Lichthärtung.

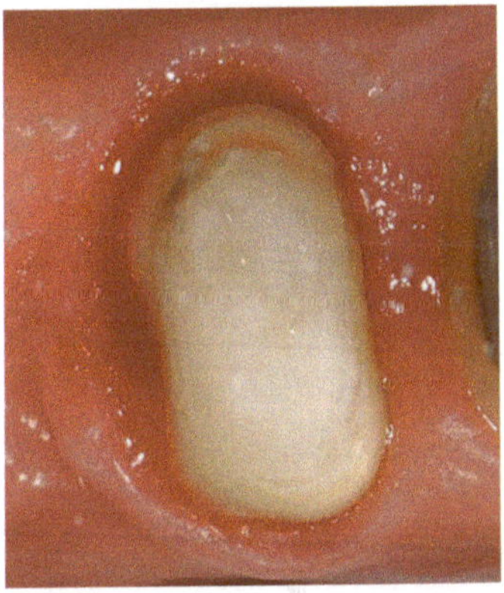

a

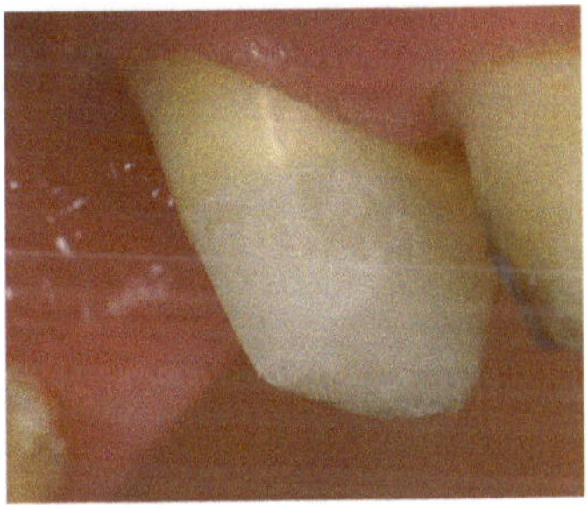

b

Abb. 21.38 a + b: Fertiger präprothetischer Aufbau.

„Two-step"-Vorgehen

Zweizeitiges Vorgehen:

- zunächst die Härtung des eingesetzten Stiftes (bei transluzenten Stiften ist eine initiale Lichthärtung möglich)
- der koronale Aufbau in einem weiteren Arbeitsschritt.

Nachteil: möglicherweise schlechter Verbund zwischen Aufbau und Befestigungskomposit.

Abschluss der Behandlung

Beschleifen des aufgebauten Zahnstumpfs (☞ Abb. 21.38).

Die endgültige prothetische Versorgung muss den Zahn an jeder Stelle 0,5–1 mm fassen!

21.5.6 Problematik der neuen Stiftsysteme

■ Fraktur

Je nach mechanischer Eigenschaft des jeweiligen Stiftsystems und bei eventuell ungenügender „Fassung" der Wurzel kann es zur Stiftfraktur kommen.

! Wurzelfrakturen, wie sie bei metallischen oder auch keramischen Stiftsystemen zu beobachten sind, haben eher Seltenheitswert.

Fraktur des Stiftes

Gute Therapiemöglichkeit:

- durch die Insertion eines neuen Stiftes oder
- durch eine neue prothetische Versorgung.

Revison des Stiftes

- mit speziellem Revisions-Kit ohne besondere Schwierigkeit durchzuführen (☞ Abb. 18.11)
- Bohrer folgen gut den Fasern der Stifte.

Durchschnittliche Revisionszeit (nur für Stift) ca. 10 Min. (Cormier, C. et al.; 2001).

Dezementierung

Studien zeigen, dass Glas-, Quarz- oder Karbonfaserstifte häufig eine geringere Retention aufweisen als metallische Stiftversorgungen, die z. B. mit Harvard Cement eingesetzt wurden.

! Sollten Dezementierungen ein immer wiederkehrendes Problem darstellen, sollte sowohl über die Vorbehandlung des Stiftes als auch über das verwendete Adhäsiv- und Kompositsystem nachgedacht werden.

Aufgrund der thermokatalytischen Veränderungen und der Belastungen kann es im Laufe der Zeit zu einem Verlust der „guten" mechanischen Eigenschaften der verschiedenen Stifte und Komposite kommen (Drummond J.L.; 2000; 2003; Hashimoto M. et al.; 2000).

Behandlungsablauf

Das Vorgehen bei adhäsiven Stiftsystemen ist deutlich anfälliger für Behandlungsfehler als die Verarbeitung herkömmlicher Stiftsysteme.

21.6 Empfehlungen

21.6.1 Für die prothetische Versorgung

Die häufig geforderten 3–6 Monate bis zur definitiven prothetischen Versorgung eines endodontisch behandelten Zahnes zu warten, erscheint aus heutiger Sicht nicht sinnvoll.

! Die Erfolgsaussicht eines endodontischen Verfahrens wird eher durch eine Fraktur als durch eine endodontische Problematik eingeschränkt. Aufgrund dessen ist eine zeitnahe prothetische Versorgung endodontisch behandelter Zähne zu empfehlen.

21.6.2 Für postendodontische Behandlungskonzepte

Auch wenn es schwer fällt, altbewährte Behandlungskonzepte neu zu überdenken, scheint im Bereich der postendodontischen Behandlung ein Umdenken stattzufinden.

Bislang fehlen Langzeitergebnisse, um eine uneingeschränkte Empfehlung für die neuen Stiftsysteme auszusprechen (☞ Tab. 21.3):

- Untersuchungsergebnisse über einen Zeitraum von 12 Jahren bestätigen zwar die guten Eigenschaften dieser Stifte, können aber nicht jeden Kritiker überzeugen
- offensichtlich ist jedoch der Vorteil, dass selbst bei unsachgemäßer Verarbeitung und sogar bei Stiftsystemen mit ungünstigen mechanischen Eigenschaften Wurzelfrakturen – und damit ein definitiver Zahnverlust – kaum noch auftreten.

Ein Misserfolg führt im Regelfall nicht zum Verlust des Zahnes, sondern lässt sich korrigieren.

Tab. 21.3: Studien mit retrospektiven Nachuntersuchungen (aus Schwartz R., Robbins J.W.; 2004)

Studie	Stiftsysteme	Test	Ergebnis	Bemerkungen
Ferrari M. et al.; 2002a	1304 Karbonfaser- oder Quarzfaserstifte, 4 Zemente	Misserfolgsquote bei 1–6-jährigem Recall	3,2 % Misserfolg	25 Stifte bei Entfernung der provisorischen Kronen gelockert
Ferrari M. et al.; 2002b	100 gegossene Stifte, 100 Karbonfaserstifte	Misserfolgsquote nach 4 Jahren	gegossene Stifte 16 % Misserfolg, Karbonfaserstifte 5 %	Wurzelfraktur bei gegossenen Stiften in 9 % der Fälle
Fredriksson M. et al.; 1998	236 Karbonfaserstifte	Misserfolgsquote nach 27–41 Monaten	keine stiftbedingten Misserfolge	5 Zähne extrahiert
Glazer B.; 2000	59 Karbonfaserstifte	Misserfolgsquote nach 6,7–45,4 Monaten	7,7 % Misserfolg	Gesamterfolgsquote von 89,6 %
Malferrari S. et al.; 2003	180 Quarzfaserstifte	Misserfolgsquote nach 30 Monaten	1,7 % Misserfolg	Alle Misserfolge im Zusammenhang mit Entfernung der provisorischen Krone
Mentink A.G. et al.; 1993	516 gegossene Stifte/Aufbauten von Zahnmedizinstudenten	Erfolgsquote	82 % Erfolg bei Frontzähnen	Retentionsverlust häufigster Grund für Misserfolg
Torbjorner A. et al.; 1995	456 gegossene, konische Stifte und 322 konfektionierte Parallelstifte	Misserfolgsquote nach 4–5 Jahren	gegossene, konische Stifte 15 %, konfektionierte Stifte 8 % Misserfolg	Retentionsverlust häufigster Grund für Misserfolg bei beiden Systemen
Walton T.R.; 2003	gegossene oder konfektionierte Stifte unter 515 metallkeramischen Brücken	Misserfolgsquote nach 1–14 Jahren	kein Unterschied bei der Misserfolgsquote	kein Unterschied zwischen Frontzähnen und Prämolaren
Weine F.S. et al.; 1991	gegossene Stifte und Aufbauten	Misserfolgsquote nach mehr als 10 Jahren	6,5 % Misserfolg	5/9 aller Misserfolge waren nicht stiftbedingt

21

21.7 Literatur

Carter, J.M. et al. (1983): Punch shear testing of extracted vital and endodontically treated teeth. J Biomech 16, S. 841–848

Cathro, P.R., Chandler, N.P., Hood, J.A. (1996): Impact resistence of crowned endodontically treated central incisors with internal composite cores. Endod Dent Traumatol 12, S. 124–128

Cormier C.J., Burns D.R., Moon P. (2001): In vitro comparison of the fracture resistance and failure mode of fiber, ceramic, and conventional post systems at various stages of restoration. J Prosthodont 10, S. 26–36

Creugers N.H., Mentik, A.G., Kayser, A.F. (1993): An analysis of durability data on post and core restaurations. J Dent 21, S. 281–284

De Moor R.J., Hommez G.M. (2002): The long-term sealing ability of an epoxy resin root canal sealer used with five gutta percha obturation techniques. Int Endod J 35, S. 275–282

Drummond J.L. (2000): In vitro evaluation of endodontic posts. Am J Dent 13 (Spec No), S. 5 B–8B

Drummond J.L., Bapna M.S. (2003): Static and cyclic loading of fiber-reinforced dental resin. Dent Mater 19, S. 226–231

Eckerbom M., Magnusson, T., Martinsson, T. (1991): Prevalence of apical periodontitis, crowned teeth and teeth with posts in a Swedish population. Endod Dent Traumatol 7, S. 214–220

Economides N. (2005): Comparative study of the sealing ability of a polydimethylsiloxane-based root canal sealer. Braz Dent J 16, S. 145–148

Ferrari M., Vichi A., Mannocci F., Mason P.N. (2000a): Retrospective study of the clinical performance of fiber posts. Am J Dent 13 (Spec No), S. 9B–13B

Ferrari M., Vichi A., Garcia-Godoy F. (2000b): Clinical evaluation of fiber-reinforced epoxy resin posts and cast post and cores. Am J Dent 13 (Spec No), S. 15B–18B

Ferrari M., Scotti R. (2002): Fiber posts. Characteristics and clinical applications. Masson Milano

Ferrari M. et al. (2002): Bonding to root canal: structural characteristics of the substrate. Am J Dent 13, S. 255–260

Fredriksson M., Astback J., Pamenius M., Arvidson K. (1998): A retrospective study of 236 patients with teeth restored by carbon fiber-reinforced epoxy resin posts. J Prosthet Dent 80, S. 151–157

Fuss Z., Lustig J., Katz A., Tamse A. (2001): An evaluation of endodontically treated vertical root fractured teeth: impact of operative procedures. J Endod 27, S. 46–48

Gallo J.R. III, Miller T., Xu X., Burgess J.O. (2002): In vitro evaluation of the retention of composite fiber and stainless steel posts. J Prosthodont 11, S. 25–29

Glazer B. (2000): Restoration of endodontically treated teeth with carbon fibre posts – a prospective study. J Can Dent Assoc 66, S. 613–618

Gutmann J.L. (1992): The dentin-root complex: anatomic and biologic considerations in restoring endodontically treated teeth. J Prosthet Dent 67, S. 458–467

Hagge M.S., Wong R.D., Lindemuth J.S. (2002): Effect of dowel space preparation and composite cement thickness on retention of a prefabricated dowel. J Prosthodont 11, S. 19–24

Hashimoto M. et al. (2000): In vivo degradation of resin-dentin bonds in humans over 1 to 3 years. J Dent Res 79, S. 1385–1391

Howe C.A., McKendry D.J. (1990): Effect of endodontic access preparation on resistance to crown-root fracture. J Am Dent Assoc 121, S. 712–715

Huang T.J., Schilder H., Nathanson D. (1991): Effects of moisture content and endodontic treatment on some mechanical properties of human dentin. J Endod 18, S. 209–215

Isador F., Brondum K., Ravnholt G. (1999): The influence of post length and crown ferrule length on the resistance to cyclic loading of bovine teeth with prefabricated titanium posts. Int J Prosthodont 12, S. 78–82

Lewinstein I., Grajower, R. (1981): Root dentin hardness of endodontically treated teeth. J Endod 7, S. 421–422

Libman W.J., Nicholls J.I. (1995): Load fatigue of teeth restored with cast posts and cores and complete crowns. Int J Prosthodont 1, S. 155–161

Malferrari S., Monaco C., Scotti R. (2003): Clinical evaluation of teeth restored with quartz fiber-reinforced epoxy resin posts. Int J Prosthodont 16, S. 39–44

Mannocci F., Sherriff M., Watson T.F. (2001): Three-point bending test of fiber posts. J Endod 27, S. 758–761

Mentink A.G.B., Meeuwissen R., Kayser A.F., Mulder J. (1993): Survival rate and failure characteristics of the all metal post and core restoration. J Oral Rehabil 20, S. 455–461

Mezzomo E., Massa F., Libera S.D. (2003): Fracture resistance of teeth restored with two different post-and-core designs cemented with two different cements: an in vitro study. Part I. Quintessence Int 34, S. 301–306

Panitvisai P., Messer H.H. (1995): Cuspal deflection in molars in relation to endodontic and restorative procedures. J Endod 21, S. 57–61

Papa J., Cain C., Messer H.H. (1994): Moisture content of vital vs. endodontically treated teeth. Endod Dent Traumatol 10, S. 91–93

Purton D.G., Love R.M. (1996): Rigidity and retention of carbon fibre versus stainless steel root canal posts. Int Endod J 29, S. 262–265

Ray H.A., Trope M. (1995): Periapical status of endodontically treated teeth in relation to the technical quality of the root filling and the coronal restoration. Int Endod J 28, S. 12–18

Reeh E.S. (1989): Stiffness of endodontically-treated teeth related to restoration technique. J Dent Res 68, S. 1540–1544

Reeh E.S., Messer H.H., Douglas W.H. (1989): Reduction in tooth stiffness as a result of endodontic and restorative procedures. J Endodont 15, S. 512–516

Rosentritt M. et al. (1989): Comparison of in vitro fracture strength of metallic and tooth-coloured posts and cores. J Oral Rehabil 27, S. 595–601

Schwartz R.S., Murchison D.F., Walker W.A. III (1998): Effects of eugenol and noneugenol endodontic sealer cements on post retention. J Endod 24, S. 564–567

Schwartz R.S., Robbins J.W. (2004): Post placement and restoration of endodontically treated teeth: a literature review. J Endod 30, S. 289–301

Sedgley C.M., Messer H.H. (1992): Are endodontically treated teeth more brittle? J Endod 18, S. 332–335

Sorensen J.A., Martinoff J.T. (1984): Intracoronal reinforcement and coronal coverage: A study of endodontically treated teeth. J Prosthet Dent 51, S. 780–784

Sorensen J.A., Engelman M.J. (1990): Ferrule design and fracture resistance of endodontically treated teeth. J Prosthet Dent 63, S. 529–36

Stankiewicz N.R., Wilson P.R. (2002). The ferrule effect: a literature review. Int Endod J 35, S. 575–581

Torbjorner A., Karlsson S., Odman P.A. (1995): Survival rate and failure characteristics for two post designs. J Prosthet Dent 73, S. 439–444

Vire D.E. (1991): Failure of endodontically treated teeth: classification and evaluation. J Endod 17, S. 338–342

Walton T.R. (2003): An up to 15-year longitudinal study of 515 metal-ceramic FPDs: part 2. Modes of failure and influence of various clinical characteristics. Int J Prosthodont 16, S. 177–182

Weine F.S., Wax A.H., Wenckus C.S. (1991): Retrospective study of tapered, smooth post systems in place for 10 years or more. J Endod 17, S. 293–297

22 Bleichen

Zirkel

Bleichtherapien werden in **zwei Gruppen** unterteilt:

- die Behandlung mittels **extern** auf die Zahnoberfläche aufgebrachter Pasten oder Gele, was in der Regel bei vitalen Zähnen Anwendung findet
- die Applikation einer Wirksubstanz (☞ 22.3) in die Pulpakammer zur Aufhellung devitaler Zähne.

Durch interne Bleichverfahren ist es möglich, verfärbte Zähne optisch wieder in die Zahnreihe einzugliedern. Langzeiterfolg und Vorhersagbarkeit der Behandlung sollten dazu führen, diese Methode in das eigene Behandlungsspektrum zu integrieren.

Alternativen zur Bleichtherapie bestehen meist in invasiven prothetischen Maßnahmen.
Hinweis an den Leser: In diesem speziellen Praxisleitfaden zur Endodontie werden ausschließlich **interne Bleichverfahren** beschrieben. Wir verweisen zum Thema des externen Bleichens auf die entsprechende Fachliteratur.

22.1 Dentale Ausgangssituation

22.1.1 Vitale Zähne

Dentale Verfärbungen an **vitalen Zähnen** werden nach der Ursache ihrer Entstehung in **extrinsische** und **intrinsische Verfärbungen** gegliedert.

Extrinsische Verfärbungen

Genese:

- Tee, Kaffee, Rotwein und andere stark farbstoffhaltige Nahrungsmittel
- Rauchen.

Einteilung:

- Verfärbungen, die durch Auflagerungen entstehen, werden zusätzlich nach einer Einteilung von Nathoo in die Typen N1–N3 gegliedert (Nathoo S.A.; 1997):
  - N1-Typ: Farbige Substanz bindet an Zahnoberfläche
  - N2-Typ: Farbige Substanz bindet an Zahnoberfläche und verändert anschließend die Farbe
  - N3-Typ: Farblose Substanz bindet an Zahnoberfläche und verändert durch einen chemischen Prozess anschließend die Farbe
- für die Behandlung dieser Verfärbungen sowie für eine rein kosmetische Zahnaufhellung **vitaler Zähne** kommen neben professioneller Zahnreinigung **ausschließlich externe Bleichverfahren** zur Anwendung.

Intrinsische Verfärbungen

Genese:

- Tetracycline, Fluorosen
- systemische Erkrankungen (wie neuronale Bluterkrankungen)
- Amelogenesis bzw. Dentinogenesis imperfecta
- Traumata, Pulpanekrosen, Einblutungen in Dentintubuli.

22.1.2 Devitale Zähne

Bei **devitalen Zähnen** werden **in der Regel interne Bleichverfahren** („Walking-bleach-Methode") zur Aufhellung verfärbter Zahnsubstanz verwendet, da diese Verfärbungen auch im Zahninneren entstanden sind und das Dentin stark betroffen ist.
Im Weiteren wird nur die Verfärbung und Therapie devitaler Zähne besprochen.

22

22.2 Interne Verfärbungen

22.2.1 Ätiologie

! Die Entstehung einer Verfärbung kann viele Ursachen haben. Die zu wählende Therapie richtet sich nach der Entstehung der Discoloration. Zur Eingrenzung der möglichen Gründe für die Verfärbung ist es wichtig, eine gute spezielle Anamnese zu erheben!

Bei einzeln verfärbten Zähnen: es handelt sich im Regelfall um eine Farbveränderung, die durch Therapiemaßnahmen des Zahnarztes und/oder durch ein Trauma ausgelöst wurde.

22.2.1 Ursachen

Traumata

! Durch ein Trauma kann es zu einer internen Blutung kommen, welche dem Zahn zunächst einen rötlichen Teint verleiht und ihn in der Folge gräulich/bräunlich verfärben kann.

Die leicht rötliche Verfärbung kann, gerade beim jugendlichen Patienten, reversibel sein. Kommt es nicht zu einer Regeneration der Pulpa, verfärbt sich der Zahn in der Folge meist grau-bräunlich. Dies ist ein Indiz für die degenerative Veränderung der Pulpa. Es kommt zur Pulpanekrose. War die Traumatisierung der Pulpa-Dentin-Einheit moderat, kann es an Stelle der Nekrose auch zu einer Tertiärdentinbildung kommen. Tertiärdentin wird als Reparaturhartsubstanz der Pulpa produziert. Diese Hartsubstanz hat eine bräunliche, bernsteinähnliche Farbe und führt zu einer bräunlichen Verfärbung des betroffenen Zahnes (Intensität nach Ausmaß des Tertiärdentins) (Goldstein R.E., Garber D.A.; 1995).

Iatrogen

nach erfolgter endodontischer Therapie:

- nach Vitalexstirpation (Restgewebe meist inzisal der Trepanationsöffnung) oder auch nach Trauma kommt es zur internen Blutung, welche im weiteren Verlauf zu Ablagerungen von Blutbestandteilen in den Dentintubuli führt. Blutabbauprodukte wie Hämosiderin, Hämin, Hämatin etc. setzen bei der Hämolyse Eisen frei. Dieses reagiert mit Schwefelwasserstoff (von Bakterien) zu Eisensulfid, welches schwarz ist
- sekundär eingebrachtes Material (z. B. Guttapercha; N2; AH 26®; etc.) führt zur Verfärbung, da dieses Farbstoffe enthält (Davis M.C. et al.; 2002)
- insuffizienter Verschluss der Trepanationsöffnung, dadurch Eindringen von Bakterien sowie exogener Farbstoffe möglich
- (gelbliche) Verfärbung aufgrund eines vorangegangenen Traumas (oben) und anschließender WKB ohne internes Bleichen.

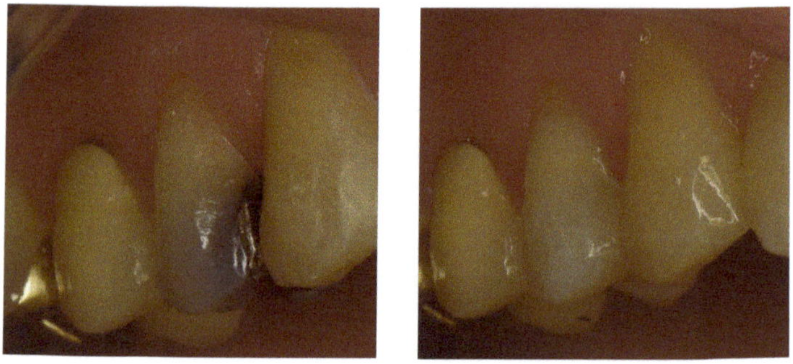

a b

Abb. 22.1 a + b: Discoloration durch eine ausgedehnte Amalgam-Füllung – vor und nach der Behandlung.

Differenzialdiagnose

Eine interne Bleichtherapie ist nicht zu empfehlen, wenn
- die Verfärbung durch eine ausgedehnte Füllung hervorgerufen wird (z. B. Amalgam, Gold) (☞ Abb. 22.1)
- die Verfärbung durch Silberoxide entstanden ist (Stiftaufbauten), da diese so gut wie nicht zu „entfärben" sind
- es sich um exogene Verfärbungen handelt.

22.3 Internes Bleichen (Walking-bleach-Methode)

22.3.1 Indikationen

! Verfärbte symptomfreie devitale Zähne mit
- suffizienter Wurzelkanalfüllung
- ausreichender Hartsubstanz
- günstiger Prognose für den langfristigen Zahnerhalt.

Da Verfärbungen auch die Wurzel betreffen können, muss bei starken Verfärbungen, „dünner" Gingiva und weiterer prothetischer Folgeversorgung eine dunkle Verfärbung des gingivalen Zahnfleischsaumes berücksichtigt werden.

TIPP

Das Bleichen *einer* verfärbten Wurzel vor einer prothetischen Neuversorgung kann sinnvoll sein (☞ Kap. 5 Endodontische Planung). Cave: nicht unter Knochenniveau bleichen!

Bestehende zahnfarbene Füllungen müssen nach der Zahnaufhellung ersetzt werden!

22.3.2 Kontraindikationen

- Hartsubstanzdefekte, die ein Frakturrisiko bergen, sollten besser prothetisch (z. B. Krone, Teilkrone) stabilisiert werden (☞ Kap. 21 Postendodontische Versorgung)

- tiefe Schmelzsprünge oder Risse in der Zahnhartsubstanz würden eine Diffusion von H_2O_2 nach extern ermöglichen
- insuffiziente Wurzelkanalfüllungen müssen zunächst revidiert werden.

Mögliche pathologische Veränderungen (z. B. Parodontistis apicalis) müssen zuvor therapiert werden.

Röntgenologische Veränderungen (LEO) ☞ 5.2.4.

Bestehende Versorgungen mit Silberstiften, Stiftaufbauten oder Schrauben müssen entfernt werden, da sonst ein internes Bleichen nicht richtig durchführbar ist oder es im Anschluss immer wieder zu korrosionsbedingten Verfärbungen kommt.

Bei insuffizienten Restaurationen kann eine Erneuerung (oder dichte provisorische Versorgung) vor der Bleichtherapie indiziert sein, um somit den Pulpa-Dentin-Komplex ausreichend zu versiegeln (externes Bleichen) bzw. die Wirkung der in die Pulpakammer eingebrachten Bleichsubstanz zu optimieren (Walking-bleach-Technik).

22.3.3 Diagnostik

Bei einzelnen verfärbten Zähnen sollte zunächst eine Sensibilitätsprüfung durchgeführt und ein Röntgenbild angefertigt werden.

■ Farbe: Zahn ist braun/gelblich verfärbt

- Sensibilität: positiv/verzögert/oder auch negativ
- Perkussion: keine/dezent
- Röntgenbild: keine oder weitgehend obliterierte Pulpakammer/-kanal zu erkennen (Sklerosierung)
- keine Wurzelkanalbehandlung erkennbar
- keine Anzeichen einer apikalen Parodontitis.

Verdachtsdiagnose

Trauma (☞ Kap. 20)

Nach einem Trauma kommt es häufig zu einer starken Hartsubstanzbildung, wodurch die Pulpakammer mit bernsteinfarbiger Hartsubstanz gefüllt ist (☞ 22.2.1, Traumata).

Da diese Zähne häufig vital sind, wird vielfach versucht, eine externe Bleichtherapie durchzuführen. Diese ist in der Regel nicht oder nur kurzzeitig erfolgreich.

Ist dem Patienten die Ästhetik wichtig (und eine prothetische Therapie nicht indiziert), sollte eine suffiziente Wurzelkanalbehandlung mit anschließendem internen Bleichen durchgeführt werden. Gerade bei unklarer Sensibilität (häufig noch Monate nach einem Trauma) und unauffälligem Röntgenbefund bewahrt die rechtzeitige Wurzelkanalbehandlung vor späteren Komplikationen.

Sonderfall 1: pink spot

- Zahnkrone schimmert rötlich verfärbt.
- Sensibilität: sehr empfindlich
- Röntgenbild: vergrößerte Pulpakammer/-kanal
- Diagnose: internes Granulom (Resorption des Hartgewebes durch Pulpagewebe)
- Therapie: sofortige Wurzelkanalbehandlung
- Differenzialdiagnose:
  - interne Blutung (☞ Sonderfall 2 und 22.2.1), röntgenologisch ist keine Erweiterung der Pulpa (Pulpakammer) erkennbar.

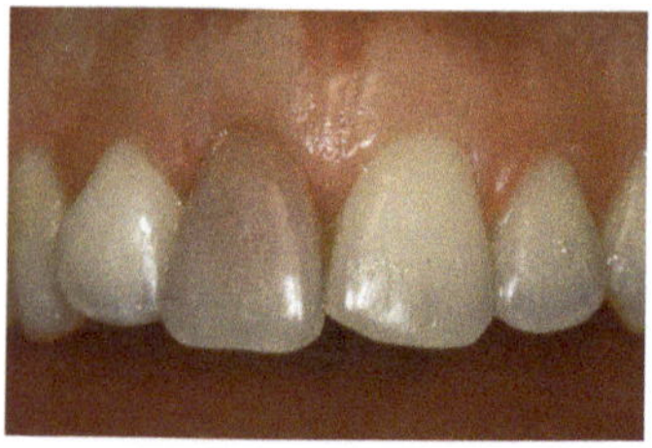

Abb. 22.2: Klinische Situation eines internen Granuloms.

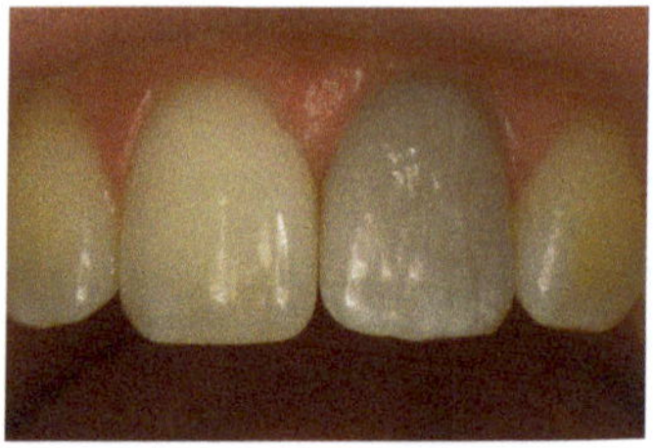

Abb. 22.3: Klinische Situation einer Verfärbung durch Pulpagewebe.

Sonderfall 2: intrapulpale Blutung

- leicht rötlich schimmernde Zahnkrone
- Vitalität: positiv/verzögert/oder auch negativ
- Röntgenbild: unauffällig
- Zustand nach wenige Tage zurückliegendem Trauma (innerhalb einer Woche)
- Diagnose: pulpale Blutung
- Therapie: gerade beim jugendlichen Patienten Abwarten bei häufigem Recall in kurzen Abständen; bei Anzeichen einer Pulpitis/Nekrose ist eine endodontische Behandlung durchzuführen.

Farbe: Zahn ist gräulich oder braun-gräulich verfärbt

- Vitalität: negativ
- Perkussion: negativ (in Abhängigkeit vom endodontischen Befund)
- Röntgenbild: Wurzelfüllung suffizient und endet vor der Pupakammer (1–2 mm subgingival)
- Diagnose: Verfärbung aufgrund vorangegangener Pulpanekrose (in Abhängigkeit von dem endodontischen Befund) oder auch inzisial der Trepanationsöffnung belassenes Pulpagewebe, welches sekundär zu einer Verfärbung geführt hat
- Therapie: internes Bleichen.

Farbe: Zahn kann verschiedene Farbtöne aufweisen

Grund sind exogen eingebracht Füllmaterialien, wie zum Beispiel
- Farbe rot: WF mit N2
- Farbe schwarz: WF z.B. mit Ketac™ Endo
- Sensibilität: negativ
- Perkussion: negativ (in Abhängigkeit vom endodontischen Befund)
- Röntgenbild: Wurzelfüllung meist weit in die Pulpakammer reichend
- Diagnose: Verfärbung aufgrund eingebrachter Materialien
- Therapie: bei suffizienter Wurzelfüllung und apikal unauffälligen Verhältnissen Reduktion der Wurzelfüllung, Abdeckung derselben und internes Bleichen.

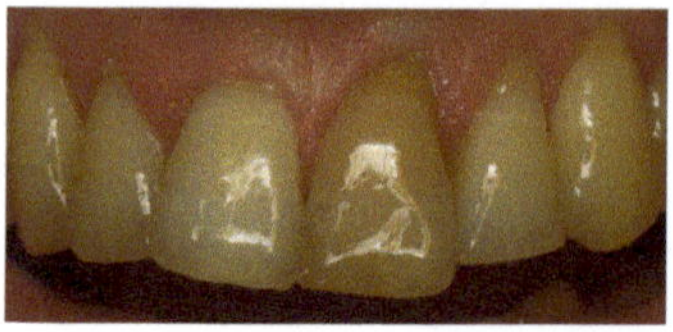

Abb. 22.4: Klinische Situation nach WF mit N2.

22.3.4 Methoden

■ Wirkmechanismen

Alle Bleaching-Verfahren bedienen sich der gleichen Substanz: H_2O_2.
Im weiteren entstehen aus H_2O_2 verschiedene Radikale und Ionen in Abhängigkeit von Temperatur, pH-Wert, Licht und vorhanden Reaktionspartnern. Es können entstehen: O, H, OH, OH_2, OH-, OOH-. Diese können aromatische Ringe aufspalten, die dann ein anderes Farbverhalten haben (Feinman R.A. et al., 1991; ☞ Abb. 22.5), oder auch andere oxidative Reaktionen auslösen, wie z. B.
Fe_2O_3 (Fe_3+) [farbig] →FeO (Fe_2+) [farblos]
Jedoch liegen kaum gesicherte Erkenntnisse über den exakten Wirkmechanismus sowie über Einzelheiten, die zur Farbveränderung führen, vor.

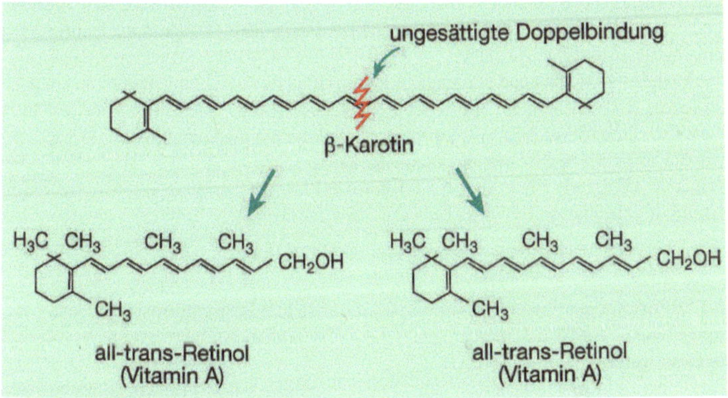

Abb. 22.5: Aufspaltung der Doppelbindungen (modifiziert nach Feinman et al.; 1991).

■ Verschiedene Verfahren zur Aufhellung devitaler Zähne

- Schienenbleichen („home bleaching")
- thermokatalytische Methode
- externes Auftragen von Bleichsubstanz und anschließendes Aktivieren mittels Licht und/oder Wärme („in-office bleaching")
- interne Bleicheinlage („walking bleach").

Home-bleaching

Das Home-bleaching-Verfahren ist nicht geeignet, um devitale Zähne aufzuhellen. Da die Verfärbung vom Zahninneren ausgeht, muss sie auch dort behandelt werden. Home-bleaching kann aber gegebenenfalls unterstützend angewandt werden, das heißt in Kombination nach einer internen Bleicheinlage.
Prinzipiell ist diese Methode zum Bleichen vitaler Zähne geeignet. Die Carbamidperoxid-Gele sind in Konzentration zwischen 10 % und 20 % erhältlich. Bei der Anwendung eines 10 %igen Gels entstehen ca. 3,4 % H_2O_2. Schlussendlich ist auch hier die aktive Substanz Wasserstoffperoxid.

Thermokatalytische Methode

Bei der thermokatalytischen Methode wird H_2O_2 als wässrige Lösung (meist 30 %) in der Pulpakammer platziert und anschließend mit speziellen UV- oder Infrarotlampen erwärmt. Diese

Methode erfordert einen relativ hohen Zeitaufwand in der Praxis und birgt das Risiko zervikaler Resorptionen (Madison S., Walton R.; 1990). Weiterhin scheint es einen negativen Effekt auf die Mikrohärte (Reduktion der Mikrohärte durch Veränderung des Calcium-Phosphat-Verhältnisses) der Zahnhartsubstanz zu geben (Ruse N.D. et al.; 1990).

In-office-bleaching

Bei diesem in der zahnärztlichen Praxis angewandten Verfahren kommen meist sehr hoch dosierte 30 %ige Peroxid-Gele zum Einsatz. Sie können sowohl intern als auch extern angewendet werden. Umstritten ist, ob es bei der externen Anwendung zu irreversiblen Veränderungen im Schmelz kommt. Für das interne Bleichen eines einzelnen devitalen Zahnes ist der zeitliche Aufwand in der Praxis relativ hoch.

Walking-bleach-Methode

Die Walking-bleach-Methode wurde 1961 von Spasser entwickelt. Hierbei wird Natriumperborat mit Wasser gemischt. Dieses Gemisch wird dann für 3–4 Tage in die Pulpakammer eingebracht (Attin T. et al.; 2003).
1963 wurde von Nutting und Poe empfohlen, Natriumperborat nicht mit Wasser, sondern mit 30 %igem H_2O_2 anzurühren. Später stellte sich heraus, dass es durch diese Kombination in 6–8 % der behandelten Fälle zu externen zervikalen Resorptionen kommt. Wurde Wasserstoffperoxid zusätzlich erhitzt, stieg die Anzahl der Resorptionen auf 18–25 % (Harrington G.W., Natkin E.; 1979; Lado E.A. et al.; 1983; Friedman S; 1988, 1997; Rotstein I.; 1991). Aus diesem Grund ist unbedingt auf H_2O_2 als Flüssigkeit zu verzichten.

Natriumperborat nur mir Aqua destillata anrühren (Rotstein et al.; 1991d, 1993; ☞ Abb. 22.6).

Bei der Reaktion von Wasser und Natriumperborat entsteht Wasserstoffperoxid (☞ oben, Wirkmechnismen). Ungeklärt ist jedoch die entstehende Konzentration. Aktive Substanz ist aber auch in dieser Kombination wieder H_2O_2.
Eine bisher kontrovers diskutierte Problematik ist die reduzierte Bruchresistenz gebleichter Zähne. Möglicherweise kommt es durch Änderungen in der Dentinstruktur zu einer Versprödung der Zahnhartsubstanz. Andere Studien berichten, dass die Dentinstruktur nach dem Bleichen eher weicher wird. Abschließend scheinen die Veränderungen in der Struktur der Hartsubtanz jedoch nicht der maßgebliche Faktor für eine erhöhte Bruchgefahr zu sein (Rotstein I. et al.; 1992a; Glockner K. et al. 1995, 1999; Abou-Rass M.; 1998).
Eine größere Bedeutung kommt sicherlich dem Hartsubstanzverlust im Laufe der verschiedenen Therapien zu (☞ Kap. 21 Postendodontische Versorgung). Aufgrund dessen sollte stark verfärbtes Dentin nur sehr zurückhaltend entfernt werden.
Anstelle der oben beschrieben Mixtur können auch hochdosierte Carbamidperoxid-Gele (30–35 %) in die Pulpakammer eingebracht werden.

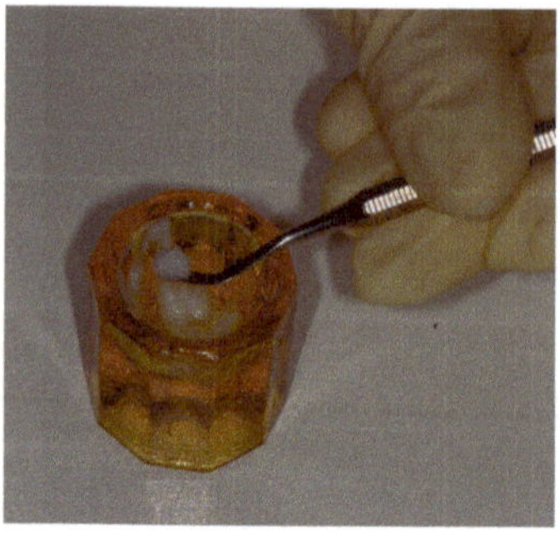

Abb. 22.6: Cremige Konsistenz des Natriumperborat-Wasser-Gemisches.

22.3.5 Praktisches Vorgehen

bei suffizienter Wurzelkanalfüllung! (ansonsten Revision der insuffizienten WF):

- Ausgangsphoto (mit Farbring)
- Kofferdam anlegen (☞ Kap. 10 Kofferdam)
- Reduktion der Wurzelfüllung bis ca. 1,5–2 mm subgingival (Kontrolle mit PA-Sonde) mit einem Rosenbohrer (extra langer Schaft)
- Verschluss auf die Wurzelfüllung, idealerweise mit Komposit oder einem ähnlichen Material (kunststoffverstärkte Ionomere wie z. B. Vitrebond™), um Penetration von H_2O_2 nach apikal zu verhindern, sonst entstehen Gewebeirritationen (Rotstein I. et al.; 1992b)
- vorhandene stark verfärbte Hartsubstanz und vorhandenes Füllmaterial vorsichtig entfernen (Cave: Relation zur Schwächung des Zahnes)
- Kavität und Kavitätenränder komplett mit Phosphorsäure (38,5 %) vorbehandeln (15 Sek.)
- Bleicheinlage (meist Natriumperborat-Wasser-Gemisch) in die Kavität einbringen
- Kavität fast vollständig auffüllen (ca. 2 mm frei lassen)
- Trepanationsöffnung mit Schaumstoffpellet reinigen und etwas trocknen
- Bondingsystem aufbringen und lichthärten
- wenn ein Schaumstoffpellet in die Kavität als „Unterlage" für die Deckfüllung eingebracht werden soll, ist darauf zu achten, dass dieses mit Bonding getränkt ist und anschließend gehärtet wird. Notwendig ist diese „Unterlage" nicht. Es reicht, die obere Schicht der Natriumperborat-Masse mit einem Schaumstoffpellet zu trocknen und das Bonding direkt aufzutragen. Dies ermöglicht es, eine größere Menge Natriumperborat-Wasser-Gemisch in die Kavität einzubringen
- dünnflüssiges Komposit (Flow-Material) als Verschluss aufbringen und härten.

Kein provisorischer Verschluss mit Fermit®, Cavit®, Coltosol® oder anderen provisorischen Zementen (Waite R.M. et al.; 1998)!

Obwohl es Studien gibt, die den oben genannten Materialien eine gute Dichtigkeit über einen kurzen Zeitraum (eine Woche) bescheinigen, beobachtet man im klinischen Alltag immer wieder herausgefallene Füllungen.

Bei Herausfallen der provisorischen Füllung kann das entstehende O_2 entweichen und es kommt nicht zu dem gewünschten aufhellenden Effekt. Zusätzlich besteht die Gefahr der Reinfektion der Wurzelkanals.

Generell wird ein Ausgangsphoto (möglichst mit angehaltenem Farbring) angefertigt, um im Anschluss dem Patienten den Therapieerfolg zeigen zu können. Dies ermöglicht eine exakte Verlaufskontrolle der Therapie und dokumentiert den Ausgangsbefund (Farbe, Zahnfleischverlauf).

Weiterhin wird der Patient angewiesen, den Zahn zu schonen, da während des Therapiezeitraumes der Zahn frakturanfälliger ist (großer Hohlraum!).

Der Patient sollte unterwiesen werden, den Zahn zu schonen und den Erfolg täglich zu kontrollieren!

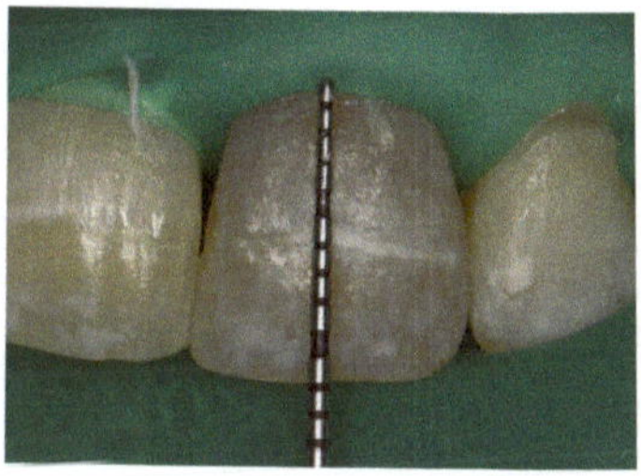

Abb. 22.7: Längenkontrolle der reduzierten Wurzelfüllung mittels PA-Sonde. (Mit freundlicher Genehmigung von Prof. Thomas Attin.)

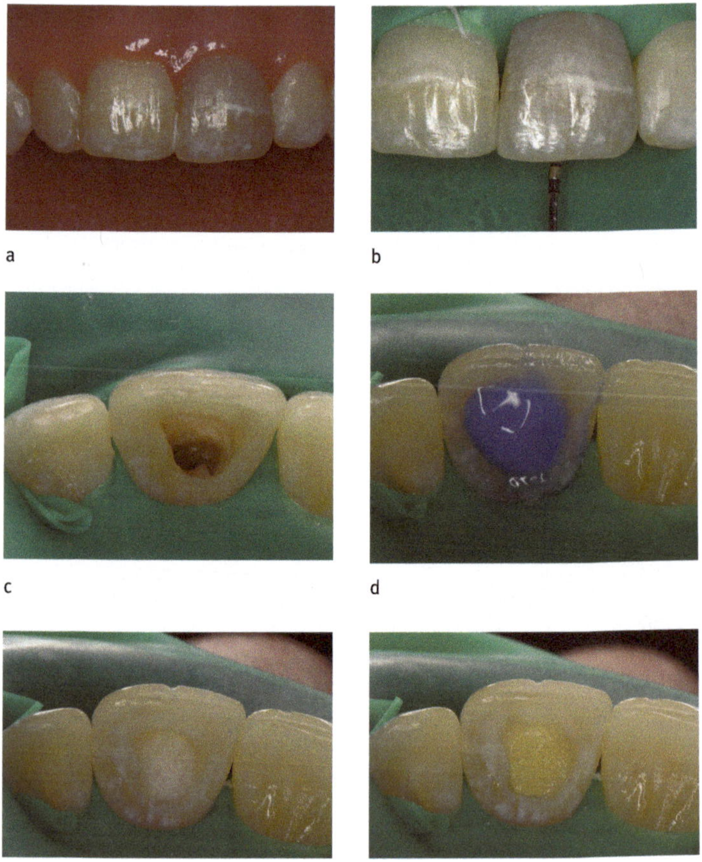

a b c d e f

Abb. 22.8 a–m: Klinischer Ablauf des internen Bleachings.
a) Verfärbter, endodontisch behandelter Zahn 21 vor Walking-bleach-Therapie
b) Die Wurzelkanalfüllung wird auf ein Niveau 2 mm unterhalb der Gingiva koronal reduziert. Die koronale Lage der Wurzelkanalfüllung kann dabei mit einer Parodontalsonde kontrolliert werden.
c) Die reduzierte Wurzelkanalfüllung wird mit einem adhäsiv verankerten, fließfähigen Kompositmaterial abgedeckt. Dabei darf die Höhe der Abdeckung das Gingivaniveau nicht überschreiten.
d) Zur Entfernung der Schmierschicht und zur Eröffnung der Dentintubuli wird 37 %ige Phosphorsäure für ca. 15 Sek. auf das Dentin aufgebracht und anschließend sehr gründlich abgesprüht. Gleichzeitig wird der Schmelzrandbereich der Zugangskavität angeätzt.
e) Die selbst angerührte Paste aus Natriumperborat und Wasser wird auf die Dentinoberflächen der Kavität eingebracht. Der Flüssigkeitsüberschuss wird abgetupft, die Kavitätenränder werden gesäubert.
f) Auf die Bleichpaste wird ein mit Bonding getränktes Schaumstoffpellet aufgelegt und vorsichtig adaptiert. Dabei wird gleichzeitig der geätzte Schmelzrand mit Bonding benetzt. Das Schaumstoffpellet wird anschließend lichtpolymerisiert.

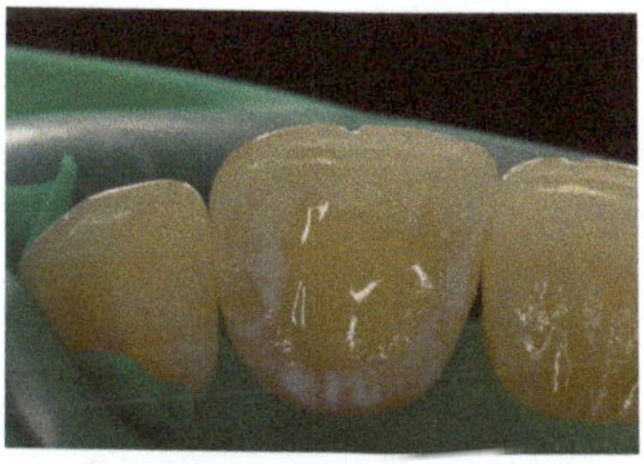

g

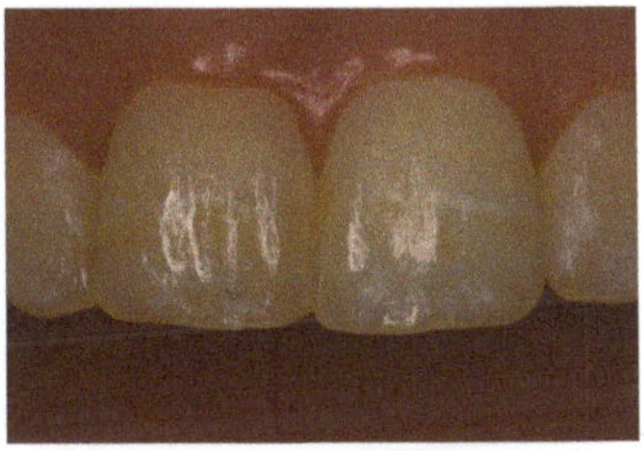

h

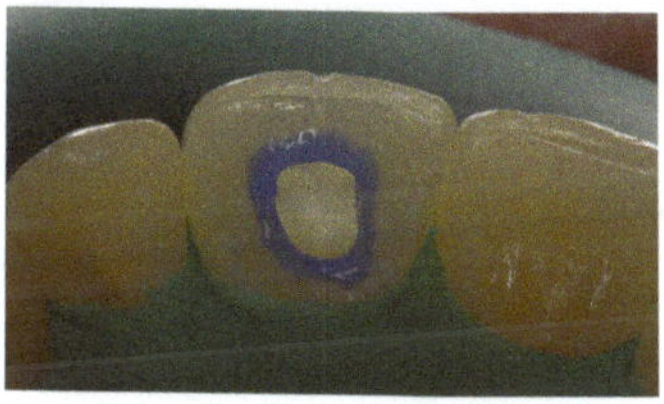

i

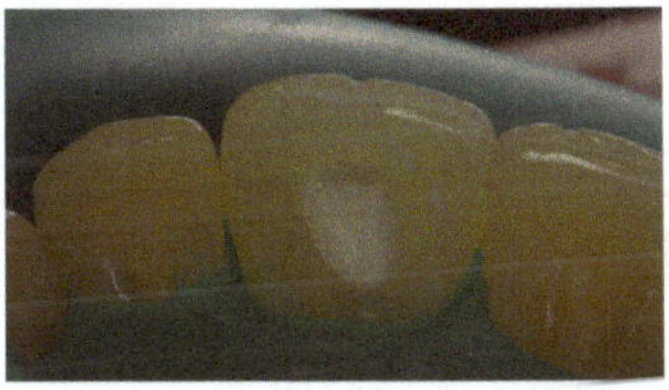

j

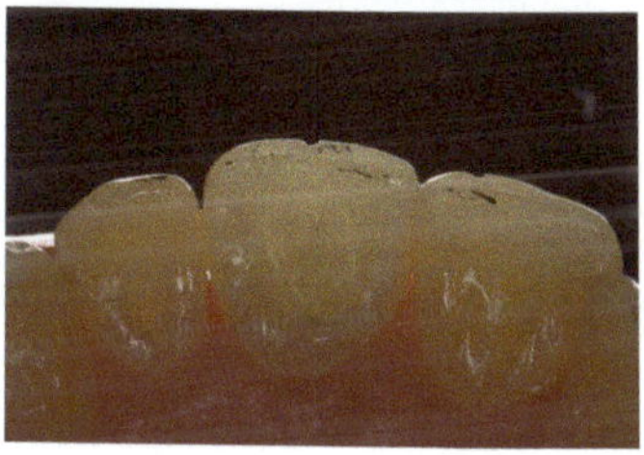

k

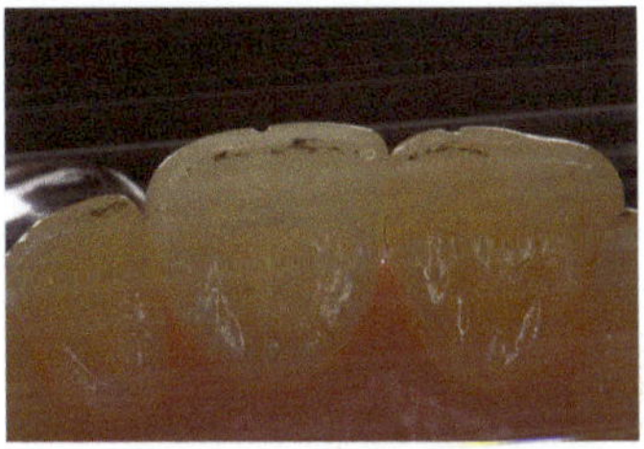

l

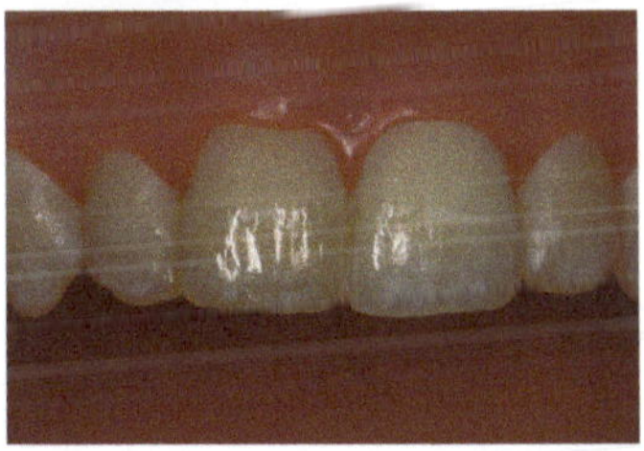

m

g) Das gehärtete Schaumstoffpellet wird mit einem am Schmelz adhäsiv verankerten Kompositmaterial abgedeckt. Das darunter liegende gehärtete Schaumstoffpellet verhindert, dass das Bleichmittel bei der Applikation des Komposits unter Druck seitlich herausquillt.
h) Nach 5 Tagen Liegedauer der Bleichpaste ist die gewünschte Aufhellung an Zahn 21 erreicht.
i) Die Zugangskavität wird eröffnet, die Bleichpaste entfernt und mit 3 %igem Natriumhypochlorit gespült. Der Schmelzrand wird wieder mit Phosphorsäure konditioniert.
j) Das Dentin wird mit Kalziumhydroxidpaste abgedeckt. Anschließend wird wie in Abb. f) ein mit Bonding getränktes Schaumstoffpellet aufgelegt und polymerisiert.
k) Der provisorische Verschluss aus Komposit wird wieder exakt okklusal adjustiert.
l) In der folgenden Behandlungssitzung 3 Wochen später wird die Zugangskavität erneut eröffnet, gesäubert und mit einem Adhäsiv für die endgültige Füllung vorbereitet. Die Abbildung zeigt die fertige Kompositfüllung.
m) Zustand 4 Monate nach Abschluss der Bleichbehandlung.
(Abbildungen mit freundlicher Genehmigung von Prof. Thomas Attin.)

Entspricht die Farbe des zu behandelnden Zahnes der des Nachbarzahnes, muss die Bleicheinlage zügig entfernt werden, um ein zu starkes Aufhellen zu verhindern.
Der erste Kontrolltermin in der Praxis wird nach 3 Tagen vereinbart. Hat sich der gewünschte Erfolg noch nicht eingestellt, wartet man weitere 3–4 Tage. Bei unzureichender Aufhellung wird die Bleicheinlage gewechselt und nach 3 Tagen erneut ein Kontrolltermin vereinbart.
Die letzte farbliche Feinheit im Unterschied zu den Nachbarzähnen kann über ein helles oder dunkles Komposit ausgeglichen werden. Dieses sollte jedoch **erst nach 2–3 Wochen** gelegt werden (in dieser Zeit $Ca(OH)_2$-Einlage), da so lange noch Sauerstoff im Dentin nachzuweisen ist, welches den Haftverbund der Füllung zum Zahn reduziert. In der Folge könnte eine insuffiziente Restauration ein schnelles Nachdunkeln und eine Reinfektion des Zahnes begünstigen (Cavalli V. et al.; 2001). Weiterhin führt der verbliebene Sauerstoff auch nach Abschluss der Therapie (bis zu 2 Wochen) noch zu Farbveränderungen der Hartsubstanz. Aufgrund dessen ist die endgültige Zahnfarbe und somit die zu verwendende Füllungsfarbe erst nach dieser Zeit zuverlässig zu beurteilen.
Um die oben beschriebene –seltene – Komplikation der zervikalen Resorption rechtzeitig zu erkennen, sollte in Jahresabständen ein Kontrollröntgenbild angefertigt werden.

22.3.6 Prognose

Das oben beschriebene Procedere der Walking-bleach-Methode führt mit einer hohen Prognostizierbarkeit zu guten Ergebnissen. Auch nach Jahren kann in einem Großteil der Fälle ein immer noch gutes Ergebnis beobachtet werden (☞ Tab. 22.1).

Tab. 22.1: Erfolgsquote der Walking-bleach-Therapie

Autor	Fallzahl	Zeitraum	Erfolg	Material
Holmstrup et al.; 1988	69	3 Jahre	79 %	NaP + H_2O
Anitua-Aldecoa; 1992	258	6 Jahre	100 %	NaP + 30 % H_2O_2
Glockner; 1996	34	3 Jahre	82–95 %	NaP + 30 % H_2O_2
Abou-Rass; 1998	112	5–15 Jahre	82–95	NaP + 30 % H_2O_2
Glockner et al.; 1999	86	5 Jahre	66–98	NaP + 30 % H_2O_2

■ Problem: erneute Verfärbung

Warum es trotz optimaler Behandlung und suffizienter koronaler Restauration zu einer erneuten Verfärbung kommen kann, ist nicht vollständig geklärt. Möglicherweise finden oxidativ veränderte Gruppen nach Jahren wieder zu ihrer ursprünglichen Form zusammen, wodurch auch der gleiche optische Effekt wieder entstehen würde. Häufig können allerdings undichte Füllungen nachgewiesen werden, aufgrund deren es zu einer neuen iatrogenen Verfärbung kommt.

22.4 Literatur

Abou-Rass M.: (1998): Long-term prognosis of intentional endodontics and internal bleaching of tetracycline-stained teeth. Compend Contin Educ Dent 19, S. 1034–1050

Anitua-Aldecoa E. (1992): Modified internal bleaching of severe tetracycline discoloration: a 6-year clinical evaluation. Quintessence Int 23, S. 83–89

Attin T., Paque F., Ajam F., Lennon A.M. (2003): Review of the current status of tooth whitening with the walking bleach technique. Int Endod J 36, S. 313–329

Cavalli V., Reis A.F., Giannini M., Ambrosano G.M. (2001): The effect of elapsed time following bleaching on enamel bond strength of resin composite. Oper Dent 26, S. 597–602

Davis M.C., Walton R.E., Rivera E.M. (2002): Sealer distribution in coronal dentin. J Endod 28, S. 464–466

Feinman R.A., Madray G., Yarborough D. (1991): Chemical, optical, and physiologic mechanisms of bleaching products: a review. Pract Periodontics Aesthet Dent 3, S. 32–36

Friedman S. (1997): Internal bleaching: long-term outcomes and complications. J Am Dent Assoc 128 (Suppl.), S. 51S–55S

Friedman S. et al. (1988): Incidence of external root resorption and esthetic results in 58 bleached pulpless teeth. Endod Dent Traumatol 4, S. 23–26

Glockner K., Jeglitsch F., Städtler P., Ebeleseder K. (1995): Die Zunahme der Sprödigkeit von Dentin beim Internal bleaching. Zahnärztliche Welt 104, S. 84–88

Glockner: Stomatologie 93, S. 347–350 (1996)

Glockner K., Hulla H., Ebeleseder K., Städtler P. (1999): Five-year follow-up of internal bleaching. Braz Dent J 10, S. 105–110

Goldstein R.E., Garber D.A. (1995): Complete Dental Bleaching. Berlin: Quintessence

Harrington G.W., Natkin E. (1979): External resorption associated with bleaching of pulpless teeth. J Endod 5, S. 344–348

Holmstrup G., Palm A.M., Lambjerg-Hansen H. (1988): Bleaching of discoloured root-filled teeth. Endod Dent Traumatol 4, S. 197–201

Hülsmann M. (1993): Endodontie. Stuttgart–New York: Thieme

Kim S.T., Abbot P.V., McGinley P. (2000): The effects of Ledermix paste on discolouration of mature teeth. Int Endod J 33, 227–232

Lado E.A., Stanley H.R., Weismann M.I. (1983): Cervical resorption in bleached teeth. Oral Surg Oral Med Oral Pathol 55, S. 78–80

Madison S., Walton R. (1990): Cervical root resorption following bleaching of endodontically treated teeth. J Endod 16, S. 570–574

Nathoo S.A. (1997): The chemistry and mechanisms of extrinsic and intrinsic discoloration. J Am Dent Assoc 128, (Suppl.), S. 6S–10S

Rotstein I., Friedman S. (1991): pH variation among materials used for intracoronal bleaching. J Endod 17, S. 376–379

Rotstein I. et al. (1991a): Histological characterization of bleaching-induced external root resorption in dogs. J Endod 17, S. 436–441

Rotstein I., Torek Y., Misgav R. (1991b): Effect of cementum defects on radicular penetration of 30 % H_2O_2 during intracoronal bleaching. J Endod 17, S. 230–233

Rotstein I., Torek Y., Lewinstein I. (1991c): Effect of bleaching time and temperature on the radicular penetration of hydrogen peroxide. Endod Dent Traumatol 7, S. 196–168

Rotstein I. et al. (1991d): In vitro efficacy of sodium perborate preperations used for intracoronal bleaching of discolored non-vital teeth. Endod Dent Traumatol 7, S. 177–180

Ruse N.D., Smith D.C., Torneck C.D., Titley K.C. (1990): Preliminary surface analysis of etched, bleached, and normal bovine enamel. J Dent Res 69, S. 1610–1613

Waite R.M., Carnes D.L. Jr., Walker W.A. III (1998): Microleakage of TERM used with sodium perborate/water and sodium perborate/superoxol in the 'walking bleach' technique. J Endod 24, S. 648–650.

Register

A

B

C

D

E

L

M

N

O

P

Q

R

S

T

U

V

W

X

Z